本教材第6版曾获首届全国教材建设奖全国优秀教材二等奖

国家卫生健康委员会"十四五"规划教材

全国高等学校教材

供本科护理学类专业用

妇产科护理学

第 **7** 版

主　编　安力彬　陆　虹

副主编　顾　炜　耿　力　薄海欣　潘颖丽

编　者　（按姓氏笔画排序）

王艳红（兰州大学护理学院）	周英凤（复旦大学护理学院）
王爱华（潍坊医学院护理学院）	周晓华（大连大学护理学院）（兼秘书）
朱　秀（北京大学护理学院）	秦春香（中南大学湘雅三医院）
任建华（四川大学华西第二医院）	耿　力（华中科技大学同济医学院附属
刘　巍（哈尔滨医科大学附属第二医院）	协和医院）
安力彬（大连大学护理学院）	顾　炜（西安交通大学医学部）
何平平（南华大学护理学院）	高玲玲（中山大学护理学院）
张英艳（齐齐哈尔医学院护理学院）	康　健（南京中医药大学护理学院）
陆　虹（北京大学护理学院）	潘颖丽（中国医科大学附属第四医院）
陈　丹（湖南师范大学医学院）	薄海欣（北京协和医院）
茅　清（厦门医学院护理学系）	

人民卫生出版社

·北京·

图书在版编目（CIP）数据

妇产科护理学/安力彬，陆虹主编. —7 版. —北京：人民卫生出版社，2022.1（2025.4重印）

ISBN 978-7-117-32812-8

Ⅰ.①妇…　Ⅱ.①安…②陆…　Ⅲ.①妇产科学-护理学　Ⅳ.①R473.71

中国版本图书馆 CIP 数据核字（2022）第 006794 号

人卫智网　www.ipmph.com	医学教育、学术、考试、健康，购书智慧智能综合服务平台	
人卫官网　www.pmph.com	人卫官方资讯发布平台	

妇产科护理学
Fuchanke Hulixue
第 7 版

主　　编：安力彬　陆　虹

出版发行：人民卫生出版社（中继线 010-59780011）

地　　址：北京市朝阳区潘家园南里 19 号

邮　　编：100021

E - mail：pmph @ pmph.com

购书热线：010-59787592　010-59787584　010-65264830

印　　刷：保定市中画美凯印刷有限公司

经　　销：新华书店

开　　本：850×1168　1/16　印张：26

字　　数：769 千字

版　　次：1988 年 5 月第 1 版　　2022 年 1 月第 7 版

印　　次：2025 年 4 月第 7 次印刷

标准书号：ISBN 978-7-117-32812-8

定　　价：79.00 元

打击盗版举报电话：010-59787491　E-mail：WQ @ pmph.com

质量问题联系电话：010-59787234　E-mail：zhiliang @ pmph.com

第七轮修订说明

2020年9月国务院办公厅印发《关于加快医学教育创新发展的指导意见》(国办发〔2020〕34号),提出以新理念谋划医学发展、以新定位推进医学教育发展、以新内涵强化医学生培养、以新医科统领医学教育创新,并明确提出"加强护理专业人才培养,构建理论、实践教学与临床护理实际有效衔接的课程体系,加快建设高水平'双师型'护理教师队伍,提升学生的评判性思维和临床实践能力。"为更好地适应新时期医学教育改革发展要求,培养能够满足人民健康需求的高素质护理人才,在"十四五"期间做好护理学类专业教材的顶层设计和规划出版工作,人民卫生出版社成立了第五届全国高等学校护理学类专业教材评审委员会。人民卫生出版社在国家卫生健康委员会、教育部等的领导下,在教育部高等学校护理学类专业教学指导委员会的指导和参与下,在第六轮规划教材建设的基础上,经过深入调研和充分论证,全面启动第七轮规划教材的修订工作,并明确了在对原有教材品种优化的基础上,新增《护理临床综合思维训练》《护理信息学》《护理学专业创新创业与就业指导》等教材,在新医科背景下,更好地服务于护理教育事业和护理专业人才培养。

根据教育部《关于加快建设高水平本科教育 全面提高人才培养能力的意见》等文件要求以及人民卫生出版社对本轮教材的规划,第五届全国高等学校护理学类专业教材评审委员会确定本轮教材修订的指导思想为:立足立德树人,渗透课程思政理念;紧扣培养目标,建设护理"干细胞"教材;突出新时代护理教育理念,服务护理人才培养;深化融合理念,打造新时代融合教材。

本轮教材的编写原则如下:

1. 坚持"三基五性" 教材编写坚持"三基五性"的原则。"三基":基本知识、基本理论、基本技能;"五性":思想性、科学性、先进性、启发性、适用性。

2. 体现专业特色 护理学类专业特色体现在专业思想、专业知识、专业工作方法和技能上。教材编写体现对"人"的整体护理观,体现"以病人为中心"的优质护理指导思想,并在教材中加强对学生人文素质的培养,引领学生将预防疾病、解除病痛和维护群众健康作为自己的职业责任。

3. 把握传承与创新 修订教材在对原有教材的体系、编写体裁及优点进行继承的同时,结合上一轮教材调研的反馈意见,进一步修订和完善,并紧随学科发展,及时更新已有定论的新知识及实践发展成果,使教材更加贴近实际教学需求。同时,对于新增教材,能体现教育教学改革的先进理念,满足新时代护理人才培养在知识结构更新和综合能力提升等方面的需求。

4. 强调整体优化 教材的编写在保证单本教材的系统和全面的同时,更强调全套教材的体系性和整体性。各教材之间有序衔接、有机联系,注重多学科内容的融合,避免遗漏和不必要的重复。

5. **结合理论与实践** 针对护理学科实践性强的特点,教材在强调理论知识的同时注重对实践应用的思考,通过引入案例与问题的编写形式,强化理论知识与护理实践的联系,利于培养学生应用知识、分析问题、解决问题的综合能力。

6. **推进融合创新** 全套教材均为融合教材,通过扫描二维码形式,获取丰富的数字内容,增强教材的纸数融合性,增强线上与线下学习的联动性,增强教材育人育才的效果,打造具有新时代特色的本科护理学类专业融合教材。

全套教材共 59 种,均为国家卫生健康委员会"十四五"规划教材。

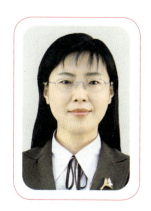

安力彬，大连大学护理学院教授、院长，吉林大学博导，国务院政府特殊津贴专家，吉林省和辽宁省教学名师。曾任吉林大学护理学院院长，留学美国和加拿大，培养博士生15名、博士后2名。兼任教育部护理学类专业教学指导委员会副主任委员；教育部护理专业认证工作委员会副主任委员；中国妇幼保健协会助产士分会副主任委员；全国虚拟仿真实验教学创新联盟护理学组副组长；吴阶平医学基金会模拟医学部护理专家委员会副主任委员；《国际护理学杂志》主编等。

从事妇产科护理和护理教育研究，主持国家社科基金和国家虚拟仿真实验教学项目各1项，获国家级一流课程1门；省级教学成果奖7项；省科技进步奖二等奖2项，主编的《妇产科护理学》(第6版)获首届全国教材建设奖全国优秀教材二等奖。

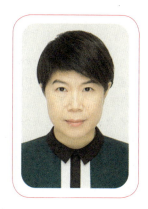

陆虹，北京大学护理学院党委书记，教授，中国妇幼保健协会助产分会常务副主任委员。

研究方向为助产与母婴健康，连续7年入选爱思唯尔(ELSEVIER)中国高被引学者榜单，获"第二届首都杰出护理工作者"称号，研究成果"加强助产，促进母亲和新生儿健康"荣获第五届中华护理学会科技奖一等奖。主编的《妇产科护理学》(第6版)获首届全国教材建设奖全国优秀教材二等奖。

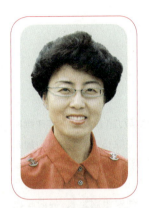

顾炜，副教授，西安交通大学医学部护理系妇产科护理教研室主任。

研究方向为妇产科护理、癌症病人健康管理和人工智能康复护理。主持和参与的科研项目包括国家自然科学基金（面上项目）、教育部项目、美国中华医学基金会（CMB）项目、欧盟国际助老会项目、中央高校基本科研项目、卫健委项目、陕西省社科项目、校级科研项目等。主编和副主编规划教材 14 部，参编规划教材 11 部。

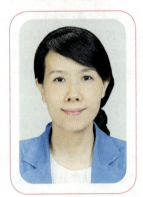

耿力，主任护师，硕士生导师，华中科技大学同济医学院附属协和医院护理部副主任、护理学院妇产科教研室主任。中华护理学会妇科专业委员会副主任委员；中国妇幼保健协会助产士分会助产危急重症学组副主任委员。《护理学杂志》"中国健康政策与管理研究丛书"等编委。

研究方向为护理管理、护理教学、妇产科护理。主持国家重点研发计划等各类课题 27 项；发表论文 40 余篇；主编及参编教材和著作 8 部。研究成果获湖北省护理学会第四届护理科技奖二等奖。

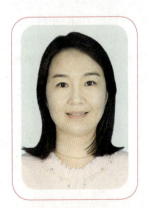

薄海欣，主任护师，北京协和医院护理部副主任，硕士生导师，中华护理学会妇科护理专业委员会主任委员；北京护理学会妇产科专业委员会主任委员；中国研究型医院学会护理教育专业委员会副主任委员。《中华护理杂志》编委。

从事妇产科护理及护理管理工作 20 余年。以第一作者及通讯作者发表 SCI 论文 4 篇，核心期刊论著 60 余篇，发明实用新型专利 8 项。主持参与科研立项 5 项，获得北京市护理学会科技进步奖 2 项，全国护理管理创新卓越奖，主编、参编教材及书籍 10 余部。

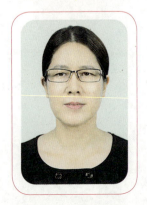

潘颖丽，硕士、教授、主任护师、硕士生导师，中国医科大学附属第四医院护理部主任；辽宁省护理学会常务理事。从事临床护理及护理管理工作 20 余年，教授本科生、研究生妇产科护理学、高级健康评估等课程。主编及参编多部护理本科、专科教材。发表论文 30 余篇，承担省部级课题 3 项。

主要研究方向为护理管理、妇产科护理、护理教育。《中华疝和腹壁外科杂志》审稿专家。先后荣获辽宁省五一劳动奖章、中华护理学会杰出护理工作者等荣誉。

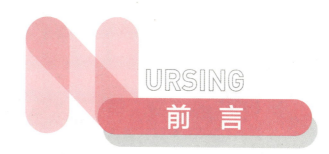

前言

教材是传播知识的重要载体。学习习近平总书记关于教材建设的重要论述，贯彻落实全国教育大会、新时代全国高等学校本科教育工作会议及全国教材工作会议精神，2020年11月全国高等学校护理学类专业"十四五"规划教材主编人会议在京召开。会议强调推进新时代教材建设，教材编写要充分体现教材铸魂育人的理念，突出思想性和时代性，体现传承与创新，注重专业特色，提升教材质量，打造一流教材。通过教材建设推动护理高等教育综合改革，培养能够肩负实现伟大复兴的中国梦及实施健康中国战略重要使命的高素质护理专业人才。

《妇产科护理学》（第7版）的修订工作坚持正确的政治方向和价值导向，坚持"规范化、精品化、创新化、国际化"战略，坚持以学生为中心，以能力培养为导向，围绕《护理学类专业教学质量国家标准》中的人才培养目标，突出继承与创新，着力打磨精品。参照护理本科人才培养目标、专业规范课程学时、妇产科护理学教学大纲及护士执业资格考试的要求，完善教材编写框架和内容，融入"新医科""大健康""全生命周期""人文关怀"理念；坚持"目标性与系统性、科学性与专业性、传承性与创新性、多元性与统一性、理论性与实践性相融合"的编写原则；继续突出"三基"（基本知识、基本理论、基本技能）、"五性"（思想性、科学性、先进性、启发性、适用性）和整体护理，充分反映国内外最新且成熟的妇产科护理专业知识和技术。

本教材共有23章，包括产科护理、妇科护理、妇女保健、计划生育及生殖健康促进等内容。每章设有学习目标，引导学生掌握最基本的知识和能力，培养良好的职业素养；每章提供案例导入与思考，便于教师开展以案例为引导的教学方法改革，有利于培养学生理论联系实际、评判性思维及解决问题能力。按护理程序来组织每章内容，便于学生未来尽快适应临床护理工作；每章设置了知识链接/学科前沿等，以拓展学生的知识面，提高教材的可读性。每章后均有本章小结和思考题，供学生课后复习使用，可评估学生和临床护士运用所学知识对个案进行分析和处理能力，促进知识融会贯通，培养临床护理和人文关怀能力。为了满足学生自主学习的需要，充分发挥数字内容展现优势，建立立体化教材体系，本教材章首设置二维码，通过扫码的形式获取本章数字内容。而且还有配套教材《妇产科护理学实践与学习指导》，供师生们自学或复习时使用。

本教材由全国18所高等院校的学者参加编写，编者们政治强、业务精、品德优、长期从事妇产科护理教学或临床护理。

本教材的编写得到了大连大学、北京大学及各编者所在单位的大力支持，在此深表谢意；同时，衷心感谢第1~6版教材的编者们为教材修订奠定的良好基础；向关心和支持本教材编写和出版的同仁们表示诚挚谢意。

尽管全体编者在教材修订过程中认真研讨、多轮审校、力求精品，但难免有不当之处，热诚欢迎广大读者批评指正，以便今后改进。

安力彬　陆　虹
2021年10月

目录

NURSING

NURSING

第一章

绪 论

01章 数字内容

妇产科护理学(obstetrics and gynecology nursing)是研究女性生殖系统的生理和病理变化,对其现存和潜在的健康问题进行护理评估和诊断,采取措施以维护、促进和恢复其健康的一门护理科学,也是护理学专业的一门核心必修课程。

一、妇产科护理学发展简史

自有人类以来,就有人照顾妇女的生育过程,协助孕妇分娩,她们利用锐器,如贝壳和石刀等工具切割新生儿脐带,这就是早期的产科护理雏形。古人相信蹲或坐姿有利于孕妇顺利分娩,为分娩期妇女准备了专用的凳子或椅子,考古学家曾在公元前 7500 年到公元前 5700 年的加泰土丘遗址中发现类似物品,约公元前 6000 年制作的加泰土丘女神手扶石狮坐像,被认为是古人对生育和母亲的崇拜或是表现当时妇女直立体位分娩状态。自文字产生后,人类结束了以口述或图像形式流传历史的方式,医学和护理学史得以文字传承。约公元前 1825 年成书的古埃及卡胡恩莎草纸文稿(Kahun Papyri)是迄今发现的、世界上最早的医学记载资料,记录了有关健康与疾病、分娩与生育等,以及接生人员在协助孕妇分娩时的角色。"医学之父"Hippocrates(公元前 460—前 377 年)在所著的《希波克拉底文集》中对女性身体和器官的特性及其功能做了描述;《希波克拉底誓言》有"不予妇女实施堕胎之术"的内容。古罗马的 Celsus(公元前 25—公元 50 年)在其著名的《论医学》中记述了子宫的结构及用烙术治疗宫颈糜烂的方法。Soranus(98—138 年)是继 Hippocrates 之后又一位古希腊医学家,被誉为妇产科学之父,提出许多措施有利于产婆接生,如:用导管排空膀胱、对分娩妇女实施会阴保护等,其专著《妇科疾病》中还包含"新生儿护理"。公元 400 年,Rubbonla 主教在古君士坦丁 Edssa 建立了第一家妇人医院,护理人员主要为修女。产褥热是那一时期产妇死亡的重要原因。公元 500 年,印度医生 Susruta 首次报告了产褥感染,强调接生人员操作前须修剪指甲并洗净双手。中世纪(5—15 世纪)的医学发展缓慢,但欧洲有了专职助产士执业。进入文艺复兴时期,外科学和解剖学的进步推动了妇产科学及妇产科护理学的发展。15 世纪中叶,欧洲助产士应用了刀、钩、针和勺等器具来处理难产。1513 年,德国 Eucharius Rosslin(1470—1526 年)编著的《孕妇和助产士的玫瑰园》印刷出版,是世界上最早的印刷版助产士教材。1609 年,法国助产士 Louise Bourgeois(1563—1636 年)首次描述了一对双胞胎出生时胎儿水肿的现象,撰写了《不育、流产、生殖、分娩及妇女病、新生儿病杂论》,是一本内容较完整的产科护理教材。17 世纪早期到 18 世纪早期,Chamberlen 家族成员们发明并应用了带有弯头的蜗形产钳,挽救了许多难产妇女及新生儿的生命,但一直未公开产钳的构造;1848 年,英国医生 Simpson 改进了产钳并首次报道了产钳的构造及其使用方法,以 Simpson 命名的产钳也成为世界常用的助产器械。18 世纪,法国医生 Nicolas Puzos(1686—1753 年)发明了双合诊检查法,强调了分娩时保护会阴的重要性。英国医生 C. White(1728—1813 年)首先提出产科手术和检查术中的清洁问题,要避免由此而导致产褥感染。19 世纪,美国医生 Sims(1813—1883 年)发明了阴道窥器,为阴道检查和手术提供了方便。1809 年,美国医生 McDowell 在没有麻醉的条件下切除了巨大卵巢囊肿,但是,促使妇产科学手术快速发展的是麻醉学的创立。20 世纪,妇产科学和妇产科护理学都有了较大发展。1955 年,Lydia Hall 提出了"护理程序"的概念,并将其应用于临床护理实践。1960 年,生物学家 Gregory Pincus(1903—1967 年)研制的口服避孕药获得美国食品药品监督管理局批准。1970 年,美国护理学家 Martha E Rogers(1914—1994 年)提出整体护理,强调整体的人与人、人与环境的持续相互作用。1978 年,Edward 和 Steptoe 采用体外受精和胚胎移植技术诞生了世界第一例试管婴儿,标志着人类生殖医学技术的重大进展。

祖国医学发展历史悠久,诸多的中医及中医护理方法、经验和理论都分别记载于浩瀚的历代古医著中。公元前 1300—前 1200 年间,在以甲骨文撰写的卜辞中就有王妃分娩时染疾的记载,这是我国关于妇产科疾病的最早记录。《左传》记载了公元前 8 世纪姜氏生郑庄公时难产以及"男女同姓,其生不蕃",古代先人最初将难产和胎儿异常的发生归于鬼神的谴责,随着人类的进步,逐渐认识到同一血脉族人结婚对后代不利。2000多年前中医巨著《黄帝内经》中的《素问》篇记载对女子成长、发育、月经疾患、妊娠的诊断及相关疾病治疗的认识和解释。汉代刘向所著的《列女传》中内容提及妇女在孕期要避免剧烈的运动、摄入适宜食物、开展健康的娱乐以及胎教,方可生出容貌端庄、才气过人的子女。在晋朝太医令王叔和(210—285年)所著的《脉经》里也有不少关于妇科疾病病因和诊断的描述。隋朝的巢元方著有《诸病源候论》,是当时中医病因病理学之巨著,其中有关于妇人杂病、妊娠病、产病、难产及产后病等妇产科病因、病理方面的阐述。唐代医药学家孙思邈(581—682年)先著有《千金要方》,其中有三卷专论《妇人方》:上卷论妊娠和胎产,中卷论杂病,下卷论调经;后著《千金翼方》,对养胎、妊娠、临产、产后护理及崩漏诸症皆有较详尽的论述;书中还记有葱管导尿法,是当时护理技术的一大突破。公元8世纪中叶,唐朝的昝殷所著《经效产宝》是我国现存最早的一部中医妇产科专著;至宋朝嘉祐五年(公元1060年),产科已确立为独立学科,为当时规定的九科之一,是世界上最早在将妇产科作为独立学科并开展专科教育的国家。公元1098年,杨子建医生编写了《十产论》,描述了胎儿通过产道的状态和难产情况,记载了异常胎位以及转正胎位的助产方法。公元1578年,明代著名医药学家李时珍所著的《本草纲目》中有对月经的精辟论述:"月有盈亏,潮有朝夕,月事一月一行,与之相符,故谓之月水、月信、月经。"清代乾隆御纂的《医宗金鉴·妇科心法要诀》的内容系统、详尽,反映了我国当时中医妇产科学的发展水平。18世纪初,西方医学逐渐传入我国,但直到辛亥革命后,我国的西医才有了一定基础,护理专业人才培养逐步兴起。1906年,英国医师Poulter在福州开展护理教学,于1911年建立了我国最早的产科病房。1929年,杨崇瑞在我国北平开办了第一所国立助产学校。新中国成立后,党和国家高度重视医疗卫生工作,广大妇产科医护人员积极开展妇女疾病诊治、预防、保健与护理工作。著名妇产科医生林巧稚倡导围产期保健,提出:"妊娠不是病,妊娠要防病"。20世纪50年代,我国开展了大规模的子宫颈癌筛查,提高了病人的生存率。60年代,宋鸿钊教授领导团队采用化疗治疗妊娠滋养细胞疾病并取得显著成就,引起世界关注。70年代末,我国围生医学逐步兴起,实施计划生育(family planning)国策,推广围生期保健,倡导"儿童优生,母亲安全",计划生育的成就获国际认可,对世界做出了巨大贡献。1988年,张丽珠教授带领团队通过体外受精-胚胎移植技术,使我国第一例试管婴儿诞生,标志着我国生殖医学达到了国际先进水平。90年代,原卫生部开展整体护理试点工作,妇产科护理也开启了新模式。新中国成立70年来,我国妇女健康水平得到了很大提升,孕产妇及新生儿死亡率大幅度下降,孕产妇死亡率由新中国成立初的1 500/10万下降至2019年的17.8/10万;新生儿死亡率从1991年的33.1‰下降至2019年的3.5‰。

进入21世纪,围生医学、妇科诊治技术、助孕技术、妇女保健学发展趋于成熟,2006年,用于预防宫颈癌的人乳头瘤病毒疫苗研制成功,成为人类第一个预防肿瘤的疫苗。产科学由以母亲为中心的母体医学转向以母胎同等重要的母胎医学,并由此衍生出围生医学和胎儿医学。产前筛查与产前诊断的开展为预防出生缺陷及降低出生缺陷儿发生率发挥了重要作用。妇科肿瘤及内分泌疾病的研究进入到分子水平。微创理念与技术的引入,特别是内镜技术及机器人在妇产科诊疗中的应用带来了突破性的进步;信息科学、电子通信、计算机技术与临床医学及护理学的结合,使远程医疗护理服务得以覆盖偏远或医疗欠发达地区,互联网+护理服务让更多的病人及孕产妇享受到经济、便捷的护理与保健。妇女保健学的建立与发展为发现影响妇女健康的高危因素、开展妇女常见病和肿瘤的预防、改善妇女身心健康状况提供了保障。随着医学模式的转变、妇产科及其相关领域的快速发展,妇产科护理观念、工作范畴与内涵、执业场所及护理模式也都发生了相应转变,护士要全面评估生物学因素、环境因素及社会心理因素等对护理对象生育、保健、疾病及康复的影响,重视护理对象的生理、心理、社会、文化、精神等多方面的需求,提供由医院延伸到社区及家庭的连续、整体护理。由"以疾病为中心的护理"转为"以病人为中心的护理","以孕产妇为中心的产科护理"转为"以家庭为中心的产科护理(family centered maternity care)"。

我国助产本科专业设置及助产士培训基地

2016年，教育部高等学校本科专业目录中将助产学作为特设专业增设在护理学类下，专业代码为101102T，学制4年，授予理学学士学位。2017年河北医科大学等4所高校助产本科专业招生。截至2020年初，我国开办助产本科专业院校达64所。2015年5月我国妇幼保健协会助产士分会成立，开展助产士规范化临床培训基地建设，截至2019年底，已设立了10个助产士规范化培训基地，开展助产士的人才培养、继续教育、专科培训、科研与学术交流等活动。

二、妇产科护理学发展趋势

随着医学科学的发展和社会进步，人们对健康的认知和需求发生了改变，互联网、大数据、云计算、人工智能在医学领域的应用逐渐广泛，医学工程与生物技术的进步都将影响医生对疾病的诊治，促进精准医学的实现，也将改变临床护理理念、诊疗配合及护理程序。国内外公共卫生突发事件等也将对妇产科护理未来的发展产生重要影响。

1. **以家庭为中心的产科护理**　通过确定并针对个案、家庭、新生儿在生理、心理、社会等方面的需要及调适，向他们提供具有安全性和高质量的健康照顾，促进家庭成员间的凝聚力和维护母婴安全。这有利于护理对象获得连续性的健康照顾；孕产妇建立亲密的家庭关系，产生积极的生育体验和满足感；父母与新生儿之间建立相互依附的亲子关系。以家庭为中心的产科护理鼓励家庭成员积极参与孕妇的生育过程；为孕妇设立新颖的分娩环境，建立类似家庭环境的待产、分娩单位，如单房间产科系统（single-room maternity system），以降低产妇与家庭成员的焦虑和恐惧；改变传统的分娩医疗护理模式（如待产时剔除外阴阴毛及多次检查肛门），根据个体实际情况，按需调整待产期间的活动限制、分娩时的固定体位等；强调产时父母与新生儿的早期接触和产后"母婴同室（rooming-in）"；提倡产妇早期出院计划，减少产妇住院期间可能造成的家庭成员间"分离性焦虑"；产妇在出院前与其家庭具备以下条件：①父母及责任护士间具有良好的相互信赖关系；②产妇无异常情况；③父母对护理新生儿具有自信心；④家庭中具有良好的相互信赖关系。

2. **以循证护理和价值医学为指导的护理实践**　随着医学由传统经验医学走向循证医学和价值医学，妇产科护士应以循证护理理论指导临床实践，将最佳科学研究的结论与临床专业知识和实践经验、病人需求三者紧密结合起来，为病人制订有效的护理计划。不仅如此，妇产科护理实践还须体现价值医学的内涵，在循证护理最佳证据基础上，以最少的费用使病人获得最大利益。

3. **以人为核心的多学科团队护理**　随着胎儿医学及妇产科诊疗模式的发展，护士将面临更大的挑战，其根本是以人为核心，要通过多种途径为护理对象提供更及时、经济与精准的护理；通过多学科团队合作完成高质量的整体护理，减轻孕产妇及病人的负担；在应对突发重大疫情时，护士将继续发挥在疫情防控中的作用，同时，借助互联网+护理及人工智能机器人等为妇产科护理对象带来更多的健康服务体验。

4. **以预防为主的女性全生命周期健康管理**　古人云"大医治未病"。妇产科护士将围绕全方位干预影响女性生殖系统健康的因素、维护全生命周期健康和防控重大疾病三个方面，开展以预防为主的健康管理。通过指导女性孕前健康检查、产前筛查、产前诊断和畸形胎儿手术等，降低出生缺陷发生率；开展健康生活方式教育，降低女性恶性肿瘤、高血压及糖尿病等慢性疾病发病风险，进而减少育龄期妇女妊娠期合并症和并发症,促进良好妊娠结局;与医生合作实施乳腺癌、宫颈癌等生殖系统恶性肿瘤筛查,做到早发现、早诊断、早治疗;随着我国人口老龄化社会进程的加速,女性人均期望寿命提高,老年妇女群体比例增加,将逐步形成医疗、预防、护理、康复、养老相结合的全方位健康管理模式。

三、妇产科护理学的内容及学习方法

妇产科护理包括产科护理学、妇科护理学、妇女保健、计划生育及生殖健康促进,其中产科护理学主要围绕孕产妇、胎儿和新生儿的生理、病理及心理改变开展护理;妇科护理学主要针对非妊娠期妇女的生殖系统生理、病理及心理改变而开展护理;妇女保健为健康女性一生各阶段自我保健、预防疾病、相关权益及政策等提供指导;计划生育及生殖健康促进主要为女性及其配偶的生育能力及生育调节开展指导。

妇产科护理学课程一般由理论课、实验课与临床见习三部分组成,学习过程中不可忽视理论或实践,要学会将所学理论在护理实践中加以运用;同时,要注重知识横向与纵向的联系,培养评判性临床思维和发现问题、解决问题的能力,运用所学的医学基础学科、社会人文学科以及护理学基础、内科护理学、外科护理学、儿科护理学等知识和技能解决妇产科护理对象的问题。诸如家庭理论、Orem 自我护理模式、Roy 的适应模式及 Maslow 人类基本需要层次论等,妇产科护士应该熟悉、理解这些理论,并在实践中去运用和发展。例如,强调"针对个案不同需求提供不同层次服务,最终使其具备不同程度的自理能力"是 Orem 自我护理模式的核心。妊娠是妇女生命过程中的一个特殊生理阶段,正常的孕妇具有自我护理能力,应该摆脱"病人"的角色,主动承担相应的自我护理活动。在临床护理实践中,护士以 Roy 的适应模式为指导,一方面考虑针对护理对象的作用或刺激因素,运用有效的护理措施控制刺激强度,使其作用限于受作用者个体所能承受的范围内,使其获得适应性反应;另一方面考虑接受刺激的护理对象个体,通过护理措施的干预扩大接受刺激个体的适应范围,使全部刺激纳入其机体的适宜性范围之内,进而通过机体适当反应,达到新的平衡。

四、妇产科护理实践的特点

妇产科护理实践与"健康中国战略"的实施紧密相连,护士要树立"大健康"观念,不仅重视个体身体健康,更重视包含精神、心理、生理、社会、环境等方面的完全健康,强化疾病预防及人文关怀的重要性。妇产科护理对象绝大多数为女性,常涉及个人隐私或暴露私密部位,护士应对其尊重,维护其尊严,为其保守秘密,操作时,注意做好保护、解释和有效遮挡。不同年龄女性的临床症状可能相同,但病因可能不同;机体生殖系统与其他系统的疾病可相互影响,生殖系统内的产科护理问题可能是由妇科疾病所致,反之亦然;护士应注意护理对象临床表现与年龄、月经史、生育史、既往健康史的相关性,培养评判性思维能力。妇产科疾病对护理对象及家人的身体和心理带来很大影响,护士应及时开展心理疏导和人文关怀,注意护理对象的生活质量、心理健康和家庭支持。

妇产科护理实践常会面临突发、不可预见性的病情,如分娩过程中羊水栓塞、卵巢囊肿蒂扭转等,也常会有涉及母胎(或新生儿)生命的护理操作,如正常分娩接生、药物的应用等,需要护士具有良好的心理和身体素质、高度的责任心、准确的判断力、果断的决策力、细心的病情观察、娴熟的实践技能、密切的团队合作与有效的沟通能力。当同时面临许多护理问题,护士要注意优先并及时解决危及病人生命的护理问题。护士临床综合能力的提升需要不断地实践、认识、再实践、再认识的过程。

本章小结

　　妇产科护理学的发展对人类健康做出巨大贡献。互联网、大数据、云计算、人工智能在医学领域的应用以及医学工程与生物技术的进步将改变临床护理理念与实践,未来妇产科护理的发展趋势将开展以循证护理和价值医学为指导、以家庭为中心的产科护理、以人为核心的多学科团队护理及以预防为主的女性全生命周期健康管理,更加关注人的全面健康和疾病预防。学习妇产科护理学要理论联系实践,培养评判性思维及发现问题与解决问题的能力,注重运用跨学科知识和技能。妇产科护理实践要树立"大健康"观念,应尊重护理对象,保护其隐私,加强预防和人文关怀;妇产科疾病与年龄、月经史、生育史、既往健康史密切相关,不同系统或同一系统的疾病可相互影响;疾病影响护理对象及家人的身体和心理健康;护士在面临突发、不可预见性的病情以及涉及母胎(或新生儿)生命的护理操作时,要有综合的临床护理能力和良好的职业素养,优先并及时解决危及病人生命的护理问题。

（安力彬）

思 考 题

　　护士张某在门诊工作时遇到一位来就诊的孕妇,她见孕妇有些焦急,表情时而痛苦,就赶紧上前小声询问,得知孕妇38岁,二次妊娠,孕29周,突然出现阵发性腹痛半天伴有少量阴道流血。张护士安排孕妇坐好,立即跟医生和候诊人员协商,安排孕妇提前检查,并协助其躺在检查床上。

问题:

（1）张护士的做法体现了妇产科护理实践的哪些特点?

（2）为孕妇检查时,张护士应该如何做?

URSING

第二章

女性生殖系统解剖与生理概述

02章 数字内容

学习目标

- 知识目标：
  1. 掌握女性内、外生殖器的构成及解剖特点；月经的临床表现；卵巢的功能及周期性变化；子宫内膜的周期性变化特点。
  2. 熟悉女性生殖系统的邻近器官及其临床意义；骨盆及骨盆底的解剖特点及其临床意义；月经周期的调节。
  3. 了解女性生殖系统的血管、淋巴及神经分布；女性一生各时期的生理特点。
- 能力目标：
  1. 能够结合所学知识识别女性生殖系统解剖与生理异常。
  2. 能够根据月经的临床表现提出月经期的健康问题。
- 素质目标：
  1. 增强女性生殖系统与机体其他各器官、系统密不可分的整体意识。
  2. 树立生命全周期护理的观念。

女性生殖系统包括内、外生殖器及相关组织。外生殖器显露于体表。内生殖器位于真骨盆内，骨盆的结构与形态和分娩密切相关。

案例导入与思考

某女士，27岁，因“婚后正常性生活，3年未孕”，于2021年6月4日就诊。自述结婚3年，未避孕。平素月经规律，12 $\frac{5\sim6}{26\sim28}$，LMP：2021年5月27日，G_0P_0。既往身体健康，无手术史、家族遗传病史及过敏史。查体：神志清晰，T 36.3℃，P 70次/min，R 18次/min，BP 120/70mmHg；乳房等第二性征发育正常，心、肺听诊无异常，腹部检查无异常。妇科检查：外阴发育正常，已婚未产型，阴毛分布正常；阴道通畅，分泌物不多，白色，无异味；宫颈正常大小、光滑，无宫颈抬举痛及摇摆痛；宫体前倾前屈位，正常大小，质中，活动度良好，无压痛；双侧附件区未触及异常。

请思考：

1. 根据该女士妇科检查结果，分析不孕原因可能与哪些生殖器官有关？
2. 该女士的月经初潮年龄、月经周期及经期分别是多少？
3. 若该女士想自我监测排卵，除观察白带外较简便的方法是什么？

第一节 女性生殖系统解剖

一、外生殖器

女性外生殖器（external genitalia）又称外阴（vulva），是女性生殖器官的外露部分，前为耻骨联合，后为会阴，包括阴阜、大阴唇、小阴唇、阴蒂和阴道前庭（图2-1）。

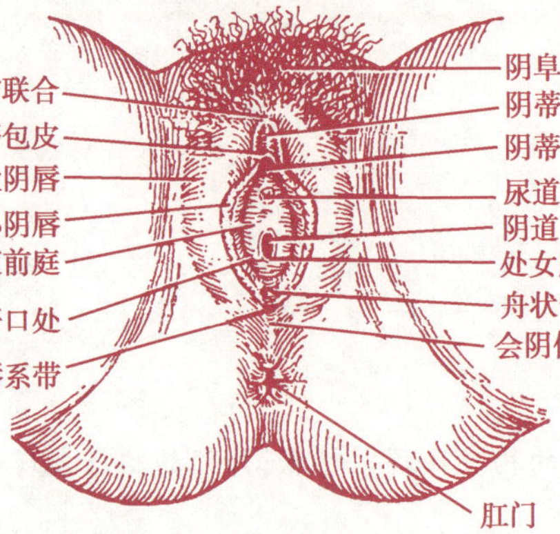
阴唇前联合
阴蒂包皮
大阴唇
小阴唇
阴道前庭
前庭大腺开口处
阴唇系带
阴阜
阴蒂
阴蒂头
尿道口
阴道口
处女膜
舟状窝
会阴体
肛门

图2-1 女性外生殖器

（一）阴阜

阴阜（mons pubis）为耻骨联合前面隆起的脂肪垫。青春期该部皮肤开始生长阴毛，分布呈倒置的三角形，其疏密、色泽存在种族和个体差异。

（二）大阴唇

大阴唇（labium majus）为靠近两股内侧的一对隆起的皮肤皱襞，起自阴阜，止于会阴。两侧大阴唇前端相互联合形成大阴唇前联合，后端在会阴体前相融合，称为阴唇后联合。大阴唇外侧面为皮肤，青春期后有色素沉着和阴毛，皮层内有皮脂腺和汗腺；内侧面皮肤湿润似黏膜。大阴唇皮下为疏松结缔组织和脂肪组织，含丰富的血管、淋巴管和神经，当局部受伤时，易发生出血，形成血肿。

Note:

（三）小阴唇

小阴唇（labium minus）为位于大阴唇内侧的一对薄皮肤皱襞。两侧小阴唇前端相互融合，再分为两叶包绕阴蒂，前叶形成阴蒂包皮，后叶形成阴蒂系带。两侧小阴唇后端与大阴唇后端汇合，在正中线形成阴唇系带（frenulum labium pudendal）。小阴唇表面湿润，无阴毛，富含神经末梢。

（四）阴蒂

阴蒂（clitoris）位于两侧小阴唇顶端下方，由海绵体构成，具有勃起性。阴蒂分为3部分，前端为阴蒂头，中为阴蒂体，后为两个阴蒂脚。阴蒂头显露于外阴，富含神经末梢，极敏感。

（五）阴道前庭

阴道前庭（vaginal vestibule）为两侧小阴唇之间的菱形区域，前为阴蒂，后为阴唇系带。阴道口与阴唇系带之间有一浅窝，称舟状窝（fossa navicularis），又称阴道前庭窝，经产妇于分娩后此窝消失。在此区内有以下结构：

1. **前庭球（vestibular bulb）** 又称球海绵体，位于前庭两侧，由具勃起性的静脉丛组成，表面被球海绵体肌覆盖。

2. **前庭大腺（major vestibular gland）** 又称巴氏腺（Bartholin gland），位于大阴唇后部，大小如黄豆，左右各一。腺管细长（1~2cm），开口于前庭后方小阴唇与处女膜之间的沟内。在性刺激下，腺体分泌黏液，起滑润作用。正常情况下不能触及此腺，若腺管口闭塞，可形成囊肿；若伴感染，可形成脓肿。

3. **尿道外口（external orifice of urethral）** 位于阴蒂头后下方，圆形，边缘折叠而合拢。尿道外口后壁有一对尿道旁腺，开口小，常有细菌潜伏。

4. **阴道口（vaginal orifice）及处女膜（hymen）** 阴道口位于尿道外口后方，前庭的后部。其周缘覆盖一层较薄的黏膜，称为处女膜。膜中央有一小孔，孔的形状、大小及膜的厚薄因人而异。处女膜可因性交撕裂或其他损伤破裂，受阴道分娩影响而进一步破损，仅留有处女膜痕。

二、内生殖器

女性内生殖器（internal genitalia）包括阴道、子宫、输卵管及卵巢，后两者合称为子宫附件（uterine adnexa）（图2-2）。

（一）阴道

阴道（vagina）为性交器官，也是月经血排出和胎儿娩出的通道。

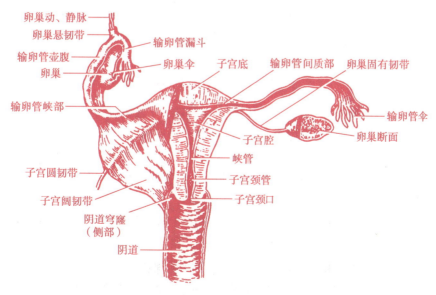

图2-2 女性内生殖器（后面观）

1. 位置和形态   阴道位于真骨盆下部中央,为一上宽下窄的管道,前壁长7~9cm,与膀胱和尿道相邻;后壁长10~12cm,与直肠贴近。上端包绕子宫颈,下端开口于阴道前庭后部。子宫颈与阴道间的圆周状隐窝称为阴道穹窿(vaginal fornix),按其位置分为前、后、左、右4部分,其中后穹窿最深,与盆腔最低的直肠子宫陷凹紧密相邻,临床上可经此处进行穿刺或引流。

2. 组织结构   阴道壁由黏膜、肌层和纤维组织构成。阴道黏膜为复层鳞状上皮,无腺体,其上端1/3在性激素的作用下发生周期性变化,临床上阴道涂片检测女性卵巢或胎盘功能时在此采集标本。肌层由内环、外纵两层平滑肌构成,外覆纤维组织膜,其弹力纤维成分多于平滑肌纤维,使阴道壁具有较大伸展性。阴道壁富有静脉丛,损伤后易出血或形成血肿。

(二)子宫

子宫(uterus)是产生月经、孕育胚胎及胎儿的器官。

1. 位置和形态   子宫位于骨盆腔中央,呈倒置的梨形。成人的子宫重50~70g,长7~8cm,宽4~5cm,厚2~3cm;容量约5ml。子宫上部较宽,称子宫体(corpus uteri),简称宫体,其上端隆突部分,称子宫底(fundus uteri)。子宫底两侧为子宫角(cornua uteri),与输卵管相通。子宫的下部较窄,呈圆柱状,称子宫颈(cervix uteri),简称宫颈。子宫体与子宫颈的比例因年龄和卵巢功能而异,青春期前为1:2,生育期为2:1,绝经后为1:1。子宫体与子宫颈之间形成的最狭窄部分,称子宫峡部(isthmus uteri),其上端因解剖上较狭窄,称为解剖学内口;下端子宫内膜转变为宫颈黏膜,称为组织学内口。子宫峡部在非孕期长约1cm,妊娠末期被逐渐拉长至7~10cm,形成子宫下段。宫颈下端伸入阴道内的部分称宫颈阴道部,在阴道以上的部分称宫颈阴道上部(图2-3)。

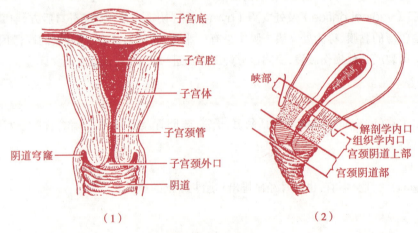

图2-3   子宫各部
(1)子宫冠状断面;(2)子宫矢状断面。

2. 组织结构

(1)子宫体:由内向外分为子宫内膜层、肌层和浆膜层。子宫内膜与肌层直接相贴,其间无内膜下层组织。内膜可分为致密层、海绵层和基底层。致密层和海绵层在卵巢激素影响下发生周期性变化,统称功能层。基底层紧贴肌层,不受卵巢性激素影响,无周期性变化。子宫肌层较厚,非孕期厚约0.8cm,由大量平滑肌组织、少量弹力纤维与胶原纤维组成,分为3层:外层多纵行,内层环行,中层多围绕血管交织排列如网(图2-4)。肌纤维收缩可压迫血管,有利于止血。浆膜层为覆盖在子宫底及子宫前后面的盆腔腹膜,与肌层紧贴。在子宫后面,浆膜层向下延伸,覆盖宫颈后方及阴道后穹窿再折向直肠,形成直肠子宫陷凹(rectouterine pouch),亦称道格拉斯陷凹(Douglas pouch)。

(2)子宫颈:主要由结缔组织构成,含少量平滑肌纤维、血管及弹力纤维。子宫颈内腔呈梭形,称子宫颈管(cervical canal),成年未生育女性长2.5~3cm,其下端称为子宫颈外口,开口于阴道。未经阴道分娩的女性子宫颈外口呈圆形;经阴道分娩的女性子宫颈外口受分娩的影响形成横裂,分为前唇

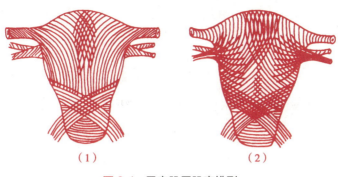

图2-4　子宫肌层肌束排列
（1）浅层；（2）深层。

和后唇。子宫颈管内黏膜为单层高柱状上皮,黏膜内腺体可分泌碱性黏液,形成黏液栓堵塞子宫颈管。黏液栓成分及性状受性激素影响发生周期性变化。子宫颈阴道部被覆复层鳞状上皮。子宫颈外口柱状上皮与鳞状上皮交界处是子宫颈癌的好发部位。

3. **子宫韧带**　共有4对(图2-5),以维持子宫的正常位置。①阔韧带(broad ligament):为一对翼形的腹膜皱襞,由子宫两侧至骨盆壁,将骨盆分为前、后两部分,维持子宫在盆腔的正中位置。子宫动、静脉和输尿管均从阔韧带基底部穿过。②圆韧带(round ligament):呈圆索状,起自两侧子宫角的前面,穿行于阔韧带与腹股沟内,止于大阴唇前端,维持子宫前倾位置。③主韧带(cardinal ligament):又称子宫颈横韧带,位于阔韧带下部,横行于子宫颈阴道上部与子宫体下部两侧和骨盆侧壁之间,与子宫颈紧密相连,固定子宫颈正常位置。④宫骶韧带(uterosacral ligament):起自子宫体和子宫颈交界处后面的上侧方,向两侧绕过直肠到达第2、3骶椎前面的筋膜,向后、向上牵引子宫颈,间接保持子宫于前倾位置。

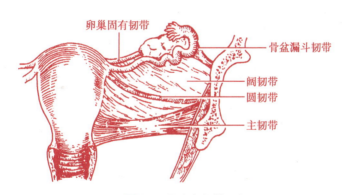

图2-5　子宫各韧带

（三）输卵管

输卵管(fallopian tube or oviduct)为卵子与精子的结合场所,也是运送受精卵的管道(图2-6)。

1. **位置和形态**　为一对细长而弯曲的肌性管道,内侧与子宫角相连通,外端游离,全长8~14cm。根据输卵管的形态由内向外可分为4部分:①间质部(interstitial portion):为通入子宫壁内的部分,长约1cm;②峡部(isthmic portion):在间质部外侧,管腔较狭窄,长2~3cm;③壶腹部(ampulla portion):在峡部外侧,管腔较宽大,长5~8cm,是正常情况下的受精部位;④伞部(fimbria portion):输卵管的最外侧,长1~1.5cm,管口呈伞状,有"拾卵"作用。

2. **组织结构**　输卵管壁分3层:外层为浆膜层,是腹膜的一部分;中层为平滑肌层,可有节奏收缩而引起输卵管由远端向近端蠕动;内层为黏膜层,由单层高柱状上皮覆盖。上皮细胞分为纤毛细胞、无纤毛细胞、楔状细胞和未分化细胞4种。其中,纤毛细胞的纤毛摆动,能协助运送受精卵。输卵管肌肉的收缩和黏膜上皮细胞的形态、分泌及纤毛摆动,均受性激素的影响而有周期性变化。

Note:

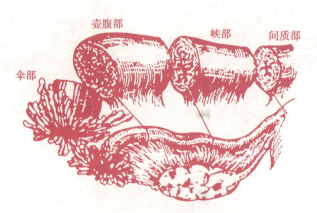

图 2-6　输卵管各部及其横断面

（四）卵巢

卵巢（ovary）是产生与排出卵子，并分泌甾体激素的性器官。

1. 位置和形态　为一对扁椭圆形腺体，位于输卵管的后下方。其大小、形态随年龄大小而有差异。生育期女性卵巢大小约为 4cm×3cm×1cm，重 5~6g，呈灰白色，青春期开始排卵后，卵巢表面逐渐变得凹凸不平；绝经后，卵巢萎缩，变小、变硬。

2. 组织结构　卵巢表面无腹膜，表层由单层立方上皮覆盖，其下为致密纤维组织，称卵巢白膜。白膜下的卵巢实质分为皮质与髓质两部分，皮质在外侧，其中含数以万计的原始卵泡和发育程度不同的卵泡及间质组织；髓质位于卵巢的中心，内无卵泡，含有疏松的结缔组织及丰富的血管、神经、淋巴管及少量的平滑肌纤维（图 2-7）。

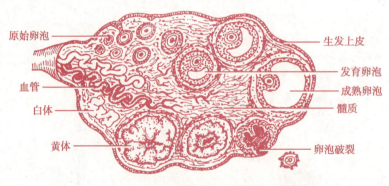

图 2-7　卵巢的结构（切面）

三、血管、淋巴及神经

（一）血管

女性内外生殖器官的血液供应，主要来自卵巢动脉、子宫动脉、阴道动脉及阴部内动脉（图 2-8）。各部位的静脉均与同名动脉伴行，但在数量上较动脉多，并在相应器官及其周围形成静脉丛，且互相吻合，故盆腔感染易于蔓延。

（二）淋巴

女性生殖器官和盆腔组织有丰富的淋巴系统，分为外生殖器淋巴和盆腔淋巴两组。外生殖器淋巴分为腹股沟浅淋巴结、腹股沟深淋巴结两部分；盆腔淋巴分为髂淋巴组（由闭孔、髂

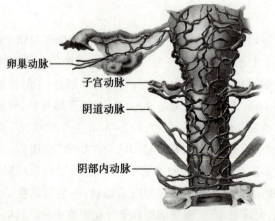

图 2-8　女性盆腔动脉

Note:

内、髂外、髂总淋巴结组成)、骶前淋巴组、腰淋巴组 3 组(图 2-9)。淋巴结通常伴随相应的血管排列。当内、外生殖器发生感染或肿瘤时,往往沿各部回流的淋巴管扩散或转移。

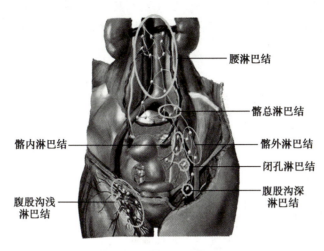

图 2-9　女性生殖器相关淋巴结分布

(三) 神经

支配外生殖器的神经主要为阴部神经,由第 Ⅱ、Ⅲ、Ⅳ 骶神经分支组成,含感觉和运动神经纤维,走行与阴部内动脉途径相同,在坐骨结节内侧下方分成会阴神经、阴蒂背神经及肛门神经 3 支,分布于会阴、阴唇和肛门周围(图 2-10)。内生殖器主要由交感神经和副交感神经支配,交感神经纤维自腹主动脉前神经丛分出,下行入盆腔分为卵巢神经丛及骶前神经丛,其分支分布于卵巢、输卵管、子宫、膀胱等部(图 2-11)。子宫平滑肌有自主节律活动,完全切除其神经后仍能有节律收缩,还能完成分娩活动。临床上可见低位截瘫的产妇仍能自然分娩。

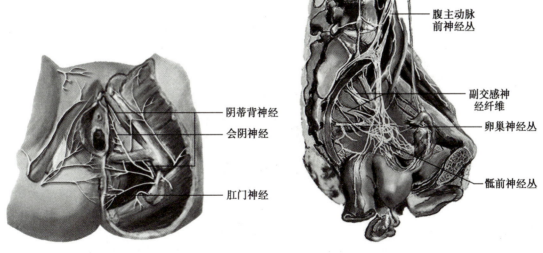

图 2-10　女性外生殖器神经　　　　图 2-11　女性内生殖器神经

四、骨盆

女性骨盆(pelvis)是支持躯干和保护盆腔脏器的重要器官,也是胎儿娩出的通道,其大小、形状对分娩有直接影响。

(一) 组成

骨盆由左右 2 块髋骨、1 块骶骨和 1 块尾骨组成。每块髋骨又由髂骨、坐骨和耻骨融合而成;坐骨

Note:

后缘中点的突起称为坐骨棘（ischial spine），位于真骨盆中部，是分娩过程中衡量胎先露下降程度的重要标志，肛门指诊和阴道内诊可触及；耻骨两降支前部相连构成耻骨弓（pubic arch），所形成的角度正常为90°～100°。骶骨由5～6块骶椎融合而成，形似三角，其上缘向前突出，称为骶岬（promontory），是妇科腹腔镜手术的重要标志之一，也是产科骨盆内测量对角径的指示点。尾骨由4～5块尾椎组成（图2-12）。

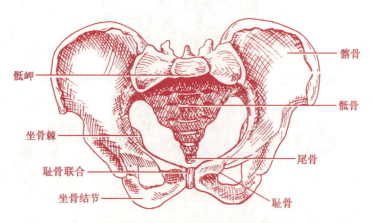

图 2-12 正常女性骨盆（前上观）

骨与骨之间有耻骨联合（pubic symphysis）、骶髂关节（sacroiliac joint）及骶尾关节（sacrococcygeal joint）。以上关节和耻骨联合周围均有韧带附着，以骶、尾骨与坐骨结节之间的骶结节韧带（sacrotuberous ligament）和骶、尾骨与坐骨棘之间的骶棘韧带（sacrospinous ligament）较为重要（图2-13）。妊娠期受性激素的影响，韧带松弛，各关节的活动度略有增加，有利于分娩。

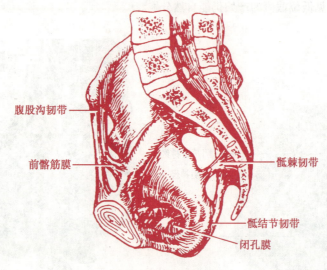

图 2-13 骨盆的韧带

（二）分界

以耻骨联合上缘、髂耻缘、骶岬上缘的连线为界，将骨盆分为假骨盆和真骨盆两部分。分界线以上部分为假骨盆，又称大骨盆；分界线以下部分为真骨盆，又称小骨盆。假骨盆与产道无直接关系。真骨盆是胎儿娩出的骨产道，可分为骨盆入口（pelvic inlet）、骨盆腔（pelvic cavity）及骨盆出口（pelvic outlet）3部分。骨盆腔前壁为耻骨联合和耻骨支，两侧壁为坐骨、坐骨棘与骶棘韧带，后壁为骶骨和尾骨。

（三）类型

通常按 Callwell 与 Moloy 分类法将骨盆分为4种类型（图2-14）：①女型；②扁平型；③类人猿型；

Note:

④男型。女型骨盆入口呈横椭圆形,入口横径较前后径稍长,耻骨弓较宽,坐骨棘间径≥10cm,有利于胎儿的娩出,为女性正常骨盆,在我国女性中占52%~58.9%。

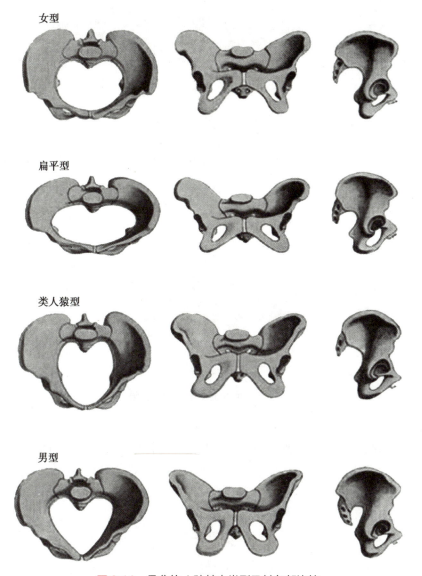

图2-14　骨盆的4种基本类型及其各部比较

五、骨盆底

骨盆底(pelvic floor)由多层肌肉和筋膜组成,封闭骨盆出口,承载和支持盆腔脏器,使之保持正常的位置。骨盆底的前方为耻骨联合和耻骨弓,后方为尾骨尖,两侧为耻骨降支、坐骨升支及坐骨结节。骨盆底由外向内分为3层。

（一）外层

位于外生殖器、会阴皮肤及皮下组织的下面,由会阴浅筋膜及其深部的3对肌肉(球海绵体肌、坐骨海绵体肌及会阴浅横肌)和肛门外括约肌组成。此层肌肉的肌腱汇合于阴道外口与肛门之间,形成中心腱(图2-15)。

（二）中层

为泌尿生殖膈(urogenital diaphragm)。由上、下两层坚韧的筋膜及其间的一对会阴深横肌(自坐骨结节的内侧面伸展至中心腱处)和尿道括约肌组成(图2-16)。

Note:

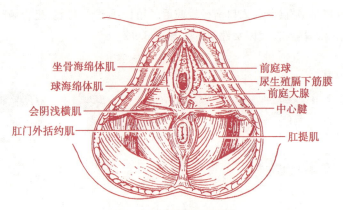

图 2-15 骨盆底浅层肌

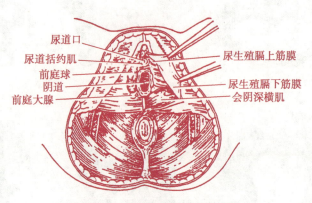

图 2-16 骨盆底中层肌肉及筋膜

（三）内层

为盆膈（pelvic diaphragm）。是骨盆底的最内层，由肛提肌及其筋膜组成，自前向后依次有尿道、阴道及直肠穿过。每侧肛提肌由耻尾肌、髂尾肌和坐尾肌组成（图 2-17）。肛提肌对盆腔内脏器具有重要支持作用，其中一部分纤维在阴道及直肠周围交织，能够加强阴道括约肌与肛门的作用。

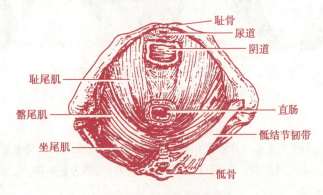

图 2-17 骨盆底内层肌肉

会阴（perineum）有广义与狭义之分。广义的会阴指封闭骨盆出口的所有软组织，前起自耻骨联合下缘，后至尾骨尖，两侧为耻骨降支、坐骨升支、坐骨结节和骶结节韧带。狭义的会阴又称会阴体（perineal body），指阴道口与肛门之间的楔形软组织，厚 3~4cm，由表及里分别为皮肤、皮下脂肪、筋膜、部分肛提肌和会阴中心腱。妊娠后期会阴组织变软，伸展性增大，有利于分娩。分娩时要注意保护，以免造成会阴裂伤。

Note:

六、邻近器官

女性生殖器官与尿道、膀胱、输尿管、直肠（图 2-18）及阑尾相邻。当生殖器官出现创伤、感染、肿瘤等病变时，易累及邻近器官；反之亦然。

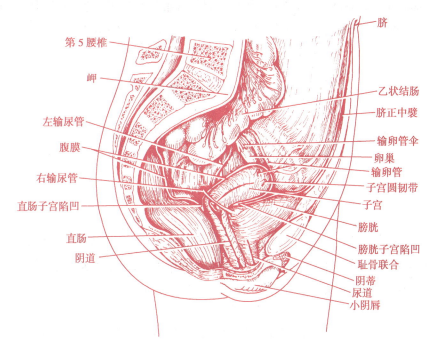

图 2-18　女性生殖系统邻近器官（矢状断面观）

（一）尿道

尿道（urethra）为一肌性管道，始于膀胱三角尖端，穿过泌尿生殖膈，止于阴道前庭部的尿道外口。女性尿道长 4~5cm，短而直，邻近阴道，易发生泌尿系统感染。肛提肌与盆筋膜对尿道有支持作用，在腹压增加时提供抵抗而使尿道闭合，若发生损伤可出现张力性尿失禁。

（二）膀胱

膀胱（urinary bladder）为一囊状肌性器官，位于子宫与耻骨联合之间。膀胱壁由浆膜层、肌层及黏膜层构成，膀胱后壁与宫颈及阴道前壁相邻。因覆盖膀胱顶的腹膜与子宫体浆膜层相连，充盈的膀胱可影响子宫的位置，在手术中易遭误伤，并妨碍盆腔检查，故妇科检查及手术前必须排空膀胱。

（三）输尿管

输尿管（ureter）为一对圆索状肌性长管，长约30cm，最细部分的内径仅 3~4mm，最粗可达 7~8mm。输尿管在腹膜后，从肾盂开始，沿腰大肌前面偏中线侧下降，在骶髂关节处，经过髂外动脉起点的前方进入骨盆腔继续下行，至阔韧带底部向前内方行，于子宫颈外侧约2cm 处，于子宫动脉下方穿过，经子宫颈阴道上部外侧 1.5~2cm 处斜向前内穿越输尿管隧道进入膀胱。在施行附件切除或结扎子宫动脉时，应避免损伤输尿管（图 2-19）。

（四）直肠

直肠（rectum）上接乙状结肠，下接肛管，前

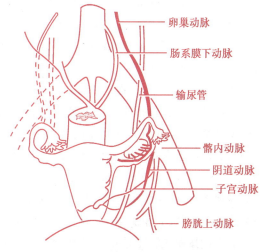

图 2-19　输尿管与子宫动脉的关系

Note:_____

为子宫及阴道,后为骶骨,全长 10~14cm。直肠前面与阴道后壁相连,盆底肌肉与筋膜受损伤,常与阴道后壁一并膨出。肛管长 2~3cm,借会阴体与阴道下段分开,阴道分娩时应保护会阴,避免损伤肛管。

（五）阑尾

阑尾(vermiform appendix)上连接盲肠,常位于右髂窝内,下端有时可达右侧输卵管及卵巢部位,因此,女性患阑尾炎时可能累及右侧附件及子宫。妊娠时阑尾的位置可随妊娠月份增加而逐渐向上外方移位。

第二节　女性生殖系统生理

根据年龄和生理特点可将女性一生分为胎儿期、新生儿期、儿童期、青春期、性成熟期、绝经过渡期和绝经后期 7 个阶段,各阶段具有不同的生理特征。

一、女性一生各阶段的生理特点

（一）胎儿期

从受精卵形成至胎儿娩出称胎儿期(fetal period)。受精卵是由父系和母系来源的 23 对(46 条)染色体组成的新个体,其中 1 对染色体在性发育中起决定作用,称性染色体(sex chromosome)。性染色体 X 与 Y 决定胎儿的性别,即 XY 合子发育为男性,XX 合子发育为女性。

（二）新生儿期

出生后 4 周内称新生儿期(neonatal period)。女性胎儿在子宫内受到胎盘和母体卵巢产生的女性激素影响,外阴较丰满;乳房稍肿大,甚至分泌少量乳汁。出生后数日,由于女性激素水平下降,阴道可有少量血性分泌物排出。这些都是正常生理现象,短期内会自行消失。

（三）儿童期

从出生 4 周至 12 岁左右称儿童期(childhood)。此期儿童体格生长发育很快,但生殖器官发育仍不成熟。儿童早期(8 岁以前)下丘脑-垂体-卵巢轴功能处于抑制状态,生殖器为幼稚型,子宫、卵巢及输卵管均位于腹腔内;儿童后期(约 8 岁之后),下丘脑促性腺激素释放激素(gonadotropin releasing hormone,GnRH)抑制状态解除,卵巢有少量卵泡发育,但不成熟也不排卵;子宫、卵巢及输卵管降至盆腔;乳房开始发育增大,脂肪分布开始出现女性特征。

（四）青春期

青春期(adolescence or puberty)是由儿童期向性成熟期过渡的一段快速生长时期,是女性生殖器、内分泌、体格逐渐发育成熟的过程。世界卫生组织(WHO)提出青春期为 10~19 岁。青春期发动通常始于 8~10 岁,发动时间主要取决于遗传因素,也与所处地理环境、个人体质、营养状况及心理因素有关。

女性青春期第一性征的变化是在促性腺激素作用下,卵巢增大,卵泡开始发育和分泌雌激素;阴阜隆起,大、小阴唇变肥厚并有色素沉着;阴道长度及宽度增加,阴道黏膜变厚并出现皱襞;子宫增大,子宫体和子宫颈比例变为 2∶1;输卵管变粗,弯曲度减小,黏膜出现许多皱襞与纤毛;卵巢增大,皮质内有不同发育阶段的卵泡,致使卵巢表面稍呈凹凸不平。此时已初步具有生育能力。

除生殖器官外,女性其他特有的性征即第二性征(secondary sexual characteristics),包括音调变高、乳房发育、阴毛及腋毛分布、骨盆横径发育大于前后径,以及胸、肩部皮下脂肪增多等,变化呈现女性特征。青春期按照先后经历 4 个不同的阶段,各阶段有重叠,共需约 4.5 年。

1. **乳房萌发**　是女性第二性征的最初特征。一般女性接近 10 岁时乳房开始发育,约经过 3.5 年

Note:

时间发育为成熟型。

2. **肾上腺功能初现**　青春期肾上腺雄激素分泌增加,引起阴毛、腋毛的生长,称肾上腺功能初现。肾上腺功能初现提示下丘脑-垂体-肾上腺雄性激素轴功能近趋完善。

3. **生长加速**　由于雌激素、生长激素和胰岛素样生长因子-Ⅰ分泌增加,11～12岁青春期少女体格生长呈直线加速,平均每年生长9cm,月经初潮后生长减缓。

4. **月经初潮**　女性第一次月经来潮称月经初潮(menarche),为青春期的重要标志。月经来潮提示卵巢产生的雌激素已经达到一定水平,能引起子宫内膜变化而产生月经。但此时由于中枢对雌激素的正反馈机制尚未成熟,月经周期常不规律。

此外,青春期女性心理变化较明显,出现性意识,情绪和智力发生明显变化,易激动,想象力和判断力明显增强。

(五)性成熟期

性成熟期(sexual maturity)又称生育期,指卵巢功能成熟并有周期性性激素分泌及排卵的时期,约从18岁开始,历时约30年。此期,生殖器官及乳房在性激素作用下发生周期性变化,女性生育能力最旺盛。

(六)绝经过渡期

绝经过渡期(menopausal transition period)指从开始出现绝经趋势直至最后一次月经的时期。可始于40岁,历时短至1～2年,长至10～20年。此期卵巢功能逐渐减退,卵泡不能发育成熟及排卵,因而月经不规则,常为无排卵性月经。最终由于卵巢内卵泡自然消耗或剩余的卵泡对垂体促性腺激素丧失反应,导致卵巢功能衰竭,月经永久性停止,称绝经(menopause)。1994年,WHO将卵巢功能开始衰退至绝经后1年内的时期定义为围绝经期(perimenopausal period)。围绝经期女性由于卵巢功能逐渐减退,雌激素水平降低,容易出现潮热、出汗、失眠、抑郁或烦躁等血管舒缩障碍和神经精神症状,称为绝经综合征(menopausal syndrome,MPS)。

(七)绝经后期

绝经后期(postmenopausal period)指绝经后的生命时期。女性60岁以后进入老年期(senility)。此阶段卵巢功能完全衰退、生殖器官进一步萎缩退化,主要表现为雌激素水平低落,不能维持女性第二性征,生殖器官进一步萎缩老化,骨代谢异常而引起骨质疏松等。

二、月经及其临床表现

月经(menstruation)是指伴随卵巢周期性变化而出现的子宫内膜周期性脱落及出血。规律月经的建立是生殖功能成熟的重要标志。月经初潮年龄多在13～14岁,可早至11岁或迟至16岁。若16岁以后月经尚未来潮,应及时就医。月经初潮年龄受遗传、营养、气候、环境等因素影响。近年来,月经初潮年龄有提前趋势。

1. **月经血的特征**　月经血呈暗红色,除血液外,尚含有子宫内膜碎片、宫颈黏液及脱落的阴道上皮细胞。剥脱的子宫内膜中含有前列腺素及来自子宫内膜的大量纤维蛋白溶酶,可溶解纤维蛋白,以致月经血不凝,若出血速度过快,也可出现血凝块。

2. **正常月经的临床表现**　正常月经具有周期性。出血第1d为月经周期的开始,两次月经第1d的间隔时间,称月经周期(menstrual cycle)。一般为21～35d,平均28d。每次月经的持续时间,称经期,一般为2～8d,平均4～6d。每次月经的总失血量,称经量,正常为20～60ml,超过80ml为月经过多。月经属生理现象,多数女性无特殊不适,但由于盆腔充血及前列腺素的作用,部分女性可出现下腹及腰骶部下坠不适或子宫收缩痛,并可出现恶心、呕吐、腹泻等胃肠功能紊乱症状。少数女性可有头痛及轻度神经系统不稳定症状(失眠、精神忧郁、易于激动等)。

三、卵巢功能及其周期性变化

卵巢具有产生卵子并排卵的生殖功能和产生女性激素的内分泌功能。

(一)卵泡发育及排卵的周期性变化

从青春期开始到绝经前,卵巢在形态和功能上发生周期性变化,称卵巢周期(ovarian cycle)。新生儿出生时卵巢内约有 200 万个卵泡,至青春期只剩下约 30 万个;女性一生中仅 400~500 个卵泡发育成熟并排卵,其余卵泡发育到一定程度即通过细胞凋亡机制自行退化,称卵泡闭锁。

进入青春期后,卵泡由自主发育推进至发育成熟的过程依赖于促性腺激素的刺激。生育期每一个月经周期一般有 3~11 个卵泡发育,经过募集、选择,一般只有 1 个优势卵泡达到完全成熟,称成熟卵泡或格拉夫卵泡(Graafian follicle),直径可达 18~23mm。随着卵泡的发育成熟,其逐渐向卵巢表面移行并向外突出,当接近卵巢表面时,该处表面细胞变薄,最后破裂,出现排卵(ovulation)(图 2-20)。排卵多发生在两次月经中间,一般在下次月经来潮之前 14d 左右,卵子可由两侧卵巢轮流排出,也可由一侧卵巢连续排出。

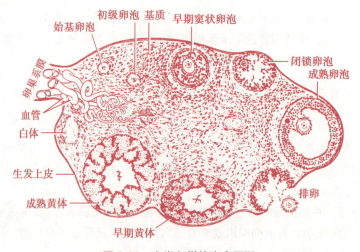

图 2-20　人类卵巢的生命周期

排卵后卵泡液流出,卵泡腔内压力下降,卵泡壁塌陷,形成许多皱襞,卵泡壁的卵泡颗粒细胞和卵泡内膜细胞向内侵入,周围由卵泡外膜包围,共同形成黄体(corpus luteum),排卵后 7~8d 黄体体积和功能达到高峰。

若排出的卵子受精,则黄体在胚胎滋养细胞分泌的人绒毛膜促性腺激素(human chorionic gonadotropin,hCG)作用下增大,转变为妊娠黄体,至妊娠 3 个月末退化。若卵子未受精,排卵后 9~10d 黄体开始萎缩变小,功能逐渐衰退,周围的结缔组织及成纤维细胞侵入黄体,逐渐由结缔组织所代替,组织纤维化,外观色白,称白体(corpus albicans)。

Note:

排卵日至月经来潮为黄体期,一般为14d,黄体功能衰退后月经来潮,此时卵巢中又有新的卵泡发育,开始新的周期。

(二)卵巢分泌的性激素及其周期性变化

雌激素和孕激素是卵巢合成并分泌的主要性激素,此外,还有少量雄激素,均为甾体激素。

1. **雌激素(estrogen)**　卵巢主要合成雌二醇(E_2)及雌酮(E_1)。体内尚有雌三醇(E_3)和2-羟雌酮,系E_2的降解产物。E_2是女性体内生物活性最强的雌激素。

在卵泡早期,雌激素分泌量很少,随卵泡的发育,分泌量逐渐增高,至排卵前达到高峰;排卵后由于卵泡液中雌激素释放至腹腔使循环中雌激素暂时下降。约在排卵后1~2d,黄体开始分泌雌激素,使循环中雌激素又逐渐增加。排卵后7~8d黄体成熟时,循环中雌激素形成又一高峰。此后,黄体萎缩,雌激素水平急剧下降,于月经期达最低水平。

雌激素的主要生理功能有:①对生殖系统的作用:促进和维持子宫发育,增加子宫平滑肌对缩宫素的敏感性;促进子宫内膜增生和修复;使子宫颈口松弛,宫颈黏液分泌增加、性状变稀薄;促进输卵管上皮细胞的分泌活动,增强输卵管节律性收缩的振幅;促进阴道上皮细胞的增生、分化、成熟及角化,使细胞内糖原增加。②对第二性征的作用:促进乳腺管增生,乳头、乳晕着色;促进其他第二性征发育。③代谢作用:促进体内水钠潴留,降低循环中胆固醇水平,维持和促进骨基质代谢。④调节作用:通过对下丘脑和垂体的正负反馈调节,控制促性腺激素的分泌。

2. **孕激素(progesterone)**　卵泡期卵泡不分泌孕酮;排卵前,成熟卵泡分泌少量孕酮;排卵后,卵巢黄体分泌孕酮,随着黄体的发育其分泌量显著增加,排卵后7~8d黄体成熟时孕酮分泌量达高峰;以后逐渐下降,到月经来潮时达最低水平。

孕激素常在雌激素作用基础上发挥其作用。主要生理功能有:①对生殖系统的作用:使增殖期子宫内膜转化为分泌期内膜,为受精卵着床做准备;可降低子宫平滑肌兴奋性及其对缩宫素的敏感性,从而抑制子宫收缩,有利于受精卵与胎儿在子宫腔内生长发育;使子宫颈口闭合,黏液变黏稠,阻止精子及微生物进入;抑制输卵管节律性收缩的振幅;促进阴道上皮细胞脱落。②对乳腺作用:促进乳腺腺泡发育。③代谢作用:促进体内水与钠的排泄。④调节作用:参与下丘脑、垂体的正负反馈调节;对体温调节中枢有兴奋作用,正常女性在排卵后基础体温可升高0.3~0.5℃,可作为判断是否排卵、排卵日期及黄体功能的标志之一。

3. **雄激素(androgen)**　女性雄激素主要来自肾上腺,卵巢分泌少量雄激素,包括睾酮、雄烯二酮和脱氢表雄酮。排卵前循环中雄激素水平升高,可促进非优势卵泡闭锁,并可提高性欲。

雄激素的主要生理功能有:①对生殖系统的作用:促使阴蒂、阴唇和阴阜的发育,促进阴毛、腋毛的生长;雄激素过多会对雌激素产生拮抗作用,可减缓子宫及其内膜的生长和增殖,抑制阴道上皮的增生和角化;长期使用雄激素,可出现男性化表现;此外,雄激素还与性欲有关。②代谢作用:促进蛋白合成和肌肉生长,刺激骨髓中红细胞的增生;在性成熟期,促使长骨骨基质生长和钙的沉积;性成熟后可导致骨骺的关闭,使生长停止;可促使肾远曲小管对水、钠的重吸收并保留钙。

四、其他生殖器官的周期性变化

(一)子宫内膜的周期性变化

卵巢激素的周期性变化,导致生殖器官发生相应的变化,其中子宫内膜的变化最为明显(图2-21)。现以一个正常月经周期28d为例,将子宫内膜的连续性变化分期说明如下:

1. **增殖期(proliferative phase)**　月经周期的第5~14d,与卵巢周期中的卵泡期相对应。在雌激素影响下,内膜上皮、腺体、间质及血管增殖,内膜逐渐生长变厚,由0.5mm增生至3~5mm。

2. **分泌期(secretory phase)**　月经周期的第15~28d,与卵巢周期中的黄体期对应。排卵后,卵巢内形成黄体,分泌雌激素与孕激素,使子宫内膜在增殖期的基础上继续增厚,血管迅速增加,更加弯曲,间质疏松、水肿,腺体增大,出现分泌现象,腺体内的分泌上皮细胞分泌糖原,为孕卵着床做准

Note:

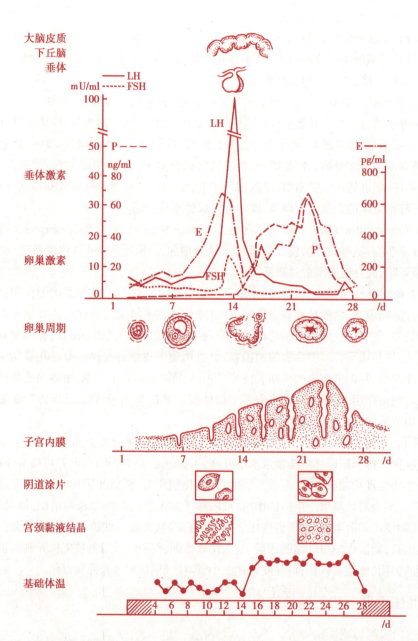

图 2-21 月经周期中激素、卵巢、子宫内膜、阴道涂片、宫颈黏液及基础体温的周期性变化

备。在排卵后的6~10d,即月经周期的第20~24d,分泌期的子宫内膜由非接受状态发展到接受状态,允许胚胎植入,即子宫内膜的容受性,这一时期也称为"种植窗"。至月经周期的第24~28d,子宫内膜可厚达10mm,呈海绵状。

3. **月经期**　月经周期的第1~4d。由于卵子未受精,黄体功能衰退,雌、孕激素水平骤然下降。子宫内膜螺旋小动脉开始节律性和阵发性收缩、痉挛,血管远端的管壁及所供应的组织缺血、缺氧,继而发生缺血性局灶性坏死,坏死的子宫内膜功能层从基底层崩解剥落,与血液一起排出,表现为月经来潮。

（二）宫颈黏液的周期性变化

子宫颈内膜腺细胞的分泌活动受雌、孕激素的影响,有明显的周期性变化。宫颈黏液检查可了解卵巢的功能状态。月经过后,由于体内雌激素水平低,子宫颈黏液的分泌量少。随雌激素水平不断增高,宫颈黏液分泌量也逐渐增多,并变得稀薄透明,有利于精子通行。至排卵前黏液拉丝可长达10cm以上。取黏液涂于玻片,干燥后显微镜下可见羊齿植物叶状结晶,这种结晶于月经周期的第6~7d即可出现,至排卵期最典型。排卵后,受孕激素影响,黏液分泌量减少,变混浊黏稠,拉丝易断,涂片检查时羊齿植物叶状结晶逐渐模糊,至月经周期第22d左右完全消失,而代之以成行排列的椭圆体(图2-21)。

（三）输卵管的周期性变化

在雌激素的作用下,输卵管黏膜上皮纤毛细胞生长,体积增大;非纤毛细胞分泌增加,为卵子提供运输和种植前的营养物质;输卵管发育,输卵管肌层节律性收缩的振幅增强。孕激素则能抑制输卵管收缩的振幅,并抑制输卵管黏膜上皮纤毛细胞的生长,分泌细胞分泌黏液减少。在雌、孕激素的协同作用下,受精卵才能通过输卵管正常到达子宫腔。

（四）阴道黏膜的周期性变化

随着体内雌、孕激素的变化,阴道黏膜也发生周期性改变,其中阴道上段黏膜改变更为明显。排卵前,受雌激素影响,黏膜上皮增生,表层细胞角化,以排卵期最显著。细胞内有丰富的糖原,糖原被阴道杆菌分解为乳酸,使阴道保持酸性环境,可以抑制致病菌的繁殖。排卵后,受孕激素影响,阴道黏膜表层细胞脱落(图2-21)。临床上常根据阴道脱落细胞的变化,间接了解雌激素水平和排卵情况。

五、月经周期的调节

（一）下丘脑、垂体和卵巢对月经周期的调节作用

月经是女性生殖系统周期性变化的重要标志。月经周期的调节主要涉及下丘脑、垂体和卵巢,三者之间相互调节、相互影响,形成一个完整而协调的神经内分泌系统,称为下丘脑-垂体-卵巢轴(hypothalamus-pituitary-ovarian axis,HPOA)(图2-22)。除下丘脑、垂体和卵巢激素之间的相互调节外,抑制素-激活素-卵泡抑制素系统也参与对月经周期的调节。此外,HPOA的神经内分泌活动还受到高级中枢的影响。

1. **下丘脑分泌的调节激素及其功能**　GnRH为下丘脑调节月经的主要激素,其生理功能是调节垂体促性腺激素的合成和分泌。其分泌特征是脉冲式释放。

2. **垂体分泌的调节激素及其功能**　腺垂体分泌的直接与生殖有关的激素有促性腺激素和催乳素。

（1）促性腺激素:腺垂体的促性腺激素细胞分泌卵泡刺激素(follicle-stimulating hormone,FSH)和黄体生成素(luteinizing hormone,LH)。FSH和LH均为糖蛋白激素,共同促进卵泡发育及成熟、促进排卵并形成黄体。

（2）催乳素:催乳素(prolactin,PRL)是由腺垂体的催乳细胞分泌的多肽激素,具有促进乳汁合成的功能。

3. **下丘脑-垂体-卵巢轴之间的相互调节**　月经周期的调节是一个复杂的过程。一次月经周期中

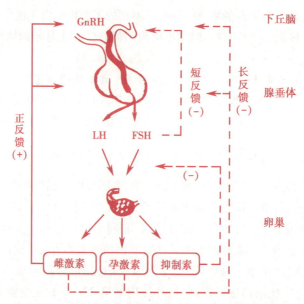

图 2-22　下丘脑-垂体-卵巢轴之间的相互关系

　　黄体萎缩后,体内雌、孕激素和抑制素 A 水平降至最低,对下丘脑和垂体的抑制解除,下丘脑又开始分泌 GnRH,通过垂体门脉系统输送到腺垂体,使垂体 FSH 分泌增加,促进卵泡发育,分泌雌激素,子宫内膜发生增殖期变化。随着雌激素水平增高,其对下丘脑的负反馈作用增强,抑制下丘脑 GnRH 的分泌,加之抑制素 B 的作用,使垂体 FSH 分泌减少。随着卵泡发育,成熟卵泡分泌雌激素达 200pg/ml,并持续 48h 以上,即对下丘脑和垂体产生正反馈作用,形成 FSH 与 LH 高峰,促使成熟卵泡排卵。

　　排卵后,循环中 FSH 和 LH 水平急剧下降,在少量 FSH 和 LH 作用下,黄体形成并逐渐发育成熟。黄体主要分泌孕激素及少量雌二醇,使子宫内膜发生分泌期变化。排卵后第 7~8d 循环中孕激素水平达高峰,雌激素也达到又一高峰,雌、孕激素及抑制素 A 的共同负反馈作用促使垂体 FSH 与 LH 的分泌减少,黄体逐渐萎缩,雌、孕激素分泌减少,子宫内膜失去性激素支持,发生剥脱而月经来潮。雌、孕激素及抑制素 A 的减少解除了对下丘脑和垂体的负反馈抑制,FSH 分泌增加,卵泡开始发育,下一个月经周期重新开始,如此周而复始(见图 2-22)。

（二）其他内分泌腺功能对月经周期的影响

　　青春期以前发生甲状腺功能减退者可有性发育障碍,使青春期延迟;生育期则出现月经失调,表现为月经过少、稀发,甚至闭经。甲状腺功能轻度亢进时,子宫内膜过度增生,表现为月经过多、过频,甚至发生异常子宫出血;功能亢进加重时,甲状腺素的分泌、释放及代谢等过程受到抑制,表现为月经稀发、月经减少,甚至闭经。肾上腺皮质雄激素分泌过多,可使卵巢功能受到抑制而出现闭经,甚至出现男性化表现。胰岛素依赖型糖尿病病人常伴有卵巢功能低下;在胰岛素拮抗的高胰岛素血症病人,过多的胰岛素可诱发高雄激素血症,导致月经失调,甚至闭经。

本 章 小 结

　女性外生殖器包括阴阜、大阴唇、小阴唇、阴蒂和阴道前庭,统称为外阴。内生殖器包括阴道、子宫、输卵管和卵巢。内生殖器的正常位置维持主要依靠阔韧带、圆韧带、主韧带、宫骶韧带4对韧带。子宫体分为子宫内膜层、肌层和浆膜层。直肠子宫陷凹为盆腔最低部位,临床上可经阴道后穹窿穿刺或引流。宫颈外口柱状上皮与鳞状上皮交界处是子宫颈癌的好发部位。输卵管为卵子与精子结合的场所及运送受精卵的管道,分为间质部、峡部、壶腹部和伞部,壶腹部是正常的受精部位。

　月经初潮的年龄不应晚于 16 岁。规律月经的建立是生殖功能成熟的重要标志。

　卵巢具有产生卵子并排卵的生殖功能和产生甾体激素的内分泌功能。从青春期开始到绝经前,卵巢在形态和功能上发生周期性变化。排卵多发生在下次月经来潮之前 14d 左右;黄体体积和功能在排卵后 7~8d 达高峰,若未受精,9~10d 开始退化,黄体功能可维持 14d。卵巢主要分泌雌激素和孕激素,卵巢周期中子宫内膜、宫颈黏液、输卵管及阴道黏膜等产生周期性变化。下丘脑-垂体-卵巢轴对女性月经周期的调节发挥着重要的作用。下丘脑分泌 GnRH 到垂体,刺激垂体分泌 FSH 和 LH 并作用于卵巢,使卵巢分泌雌、孕激素,后两者又通过正、负反馈作用影响下丘脑及垂体的分泌功能。此外,甲状腺、肾上腺及胰腺功能异常,也可导致月经失调。

(周晓华)

思 考 题

1. 某女士,28 岁,已婚,临床诊断疑似"输卵管异位妊娠破裂"。

问题:

(1) 若发生异位妊娠破裂,血液最可能积聚在哪里? 为什么?

(2) 若进行诊断性穿刺,应选择哪个穿刺部位? 为什么?

2. 某女士,49 岁,近 3 个月经常出现心悸、烦躁,易激动,于 2021 年 6 月 4 日就诊。既往身体健康。月经史:$13\frac{8\sim9}{35}$,经量较多,有血块,LMP:2021 年 5 月 4 日;婚育史:已婚,育有 1 子。体格检查未见异常,心电图正常。

问题:

(1) 该女士出现的症状和体征可能是什么原因所致?

(2) 若为该女士做妇科检查,其宫颈黏液的性状和镜下所见最可能是什么? 依据是什么?

NURSING

第三章

健康史采集与健康评估

03章 数字内容

- 知识目标：
  1. 掌握健康史采集内容和方法。
  2. 熟悉妇产科检查的内容和方法。
  3. 了解妇产科护理记录的形式与内容。
- 能力目标：
  1. 能运用沟通技巧采集准确、完整的健康史。
  2. 能采用适宜的专科检查技术为妇产科护理对象进行健康评估。
- 素质目标：
  具有良好的职业素养，尊重关心护理对象，保护护理对象隐私。

健康史采集、健康评估和护理记录是妇产科护理实践的一部分,具有较明显的专科特点,更关注女性生殖系统、生育状况和月经的变化。妇产科护士通过健康史采集、身体检查、心理-社会评估等方法获得护理对象生理、心理、社会等各方面资料,运用所学知识和临床评判性思维,分析判断护理对象现存和潜在的健康问题或需求,有针对性地制订护理计划并实施,积极配合医生的诊治,并将上述内容按照有关规定记录。护士不仅要熟练掌握健康史采集内容,具有良好的沟通交流技巧,全面准确地采集到健康史;同样,护士还要熟练掌握妇产科专科检查技术,并具有人文关怀能力,取得护理对象的配合并获得满意的检查结果。

案例导入与思考

某女士,49 岁,已婚已育。因"月经周期紊乱半年,阴道不规则流血 2 个月余"就诊于妇产科。
请思考:
1. 该女士的健康史采集内容应包括哪几个方面?
2. 若进行盆腔检查,有哪些基本要求?

第一节 健康史采集

健康史采集是护理评估的第一步,也是护患沟通、建立良好护患关系的重要时机,要重视沟通技巧的培养。

一、健康史采集方法

健康史采集应在病人入院后即开展,可通过观察、交谈、倾听等方法获得相关的健康信息资料。妇产科护理对象资料常常涉及其个人隐私、性生活有关的内容,收集资料时可能会使护理对象感到害羞和不适,甚至不愿说出实情。通过有效的交流与沟通,增加护理对象的安全感和信任度,使采集的健康史完整、准确。在健康史采集过程中,护士要态度和蔼、语言亲切并通俗易懂,关心体贴和尊重护理对象,细致地询问和耐心倾听,并给予保守秘密的承诺。询问健康史应有目的性,切勿遗漏关键性的内容。可采用启发式提问,但应避免暗示和主观臆测。对急危重病人,应快速采集可能威胁其生命安全的、重要疾病病史,重点关注其生命体征和支持临床诊断的阳性体征,立即配合医生抢救,避免因采集健康史而贻误治疗。对不能口述的病人,可询问最了解其病情的家属或亲友,记录时备注健康史提供者与病人的关系。对外院转诊者,可索阅病情介绍,作为重要参考资料。

二、健康史采集内容

包括一般项目、主诉、现病史、月经史、婚育史、既往史、个人史和家族史 8 个方面。

1. **一般项目** 包括姓名、年龄、婚姻、籍贯、职业、民族、教育程度、宗教信仰、住址、入院日期、入院方式等。年龄、婚姻、信仰、职业等可能影响护理对象的健康或疾病发展,询问时应准确、具体。如年龄可影响孕妇的妊娠结局,35 岁以上高龄孕妇在妊娠期间容易发生并发症,年龄要写具体数字,不应描述为未成年人或成年人。

2. **主诉** 了解护理对象就诊的主要问题、主要症状(或体征)、出现的时间、持续时间和应对方式。主诉应简明扼要,通常不超过 20 字。主诉不是护理对象描述的一句话,需要妇产科护士归纳总结和提炼。产科常见的就诊问题有停经、停经后阴道流血和/或下腹疼痛、胎动异常、胎心异常、羊水量异常、产后恶露异常等。如一位已婚的年轻女性,突发左下腹疼痛 1h 前来就诊于妇产科。护士仔细询问月经史,了解既往月经规律,月经周期为 25~30d,此次月经推迟,与上次月经间隔时间为 39d,阴道出血 5d,量少,1h 前出现左下腹剧痛。护士按其症状及发生时间的顺序,可将主诉归纳总结和提炼为"停经39d,阴道少量出血5d,左下腹剧痛1h"。妇科常见的症状有外阴瘙痒、阴道流血、白带异常、下腹痛、下腹部包块等。如一位老年女性,因阴道出血就诊,仔细询问健康情况,自述绝经 2$^+$年,近一年来阴道出血3次,量不多,可归纳主诉为"绝经 2$^+$年,不规则阴道出血3次"。也有部分妇科病人无任何不适,通过妇科常见病普查或健康体检而发现疾病者,主诉可写为"体检发现子宫多发性肌瘤×日"。

3. 现病史 围绕主诉了解本次疾病发病的时间、发病的原因或可能的诱因、病情发展经过、诊疗经过、采取的护理措施及效果。可按时间先后顺序进行询问。此外,还应了解病人的一般情况变化及心理反应,询问发病以来的食欲、大小便、体重、活动能力、睡眠、自我感觉、应激能力的变化,以及对疾病有鉴别意义的阳性或阴性症状。了解与本次发病有关的既往发病情况及其治疗经过,及与本次疾病虽无紧密关系,但仍需治疗的其他疾病和用药情况,可在现病史后另起一段记录。

若为孕产妇,了解从停经开始的本次妊娠过程,包括妊娠过程早孕出现的时间、早孕症状、胎动情况、胎心情况及其他产检情况等。如疑似异位妊娠的病人,应注意询问阴道流血的颜色、量,腹痛的部位、性质,病情演变过程及其伴随症状,有无出现头晕、出冷汗、肛门坠胀感等症状。

妇科常见症状的询问:①阴道流血:是最常见的一种症状,注意出血日期、出血量、持续时间、颜色、性状,有无血块或组织物,出血与年龄、月经、性生活的关系,有无诱因及伴随症状。②白带异常:注意评估白带量、颜色、性状、气味,发病时间,与年龄、月经周期的关系,有无伴随症状。③腹痛:注意腹痛起病缓急,发生时间、部位、性质及程度,诱因及伴随症状。④外阴瘙痒:评估瘙痒部位、持续时间、瘙痒程度及局部皮损等。⑤下腹包块:发现时间、部位、大小、活动度、硬度、增大情况、疼痛及伴随症状。

4. 月经史 包括初潮年龄、月经周期、经期持续时间、经量及经期伴随症状,可简写为:初潮年龄$\dfrac{经期}{月经周期}$。如13岁初潮,月经周期 28~30d,经期持续4d,可简写为 $13\dfrac{4}{28\sim30}$。常规询问末次月经(last menstrual period,LMP)、经量和持续时间。可通过询问每日更换卫生巾次数及有无血块来评估经量;若末次月经出血量不同于以往时,还应询问再前次月经(previous menstrual period,PMP)情况。此外,还要了解有无经前期不适(如乳房胀痛、水肿、精神抑郁或易激动等)及痛经,若有月经期腹痛,应询问疼痛部位、性质、程度、起始时间和消失时间。绝经后病人应询问绝经年龄、绝经后有无阴道出血、分泌物或其他不适。

5. 婚育史 了解结婚年龄、婚次、男方健康情况、是否近亲结婚(直系及三代旁系血亲)、同居情况、双方性功能、性病史。生育情况包括足月产、早产、流产次数以及现存子女数,以4个阿拉伯数字顺序表示,可简写为:足-早-流-存,如足月产1次,无早产,流产1次,现存子女1人,可记录为1-0-1-1。也可用孕 m 产 n(G_mP_n)方式表示,可记录为孕2产1(G_2P_1)。同时,了解分娩方式、有无难产史、死胎、死产史、新生儿出生情况、有无产后大出血或产褥感染史、末次分娩或流产的时间,采用的计划生育措施及效果。

6. 既往史 指既往健康和疾病情况。包括既往健康状况、疾病史、传染病史、手术外伤史、输血史、预防接种史、药物过敏史,特别询问是否有女性生殖器官畸形、损伤、炎症、肿瘤等妇产科疾病史。为防止遗漏,可按全身各系统依次询问。若病人曾患有某种疾病,应记录疾病名称、患病时间及诊疗转归。若有明确的药物或食物过敏史,应加以记录。

7. 个人史 询问生活和居住情况、出生地和曾居住地区、个人自理程度、饮食、营养、睡眠、生活方式、卫生习惯等。了解与家人、他人的关系,有无烟酒嗜好及吸毒史。

8. 家族史 了解家庭成员包括父母、兄弟、姊妹及子女的健康状况,询问家族成员有无遗传性疾病(如血友病、白化病等)、可能与遗传有关的疾病(如糖尿病、高血压、肿瘤等)、传染性疾病(如结核、乙型肝炎等)及多胎或胎儿畸形分娩史。

Note:

第二节　健康评估

每一次接诊护理对象,护士都要认真进行健康评估,作为确定护理诊断、制订护理目标和护理措施的重要依据,随着疾病的进展或病情好转,护士还要继续评估,以及时掌握病人的病情变化。健康评估常在采集健康史后进行,包括身体评估、心理-社会支持评估及辅助检查,本节重点介绍与妇产科护理相关的评估内容。

一、身体评估

身体评估包括一般检查、头颈、胸、腹部、脊柱四肢、肛门和盆腔检查等。孕产妇的身体评估还应包括骨盆测量、宫高腹围测量、腹部四步触诊、胎心听诊、阴道检查等产科专科检查(见第四章妊娠期妇女的护理)。一般体格检查方法同《健康评估》中相关内容。除病情危急外,检查内容应按下列先后顺序进行。

(一)一般检查

为身体评估的第一步,对了解病人的全身状况、评估病情及其严重程度具有重要意义。一般检查的内容包括:测量体温、脉搏、呼吸、血压、身高、体重;观察意识状态、面容与表情、体位、步态、全身发育、毛发分布、皮肤黏膜、淋巴结(特别是腹股沟淋巴结)等;比如检查孕妇身材矮小对进一步评估骨盆是否狭窄、是否可以经阴道分娩具有意义;毛发多少及分布对于评估妇科内分泌疾病具有辅助意义。

(二)头颈及胸部检查

头颈及胸部检查同《健康评估》相关内容。检查发现头颈及胸部某些阳性体征,对于评估妇产科某些疾病病情及其严重程度具有意义。如妊娠疑似合并甲状腺疾病,注意检查是否出现突眼、伸舌震颤、甲状腺肿大;若妊娠高血压疾病病人,应注意检查视力、视网膜小动脉痉挛情况;对于疑似早期妊娠的妇女,应注意观察乳晕是否加深、有无蒙氏结节;妊娠妇女,注意观察双侧乳房是否对称、发育情况、有无肿块、乳头有无凹陷,评估是否可能影响母乳喂养;心脏病妇女妊娠后,注意肺部是否闻及啰音,心脏听诊心率、心律、有无心脏杂音等;闭经的女性应注意是否有泌乳;妇科恶性肿瘤病人,注意检查是否出现颅内转移、肺部转移阳性体征等。

(三)腹部检查

应在盆腔检查前进行。视诊观察腹部形状和大小,有无隆起、蛙腹或悬垂腹,腹壁有无瘢痕、静脉曲张、妊娠纹、腹壁疝、腹直肌分离等。扪诊腹壁厚度,肝、脾、肾有无增大及压痛,腹部其他部位有无压痛、反跳痛及肌紧张,腹部能否扪到肿块,若扪及包块,应描述包块的部位、大小、形状、质地、活动度、表面光滑或高低不平隆起以及有无压痛。叩诊时注意鼓音和浊音分布区,疑似腹腔内出血或卵巢癌腹水病人,应明确有无移动性浊音存在。妇产科腹部手术后的病人,注意听诊了解肠鸣音情况。若妊娠中晚期孕妇,还应进行四步触诊和胎心率听诊检查(见第四章妊娠期妇女的护理)。

(四)骨盆测量

骨盆测量分内测量和外测量两种(见第四章妊娠期妇女的护理),主要评估骨盆大小、形状及其对分娩的可能影响。

(五)脊柱四肢检查

检查脊柱及四肢有无异常弯曲、运动功能有无受限。若为孕妇,评估是否影响分娩。产褥期妇女或妇科术后病人,注意下肢静脉血栓的观察,检查下肢有无静脉压痛、条索状或肿胀等。

(六)肛门指诊

肛门指诊是指直肠指诊,可辅助检查直肠肿瘤、直肠损伤、生殖道直肠瘘、盆腔直肠脓肿、妇科恶性肿瘤盆腔转移情况;对于不宜进行妇科阴道检查的女性,也可借助肛门指诊了解宫颈、骨盆腔情况;分娩过程中也可以借助肛门指诊了解宫颈消退及宫口扩张、胎先露部及其下降程度、胎方位、骶骨前面弯曲度、坐骨棘间径、坐骨切迹宽度以及骶尾关节活动度,并测量后矢状径(见第四章妊娠期妇女的

Note:

护理),目前临床在第一产程观察时已较少采用。

(七)盆腔检查

盆腔检查(pelvic examination)为妇科特有的检查,又称为妇科检查,包括外阴、阴道、宫颈、子宫体及双侧附件。检查用物包括无菌手套、阴道窥器、长镊、宫颈刮板、玻片、棉拭子、消毒液、液状石蜡或肥皂水、生理盐水等。

1. **基本要求**　妇科检查女性生殖器官,涉及个人隐私,护士必须认识到对生殖器的检查是一种职业责任,应严肃、认真,并符合以下基本要求:

(1)检查者关心体贴病人,语言亲切,检查前向病人做好解释工作,检查时仔细认真,动作轻柔;检查室温度适中,环境干净整洁;若有其他病人在场,应注意遮挡,保护隐私;男性护士对病人进行妇科检查时,应有一名女性医护人员在场,以减轻病人紧张心理,并可避免发生不必要的误会。

(2)除尿失禁病人外,检查前嘱咐病人排空膀胱,必要时导尿。大便充盈者应在排便或灌肠后进行。

(3)为避免交叉感染,置于臀部下面的垫单(或塑料布、纸单)、无菌手套和检查器械,应一人一换,一次性使用。

(4)检查一般取膀胱截石位,但尿瘘病人需根据瘘管口位置,有时取膝胸卧位检查;对于不宜搬动的危重病人不能上检查台,可在病床上检查。

(5)应避免于月经期做妇科检查。若为阴道异常出血必须检查者,检查前应先消毒外阴,以防发生感染。

(6)无性生活病人禁做阴道窥器检查、双合诊及三合诊检查,一般行直肠-腹部诊。若确有检查必要时,应先征得病人及其家属同意后,方可行阴道窥器或双合诊检查。

(7)疑有盆腔内病变而腹壁肥厚、高度紧张不合作病人,若妇科检查不满意,可行 B 型超声检查,必要时可在麻醉下行盆腔检查,以做出正确的判断。

2. **检查方法及步骤**　协助妇科检查病人取合适体位,臀部置于检查台上,头部略抬高,两手平放于身旁,以使腹肌松弛。检查者一般面向病人,立在病人两腿间。妇科检查一般按下列步骤进行。

(1)外阴部检查:观察外阴发育、阴毛多少和分布情况(女性型或男性型),有无畸形、水肿、炎症、溃疡、赘生物或肿块,注意皮肤和黏膜色泽或色素减退及质地变化,有无增生、变薄或萎缩。分开小阴唇,暴露阴道前庭、尿道口和阴道口,观察尿道口周围黏膜色泽及有无赘生物。无性生活的病人处女膜一般完整未破,其阴道口勉强可容示指;有性生活的病人阴道口能容两指通过;经产妇的处女膜仅余残痕或可见会阴后-侧切瘢痕。检查时还应让病人用力向下屏气,观察有无阴道前壁或后壁膨出、子宫脱垂或尿失禁等情况。

(2)阴道窥器检查:临床阴道窥器有不锈钢和塑料(一次性)两种类型,并有宽窄、长短之分。根据病人年龄、阴道大小和阴道壁松弛情况选用合适阴道窥器。无性生活者未经本人或监护人的同意,禁用阴道窥器检查。妇科手术常用不锈钢鸭嘴形阴道窥器,可以固定,便于阴道内检查和治疗操作。使用阴道窥器检查阴道和宫颈时,应注意阴道窥器的结构特点,注意旋转窥器观察阴道全部,以免漏诊。

放置阴道窥器前,将阴道窥器前后两叶合拢,表面涂润滑剂,以利放入阴道,避免损伤外阴阴道。冬天气温较低,可将阴道窥器前端置于 40~45℃肥皂液中预先加温,防止因阴道窥器的温度过低而影响检查效果。拟做宫颈细胞学检查或取阴道分泌物涂片时,不宜用肥皂液或石蜡油润滑剂,可改用生理盐水,以免影响涂片质量和检查结果。放置阴道窥器时,检查者一手拇指和示指将两侧小阴唇分开,暴露阴道口,另一手持阴道窥器避开敏感的尿道周围区,斜行沿阴道侧后壁缓慢插入阴道内(图 3-1),边推进边旋转,将阴道窥器两

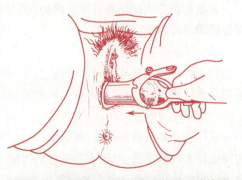

图 3-1　阴道窥器放置(沿阴道侧后壁放置窥器)

叶转正并逐渐张开,直至完全暴露宫颈、阴道壁及穹窿部(图 3-2),然后旋转阴道窥器,充分暴露检查阴道各壁。取出阴道窥器时,应将两叶合拢后退出,以免小阴唇和阴道壁黏膜被夹入两叶侧壁间而引起病人剧痛或不适。

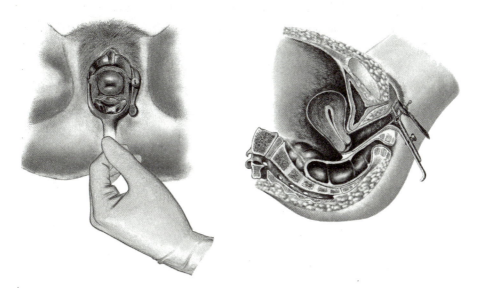

图 3-2　阴道窥器放置完毕暴露宫颈、阴道侧壁(正面及侧面观)

阴道窥器检查内容包括阴道和宫颈的视诊。①阴道视诊:观察阴道前后壁和侧壁及穹窿黏膜颜色、皱襞多少,是否有阴道隔或双阴道等先天畸形,有无溃疡、赘生物或囊肿等。并注意阴道分泌物的量、性状、色泽,有无臭味。阴道分泌物异常者应进行滴虫、假丝酵母菌、淋菌及线索细胞等检查。②宫颈视诊:暴露宫颈后,观察宫颈大小、颜色、外口形状,有无出血、肥大、糜烂样改变、撕裂、外翻、腺囊肿、损伤、息肉、赘生物、畸形,宫颈管内有无出血或分泌物。必要时可采集宫颈外口鳞-柱状上皮交界部脱落细胞,做宫颈细胞学检查,并取宫颈分泌物标本做人乳头瘤病毒(human papilloma virus,HPV)检测。

(3) 双合诊(bimanual examination):是盆腔检查中最重要的项目。检查者一手的两指(一般用示指和中指)或一指放入阴道内,另一手放在腹部配合检查,称为双合诊检查。目的在于检查阴道、宫颈、宫体、输卵管、卵巢、宫旁结缔组织以及盆腔内壁情况。

检查者戴无菌手套,一手示指和中指蘸润滑剂,顺阴道后壁轻轻插入,首先检查阴道,了解其通畅度、深度、弹性,有无先天畸形、瘢痕、结节、肿块及阴道穹窿情况。再触诊子宫颈,了解子宫颈的大小、形状、硬度及宫颈外口情况,有无接触性出血和宫颈举痛。随后检查子宫体,将阴道内两指放在宫颈后方,另一手掌心朝下手指平放在病人下腹部,当阴道内的手指向上向前方抬举宫颈时,腹部手指往下往后按压腹壁,并逐渐向耻骨联合部位移动,通过内、外手指同时抬举和按压,相互协调,扪诊子宫体的位置、大小、形状、软硬度、活动度以及有无压痛(图 3-3)。正常子宫位置一般是前倾略前屈。“倾”指宫体纵轴与身体纵轴的关系。若宫体朝向耻骨,称为前倾(anteversion);当宫体朝向骶骨,称为后倾(retroversion)。“屈”指宫体与宫颈间的关系。若两者间的纵轴形成的角度朝向前方,称为前屈(anteflexion),若形成的角度朝向后方,称为后屈(retroflexion)。扪清子宫后,再行双侧附件检

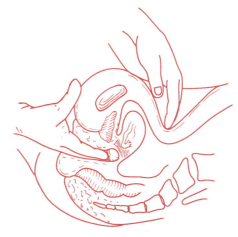

图 3-3　双合诊检查子宫

查,将阴道内两指由宫颈后方移至一侧穹窿部,尽可能往上向盆腔深部扪触;与此同时,另一手从同侧下腹壁髂嵴水平开始,由上往下按压腹壁,与阴道内手指相互对合,以触摸该侧子宫附件区有无肿块、增厚或压痛(图3-4)。若扪及肿块,应查清其位置、大小、形状、软硬度、活动度、与子宫的关系以及有无压痛等。正常卵巢偶可扪及,触后稍有酸胀感。正常输卵管不能扪及。

(4) 三合诊(rectovaginal examination):经直肠、阴道、腹部联合检查,称为三合诊。方法是双合诊结束后,一手示指放入阴道,中指插入直肠,其余检查步骤与双合诊时相同(图3-5),三合诊是对双合诊检查不足的重要补充。通过三合诊能扪清后倾或后屈子宫的大小,发现子宫后壁、宫颈旁、直肠子宫凹陷、子宫骶韧带及双侧盆腔后壁的病变,估计盆腔内病变范围及其与子宫或直肠的关系,特别是肿瘤与盆壁间的关系,扪诊阴道直肠隔、骶骨前方或直肠内有无病变。三合诊在生殖器官肿瘤、结核、子宫内膜异位症、炎症的检查时尤为重要。

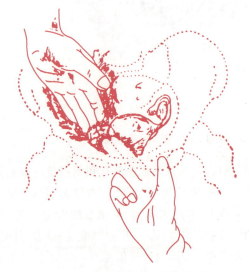 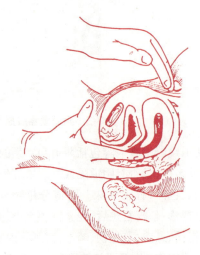

图3-4　双合诊检查子宫旁附件　　　　　　图3-5　三合诊检查

(5) 直肠-腹部诊:检查者一手示指伸入直肠,另一手在腹部配合检查,称为直肠-腹部诊。一般适用于无性生活史、阴道闭锁、经期不宜做双合诊检查者或有其他原因不宜行双合诊检查的病人。

行双合诊、三合诊或直肠-腹部诊时,为便于检查的顺利进行,应注意:①当两手指放入阴道后,病人感疼痛不适时,可单用示指替代双指进行检查;②三合诊检查时,将中指伸入肛门,同时嘱病人像解大便一样用力向下屏气,使肛门括约肌自动放松,可减轻病人疼痛和不适感;③若病人腹肌紧张,可边检查边与病人交谈,使其张口呼吸而使腹肌放松;④当检查者无法查明盆腔内解剖关系时,不宜强行扪诊,待下次再查。

（八）辅助检查

辅助检查包括血、尿、粪三大常规检查,相关的实验室检查和专科特殊检查项目,如超声检查、生殖脱落细胞学检查、妇科肿瘤标志物检查、宫腔镜检查、阴道镜检查等。

二、心理-社会评估

妇产科护理对象常常由于妊娠分娩、性生活、生育等隐私问题,而产生很多顾虑、心理压力大,应注意评估其精神心理状况、对健康问题的理解、应激水平和应对能力等。

1. 护理对象对健康问题及医院环境的感知　了解护理对象对健康问题的感受、认识和态度,对住院、治疗和护理的期望,对于角色变化的接受程度。如孕妇因妊娠而引发一系列生活变化、家庭成员关系的改变及相关知识缺乏等,会有不同程度的心理压力。可用Cohen等人在1983年编制的感知压力量表(perceived stress scale,PSS)评估孕妇的主观压力状况。

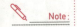
Note:

2. **护理对象对健康问题的反应**　护士应用量化评估量表评估护理对象面对应激事件前后的反应、应对压力时的解决方式、处理问题过程中遭遇到的困难,明确影响健康问题的社会心理原因,以便采取心理护理措施,帮助其预防、减轻或消除心理方面对健康的影响。常用的量化评估量表为拉斯如斯(Lazarus)与弗克曼(Folkman)于1984年编制的应对量表。

3. **护理对象的精神心理状态**　评估护理对象的定向力、意识水平、注意力、仪表、举止、情绪、沟通交流能力、思维、记忆和判断能力有无改变,有无焦虑、恐惧、否认、绝望、自责、沮丧、愤怒、悲哀等情绪变化。如产妇由于各种神经递质变化、神经功能活动异常、分娩过程不愉快的经历等原因,可能出现心情压抑、情绪淡漠、睡眠障碍等,严重者出现绝望、自杀或杀婴倾向等不良精神心理状态。目前常用爱丁堡产后抑郁量表(Edinburgh postnatal depression scale,EPDS)工具评估筛选产后妇女的精神心理健康状况。如由于长时间疾病住院、治疗效果不理想等原因,可能产生不良情绪,也可用Zigmond as与Snaith RP于1983年研制的医院焦虑抑郁量表评估判断其精神心理状态。

第三节　妇产科护理记录

护士根据健康史采集内容、健康评估结果,规范书写护理记录。记录应客观、真实、准确、及时、完整,书写字迹工整,表达准确、脉络清晰、层次分明、逻辑性强,并签全名。

一、产科护理记录

(一)产前检查记录
产前检查通常以表格形式记录。

产前检查记录

建册日期:		建册孕周:			健康卡号:				建册单位:									
姓名		出生年月		身份证号			职业			文化程度								
电话		工作单位			现住址					户籍地址								
月经史			末次月经			预产期			胎次			产次						
婚姻史:结婚年龄			爱人姓名		年龄		电话		工作单位				爱人健康情况					
现孕史	妊娠反应:无　有(孕　月)初感胎动:未感　感(孕　月)　剧吐　阴道出血　发热　疼痛																	
	过敏　　服药　　病毒感染　　接触有害物质　　服避孕药　　其他																	
妊娠史	胎次	日期	足月	早产	引产	流产	异位妊娠	葡萄胎	死胎	死产	新生儿死亡	男	女	存	亡	畸形	顺产	胎吸	产钳	臀助	剖宫产	产后出血	其他
	1																						
	2																						
	3																						
既往史	心　　肺　　肝　　肾　　高血压　　甲亢　　糖尿病																	
	过敏史　精神病　　血液病　　手术史　　癫痫　　其他																	
家族史		双胎	高血压	糖尿病	遗传病	精神病	痴呆	畸形	其他									
	本人																	
	爱人																	

Note:

续表

体检	基础血压 mmHg	血压 mmHg	身高 cm	体重 kg	孕前体重 kg	体重指数 kg/m²
	心	肺	肝	脾	肾	甲状腺 乳房
	脊柱四肢	水肿	腱反射	静脉曲张	其他	

妇检	外阴	阴道	宫颈	宫体	附件

产科检查	腹围 宫高 胎位 胎心 先露 先露与骨盆关系
	预计胎儿体重 骨盆评分 胎儿评分

骨盆测量	髂棘间径 cm 髂嵴间径 cm 骶耻外径 cm 坐骨结节间径 cm

辅助检查	血 Rt 尿 Rt 血糖 血型 肝功 RPR HIV HBSAg B超
	产前筛查

高危妊娠	孕周	高危预警	高危评估	病史询问者: 检查者:
				处理

入院	日期: 主诉: 诊断:
	签名:

（二）产科入院病历

产科入院病历常包括孕产妇一般信息、主诉、现病史、月经史、婚育史、既往史、个人史、家族史、一般检查、专科检查、辅助检查和初步诊断。撰写形式示例如下：

姓名：×××，年龄：34 岁，入院时间：××××年××月××日，床号：×××，住院号：××××××

主诉：停经 39^{+6} 周，发现血糖升高 3 月余。

现病史：末次月经 2020-05-13，停经 1^{+} 出现恶心、呕吐等早孕症状，停经 4^{+} 月出现胎动感，定期在医院行产前检查，产前筛查提示低风险，孕中期行彩超胎儿大畸形筛查、胎儿超声心动图均未见明显异常。2020-11-05 产前检查 OGTT：4.96-9.94-8.87mmol/L，考虑妊娠糖尿病，嘱调节饮食及运动，监测血糖，控制血糖稳定，未予胰岛素降血糖药物治疗。平素体健，妊娠以来大小便正常，睡眠好。

月经史：$14\dfrac{4\sim5}{28\sim30}$，经量中等，经期无不适，LMP：2020-05-13。

婚育史：32 岁结婚，已婚未育，G_1P_0，配偶体健。

既往史：既往无贫血、甲亢、心、肺、高血压、糖尿病等疾病，否认输血、手术史。

个人史：出生并生活于原籍，否认疫区接触史，否认放射性、毒物接触史，否认烟酒嗜好、不洁性生活史。

家族史：父母健在，无高血压，母亲患糖尿病，无精神疾患家族遗传史。

一般检查：T 36.5℃，BP 119/69mmHg，R 18 次/min，P 89 次/min，心律齐，各瓣膜区未闻及杂音，双肺呼吸音清，未闻及干湿啰音。双乳等圆对称，乳头凸，未扪及异常肿块。腹软，肝脾未

Note：

扪及。

专科检查:宫高 34cm,腹围 96cm,头先露,胎位 LOA,无宫缩,胎心 142 次/min。骶耻外径 19cm,坐骨结节间径 9cm。阴道检查宫口未开,胎膜未破。

辅助检查:OGTT:5.18—9.23—7.8mmol/L。

初步诊断:(1) G_1P_0　孕 39^{+6} 周　宫内妊娠 LOA

(2) 妊娠糖尿病

（三）产科住院护理记录（摘选）

2021 年 2 月 19 日 09:00

对孕妇进行入院宣教,介绍医院和病区的相关规章制度、病室环境及主管医师和主管护士、孕产妇的权利与义务、新冠肺炎相关知识,孕妇及其家属表示理解相关信息,已签字知情。向孕妇讲解有关妊娠糖尿病饮食控制及监测血糖重要性等知识,指导妊娠糖尿病饮食及计数胎动。

签名:×××

2021 年 2 月 20 日 09:10

孕妇无宫缩,上午 9:00 医师给予放置宫颈球囊引产,放置后孕妇无明显不适,护士密切观察并记录引产后宫缩情况,并嘱孕妇若有不适随时呼叫。

签名:×××

2021 年 2 月 21 日 03:55

孕妇于凌晨 03:45 出现宫缩,5~6min 宫缩一次,一次宫缩持续时间 20s,监测胎心 142 次/min,继续观察产程,每 1~2h 观察宫缩 1 次,每小时听一次胎心。

签名:×××

2021 年 2 月 21 日 09:10

上午 09:00 检查宫缩仍较弱,送孕妇入产房,医师取出宫颈球囊,查宫口开 2cm,边薄,行人工破膜,羊水清,先露 $S^{-2.5}$,胎心 144 次/min,继续严密观察产程进展。

签名:×××

2021 年 2 月 21 日 13:25

产程进展顺利,于 13:15 顺娩一女婴,母婴均安,婴儿出生体重 3.45kg,出生时快测新生儿血糖 4.5mmol/L。产妇子宫收缩良好,质硬,予催产素 10 单位肌内注射促宫缩处理,产妇未见恶心、呕吐、心率加快等不良反应,予心电监护,示窦性心律,律齐。

签名:×××

2021 年 2 月 21 日 15:15

产妇 P 70 次/min,BP 118/78mmHg,R 17 次/min,子宫收缩好,宫底平脐,质硬,恶露量正常,膀胱无充盈,肛门无坠胀感,停止心电监护,平车送回产科病房。

签名:×××

2021 年 2 月 22 日 07:20

产妇夜间睡眠好,能自解小便,宫缩好,宫底脐下一横指,会阴无红肿,恶露正常。

签名:×××

2021 年 2 月 22 日 12:00

产妇神志清楚,精神好,食欲及二便正常,子宫收缩好,会阴伤口无红肿,今日予办理出院,出院后家属陪伴离院,做好出院健康教育指导。

签名:×××

（四）分娩记录

分娩记录常以表格形式记录,如所示的分娩记录单。

Note:

分娩记录单

孕妇姓名：_____科室：_____床号：_____病案号：_____

分娩日期：_____阵缩开始：_____胎膜破裂：_____

破裂方式：_____前羊水：____度量____ml；后羊水：____度量____ml

宫口开全：_____第一产程：____h____min

胎儿娩出：_____第二产程：____h____min

胎盘娩出：_____第三产程：____h____min　总产程：____h____min

分娩方式：_____

胎方位：____/____；胎盘产式：____；胎盘剥离方式：_____

体积：_____cm^3；重量：_____g；其他：_____

胎盘情况：_____；胎膜：_____；脐带长：____cm；其他：_____

绕颈：____周　　程度：_____

出血量：胎盘娩出时出血____ml

产后30′____ml，血压_____mmHg，血氧饱和度____；

产后45′____ml，血压_____mmHg，血氧饱和度____；

产后60′____ml，血压_____mmHg，血氧饱和度____；

产后90′____ml，血压_____mmHg，血氧饱和度____；

产后120′____ml，血压_____mmHg，血氧饱和度____；

产后2h总出血量：____ml

剖宫产术中总出血量：____ml，是否转诊：____

产时用药：缩宫素注射：量____单位，部位____，其他：____

新生儿大：性别：____体重：____g，身长：____cm，Apgar评分：____分/1min____分/5min____分/10min

新生儿小：性别：____体重：____g，身长：____cm，Apgar评分：____分/1min____分/5min____分/10min

其他：_____

会阴破裂：____度，会阴切开：____，内缝：____针____线；外缝：____针____线

其他：_____

阴唇破裂：____阴道破裂：____宫颈裂伤：____子宫破裂：____盆底血肿：____

感染：____其他产伤：____（无损伤用"0"表示，有损伤用"1"表示）

修补者：_____，会阴缝合后肛检：_____

诊断：1. 第____胎____产____周宫内妊娠分娩，胎方位：____/____胎数：____

　　　2. 妊娠并发症：_____

　　　3. 妊娠合并症：_____

婴儿皮肤早接触、早吸吮：产后____/____分开始，吸吮持续____/____分，吸吮情况：____/____

未行皮肤早接触、早吸吮原因：_____

备注：

出生证号：_____

产妇离开产房时间：_____

接生者：

记录者：

记录时间：

二、妇科护理记录

（一）盆腔检查记录

盆腔检查一般按照盆腔解剖部位的先后顺序记录。

1. **外阴**　发育情况、阴毛分布形态、婚产类型（未婚、已婚未产或经产），有异常发现时，应详加描述。

2. **阴道**　是否通畅，黏膜情况，分泌物量、色、性状及有无臭味。

3. **子宫颈**　大小、硬度,有无糜烂样改变、撕裂、息肉、腺囊肿,有无接触性出血、举痛及摇摆痛等。

4. **子宫**　位置、大小、硬度、活动度、有无压痛等。

5. **附件**　若扪及肿块,记录其位置、大小、硬度、表面光滑与否、活动度、有无压痛,与子宫及盆壁关系。左右两侧情况分别记录。

(二)妇科病历摘要

以子宫肌瘤病人为例,说明妇科病历所包含的内容及撰写形式。

张女士,45 岁,因"月经周期紊乱 4 年,经量增多 2 年,阴道不规则流血 2 个月余"于 2020 年 7 月 1 日入院。4 年前开始出现月经周期缩短为 25d 左右,曾就医检查 B 型超声,发现"子宫肌壁间两个小肌瘤",大小不详,未予重视。2 年前月经周期继续缩短为 18~20d,经量逐渐明显增多,伴有较多凝血块,经期延长为 10d 左右,间断服药止血治疗,药物名称不详,疗效不明显。2 个月前出现阴道持续流血,血量时多时少,色暗红,伴下腹胀痛不适。患病以来,体重无明显减轻,大便无异常。既往体健,既往月经周期 28d 左右,周期规律,经期 6d,经量中等,每次月经需用卫生巾 10 片左右,无痛经,初潮 13 岁,LMP:2020 年 4 月 8 日。婚育史:G_3P_1,末次妊娠为 19 年前,行人工流产术,宫内节育器避孕。入院查体:皮肤无淤血和瘀斑,巩膜苍白,BP 130/85mmHg,P 89 次/min,律齐,心界正常,心尖区未闻及杂音,肺部无异常,腹软,肝脾未扪及,移动性浊音阴性。

妇科检查:

外阴:阴毛女性分布,外阴已婚已产型,大阴唇和小阴唇无红肿及溃疡,尿道口正常,前庭大腺未触及。

阴道:通畅,分泌物较多,白色黏稠状,无臭味。

宫颈:已产型,宫颈口充血,光滑。正常大小,质地柔韧。

宫体:呈前屈,子宫增大如 3 个月孕周大小,子宫表明凹凸不平,前壁、后壁可扪及多个大小不等的结节,直径 4~5cm 大小,质地硬,活动度可,无触痛。

附件:双侧附件无增厚及压痛,未触及包块。

血常规检查:Hb 110g/L,RBC $3.80×10^{12}$/L,WBC $7.6×10^9$/L,PLT $10×10^9$/L。血细胞比容 45%。

初步诊断:多发性子宫肌瘤。

签名:×××

(三)妇科住院护理记录(摘选)

2020 年 7 月 1 日 09:00

对病人进行入院宣教,介绍医院和病区的相关规章制度、病室环境及主管医师和主管护士,病人表示理解相关信息,已签字知情。同时告知病人第 2d 早晨要进行血、尿常规检查,肝肾功检查,凝血功能检查以及其他医嘱检查,嘱病人做好准备。

签名:×××

2020 年 7 月 2 日 09:00

病人入院第 2 日,未诉特殊不适,T 36.6℃。医疗诊断明确,手术指征明确,积极进行术前准备。协助病人行血、尿常规检查,肝肾功检查,凝血功能及胸透、心电图检查,阴道准备 3d,择期手术。

签名:×××

2020 年 7 月 5 日 11:00

病人于今日 8:00 在持续硬膜外麻醉下行腹部子宫次全切除术。术中渗血较多,曾输全血 600ml 和 5% 葡萄糖盐水 1 000ml,手术经过顺利。11:00 安全返回病房,测得 T 36.2℃,P 92 次/min,R 22 次/min,BP 105/70mmHg,保留导尿管通畅,尿液清晰,神志清醒。帮助病人取软枕平卧 4~6h。每 30min 进行一次腿部活动,每 2h 翻身、咳嗽、做深呼吸一次。

签名:×××

2020 年 7 月 5 日 11:30

测 P 86 次/min,R 22 次/min,BP 105/70mmHg。神志清楚,敷料清洁干燥,尿管通畅,尿液清晰,尿量约 100ml,未见阴道流血。帮助病人进行腿部活动。

签名:×××

2020 年 7 月 5 日 12∶00

测 P 86 次/min,R 22 次/min,BP 110/75mmHg。神志清楚,敷料清洁干燥,尿管通畅,尿液清晰,尿量约 300ml,未见阴道流血。帮助病人进行腿部活动。

签名:×××

2020 年 7 月 5 日 12∶30

测 P 86 次/min,R 22 次/min,BP 110/75mmHg。神志清楚,敷料清洁干燥,尿管通畅,尿液清晰,未见阴道流血。帮助病人进行腿部活动。

签名:×××

2020 年 7 月 5 日 13∶00

测 P 86 次/min,R 22 次/min,BP 110/75mmHg。神志清楚,敷料清洁干燥,尿管通畅,尿液清晰,未见阴道流血。帮助病人进行腿部活动,翻身、咳嗽、做深呼吸一次。

签名:×××

2020 年 7 月 6 日 09∶00

术后第 1d,T 38.5℃,P 80 次/min,R 20 次/min,BP 110/75mmHg。主诉伤口疼痛,较难忍受。敷料洁净干燥,未见阴道流血。心、肺听诊无异常。肠鸣音活跃,但未排气,嘱病人多翻身活动。今日输液 2 000ml。尿管通畅,尿液清,保留导尿管持续开放,明晨停用。继续观察病人疼痛情况、尿管及伤口情况。

签名:×××

2020 年 7 月 7 日 10∶00

病人术后第 2d,T 37.1℃,P 78 次/min,R 20 次/min,BP 110/75mmHg。主诉伤口疼痛明显减轻,不影响休息,已肛门排气。敷料洁净干燥,未见阴道流血。心、肺听诊无异常。上午 10∶00 拔除留置导尿管,拔除尿管后观察小便情况。告知病人明日可进普食。

签名:×××

2020 年 7 月 12 日 09∶00

病人一般情况好,生命体征平稳。伤口愈合好,无红肿。预计明日出院,为病人做出院健康教育,内容包括:①休息 2 个月;②1 个月后门诊复查;③保持外阴清洁。病人表示理解信息并接受;④针对病人体质做个体化营养健康教育。

签名:×××

本 章 小 结

全面收集护理对象的健康资料,对进一步开展身体、心理与社会评估非常重要,健康史采集要注意沟通技巧和人文关怀,做到准确、完整,并做好记录;月经史可简写为:初潮 $\dfrac{经期}{月经周期}$,注意询问经量、伴随症状及末次月经等;生育情况可简写为:足-早-流-存或 G_mP_n。

身体评估包括一般检查、头颈、胸、腹部、脊柱四肢、肛门指诊、盆腔检查等;盆腔检查应遵循其基本要求,检查结果按顺序规范记录:外阴、阴道、子宫颈、子宫及附件。同时,护士应注意对护理对象进行社会心理评估。

护士对护理对象的健康资料加以整理,结合健康评估结果,进行综合分析判断,发现护理问题,并采取相应的护理措施。

(茅 清)

思 考 题

1. 某女士,38 岁,产后 42d,生育情况 1-1-2-2,来医院行产后检查。

问题:

(1) 针对该女士资料,解释上述 4 个阿拉伯数字的生育情况。

(2) 针对该女士资料,请用 G_mP_n 方式书写生育史。

2. 某女士,38 岁,已婚,因"外阴瘙痒,分泌物增多一周"来院就诊。

问题:

(1) 护士配合盆腔检查时应准备的用物有哪些?

(2) 如何记录妇科检查结果?

3. 某女士,28 岁,未婚,因"月经不规律,经期延长 3 个月"就诊。

问题:

(1) 针对该女士的情况,适宜的妇科检查方法有哪些?

(2) 对该女士进行盆腔检查,有哪些基本要求?

妊娠期妇女的护理

04章　数字内容

学习目标

- **知识目标：**
  1. 掌握受精的过程、胚胎和胎儿发育及生理特点、胎儿附属物的功能；妊娠期母体主要的生理和心理变化及早期妊娠与中、晚期妊娠的主要临床表现；产前检查、妊娠期营养与自我监护、妊娠期常见症状与用药指导的知识。
  2. 熟悉产前筛查的意义、主要内容与方法。
  3. 了解分娩前的准备内容。
- **能力目标：**
  1. 准确推算预产期、监测胎动和胎心、运用四步触诊法判断胎产式、胎先露与胎方位。
  2. 解释妊娠期母体生理及心理变化的特点、判断先兆临产。
  3. 运用所学知识指导孕妇开展妊娠期健康管理、做好分娩准备。
- **素质目标：**
  1. 具有优生优育、母胎同等重要的观念。
  2. 做孕期检查时动作轻柔，指导孕妇心理调适时具备同理心。

妊娠（pregnancy）是女性一生中可能经历的一段特殊生理时期。妊娠期女性的生理和心理随着胚胎和胎儿的发育而发生变化,自身和家庭成员的角色也发生转变。准妈妈的健康直接影响胚胎和胎儿的健康,反之亦然,而且准妈妈和家庭成员的心理也会受影响。因此,护士应运用所学知识和技能,做好妊娠期妇女的护理,帮助孕妇及其家庭做好分娩前准备,促进母婴健康,迎接新生命的到来。

案例导入与思考

某女士,28 岁,已婚,因"G_1P_0,妊娠 28 周",来门诊常规产检。查体:身高 160cm,体重 65kg,T 36.8℃,BP 135/80mmHg,P 82 次/min,R 20 次/min,腹围88cm,宫高26cm,胎方位 LOA,胎心 140 次/min,双下肢脚踝有轻微水肿。辅助检查:Hb 98g/L,OGTT 结果正常。既往健康,孕前体重 60kg。

请思考:

1. 该孕妇可自我监测但本次检查未显示的胎儿健康指标是什么?

2. 该孕妇在孕期体重增长的范围是多少?

3. 如何为该孕妇做饮食指导?

第一节　妊娠生理

妊娠是胚胎和胎儿在母体内发育成长的过程。妊娠始于成熟卵子受精,终止于胎儿及其附属物自母体排出。从末次月经第 1d 算起,妊娠期约 40 周(280d),妊娠是一个变化非常复杂而又极其协调的生理过程。

一、受精与受精卵着床

(一)受精

精液被射入阴道后,精子离开精液经宫颈管进入子宫腔及输卵管腔,其头部顶体膜受生殖道分泌物中的 α 与 β 淀粉酶作用,膜结构和膜电位发生变化,稳定性降低,此时精子具有穿透卵子外围的能力,此过程约 7h,称精子获能。

成熟卵子(次级卵母细胞)从卵巢排出后,经输卵管伞端的"拾卵"作用进入输卵管内,在输卵管与获能精子相遇,精子顶体外膜破裂,释放出顶体酶,溶解卵子的放射冠和透明带,称为顶体反应。精子穿过放射冠、透明带,与卵子的表面接触,卵子透明带结构改变,阻止其他精子进入透明带,称为透明带反应。穿过透明带的精子进入卵子内,卵子快速完成二次减数分裂形成卵原核,精原核与卵原核融合,核膜消失,染色体相互混合,形成二倍体的受精卵(zygote),完成受精过程。精子与卵子结合形成受精卵的过程称为受精(fertilization)。通常受精发生在排卵后 12h 内,一般不超过 24h。

(二)受精卵的输送与发育

受精卵进行有丝分裂(即卵裂)的同时,借助输卵管蠕动和输卵管上皮纤毛摆动,向宫腔方向移动,约在受精后第 3d,分裂成 16 个细胞的实心细胞团,称为桑葚胚,随后早期囊胚形成。约在受精后第 4d,早期囊胚进入宫腔。受精后第 5~6d,早期囊胚的透明带消失,在子宫腔内继续分裂发育而形成晚期囊胚。

(三)受精卵着床

晚期囊胚植入到子宫内膜的过程称受精卵着床(implantation)(图 4-1)。约在受精后第 6~7d 开始,10~12d 结束。着床需经过定位、黏附和侵入三个阶段。完成着床的条件是:①透明带消失;②囊胚滋养层分化出合体滋养层细胞;③囊胚和子宫内膜同步发育并功能协调;④孕妇体内有足够量的雌激素和孕酮,子宫有一个极短的窗口期,允许受精卵着床,一般在月经周期第 20~24d。

Note:

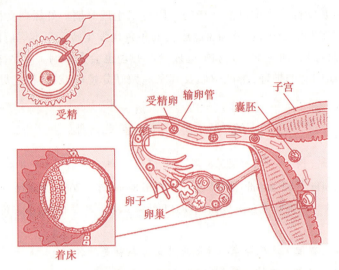

图 4-1 受精及受精卵发育、输送及着床

剖宫产瘢痕妊娠

剖宫产瘢痕妊娠(cesarean scar pregnancy,CSP)是指受精卵着床于前一次剖宫产子宫切口瘢痕处的一种特殊妊娠。若不积极治疗,可导致大出血、子宫破裂等严重并发症。CSP 的发病机制尚不清楚,推测胚泡通过既往剖宫产瘢痕处的微裂隙发生种植。CSP 病人常于孕早期就诊,诊断时平均孕周是(7.5±2.5)周,临床表现多样化且无特异性,约 1/3 病人无症状,约 1/3 为无痛性阴道流血,约 1/4 为伴或不伴流血的疼痛。经阴道彩超是诊断 CSP 的首选方法。治疗首要原则是保护孕产妇健康,次要原则是尽量保留生育功能。治疗方案的选择要综合考虑妊娠时间、胚胎存活、孕妇健康、生育要求、医生经验和手术技巧,以及医疗单位设备资源等进行个性化选择。

二、胎儿附属物的形成与功能

胎儿附属物是指胎儿以外的妊娠产物,包括胎盘、胎膜、脐带和羊水,对维持胎儿宫内的生命及生长发育起着重要作用。

(一)胎盘

妊娠足月时的胎盘为中间厚、边缘薄的圆形或椭圆形状,重 450~650g(实际重量受胎血和母血影响较大),直径 16~20cm,厚 1~3cm。

1. 胎盘的结构 胎盘(placenta)由羊膜(amnion)、叶状绒毛膜(chorion frondosum)以及底蜕膜构成。胎盘分为胎儿面和母体面,胎儿面光滑,呈灰白色,表面为羊膜,中央或稍偏处有脐带附着;母体面粗糙,呈暗红色,由约 20 个母体叶组成。胎盘是母体与胎儿间进行物质交换的重要器官(图 4-2)。

(1)羊膜:是胎盘的最内层,附着在胎盘胎儿面的半透明薄膜。光滑、无血管、神经或淋巴管,有一定弹性,厚度 0.02~0.05mm。

(2)叶状绒毛膜:是胎盘的主要部分。

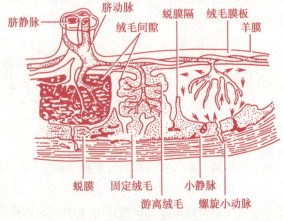

图 4-2 胎盘结构模式图

受精卵着床后,着床部位的滋养层细胞迅速增殖,内层为细胞滋养细胞,外层是由细胞滋养细胞分化而来的合体滋养细胞。在滋养层内面有一层细胞称胚外中胚层,与滋养层共同组成绒毛膜。胚胎发育至 13~21d 时,是绒毛膜分化发育最旺盛的时期,与底蜕膜接触的绒毛营养丰富,发育良好,称为叶状绒毛膜,其形成经历 3 个阶段:①一级绒毛:绒毛膜表面长出不规则突起的合体滋养细胞小梁,呈放射状排列,绒毛膜深部增生活跃的细胞滋养细胞也伸入进去,形成合体滋养细胞小梁的细胞中心索,初具绒毛形态,也称初级绒毛;②二级绒毛:一级绒毛继续生长,胚外中胚层也长入细胞中心索,形成间质中心索,也称为次级绒毛;③三级绒毛:胚胎血管长入间质中心索,约在受精后 3 周,当绒毛内血管形成时,建立起胎儿胎盘循环。一个初级绒毛干及其分支形成一个胎儿叶,一个次级绒毛干及其分支形成一个胎儿小叶,数个胎儿小叶构成一个胎儿叶,每个胎盘有 60~80 个胎儿叶。

绒毛间的空隙称为绒毛间隙,子宫螺旋血管在滋养细胞侵入子宫壁过程中破裂,直接开口于绒毛间隙,间隙内充满母血,大部分绒毛游离其中,称游离绒毛;少数绒毛紧紧附着于蜕膜深部起固定作用,称固定绒毛。绒毛中有毛细血管,胎儿血自脐动脉入绒毛毛细血管网,与绒毛间隙中的母血进行物质交换后,再经脐静脉入胎体内。由此可见,胎盘有母体和胎儿两套血液循环,两者的血液在各自封闭的管道内,互不相混,但可以通过绒毛间隙,隔着绒毛毛细血管壁、绒毛间质及绒毛滋养细胞层,靠渗透、扩散及细胞选择等形式进行物质交换。

(3)底蜕膜:胎盘附着部分的子宫内膜,固定绒毛的滋养层细胞与底蜕膜共同形成绒毛间隙的底,称为蜕膜板。由蜕膜板向绒毛膜伸出蜕膜间隔,将胎盘母体面分成肉眼可见的 20 个左右母体叶,但蜕膜隔仅达绒毛间隙的 2/3 高度,故绒毛间隙的胎儿侧是相通的。

2. 胎盘的功能　胎盘主要功能包括气体交换、营养物质供应、排出胎儿代谢产物、防御、合成及免疫。

(1)气体交换:O_2 是维持胎儿生命最重要的物质。母体和胎儿之间的 O_2 及 CO_2 以简单扩散的方式进行交换,替代胎儿的呼吸系统功能。母体子宫动脉血中的氧分压(PO_2)与绒毛间隙中血的 PO_2 及胎儿脐动脉 PO_2 依次梯度递减,且胎儿血红蛋白对 O_2 的亲和力强,能从母血中获得充分的 O_2。母血中的 PO_2 受多种因素影响,若孕妇患有心功能不全、贫血、肺功能不良等,则不利于胎儿的 O_2 供应。母血内二氧化碳分压(PCO_2)与绒毛间隙内血 PCO_2 及胎儿脐动脉血 PCO_2 依次梯度递增,且胎儿血对 CO_2 的亲和力低于母血,CO_2 的扩散速度比 O_2 快 20 倍左右,故 CO_2 容易自胎儿血通过绒毛间隙直接向母血迅速扩散。

(2)营养物质供应:替代胎儿的消化系统功能。葡萄糖是胎儿代谢的主要能源,胎儿体内的葡萄糖均来自母体,以易化扩散方式通过胎盘。母血内氨基酸、钙、磷、碘、铁是以主动转运方式通过胎盘;游离脂肪酸、水、钠、镁、钾及维生素是以简单扩散方式通过胎盘,供给胎儿。IgG 虽为大分子物质,但可通过胎盘,可能与受体转运有关。

(3)排出胎儿代谢产物:替代胎儿的泌尿系统功能。胎儿的代谢产物(如尿酸、尿素、肌酐、肌酸等)经胎盘进入母血,由母体排出体外。

(4)防御:胎盘的屏障功能很有限。风疹病毒、流感病毒、巨细胞病毒等易通过胎盘侵袭胎儿;细菌、弓形虫、衣原体、支原体、螺旋体等虽不能通过胎盘,但可在胎盘形成病灶,通过破坏绒毛结构后进入,感染胚胎或胎儿;分子量小、对胎儿有害的药物亦可通过胎盘,导致胎儿畸形甚至死亡,故妊娠期用药应慎重。母血中的免疫物质,如 IgG 可以通过胎盘,使胎儿得到抗体,发挥一定的防御作用。

(5)合成:胎盘能合成数种激素、酶、神经递质和细胞因子,以维持正常妊娠。

1)人绒毛膜促性腺激素(human chorionic gonadotropin,hCG):受精卵着床后,合体滋养细胞即开始分泌 hCG,是诊断早孕的敏感方法之一,至妊娠第 8~10 周时分泌达高峰,以后迅速下降,至妊娠中晚期血清浓度仅为峰值的 10%,分娩后 2 周内消失。hCG 的主要生理作用:①使月经黄体继续增大成为妊娠黄体,增加甾体激素的分泌以维持妊娠;②促进雄激素芳香化转化为雌激素,同时,刺激黄体酮的形成;③抑制淋巴细胞的免疫性,保护胚胎滋养层免受母体的免疫攻击;④刺激胎儿睾丸间质细胞

Note:

活性,促进男性胎儿的性分化;⑤与母体甲状腺细胞 TSH 受体结合,刺激甲状腺活性;⑥可用于卵泡成熟后模拟内源性 LH 峰诱发排卵。

2）人胎盘生乳素（human placental lactogen,hPL）：妊娠 5~6 周时,通过放免法检测母血可测出 hPL,随妊娠进展,分泌量持续增加,产后 hPL 迅速下降,约产后 7h 即不能测出。hPL 是通过母体促进胎儿发育的重要"代谢调节因子"。hPL 的主要功能：①促进乳腺腺泡发育,刺激乳腺上皮细胞合成乳白蛋白、乳酪蛋白、乳珠蛋白,为产后的泌乳做好准备;②促胰岛素生成,使母血中胰岛素浓度增高,促进蛋白质合成;③促进脂解,提高游离脂肪酸、甘油的浓度,抑制母体对葡萄糖的摄取和利用,使多余葡萄糖运转给胎儿,成为胎儿的主要能源,也是蛋白质合成的能源;④抑制母体对胎儿的排斥;⑤促进黄体形成。

3）雌激素和孕激素：为甾体激素。妊娠早期由卵巢妊娠黄体产生,妊娠第 8~10 周后,由胎盘合成。雌、孕激素的主要生理作用为共同参与妊娠期母体各系统的生理变化。

4）酶：胎盘能合成多种酶,包括缩宫素酶和耐热性碱性磷酸酶,随着妊娠进展而增多。缩宫素酶能使缩宫素分子灭活,起到维持妊娠的作用;若胎盘功能不良,血中此酶含量降低,见于死胎、子痫前期和胎儿宫内发育迟缓等。耐热性碱性磷酸酶于妊娠 16~20 周时从母血中可以测出,胎盘娩出后下降,产后 3~6d 内消失;动态检测此酶的数值,可用于评价胎盘功能。

（6）免疫：正常妊娠母体能容受、不排斥胎儿,可能与早期胚胎组织无抗原性、母胎界面的免疫耐受及妊娠期母体免疫力下降有关。

（二）胎膜

胎膜（fetal membranes）是由绒毛膜和羊膜组成。绒毛膜在外层,发育过程中因缺乏营养供应而逐渐退化成平滑绒毛膜,妊娠晚期与羊膜紧贴,但可与羊膜完全分开。胎膜内层为羊膜,半透明的薄膜,与覆盖胎盘、脐带的羊膜层相连接。

（三）脐带

脐带（umbilical cord）是由胚胎发育过程中的体蒂发展而来,胚胎及胎儿借助于脐带悬浮于羊水中。脐带一端连接胎儿腹壁脐轮,另一端附着于胎盘的胎儿面。足月胎儿的脐带长 30~100cm,平均约 55cm,直径 0.8~2.0cm,脐带表面由羊膜覆盖,内有一条管腔大的脐静脉和两条管腔小的脐动脉,血管周围是保护脐血管的胶样组织,称华通胶。因脐带较长,常呈弯曲状。胎儿通过脐带血液循环与母体进行物质交换。若脐带受压,可致胎儿窘迫,甚至危及生命。

（四）羊水

羊水（amniotic fluid）为充满羊膜腔内的液体。妊娠早期的羊水是母体血清经胎膜进入羊膜腔的透析液,妊娠中期以后,胎儿尿液成为羊水的重要来源,妊娠晚期每日大约 350ml 液体从胎儿肺泡分泌至羊膜腔。此外,还有极少量羊水来自羊膜、脐带华通胶及胎儿皮肤的渗出液。羊水吸收的主要方式是胎儿吞咽,妊娠 18 周时,胎儿出现吞咽动作,近足月胎儿每日可吞咽羊水 500~700ml。羊水在羊膜腔内不断进行液体交换以保持羊水量的动态平衡。母儿间的液体交换主要通过胎盘,每小时约 3 600ml。随着胚胎的发育,羊水量逐渐增加,妊娠 8 周,羊水量 5~10ml,妊娠 38 周达高峰,可达 1 000ml,此后羊水量逐渐减少,正常足月妊娠羊水量约 800ml。妊娠早期羊水为无色澄清液体,足月妊娠时羊水略混浊、不透明,内含有大量的上皮细胞及胎儿的一些代谢产物,比重为 1.007~1.025,呈中性或弱碱性,pH 为 7.20。穿刺抽取羊水,进行染色体检查,可早期诊断某些先天性畸形。

羊膜腔和羊水在胚胎发育中起重要的保护作用,使胚胎和胎儿在羊水中自由活动;防止胎体粘连及胎儿受外力直接挤压;也可避免子宫壁或胎儿直接压迫脐带造成胎儿窘迫;保持羊膜腔内恒温;有利于胎儿体液平衡,若胎儿体内水分过多,可采取胎尿方式排至羊水中;胎儿吞咽或吸入羊水可促进胎儿消化道及肺的发育;羊水还可减少胎动给母体带来的不适感;临产时,羊水直接受宫缩压力作用,能使压力均匀分布,避免胎儿局部受压;临产后,前羊水囊扩张子宫颈口及阴道,破膜后羊水冲洗和润滑阴道可减少感染的发生机会。

Note:

三、胚胎、胎儿发育及胎儿生理特点

（一）胚胎与胎儿发育

受精后 8 周（妊娠第 10 周）内的人胚，称为胚胎，为主要器官结构分化与形成时期；从受精第 9 周（妊娠第 11 周）起称为胎儿，为器官进一步发育成熟的时期。胚胎及胎儿发育的特征以 4 周为一孕龄单位，见表 4-1。

表 4-1 不同孕龄胚胎及胎儿发育主要特征

孕龄	身长/cm	顶臀长/cm	体重/g	外观及其他特征
4 周末				可辨认出胚盘与体蒂
8 周末				胚胎初具人形，头约占整个胎体的一半。可辨认眼、耳、口、鼻，四肢已具雏形，超声可见早期心脏已形成且有搏动
12 周末	9	6~7	14	外生殖器已发育，部分可辨性别，四肢可活动
16 周末	16	12	110	从外生殖器可确定性别，头皮已长毛发，开始有呼吸运动，皮肤菲薄呈深红色，无皮下脂肪。部分孕妇自觉胎动
20 周末	25	16	320	全身覆有胎脂和毳毛，皮肤暗红，自该孕周起，胎儿体重和运动均明显增加，出现排尿及吞咽运动，听诊仪可听到胎心音
24 周末	30	21	630	各脏器均已发育，皮下脂肪开始沉积，但皮肤仍呈皱缩状，睫毛与眉毛出现，细小支气管和肺泡已发育，出生后可有呼吸，但生存力极差
28 周末	35	25	1 000	皮下脂肪沉积不多，皮肤粉红色，眼睛半张开，因为肺泡 II 型细胞中表面活性物质含量低，此孕周出生者易患特发性呼吸窘迫综合征，若加强护理，可存活
32 周末	40	28	1 700	皮肤深红，面部毳毛已脱落，生活力尚可，若注意护理，此孕周出生者可存活
36 周末	45	32	2 500	皮下脂肪较多，面部褶皱消失，毳毛明显减少，指（趾）甲已达或超过指（趾）端，出生后能啼哭及吸吮，生活力良好
40 周末	50	36	3 400	发育成熟，身体外观圆润，皮肤粉红色，男性睾丸已下降至阴囊内，女性大小阴唇发育良好。出生后哭声响亮，吸吮力强，能很好存活

临床常用胎儿身长作为判断妊娠月份的依据。妊娠前 5 个月：胎儿身长（cm）=（妊娠月数）^{2}；妊娠后 5 个月，胎儿身长（cm）= 妊娠月数×5。如妊娠 4 个月，胎儿身长（cm）=（4）^{2}=16cm；如妊娠 7 个月，胎儿身长（cm）= 7×5 = 35cm。

（二）胎儿的生理特点

1. 循环系统

（1）解剖学特点：①脐静脉 1 条：带有来自胎盘氧含量较高、营养较丰富的血液进入胎体，脐静脉的末支为静脉导管。②脐动脉 2 条：带有来自胎儿氧含量较低的动静脉混合血，注入胎盘与母血进行物质交换。③动脉导管：位于肺动脉与主动脉弓之间，出生后 2~3 个月闭锁成动脉韧带。④卵圆孔：位于左右心房之间，多在出生后 6 个月完全闭锁。

（2）血液循环特点：来自胎盘的血液经胎儿腹前壁分三支进入体内：一支直接入肝，一支与门静脉汇合入肝，此两支血液最后由肝静脉入下腔静脉。还有一支经静脉导管直接注入下腔静脉。进入右心房的下腔静脉血是混合血，有来自脐静脉含氧较高的血，也有来自下肢及盆腔脏器的静脉血，以前者为主。

卵圆孔开口处正对下腔静脉入口，故下腔静脉入右心房的血液绝大部分直接通过卵圆孔进入左

Note:

心房。从上腔静脉入右心房的血液,很少或不通过卵圆孔而是直接流向右心室,再进入肺动脉。由于肺循环阻力较高,肺动脉血大部分经动脉导管流入主动脉,只有约1/3的血液通过肺静脉入左心房。左心房含氧量较高的血液进入左心室,继而入主动脉,供应至全身,后经腹下动脉,再经脐动脉进入胎盘,与母血进行交换。可见胎儿体内无纯动脉血,而是动静脉混合血,各部分血液的含氧量不同,进入肝、心、头部及上肢的血液含氧和营养较高,以适应需要,注入肺及身体下部的血液含氧和营养较少。

胎儿出生后开始自主呼吸,肺循环建立,胎盘循环停止。

2. 血液

(1) 红细胞:妊娠早期,红细胞来自卵黄囊,以后来自肝、脾、骨髓,至妊娠 32 周,红细胞生成素大量产生,此后出生的新生儿红细胞总数均较高,约为 $6.0×10^{12}/L$,胎儿期红细胞生命周期短,约90d,需不断生成红细胞。妊娠足月时至少 90% 的红细胞是由骨髓产生。

(2) 血红蛋白:妊娠前半期全部是胎儿血红蛋白,至妊娠 34~36 周,成人血红蛋白增多,临产时胎儿血红蛋白仅占 25%。

(3) 白细胞:妊娠 8 周后,胎儿血循环中即出现粒细胞,12 周时出现淋巴细胞,妊娠足月时白细胞可达 $(15~20)×10^9/L$。

3. 呼吸系统 母儿血液在胎盘进行气体交换完成了胎儿的呼吸系统功能。但胎儿在出生前必须完成呼吸道(包括气管及肺泡)、肺循环及呼吸肌的发育,并且功能成熟。妊娠 11 周时,可观察到胎儿的胸壁运动。妊娠 16 周时,可见胎儿的呼吸运动。胎儿肺功能成熟是指肺泡能合成肺表面活性物质(卵磷脂、磷脂酰甘油),以降低肺泡表面张力,有助于新生儿出生后肺泡扩张。

4. 消化系统 胎儿肝脏功能不健全,特别是酶缺乏,以致不能结合因红细胞破坏后产生的大量游离胆红素。胆红素主要是经过胎盘由母体肝脏代谢后排出体外,小部分通过胎儿胆道入小肠氧化成胆绿素,胆绿素的降解产物使胎粪呈黑绿色。

5. 泌尿系统 妊娠 14 周的胎儿膀胱内已有尿液。妊娠后半期,胎儿尿液成为羊水的重要来源之一。

6. 内分泌系统 妊娠 10~12 周,胎儿甲状腺即能合成甲状腺素,妊娠 12 周,胎儿甲状腺对碘的积蓄高于母体甲状腺,因此,孕期补碘要慎重;妊娠 12 周开始,胰腺能分泌胰岛素。妊娠 20 周时,胎儿肾上腺皮质增宽,主要由胎儿带组成,产生大量甾体激素,与胎儿肝脏、胎盘、母体共同完成雌三醇的合成。因此,临床可通过测量孕妇尿中雌三醇值,了解胎儿及胎盘功能。

7. 神经系统 脊髓在胚胎期已长满椎管,但生长缓慢,大脑也随着妊娠逐渐发育。妊娠 6 个月时,胎儿脑脊髓和脑干神经根的髓鞘开始形成,但主要发育在出生后 1 年内。妊娠 24~26 周时,胎儿可听见声音;妊娠 28 周末,胎儿眼睛出现对光反应,但形象及色彩的视觉是在出生后逐渐形成。

8. 生殖系统 妊娠 12 周,分化出卵巢结构;妊娠第 14 周,基本完成性别分化,女性生殖道和外生殖器基本形成;妊娠 16 周,阴蒂形成。

第二节　妊娠期母体变化

一、生理变化

妊娠期母体在胎盘产生的激素作用下,各系统发生了一系列适应性的解剖和生理变化,并调整其功能,以满足胎儿生长发育和分娩的需要,为产后哺乳做好准备。

(一) 生殖系统

1. 子宫 是妊娠期及分娩后变化最大的器官。

(1) 子宫体:随着胚胎、胎儿及其附属物的形成与发育,子宫明显增大变软。妊娠早期的子宫呈球形且不对称,受精卵着床部位的子宫壁凸出。妊娠 12 周时,子宫均匀增大,在耻骨联合上方可触

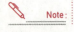
Note:

及;妊娠晚期的子宫多呈轻度右旋,与盆腔左侧有乙状结肠占据有关。宫腔容积由非妊娠时约 5ml 增加至妊娠足月时约 5 000ml,子宫大小由非妊娠时的 7cm×5cm×3cm 增大至妊娠足月时的 35cm×25cm×22cm,重量增加近 20 倍,约 1 100g。子宫壁厚度非妊娠时约 1cm,逐渐增厚至妊娠中期的 2.0~2.5cm,妊娠末期又渐薄为 1.0~1.5cm。妊娠早期子宫增大主要受雌激素影响,妊娠 12 周后系因宫腔内压力增加所致。子宫增大主要是肌细胞肥大和延长,胞质内充满具有收缩活性的肌动蛋白和肌球蛋白,为临产后子宫收缩提供物质基础。子宫各部位的增长速度不一。宫底部于妊娠后期增长速度最快,宫体部含肌纤维最多,其次为子宫下段,宫颈最少。此特点适应临产后子宫收缩由宫底向下依次递减,促使胎儿娩出。自妊娠 12~14 周起,子宫可出现稀发、不规律、不对称的无痛性收缩,腹部可以触及。因宫缩时宫腔内压力低(5~25mmHg),持续时间短(不足 30s),不伴有宫颈扩张,故无疼痛感觉,这种生理性无痛性宫缩称为 Braxton Hicks 收缩。

随着妊娠期进展,子宫的循环血量逐渐增加。妊娠早期,子宫血流量为 50ml/min,主要供应子宫肌层和蜕膜;妊娠足月时,子宫血流量为 450~650ml/min,其中 5% 供应肌层,10%~15% 供应子宫蜕膜层,80%~85% 供应胎盘。宫缩时,肌壁间血管受压,子宫血流量明显减少。

(2) 子宫峡部:非妊娠期长约 1cm,随着妊娠的进展,峡部逐渐被拉长变薄,扩展成为子宫腔的一部分,临产时长 7~10cm,称为子宫下段,是产科手术学的重要解剖结构。

(3) 子宫颈:妊娠早期因充血、组织水肿,宫颈外观肥大,呈紫蓝色,质地软。宫颈管内腺体肥大,宫颈黏液分泌增多,形成黏稠的黏液栓,富含免疫球蛋白及细胞因子,保护宫腔不受外来感染侵袭。

(4) 子宫内膜/蜕膜:受精卵着床后,子宫内膜在孕激素和雌激素的作用下,腺体增大,腺上皮细胞内糖原增加,结缔组织细胞肥大,血管充血,此时的子宫内膜称为蜕膜(decidua)。按照蜕膜与囊胚的位置关系,将蜕膜分为三部分(图 4-3):①底蜕膜:与囊胚及叶状绒毛膜接触的蜕膜,将来发育成胎盘的母体部分。②包蜕膜:覆盖在囊胚表面的蜕膜。随着囊胚的发育逐渐凸向宫腔,在妊娠 14~16 周与真蜕膜贴近并逐渐融合,子宫腔消失。③真蜕膜:除底蜕膜、包蜕膜以外,覆盖子宫腔表面的蜕膜。

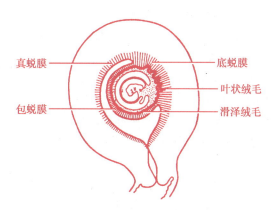

真蜕膜　底蜕膜　叶状绒毛　包蜕膜　滑泽绒毛

图 4-3　早期妊娠子宫蜕膜与绒毛的关系

2. **卵巢**　略增大,排卵及新卵泡的发育停止。一侧卵巢可见妊娠黄体,分泌雌、孕激素以维持妊娠。妊娠 10 周后,黄体功能由胎盘取代,黄体开始萎缩。

3. **输卵管**　妊娠期输卵管伸长,但肌层无明显肥厚,黏膜上皮细胞变扁平,在基质中可见蜕膜细胞。有时黏膜也可见到蜕膜样改变。

4. **阴道**　妊娠期阴道黏膜水肿、充血呈紫蓝色(Chadwick 征),黏膜增厚、皱襞增多,结缔组织变松软,伸展性增加,有利于分娩时胎儿的通过。阴道脱落细胞及分泌物增多呈白色糊状。阴道上皮细胞内糖原增加,乳酸含量增加,使阴道的 pH 降低,不利于致病菌生长。

5. **外阴**　妊娠期局部充血,皮肤增厚,大小阴唇有色素沉着;大阴唇内血管增多,结缔组织松软,伸展性增加,有利于分娩时胎儿的通过。由于增大子宫的压迫,盆腔及下肢静脉血液回流受阻,部分孕妇可有外阴或下肢静脉曲张,产后大多自行消失。

(二) 乳房

妊娠早期,乳房增大、充血明显,孕妇自觉乳房发胀。乳头增大、变黑,易勃起,乳晕着色,外围皮脂腺肥大形成散在的小隆起,称为蒙氏结节(Montgomery's tubercles)。胎盘分泌的雌激素刺激乳腺腺管发育,孕激素刺激乳腺腺泡发育,垂体生乳素、胎盘生乳素等多种激素,参与乳腺发育,为泌乳做

Note:

准备,但妊娠期间并无乳汁分泌,可能与大量雌、孕激素抑制乳汁生成有关。在妊娠晚期,尤其近分娩期,挤压孕妇乳房时可有少量稀薄黄色液体溢出,称为初乳(colostrum)。产后,随着胎盘娩出,雌、孕激素水平迅速下降,新生儿吸吮乳头时,乳汁开始分泌。

（三）血液系统

1. **血容量**　妊娠 6~8 周开始增加,至妊娠 32~34 周时达高峰,增加 40%~45%,平均增加 1 450ml,维持此水平至分娩。血浆的增加多于红细胞的增加,血浆约增加 1 000ml,红细胞约增加 450ml,使血液稀释,出现生理性贫血。

2. **血液成分**

（1）红细胞:妊娠期骨髓不断产生红细胞,网织红细胞轻度增加。由于血液稀释,红细胞计数约为 $3.6×10^{12}/L$,血红蛋白值约为 110g/L,血细胞比容降为 0.31~0.34。为适应红细胞生成的需要,妊娠中晚期应适当补充铁剂,以防缺铁性贫血。

（2）白细胞:妊娠期白细胞稍增加,为 $(5~12)×10^9/L$,有时可达 $15×10^9/L$,主要为中性粒细胞增加,单核细胞和嗜酸性粒细胞均无明显变化。产后 1~2 周,白细胞恢复至正常水平。

（3）血小板与凝血因子:妊娠期血小板计数可减少。凝血因子 Ⅱ、Ⅴ、Ⅶ、Ⅷ、Ⅸ、Ⅹ 均增加,仅凝血因子Ⅺ及ⅩⅢ降低,且妊娠期静脉血瘀滞、血管壁损伤,使血液处于高凝状态。因此,妊娠期女性发生血管栓塞性疾病的风险较非孕期女性增加 5~6 倍。产后胎盘剥离面血管内迅速形成血栓,有利于预防产后出血。产后 2 周凝血因子水平降至正常。

（4）血浆蛋白:妊娠早期,因血液稀释,血浆蛋白开始降低;妊娠中期,血浆蛋白值为 60~65g/L,白蛋白减少为主,以后维持此水平至分娩。

（四）循环系统

1. **心脏**　妊娠晚期,由于增大的子宫使膈肌升高,心脏向左、向上、向前移位,更贴近胸壁,心尖部左移 1~2cm,心浊音界稍扩大。心脏容量比妊娠早期约增加 10%,心率每分钟增加 10~15 次。由于血流量增加、血流加速及心脏移位使大血管扭曲,多数孕妇的心尖区及肺动脉区可闻及柔和的吹风样收缩期杂音,产后逐渐消失。

2. **心排血量和血容量**　心排血量约自妊娠 10 周即开始逐渐增加,至妊娠 32~34 周达高峰,维持此水平直至分娩。临产后,尤其是第二产程期间,心排血量显著增加。若孕妇合并心脏病,特别注意在妊娠 32~34 周、分娩期及产褥期最初 3d,密切观察病情,防止心衰。

3. **血压**　妊娠早期及中期,血压偏低。妊娠晚期,血压轻度升高。脉压略增大,主要是因外周血管扩张、血液稀释以及胎盘形成动静脉短路而使舒张压轻度降低所致。孕妇血压受体位影响,坐位时血压略高于仰卧位。若孕妇长时间仰卧位,子宫压迫下腔静脉,可引起回心血量减少,心排血量降低,血压下降,称仰卧位低血压综合征(supine hypotensive syndrome),侧卧位可以解除。因此,鼓励妊娠中、晚期孕妇侧卧位休息。

4. **静脉压**　妊娠期盆腔血液回流至下腔静脉的血量增加,右旋增大的子宫又压迫下腔静脉使血液回流受阻,孕妇下肢、外阴及直肠的静脉压增高,孕妇易发生痔、外阴及下肢静脉曲张,同时,发生深静脉血栓(deep venous thrombosis,DVT)的风险增加。

（五）泌尿系统

由于孕妇及胎儿代谢产物增多,肾脏负担加重,妊娠期肾脏略增大。肾血浆流量(renal plasma flow,RPF)及肾小球滤过率(glomerular filtration rate,GFR)于妊娠早期均增加,并在整个妊娠期维持高水平。GFR 比非妊娠时增加 50%,RPF 则增加 35%。由于 GFR 增加,而肾小管对葡萄糖再吸收能力未相应增加,因此,约 15% 的孕妇餐后可出现妊娠期生理性糖尿,应注意与糖尿病相鉴别。RPF 与 GFR 均受体位影响,孕妇仰卧位时尿量增加,故夜尿量多于日尿量。

妊娠早期,由于增大的子宫压迫膀胱,引起尿频,妊娠 12 周后子宫体超出盆腔,压迫膀胱的症状消失。妊娠晚期,由于胎先露进入盆腔,孕妇再次出现尿频,甚至腹压稍增加即出现尿液外溢现象,产后可逐渐消失。

受孕激素影响,泌尿系统平滑肌张力下降,自妊娠中期肾盂及输尿管轻度扩张,蠕动减弱,尿流缓慢,且右侧输尿管受右旋子宫压迫,孕妇易发生肾盂肾炎,以右侧多见。可用左侧卧位预防。

(六) 呼吸系统

妊娠期,孕妇的胸腔总体积不变,肺活量不受影响。妊娠中期,肺通气量增加大于耗氧量,孕妇有过度通气现象,有利于提供孕妇和胎儿所需的氧气。妊娠晚期,因子宫增大,腹肌活动幅度减少,使孕妇以胸式呼吸为主。妊娠期孕妇的呼吸次数变化不大,每分钟不超过 20 次,但呼吸较深。呼吸道黏膜充血、水肿,易发生上呼吸道感染。

(七) 消化系统

妊娠早期(停经 6 周左右),约有半数妇女出现不同程度的恶心,或伴呕吐,尤其于晨起时更为明显;食欲与饮食习惯也有改变,如食欲缺乏,喜食酸咸食物,厌油腻,甚至偏食等,称早孕反应,一般于妊娠 12 周左右自行消失。由于雌激素影响,牙龈充血、水肿、增生,晨间刷牙时易有牙龈出血。孕妇常有唾液增多,甚至有流涎。

受孕激素影响,胃肠平滑肌张力下降,使蠕动减少、减弱,胃排空时间延长,易有上腹部饱胀感。妊娠中、晚期,由于胃部受压及幽门括约肌松弛,胃内酸性内容物可回流至食管下部,产生"灼热"感。肠蠕动减弱,易便秘,加之直肠静脉压增高,孕妇易发生痔疮或使原有痔疮加重。妊娠期增大的子宫可使胃、肠管向上及两侧移位,若发生阑尾炎,可表现为右侧腹部中或上部疼痛。

(八) 内分泌系统

妊娠期垂体增大,嗜酸细胞肥大、增多,形成"妊娠细胞"。于产后 10d 左右恢复。若发生产后出血性休克,可使垂体缺血、坏死,导致希恩综合征(Sheehan syndrome)。由于妊娠黄体和胎盘分泌大量雌、孕激素对下丘脑及垂体的负反馈作用,使促性腺激素分泌减少,故孕期无卵泡发育成熟和排卵。垂体催乳素随妊娠进展而增加,至分娩前达高峰,为非孕妇女的 10 倍,并与其他激素协同作用,促进乳腺发育,为产后泌乳做准备。

妊娠期促肾上腺皮质激素(adreno corticotrophic hormone, ACTH)分泌增多,但 90% 进入血液后与球蛋白和白蛋白结合,游离的皮质醇不多,因此,孕妇没有肾上腺皮质功能亢进的表现;妊娠期睾酮分泌略增加,部分孕妇出现阴毛和腋毛增多增粗。甲状腺中度增大,促甲状腺激素(thyroid-stimulating hormone, TSH)仅在妊娠早期短暂轻度降低,很快恢复至孕前水平并保持稳定;母体与胎儿体内的 TSH 均不能通过胎盘。妊娠早期甲状旁腺素水平降低,妊娠中晚期逐渐增高,有利于为胎儿提供钙。

(九) 皮肤

妊娠期垂体分泌促黑素细胞刺激激素增加,加之大量雌、孕激素对黑色素细胞的刺激效应,黑色素明显增多,使孕妇面颊、乳头、乳晕、腹白线、外阴等处出现色素沉着。面颊呈蝶形分布的褐色斑,习称妊娠黄褐斑,于产后逐渐消退。随着妊娠子宫增大,孕妇腹壁皮肤弹力纤维过度伸展而断裂,出现紫色或淡红色不规则、平行且略凹陷的裂纹,称为妊娠纹,多见于初产妇。产后变为银白色,持久不退。

(十) 新陈代谢

1. **基础代谢率** 妊娠早期略下降,妊娠中期略增高,妊娠晚期可增高 15%~20%,妊娠期每日约增加 300kcal。

2. **体重** 妊娠 12 周前无明显变化,此后体重平均每周增加 350g,至妊娠足月时,体重平均增加 12.5kg,增加的体重来自胎儿及其附属物、子宫、乳房、增加的血容量、组织间液及母体脂肪和蛋白沉积等。

3. **糖类** 妊娠期胰岛素分泌增加,胎盘产生的胰岛素酶和激素等拮抗胰岛素致其分泌相对不足。孕妇空腹血糖略低于非孕妇女,餐后高血糖和高胰岛素血症,有利于对胎儿葡萄糖的供给。妊娠期糖代谢的特点和变化可致妊娠糖尿病的发生。

4. 脂肪　妊娠期肠道吸收脂肪能力增强,脂肪存积较多;由于能量消耗多,使糖原储备减少。当能量消耗过多时,孕妇体内动用大量脂肪,血中酮体增加,容易发生酮血症,尿中出现酮体,可见于妊娠剧吐。

5. 蛋白质　妊娠期间蛋白质需求增加,呈正氮平衡。孕妇体内储备的蛋白质除满足胎儿生长发育、子宫增大及乳房发育的需要外,还要为分娩期消耗做好准备。若蛋白质储量不足,孕妇可出现水肿。

6. 水　妊娠期机体平均增加约 7.5L 水,因水钠潴留与排泄形成适当的比例而不致出现水肿;但妊娠晚期因组织间液增加 1~2L,可导致水肿发生。

7. 矿物质　妊娠期母儿需要大量的钙和铁。足月妊娠的胎儿骨骼内储存钙约 30g,80% 的钙在妊娠晚期 3 个月内积累,因此,妊娠中晚期应加强摄入饮食中的钙,适当补充钙剂。胎儿造血及酶的合成需要较多的铁,妊娠期孕妇需要铁约 1 000mg,其中 500mg 用于红细胞生成,300mg 转运至胎盘、胎儿,排泄 200mg。孕期铁的需求主要在妊娠晚期,6~7mg/d,多数孕妇铁的储存量不能满足需要,可在妊娠中晚期依据指征补充铁剂。

（十一）骨骼、关节及韧带

妊娠期间孕妇骨质通常无变化。部分孕妇自觉腰骶部及肢体疼痛或不适,可能与胎盘分泌的松弛素使骨盆韧带及椎骨间关节、韧带松弛有关。妊娠晚期,孕妇身体重心前移,为保持身体平衡,孕妇腰部向前挺出,头和肩部向后仰,形成孕妇特有的姿势。

二、心理变化

妊娠虽是一种生理现象,但是孕妇要应对妊娠所产生的身体不适、自身角色的转变、工作及家庭生活型态的变化等,加之受机体内分泌激素变化、是否为计划妊娠、对胎儿健康的担心、家庭支持状况等因素影响,妊娠期孕妇会有不同的心理反应,甚至出现焦虑、抑郁、恐惧等心理问题或精神障碍。

（一）常见的心理反应

1. 惊讶和震惊　明确早期妊娠诊断时,无论是否是计划妊娠,几乎所有孕妇都会对妊娠表示惊讶和震惊。

2. 矛盾心理　孕妇可能会出现爱恨交加的矛盾心理,尤其是未计划妊娠的孕妇。一方面,孕妇可能会因为有了"爱情结晶"、获得做母亲的权利和希望、对新生命改变未来生活的美好憧憬等而表现出欢愉;另一方面,也会出现懊悔或愤懑,可能与下列因素有关:妊娠可能会影响工作和学习、尚未做好初为人母的准备、缺乏可以利用的社会及家庭支持、经济负担重、家庭条件不好、丈夫要孩子的意愿不强、对早期妊娠出现的呕吐等症状无所适从等。常常多种因素混杂。

3. 接受　妊娠早期,孕妇对妊娠的感受仅是停经后的不适反应。随着妊娠进展,尤其是出现胎动,孕妇真正感受到"孩子"的存在,出现了"筑巢反应",计划为孩子购买衣服、睡床等,关心出生后孩子的喂养和生活护理等知识,猜测胎儿性别,甚至给未出生的孩子起名字,规划孩子未来的职业等。妊娠晚期,孕妇行动不便,甚至出现睡眠障碍、腰背痛等症状,大多数孕妇都期盼尽快分娩。随着预产期的临近,孕妇常因胎儿将要出生而感到愉快,又因可能产生的分娩痛苦而焦虑,担心能否顺利分娩、分娩过程中母儿安危、胎儿有无畸形,也有孕妇担心胎儿的性别能否为家人接受等。

4. 情绪波动　妊娠期孕妇的情绪波动较大,易激动,常为一些小事情而生气、哭泣,使配偶觉得茫然不知所措,严重者会影响夫妻感情。

5. 内省　妊娠期孕妇常表现出以自我为中心,专注于自己及身体,注重穿着、休息、体重和饮食,喜欢独处。这种内省行为可使孕妇能调节适应妊娠状态,以迎接新生儿的来临;也可能会使配偶及其他家庭成员感受冷落而影响相互之间的关系。

（二）常见的心理问题/障碍

部分妊娠期女性还可能出现心理问题/障碍,与其所遇到的外界压力源、意外事件或刺激因素等有关。症状的轻重受相关刺激事件的严重程度、作用时间、家庭支持程度、孕妇的认知和应对能力等影响。

1. 妊娠期压力　妊娠期妇女在各种压力源作用下所产生的内心冲突及相伴随的情绪体验。多数孕妇表现为紧张和不适。压力源主要来自孕妇、家庭及社会,如家人对胎儿性别的偏好、孕妇自觉形象改变等。

2. 妊娠期焦虑　焦虑是一种因内心感受压力、冲突与矛盾而产生紧张的心理状态。妊娠妇女处于一种特殊生理时期,容易产生焦虑。孕妇常表现出过度担心、忧虑、烦躁、坐立不安、神经过敏、紧张等症状。常见的影响因素包括不满意的居住环境、夫妻或婆媳关系不融洽、非计划内妊娠等。

3. 妊娠期抑郁　是指在妊娠期间妇女出现以郁闷、空虚感、烦恼、愤怒、自卑、沮丧、悲哀和绝望等一系列症状为特征的心理障碍。严重者可有自杀倾向。

4. 分娩前恐惧　孕妇对即将到来的分娩存在从担心到极端焦虑、惊慌害怕,甚至想要逃避分娩的情绪体验。临床表现主要为:躯体不适、睡眠障碍或出现噩梦、工作及生活中难以集中精力;孕妇可有血压升高,由于血管紧张性收缩,子宫供血不足而引起胎儿窘迫;分娩前恐惧也会对分娩过程造成不利影响,增加难产和剖宫产的风险。辅助检查:孕妇血液中儿茶酚胺、肾上腺素等水平升高。

5. 创伤后应激障碍　常见于既往有过分娩创伤经历的经产妇或遭受过性虐待、家庭暴力、丧子或丧偶的孕妇。

第三节　妊娠诊断

根据妊娠不同时期的特点,临床上将妊娠分为三个时期:妊娠13周末(13^{+6}周)及以前称为早期妊娠(first trimester),第$14\sim27^{+6}$周称为中期妊娠(second trimester);第28周及其后称为晚期妊娠(third trimester)。

一、早期妊娠诊断

(一)健康史

1. 停经　月经周期正常的育龄期妇女,有性生活史,一旦月经过期10d以上,应首先考虑妊娠。停经是妊娠最早和最主要的症状,但不是妊娠的特有症状,服用避孕药物、精神或环境因素也可引起月经过期,甚至很长时间无月经来潮,应予鉴别。哺乳期妇女的月经虽未恢复,但也可能妊娠。

2. 早孕反应　妇女在停经6周左右出现晨起恶心、呕吐、食欲减退、嗜睡、乏力、流涎、喜食酸物或偏食等症状,称为早孕反应(morning sickness)。可能与体内hCG增多、胃酸分泌减少及胃排空时间延长有关。一般于妊娠12周左右自然消失。

3. 尿频　妊娠早期因增大的子宫压迫膀胱所致,至12周左右,增大的子宫进入腹腔,尿频症状自然消失。

4. 其他症状　孕妇自觉乳房轻度胀痛、乳头刺痛,部分孕妇可能出现腹胀、便秘等。

(二)体征与检查

1. 皮肤　面部、腹白线及乳晕等部位可见色素沉着。

2. 乳房　妊娠8周起,乳房逐渐增大,可见深褐蒙氏结节。哺乳妇女妊娠后乳汁明显减少。

3. 妇科检查　妊娠6~8周时,阴道黏膜及子宫颈充血,呈紫蓝色,宫颈黏液量少、黏稠,拉丝度差,涂片干燥后光镜下仅见排列成行的椭圆体;子宫随停经月份而逐渐增大变软,子宫峡部极软,子宫体与子宫颈似不相连,称黑加征(Hegar sign)。妊娠至8周,子宫约为非妊娠子宫的2倍;妊娠12周时,子宫约为非妊娠子宫的3倍,在耻骨联合上方可以触及。

(三)辅助检查

1. 妊娠试验(pregnancy test)　利用囊胚着床后滋养细胞分泌hCG,并经孕妇尿中排出的原理,用免疫学方法测定受检者血或尿中 hCG 含量。临床多用早早孕试纸检测受检者尿液,结合健康史和临床体征,协助诊断早期妊娠。

2. **超声检查** 是检查宫内妊娠的金标准。最早在停经 35d 时,宫腔内可见圆形或椭圆形妊娠囊(gestational sac,GS)(图 4-4)。妊娠 6 周时,可见胚芽和原始心管搏动,提示活胎。妊娠 9~13^{+6} 周检查可以排除无脑儿等严重的胎儿畸形。妊娠 11~13^{+6} 周,测量胎儿头臀长度(crown-rump length,CRL)是最

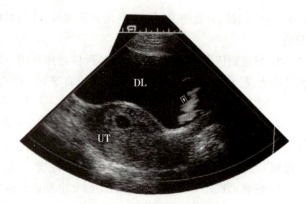

图 4-4 孕早期超声图像

准确地估计孕龄的方法,超声测量胎儿颈项透明层和胎儿鼻骨等指标,可作为孕早期染色体疾病筛查的指标。妊娠≥14 周则采用双顶径、头围、腹围和股骨长度综合判断孕龄,矫正预产期。

综上,临床上高度疑似早期妊娠时,血或尿 hCG 阳性,超声检查见宫腔内胚芽和原始心管搏动才能确诊正常的早期妊娠。若就诊时停经时间尚短,根据病史、体征和辅助检查难以确定早孕时,可嘱 1 周后复诊。避免将妊娠试验阳性作为唯一的诊断依据而导致误诊。

二、中、晚期妊娠诊断

(一)健康史

有早期妊娠的经过,孕妇腹部逐渐增大。初产妇多于妊娠 20 周感到胎动,经产妇感觉胎动的时间略早。

(二)体征与检查

1. **子宫增大** 随着妊娠进展,子宫逐渐增大。手测子宫底高度或尺测耻上子宫高度,可以判断子宫大小与妊娠周数是否相符。子宫底高度因孕妇的脐耻间距离、胎儿发育情况、羊水量、胎儿数量等而有不同。正常情况下,妊娠 36 周时子宫高度最高,至妊娠足月时,因胎先露入盆而有所下降。子宫高度增长过速或过缓均可能为异常(表 4-2)。

表 4-2 不同妊娠周数的子宫底高度及子宫长度

妊娠周数	妊娠月份	手测子宫底高度	尺测耻上子宫长度/cm
12 周末	3 个月末	耻骨联合上 2~3 横指	
16 周末	4 个月末	脐耻之间	
20 周末	5 个月末	脐下 1 横指	18(15.3~21.4)
24 周末	6 个月末	脐上 1 横指	24(22.0~25.1)
28 周末	7 个月末	脐上 3 横指	26(22.4~29.0)
32 周末	8 个月末	脐与剑突之间	29(25.3~32.0)
36 周末	9 个月末	剑突下 2 横指	32(29.8~34.5)
40 周末	10 个月末	脐与剑突之间或略高	33(30.0~35.3)

2. **胎动** 胎儿的躯体活动,称为胎动(fetal movement,FM)。孕妇于妊娠 18~20 周时开始自觉有胎动,经产妇自觉胎动的时间要早于初产妇。胎动随妊娠进展逐渐增强,至妊娠 32~34 周达高峰,妊娠 38 周后逐渐减少。夜间和下午胎动较活跃,在胎儿睡眠周期(持续 20~40min)胎动消失,妊娠 28 周后,胎动次数≥10 次/2h。腹壁薄且松弛的孕妇,经腹壁可见胎动。

3. **胎心音**　妊娠 12 周,用多普勒胎心听诊仪经孕妇腹壁能探测到胎心音;妊娠 18~20 周,用普通听诊仪经孕妇腹壁也能听到胎心音。胎心音呈双音,第一音与第二音相接近,如钟表的"滴答"声,速度较快,正常时每分钟 110~160 次。注意与子宫杂音、腹主动脉音及脐带杂音相鉴别。

4. **胎体**　妊娠 20 周,经腹壁即可触及子宫内的胎体;妊娠 24 周,运用四步触诊法可以区分胎头、胎臀、胎背及胎儿四肢,初步判断胎产式、胎先露和胎方位。胎头圆而硬,胎臀宽而软,胎背宽而平坦,胎儿四肢小且有不规则活动。若为头先露,用手经阴道轻触胎头并轻推,得到胎儿浮动又回弹的感觉,称之为浮球感(图 4-5)。

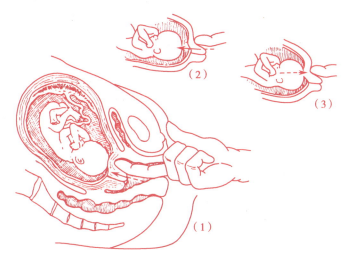

图 4-5　经阴道检查胎头浮球感

（三）辅助检查

1. **超声检查**　能显示胎儿数目、胎方位、胎心搏动、胎盘位置、羊水量,还能测定胎头双顶径、头围、腹围、股骨长等多条径线,评估胎儿体重,了解胎儿生长发育情况。妊娠 20~24 周,采用超声进行胎儿系统检查,可筛查胎儿有无结构畸形。

2. **彩色多普勒超声**　可检测子宫动脉、脐动脉和胎儿动脉的血流速度和波形。

三、胎产式、胎先露、胎方位

妊娠 28 周以前,羊水较多、胎体较小,胎儿在子宫内的活动范围较大、位置和姿势易于改变。妊娠 32 周及以后,胎儿生长发育迅速、羊水相对减少,胎儿与子宫壁贴近,因此,绝大多数胎儿在宫内的位置和姿势相对恒定。胎儿在子宫内的姿势,称为胎姿势(fetal attitude)。正常胎姿势为:胎头俯屈,颏部贴近胸壁,脊柱略前弯,四肢屈曲交叉弯曲于胸腹部前方。整个胎体呈头端小、臀端大的椭圆形,适应妊娠晚期椭圆形子宫腔的形状。分娩前最终胎儿位置和姿势需根据四步触诊、阴道或肛门检查及超声检查综合判断。由于胎儿在子宫内位置和姿势的不同,因此,有不同的胎产式、胎先露和胎方位。

（一）胎产式

胎儿身体纵轴与母体身体纵轴之间的关系称为胎产式(fetal lie)。两轴平行者称为纵产式(longi-tudinal lie),占妊娠足月分娩总数的 99.75%;两轴垂直者称为横产式(transverse lie),仅占妊娠足月分娩总数的 0.25%;两轴交叉者称为斜产式(oblique lie),属暂时性,在分娩过程中多转为纵产式,偶有转为横产式(图 4-6)。

（二）胎先露

最先进入骨盆入口的胎儿部分称为胎先露(fetal presentation)。纵产式有头先露、臀先露,横产式为肩先露。

Note:

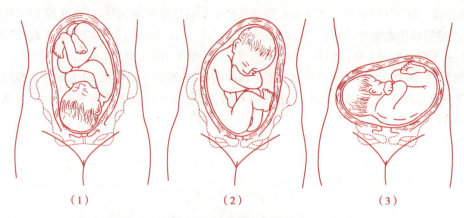

图 4-6 胎产式及胎先露
(1)纵产式-头先露;(2)纵产式-臀先露;(3)横产式-肩先露。

　　头先露可因胎头屈伸程度不同分为枕先露、前囟先露、额先露、面先露(图 4-7)。臀先露可因入盆先露部分不同分为单臀先露、完全臀先露和不完全臀先露(可分为单足先露、双足先露)(图 4-8)。偶见头先露或臀先露与胎手或胎足同时入盆,称之为复合先露(compound presentation)。

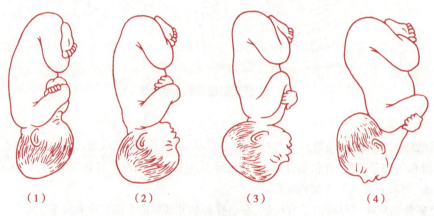

图 4-7 头先露的种类
(1)枕先露;(2)前囟先露;(3)额先露;(4)面先露。

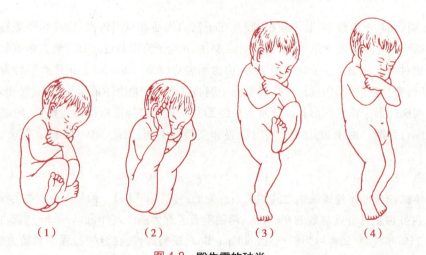

图 4-8 臀先露的种类
(1)完全臀先露;(2)单臀先露;(3)单足先露;(4)双足先露。

（三）胎方位

　　胎儿先露部指示点与母体骨盆的关系称为胎方位(fetal position),简称胎位。枕先露以枕骨、面先露以颏骨、臀先露以骶骨、肩先露以肩胛骨为指示点。根据指示点与母体骨盆左、右、前、后、横的关系而有不同的胎位(表4-3)。

表4-3　胎产式、胎先露和胎方位的关系及种类

纵产式 (99.75%)	头先露 (95.75%~97.75%)	枕先露 (95.55%~97.55%)	枕左前(LOA)、枕左横(LOT)、枕左后(LOP)
			枕右前(ROA)、枕右横(ROT)、枕右后(ROP)
		面先露 (0.2%)	颏左前(LMA)、颏左横(LMT)、颏左后(LMP)
			颏右前(RMA)、颏右横(RMT)、颏右后(RMP)
	臀先露 (2%~4%)		骶左前(LSA)、骶左横(LST)、骶左后(LSP)
			骶右前(RSA)、骶右横(RST)、骶右后(RSP)
横产式 (0.25%)	肩先露		肩左前(LSCA)、肩左后(LSCP)
			肩右前(RSCA)、肩右后(RSCP)

第四节　妊娠期管理

妊娠期管理的目的是降低围产期孕产妇和围产儿并发症的发生率及死亡率、保障母儿生命安全、减少出生缺陷。围产期(perinatal period)是指产前、产时和产后的一段时间,我国围产期是指从妊娠达到及超过28周至产后1周。围产期的胎儿与新生儿称为围产儿。妊娠期管理的内容很多,本章主要介绍产前检查、妊娠期营养和用药指导、妊娠期体重和胎动的自我监测、妊娠期常见症状护理、健康教育与指导及分娩准备。

一、产前检查

产前检查有利于明确孕妇和胎儿的健康状况、及时发现异常情况、及早防治妊娠期合并症或并发症,以确定合适的分娩时机和分娩方式,从而保障母儿安全。

（一）产前检查的时间及次数

规范合理的产前检查时间及次数既能保证妊娠期保健质量,又能节省医疗卫生资源。2016年,世界卫生组织建议发展中国家无妊娠合并症的孕妇至少进行8次产前检查。我国《孕前和孕期保健指南(2018年)》推荐的产前检查孕周和次数为:妊娠6~13^{+6}周、14~19^{+6}周、20~24周、25~28周、29~32周、33~36周各1次,37~41周每周检查1次。高危妊娠者应酌情增加产前检查次数。

（二）产前检查的内容

主要包括询问健康史、身体评估、心理和社会评估、辅助检查和健康指导。每次产前检查的主要内容侧重点不同,见表4-4。

1. **健康史**　重点评估孕妇是否存在高危因素:年龄<18岁或≥35岁,残障,遗传性疾病史,既往流产、异位妊娠、早产、死产、死胎、难产、畸胎史、妊娠合并症或并发症等。

（1）个人资料:<18岁或≥35岁妊娠为高危因素,特别是高龄初产妇,容易并发妊娠期高血压疾病,分娩时产力异常,应予以重视。从事存在胎儿致畸风险职业者,如接触放射线或铅、汞、苯及有机磷农药等有毒物质,应在计划妊娠前或妊娠后调换工作岗位。此外,记录孕妇的受教育程度、宗教信仰、婚姻状况、经济状况、住址、电话等资料,有助于了解孕妇对健康教育的接受程度及家庭支持。

（2）目前健康状况:询问孕妇的饮食、休息与睡眠、排泄、日常活动与自理情况和有无特殊嗜好。是否有头晕、头痛等症状。

（3）既往史:询问有无高血压、心脏病、糖尿病、肝肾疾病、血液病、甲状腺功能亢进、传染病(如结核病)等,有无手术史及手术名称,有无过敏史。

表4-4 产前检查的时间及主要内容

检查时间	常规保健内容	必查项目	健康教育/指导
第1次检查(妊娠 6~13⁺⁶ 周)	1. 建立孕期保健手册 2. 确定孕周、推算预产期 3. 评估妊娠期高危因素 4. 测量血压、体重和BMI 5. 妇科检查 6. 胎心率(妊娠12周)	1. 血常规 2. 尿常规 3. 血型(ABO和Rh) 4. 空腹血糖 5. 肝肾功能 6. 乙型肝炎表面抗原 7. 梅毒血清抗体、HIV筛查 8. 重点地区(广东、广西、海南、湖南、湖北、四川、重庆等地)地中海贫血筛查 9. 超声检查	1. 流产的认识和预防 2. 孕期营养和用药指导 3. 生活方式指导,改变不良生活方式,避免接触有毒、有害物质和宠物,避免高强度工作、高噪声环境 4. 心理健康与家庭支持 5. 继续补充叶酸0.4~0.8mg/d至3个月 6. 妊娠期常见症状的护理指导
第2次检查(妊娠 14~19⁺⁶ 周)	1. 首次产前检查结果分析 2. 测量血压、体重 3. 测量宫底高度、胎心率	无	1. 胎儿非整倍体筛查意义 2. 补充铁剂 3. 补充钙剂0.6~1.5g/d 4. 妊娠期常见症状的护理指导
第3次检查(妊娠 20~24 周)	1. 测量血压、体重 2. 测量宫底高度、胎心率	1. 血常规 2. 尿常规 3. 胎儿系统超声筛查	1. 早产的认识与预防 2. 营养与生活方式指导 3. 胎儿系统超声筛查的意义 4. 心理健康与家庭支持
第4次检查(妊娠 25~28 周)	1. 测量血压、体重 2. 测量宫底高度、胎心率	1. 血常规 2. 尿常规 3. 75g OGTT	1. 早产的认识与预防 2. 营养与生活方式指导 3. 糖尿病筛查的意义 4. 孕妇体重监测指导 5. 心理健康与家庭支持
第5次检查(妊娠 29~32 周)	1. 测量血压、体重 2. 测量宫底高度、胎心率 3. 明确胎位	1. 血常规 2. 尿常规 3. 产科超声检查	1. 分娩方式指导 2. 母乳喂养指导 3. 新生儿护理指导 4. 孕妇体重与胎动监测 5. 心理健康与家庭支持
第6次检查(妊娠 33~36 周)	1. 测量血压、体重 2. 测量宫底高度、胎心率 3. 明确胎位	尿常规	1. 分娩相关知识及准备 2. 新生儿护理指导 3. 孕妇体重与胎动监测 4. 分娩前恐惧与产后抑郁的预防
第7~11次检查(妊娠37~41周)	1. 测量血压、体重 2. 测量宫底高度、胎心率 3. 明确胎位	1. 产科超声检查 2. NST检查(每周1次)	1. 分娩相关知识及准备 2. 产褥期护理指导 3. 母乳喂养知识 4. NST检查的意义

(4) 月经史:询问月经初潮的年龄、月经周期和月经持续时间。

(5) 家族史:询问家族中有无高血压、糖尿病、双胎、结核病等病史。

(6) 配偶健康状况:重点了解有无烟酒嗜好及遗传性疾病等。

(7) 孕产史:了解既往孕育、围产期及分娩情况、孩子存活数量等。重点询问本次妊娠经过,了解本次妊娠早孕反应出现的时间及严重程度、有无病毒感染史及用药情况、胎动开始时间以及此次妊娠过程中有无阴道流血、头痛、心悸、气短、下肢水肿等症状。

（8）预产期的推算：询问 LMP 的日期，推算预产期（expected date of confinement，EDC）。计算方法为：末次月经第一日起，月份减 3 或加 9，日期加 7。若孕妇记不清末次月经日期或哺乳期妊娠者，则可根据妊娠早期超声检查头臀长度（CRL）来估计孕周并推算预产期。

2. 全身检查 观察发育、营养、精神状态、身高及步态。身材矮小者（145cm 以下）常伴有骨盆狭窄。测量血压和体重，计算体重指数（body mass index，BMI），$BMI=体重（kg）/[身高（m）]^2$，评估营养状况。检查眼睑有无苍白、心肺有无异常、乳房发育、乳头大小、有无乳头凹陷、脊柱及下肢有无畸形。

3. 产科检查 包括腹部检查、骨盆测量、阴道检查和辅助检查。检查前先告知孕妇检查的目的、步骤，检查时动作尽可能轻柔，以取得合作。若检查者为男护士，则应有女护士陪同，注意保护被检查者的隐私。

（1）腹部检查：排尿后，孕妇仰卧于检查床上，头部稍抬高，露出腹部，双腿略屈曲分开，放松腹肌，检查者站在孕妇右侧。

1）视诊：观察腹形及大小、腹部有无妊娠纹、手术瘢痕和水肿。腹部过大者，应考虑双胎、羊水过多、巨大胎儿的可能；腹部过小者，应考虑胎儿生长受限或孕周推算有误等，若腹部向下悬垂（悬垂腹），应考虑有骨盆狭窄的可能。

2）触诊：注意腹壁肌肉的紧张度及子宫肌的敏感度。妊娠中晚期，采用四步触诊法（four maneuvers of Leopold）（图 4-9）检查子宫大小、胎产式、胎先露、胎方位及先露是否衔接。做前 3 步检查时，检查者面向孕妇头部，做第 4 步检查时，检查者面向孕妇足端。

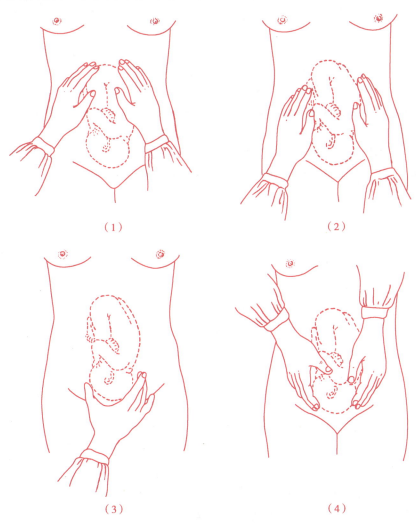

（1）　　　　　　　　　　　　　　（2）

（3）　　　　　　　　　　　　　　（4）

图 4-9　胎位检查的四步触诊法

第一步:检查者双手置于子宫底部,了解子宫外形并摸清子宫底高度,估计胎儿大小与妊娠周数是否相符。然后以双手指腹相对轻推,判断子宫底部的胎儿部分,若为胎头,则硬而圆且有浮球感;若为胎臀,则软而宽且形状略不规则。

第二步:检查者两手分别置于腹部左右两侧,一手固定,另一手轻轻深按检查,两手交替,分辨胎背及胎儿四肢的位置。平坦饱满为胎背,确定胎背是向前、侧方或向后,可变形的高低不平部分是胎儿的肢体,有时可以感觉到胎儿肢体活动。

第三步:检查者右手置于耻骨联合上方,拇指与其余4指分开,握住胎先露部,进一步查清是胎头或胎臀,并左右推动以确定是否衔接。若先露部仍高浮,表示尚未入盆;若已衔接,则胎先露部不能被推动。

第四步:检查者两手分别置于胎先露部的两侧,向骨盆入口方向向下深压,再次判断先露部的诊断是否正确,并确定先露部入盆的程度。

3) 听诊:胎心音听诊最清楚的位置是在孕妇腹壁上靠近胎背一侧上方处。枕先露时,胎心音在脐下方右或左侧;臀先露时,胎心音在脐上方右或左侧;肩先露时,胎心音在脐部下方最清楚(图4-10)。当腹壁紧、子宫较敏感、确定胎背方向有困难时,可借助胎心音及胎先露综合分析判断胎位。

4) 宫高及腹围测量:宫底高度可采用手测或软尺测量,腹围采用软尺测量。

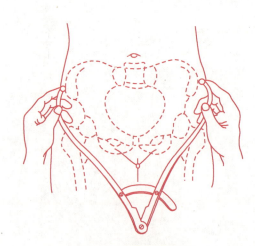

图4-10 不同胎位胎心音听诊位置

(2) 骨盆测量:了解骨产道情况,以判断胎儿能否经阴道分娩。分为骨盆外测量和骨盆内测量。

1) 骨盆外测量:骨盆外测量包括髂棘间径、髂嵴间径、骶耻外径、坐骨结节间径和耻骨弓角度。有证据表明测量髂棘间径、髂嵴间径和骶耻外径并不能预测产时的头盆不称,因此,孕期不需要常规测量这三条径线。

A. 髂棘间径:孕妇取伸腿仰卧位,测量两侧髂前上棘外缘的距离(图4-11),正常值为23~26cm。

B. 髂嵴间径:孕妇取伸腿仰卧位,测量两侧髂嵴外缘最宽的距离(图4-12),正常值为25~28cm。

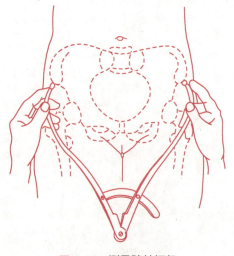

图4-11 测量髂棘间径

图4-12 测量髂嵴间径

C. 骶耻外径:孕妇取左侧卧位,右腿伸直,左腿屈曲,测量第5腰椎棘突下凹陷处(相当于腰骶部米氏菱形窝的上角)至耻骨联合上缘中点的距离(图4-13),正常值为18~20cm。

D. 坐骨结节间径:又称出口横径(transverse outlet,TO)。孕妇取仰卧位,两腿屈曲,双手抱膝。测

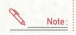
Note:

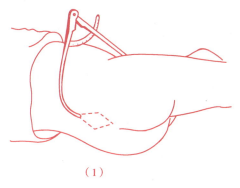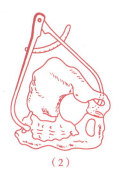

（1）　　　　　　　　　　　　（2）

图 4-13　测量骶耻外径

量两侧坐骨结节内侧缘之间的距离（图 4-14），正常值为 8.5~9.5cm。

　　E. 耻骨弓角度（angle of pubic arch）：用两拇指尖斜着对拢，放于耻骨联合下缘，左右两拇指平放在耻骨降支的上面，测量两拇指之间的角度即为耻骨弓角度，正常为 90°，小于 80° 为异常。耻骨弓角度可反映骨盆出口横径的宽度。

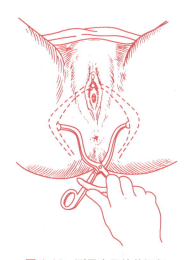

　　2）骨盆内测量：适用于阴道分娩需要确定骨产道情况。主要包括：对角径、坐骨棘间径、坐骨切迹和出口后矢状径。测量时，孕妇取膀胱截石位，外阴消毒，检查者戴消毒手套并涂以润滑油。

　　A. 对角径（diagonal conjugate，DC）：自耻骨联合下缘至骶岬上缘中点的距离。检查者一手示、中指伸入阴道，用中指尖触骶岬上缘中点，示指上缘紧贴耻骨联合下缘，并标记示指与耻骨联合下缘的接触点。中指尖至此接触点的距离，即为对角径（图 4-15）。正常值为 12.5~13.0cm，此值减去 1.5~2.0cm，即为真结合径值，代表骨盆入口前后径长度。

　　B. 坐骨棘间径（interspinous diameter）：测量两侧坐骨棘间的距离。检查者一手的示指、中指伸入阴道内，分别触及两侧坐骨棘，估计其间的距离（图 4-16），正常值约 10cm。

图 4-14　测量坐骨结节间径

　　C. 坐骨切迹宽度（incisura ischiadica）：为坐骨棘与骶骨下部间的距离，即骶棘韧带的宽度。检查者将伸入阴道内的示指、中指并排置于韧带上，若能容纳 3 横指（5.5~6.0cm）为正常（图 4-17），否则属中骨盆狭窄。

　　D. 出口后矢状径（posterior sagittal diameter of outlet）：指坐骨结节间径中点至骶骨尖的距离，检查者一手的示指伸入孕妇肛门后向骶骨方向，拇指在孕妇体外骶尾部配合确定骶骨尖端位置，骨盆出口

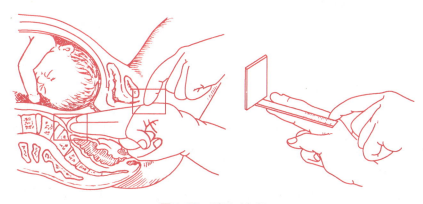

图 4-15　测量对角径

Note:

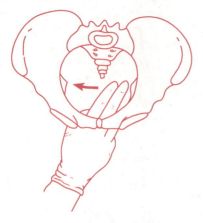

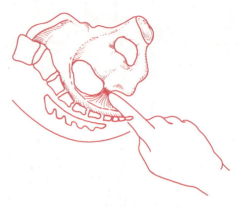

图 4-16　测量坐骨棘间径　　　　　　　图 4-17　测量坐骨切迹宽度

测量器一端放于此,另一端放在坐骨结节间径中点。正常值为 8~9cm。出口横径与出口后矢状径之和>15cm 者,表明骨盆出口狭窄不明显。

（3）阴道检查:确诊早孕时应行阴道检查已如前述,特别是有阴道流血或阴道分泌物异常者。妊娠期应避免不必要的阴道检查。若确实需要,则需外阴消毒及戴消毒手套,以防感染,检查时可协助确定骨盆大小,若临产后,可检查宫颈口开大程度及进行 Bishop 评分。

4. 心理-社会评估　妊娠早期,主要评估孕妇对妊娠的态度是积极还是消极及其影响因素、对妊娠的接受程度及心理反应、有无心理压力、家庭及社会支持程度等。妊娠中晚期,主要评估孕妇对妊娠有无不良情绪反应、准妈妈角色的心理及社会适应情况、对即将为人母和分娩有无焦虑或恐惧心理、产后家庭支持程度等。

5. 辅助检查　包括血尿常规检查、超声检查、疾病筛查、NST 检查等,每次产前检查的项目因妊娠周数不同而有所不同,见表 4-4。

二、妊娠期营养和用药指导

（一）营养指导

孕妇的营养状况影响自身和胎儿的健康。妊娠期间孕妇必须合理增加营养的摄入以满足自身代谢及胎儿生长发育的需要。

1. 妊娠期的主要营养需求

（1）能量:妊娠早期不需额外增加能量。妊娠 4 个月后至分娩,应在原有基础上增加能量,200kcal/d。我国居民的主要能量来源于主食,建议每日摄入 200~450g。

（2）蛋白质:妊娠早期不需要额外增加蛋白质,妊娠中期开始每日增加蛋白 15g,蛋白质主要来源于鱼、禽、蛋、瘦肉和奶制品等。

（3）糖类:是能量的主要来源,占总能量的 50%~60%,妊娠中晚期,每日增加约 35g 粗粮类即可。

（4）脂肪:占总能量的 25%~30%,脂肪摄入过多易引起妊娠并发症。但长链不饱和脂肪酸有助于胎儿大脑和视网膜发育,因此,妊娠期宜适当多吃鱼类等水产品及核桃。

（5）维生素:维生素是孕妇维持生理功能及胎儿生长发育所必需的物质,妊娠期需增加维生素的摄入,尤其是妊娠早期。值得注意的是维生素供应不足或过量都可能增加胎儿畸形的风险。

（6）无机盐和微量元素:妊娠期需增加无机盐和微量元素的摄入。胎儿生长发育需要无机盐中的钙、镁及微量元素(铁、锌、碘等),妊娠早期缺乏供应易引起胎儿畸形或发育不良。

（7）膳食纤维:膳食纤维有降低糖和脂肪的吸收、减缓血糖升高、预防和改善便秘的作用,因此,妊娠期应该增加膳食纤维丰富的食物,如蔬菜、低糖水果和粗粮类。

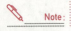
Note:

2. **妊娠期的膳食计划**　孕妇应在孕前和孕期制订合理的膳食计划,以满足自身和胎儿的需要,为分娩和哺乳做准备。

(1) 中国营养学会《中国孕期妇女膳食指南(2016)》建议孕期妇女膳食应在一般人群的膳食基础上补充以下 5 项内容:①补充叶酸,常吃含铁丰富的食物,选用碘盐。②孕吐严重者,可少量多餐,保证摄入含必要量碳水化合物的食物。进食少或孕吐严重者需寻求医师帮助。③孕中晚期适量增加奶、鱼、禽、蛋、瘦肉的摄入。④适量身体活动,维持孕期适宜增重。⑤禁烟酒,适当进行户外活动和运动,积极准备母乳喂养。

(2) 妊娠早期:宜食清淡、可口、易消化食物,少食多餐,以减少妊娠反应。若孕吐较明显或食欲不佳,孕妇不必过分强调平衡膳食,但每天需摄取至少 130g 碳水化合物,首选易消化的谷类食物,如 180g 米或面食,550g 薯类或鲜玉米。常吃含动物肝脏及深绿色蔬菜及豆类等富含叶酸的食物,补充叶酸 400μg/d。此外,避免烟、酒、浓咖啡、浓茶及辛辣食品。

(3) 妊娠中晚期:孕中期开始,增加鱼、禽、蛋、奶等蛋白质及钙、铁、碘等摄入。增加鱼、禽、蛋、瘦肉共计 50g/d,孕晚期再增加 75g 左右;深海鱼类含有较多不饱和脂肪酸,其中所含的二十二碳六烯酸 (docosahexaenoic acid,DHA)对胎儿脑和视网膜功能发育有益,每周最好食用 2~3 次深海鱼类。每天增加 200g 奶制品,使总摄入量达到 500g/d;每日补充 600mg 的钙。增加红肉 20~50g/d,每周进食 1~2 次动物肝脏或血液,以补充铁剂;必要时可额外补充铁剂。孕期推荐碘的摄入量为 230μg/d,孕妇除选用碘盐外,每周还应摄入 1~2 次含碘丰富的海产品,如紫菜、海带等。继续禁烟酒,避免刺激性食物。

(二) 妊娠期药物的使用

许多药物可通过胎盘进入胚胎内影响胚胎发育。尤其是在妊娠最初 2 个月,是胚胎器官发育形成时期,此时用药更应审慎。相同的致畸剂量,用药时间短暂造成的致畸率低,长期用药使致畸风险显著增加。随着暴露剂量增大,药物对胚胎和胎儿的危害越大;当暴露剂量尚未对母体有明显影响时,可能对胚胎已产生了伤害。

1. **用药原则**　应告知孕妇切勿随意用药,妊娠期没有特殊原因不要用药。若必须用药,也要遵医嘱,坚持合理用药的原则:严格掌握用药指征;遵医嘱选用疗效肯定且对胎儿相对安全的药物;选用一种药,避免联合用药;严格掌握用药剂量和用药持续时间,注意及时停药。若病情允许,尽可能推迟到妊娠中晚期用药。

2. **药物分类**　美国食品和药品管理局(FDA)根据药物对动物和人类不同程度的致畸风险,将其分为五类:

A 类:临床对照研究中,未发现药物对妊娠期的胎儿有损害,危险性极小。

B 类:临床对照研究中,药物对妊娠期的胎儿的危害证据不足或不能证实。

C 类:动物实验发现药物造成胎仔畸形或死亡,但无人类对照研究,使用时必须审慎权衡药物对胎儿的影响。

D 类:药物对人类胎儿有危害,但临床既非常需要,又无替代药物,应充分权衡利弊后应用。

X 类:对动物和人类均有明显的致畸作用,妊娠期禁用。

由于 FDA 并未将所有药物进行分类,有关不同用药剂量和用药时间(孕周)的证据不充分,因此,该分类方法具有一定局限性。2008 年,FDA 提出应有详细的知情告知,包括三个部分,分别为胎儿风险总结、临床考虑和数据。

3. **孕龄与药物损害的关系**　在妊娠不同时期用药,其损害程度有所不同。受精后 2 周内,囊胚着床前后时用药,对胚胎的影响表现为"全"或"无",即胚胎死亡导致流产或胚胎继续发育,不出现异常。受精后 3~8 周,胚胎器官分化发育,此时药物可产生胚胎形态上的异常,此期为致畸高度敏感期。受精后 9 周至足月,是胎儿生长、器官发育、功能完善阶段,仅有神经系统、生殖器和牙齿仍在继续分化,此期间用药可能导致胎儿生长受限、低出生体重和功能行为异常。

三、孕妇体重和胎动自我监测

(一) 孕妇体重监测

孕妇体重增长过多或增长不足均影响母儿的身体健康,甚至增加妊娠期合并症及难产的风险。指导孕妇监测体重增长情况十分必要。妊娠早期,孕妇体重变化不大,可每月测量 1 次,妊娠中晚期应每周测量 1 次体重。妊娠期间,孕前低体重者(BMI<18.5kg/m²)宜增加的体重范围是 12.5~18kg;孕前体重正常者(BMI 18.5~24.9kg/m²)宜增加的体重范围是 11.5~16kg;孕前体重超重者(BMI 25~29.9kg/m²)宜增加的体重范围是 7~11.5kg;孕前肥胖者(BMI≥30kg/m²)宜增加的体重范围是 5~9kg。

(二) 胎动监测

胎动计数是孕妇自我监护胎儿宫内健康的一种重要手段。指导孕妇和家庭成员计数胎动并做记录,还可以密切孕妇和家庭成员的亲情以及亲子关系。初产妇多于妊娠 20 周左右开始自觉胎动,胎动在夜间和下午较活跃,在胎儿睡眠周期(持续 20~40min)停止。常用的胎动监测方法是:每天在同一时间计数胎动,每次"计数 10 次胎动"并记录所用时间,若用时超过 2h,建议就医检查;临近足月时,孕妇可能感觉胎动略有减少,若计数 2h 胎动不足 10 次,可变换体位,如左侧卧位后,再做 2h 计数,若仍少于 10 次,应及时就医检查。胎动计数<10 次/2h 或减少 50% 者,应考虑子宫胎盘功能不足、胎儿有宫内缺氧的可能。

四、妊娠期常见症状的护理

1. **恶心、呕吐** 半数左右妇女出现早孕反应,多于 12 周左右消失。在此期间应避免长时间空腹,清晨起床时宜缓慢;每天可少量多餐,两餐之间进食液体;宜摄入清淡、蛋白质丰富及纤维素含量高的食物,如蔬菜、水果、蛋类、鱼类等;多给予孕妇精神鼓励和支持,以减少心理的困扰和焦虑。可以每日 3 次口服维生素 B₆,10~20mg/次。若妊娠 12 周以后仍继续呕吐或加重,应及时就医。

2. **尿频、尿急** 常发生在妊娠最初和最末的 3 个月。多因妊娠增大的子宫压迫膀胱所致,无任何感染征象,可给予解释,不必处理。若伴有发热、下腹痛或腰痛等其他症状,应及时就医。

3. **白带增多** 是妊娠期正常的生理变化。嘱孕妇平日穿透气性好的棉质内裤,经常更换;每日清水清洗外阴,以减少分泌物的刺激,保持外阴部清洁,严禁行阴道冲洗。分泌物过多的孕妇,可用卫生巾并经常更换。若孕妇自觉外阴瘙痒、灼热感,应及时就医以排除假丝酵母菌、滴虫、淋菌、衣原体等生殖道感染。

4. **下肢水肿** 妊娠晚期孕妇易发生下肢水肿,多在脚踝部及小腿下半部位,休息后可消退,属正常。嘱孕妇左侧卧位,缓解右旋增大的子宫对下腔静脉的压迫,稍垫高下肢,以增加静脉回流;避免长时间站立或坐姿,可适当减少孕妇对盐的摄入。若下肢明显凹陷性水肿或经休息后不消退者,应及时就医,警惕妊娠期高血压疾病或肾脏疾病的发生。

5. **下肢、外阴静脉曲张** 孕妇应避免长时间站立或行走,常抬高下肢,指导孕妇穿有压力梯度、透气的弹力袜,以促进血液回流;外阴部有静脉曲张者,夜间可于臀下垫枕,抬高髋部休息。

6. **便秘与痔疮** 妊娠前既有便秘者更易发生。嘱孕妇养成每日定时排便的习惯,多吃水果、蔬菜等含纤维素多的食物,同时增加每日饮水量,注意适当的活动。未经医师允许,不可随意用药。

7. **腰背痛** 指导孕妇穿低跟的软底鞋,在俯拾或抬举物品时,保持上身直立,弯曲膝部,用两下肢的力量抬起。妊娠期间应根据相关法律规定及时、适当调整工作强度。疼痛严重者,必须卧床休息(硬床垫),局部热敷或就医诊治。

8. **下肢肌肉痉挛** 指导孕妇增加饮食中钙的摄入。告诫孕妇避免腿部疲劳、受凉,伸腿时避免脚趾尖伸向前,走路时脚跟先着地。发生下肢肌肉痉挛时,嘱孕妇背屈足背或站直前倾以伸展痉挛的肌肉,局部按摩或热敷,直至痉挛消失。必要时遵医嘱口服钙剂,600~1 500mg/d。

9. 仰卧位低血压综合征　嘱孕妇左侧卧位,起床时宜缓慢,不必紧张。

10. 睡眠障碍　嘱孕妇每日坚持一定的户内外活动,避免观看画面刺激或情节紧张的视频等。睡前避免剧烈活动或大量饮水,梳头、温水洗脚或喝杯热牛奶等均有助于入眠。

11. 贫血　妊娠中晚期,孕妇对铁的需求量增加,除增加含铁食物的摄入,如动物肝脏、瘦肉、蛋黄、豆类等外,可适量补充铁剂。非贫血孕妇,若血清铁蛋白为30μg/L,应补充元素铁60mg/d;若缺铁性贫血孕妇,应补充元素铁100~200mg/d;服用铁剂时,宜在餐后20min,可用温水或水果汁送服,以促进铁的吸收,减轻对胃肠道的刺激。服用铁剂后粪便可能会变黑,或可能导致便秘或轻度腹泻,告知孕妇不必担心。

12. 心理压力与角色不适应　美国妇产科护理学专家鲁宾(Rubin,1984年)提出妊娠期女性为接受新生命的诞生,维持个人及家庭的功能完整,必须完成4项孕期母性心理发展任务:①确保自己及胎儿能安全顺利地渡过妊娠期:注意胎儿和自己的健康,寻求产科护理方面知识,采取良好的遵医行为。如及时补充维生素和铁剂,摄取均衡饮食,保证足够的休息和睡眠等。②促使家庭重要成员接受新生儿,特别是配偶的支持和接受更重要。③学习为孩子贡献自己:孕妇必须发展自制能力,学习延迟自己的需要以满足胎儿的成长,从而产后能顺利担负起照顾孩子的重任。④情绪上与胎儿连成一体:胎动出现后,孕妇可常抚摸、对着腹部说话等,表达对胎儿的情感,为产后与新生儿建立良好情感奠定基础。

五、健康教育与指导

1. 异常症状的识别　孕妇出现下列症状应立即就诊:阴道流血或流液,妊娠3个月后仍持续呕吐,寒战发热,腹部疼痛,头痛、眼花、胸闷、心悸、气短,胎动计数突然减少50%等。临近预产期的孕妇若阴道突然流出大量液体,应取平卧位,立即由家属送医院就诊,以防脐带脱垂而危及胎儿生命。

2. 保持清洁和舒适　妊娠期孕妇应注意清洁和舒适,居室内保持安静和空气清新。养成良好的卫生习惯,特别注意身体和口腔清洁,妊娠后排汗量增多,要勤淋浴和更换内衣;餐后用软毛牙刷刷牙,衣服应宽松、柔软、舒适,冷暖适宜,不宜穿紧身衣或袜带,以免影响血液循环,胎儿发育和活动;胸罩以舒适、合身、足以支托增大的乳房为宜,宜穿轻便舒适、低跟的鞋子,避免穿高跟鞋,以防腰背痛及身体失平衡。

3. 适当活动与休息　妊娠期间,孕妇应避免长时间站立或重体力劳动。从事接触放射线或有毒物质工作的孕妇,应调离岗位。孕妇因身心负荷加重,易感疲惫,需要充足的休息,每日应有8h睡眠,午休1~2h,宜取左侧卧位,以增加胎盘血供。运动不仅可促进孕妇的血液循环,增进食欲和睡眠、减少便秘、维持合适的体重、缓解压力及为分娩做准备,也有利于孕妇产后身体恢复,因此,孕期要保证适量的运动。妊娠早期,可做腿部及腰部舒缓运动,目的在于减轻腰背部疼痛、下肢水肿和肌肉痉挛。妊娠中晚期,可做适度的背部和脊柱伸展及骨盆运动,目的在于锻炼骨盆底及腰背部肌肉,减轻腰背部酸痛,为分娩做准备。也可根据孕妇的喜好而选择适宜的方式,如一般性家务劳动、散步、游泳、骑车、瑜伽、凯格尔(Kegel)运动、跳舞等,但不宜进行骑马、滑雪、跳跃、球类、攀登、长途旅行及潜水等剧烈且有风险的运动。孕妇运动时要注意安全、循序渐进,切勿为了达到一定标准而影响身体和胎儿。

4. 建立亲子关系　妊娠期间,孕妇应积极主动与胎儿建立良好的情感交流。方法:①妊娠早期,孕妇可表达对妊娠与期盼孩子到来的喜悦之情。②妊娠中晚期,孕妇可经常抚摸腹部,跟胎儿说话或为其轻声朗读精彩的文章或为胎儿播放舒缓、轻松、美妙的音乐。

5. 性生活指导　妊娠后的前3个月及妊娠后的末3个月,均应避免性生活,以防流产、早产及感染。

6. 舒缓压力　妊娠期女性应知晓压力过大、情绪过激或压抑会对胎儿产生不利影响,同时,也容易发生产后抑郁。通过向家人或好友倾诉、做开心感兴趣的事情、想象美好的事物等方式来释放压力或宣泄情绪。必要时,由心理医生给予心理疏导。

Note:

六、分娩的准备

因为缺乏分娩相关知识、惧怕分娩时疼痛和不适、对分娩过程中自身和胎儿安全的担忧等，许多孕妇会产生焦虑甚至恐惧心理，这些心理问题又会影响产程的进展及增加难产发生的风险，因此，帮助孕妇做好分娩的准备非常必要。分娩准备包括：识别先兆临产、分娩物品的准备、分娩不适的应对技巧等。

（一）识别先兆临产

分娩发动前，出现预示孕妇不久即将临产的症状，如不规律宫缩、胎儿下降感及少量阴道流血，称为先兆临产（threatened labor）。

1. 不规律宫缩　孕妇在分娩发动前，常会出现不规律宫缩，也称假临产（false labor）。其特点为：宫缩持续时间短（<30s）且不恒定，间歇时间长而不规则；宫缩频率不一致；宫缩强度不逐渐加强；不伴随出现宫颈管消失和宫颈口扩张；常在夜间出现，白天消失；给予镇静剂宫缩可以被抑制。

2. 胎儿下降感　妊娠晚期，随着胎先露下降入骨盆，宫底随之下降，多数孕妇会感觉上腹部较前舒适，呼吸轻快。由于胎先露入盆压迫膀胱，孕妇常出现尿频症状。

3. 见红　在分娩发动前24~48h，孕妇宫颈内口附近的胎膜与该处的子宫壁分离，毛细血管破裂后经阴道排出少量血液，由于混合宫颈管内的黏液而呈淡血性黏液，称为见红（show），是分娩即将开始的征象。若阴道出血量达到或超过月经量，则应考虑可能为前置胎盘或胎盘早剥。

（二）分娩的物品准备

1. 孕妇的用物准备　消毒卫生巾、内裤和内衣、毛巾、纸巾、大小合适的胸罩、吸奶器（以备吸空乳汁用）、梳子等，以及分娩时所需补充能量的食品。

2. 新生儿的用物　柔软、舒适、宽大、便于穿脱的衣物，质地柔软、吸水、透气性好的纯棉织品尿布或一次性洁净纸尿裤，新生儿包被、毛巾、小帽子、围嘴、爽身粉等。若由于疾病不能母乳喂养者，还要准备奶瓶、奶粉、奶嘴等。

（三）分娩不适的应对方法

帮助孕妇减轻对分娩疼痛和过程的恐惧，在分娩前掌握应对分娩不适的方法，有助于降低剖宫产率，减少孕妇身体损伤和产后抑郁的发生。

1. 使孕妇获得有关分娩方面的知识，讲解分娩过程，解答其疑惑。

2. 妊娠32~36周，教孕妇进行腹式呼吸运动练习，使其会应用腹式呼吸运动来缓解分娩疼痛。

3. 告知孕妇保持腹部放松，则阵痛的不适感会减轻。

4. 使孕妇学会分散注意力，以缓解紧张、焦虑或不适。减轻分娩不适的常用方法有：

（1）拉梅兹法（Lamaze method）：又称"精神预防法"，由法国医师拉梅兹提出，是使用较广泛的预习分娩法。首先，指导孕妇当听到口令"开始收缩"或感觉收缩开始时，使自己自动放松；其次，孕妇要学习集中注意力于自己的呼吸，排斥其他现象，即先占据脑内识别疼痛的神经细胞，使痛的冲动无法被识别，从而达到减轻疼痛的目的。方法如下：

1）廓清式呼吸：所有的呼吸运动在开始和结束前均深吸一口气后再完全吐出。

2）放松技巧：首先，通过有意识地刻意放松某些肌肉，然后，逐渐放松全身肌肉。孕妇无皱眉、握拳或手臂僵直等肌肉紧张现象。可通过触摸紧张部位、想象某些美好事物或听轻松愉快的音乐来达到放松目的。

3）意志控制呼吸：孕妇平躺于床上，头下、膝下各置一小枕。用很轻的方式吸满气后，再用稍强于吸气的方式吐出。

在宫缩早期，用缓慢而有节奏性的胸式呼吸，频率为正常呼吸的1/2；随着宫缩的频率和强度增加，用浅式呼吸，频率为正常呼吸的2倍；当宫口开大到7~8cm时，产妇的不适感最严重，此时，选择喘息-吹气式呼吸，先快速地呼吸4次后用力吹气1次，并维持此节奏。产妇可视情况调整比率，注意不要造成过度换气。

4）划线按摩法:孕妇双手指尖在腹部做环形运动。做时压力不宜太大或太小,以免太大引起疼痛,太小产生酥痒感。也可以单手在腹部用指尖做横8字形按摩。若腹部有监护仪,则可按摩两侧大腿(图4-18)。

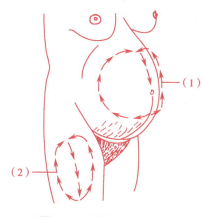

图 4-18　划线按摩示意图

(2) 瑞德法(Dick-Read method):由英国医师迪克·瑞德提出。其原理为:打破恐惧-紧张-疼痛的链环,减轻分娩时收缩引起的疼痛。瑞德法包括采用放松技巧和腹式呼吸。

1）放松技巧:孕妇侧卧,头下垫一小枕,让腹部的重量施于床垫上,身体的任一部位均不交叠。练习方法类似于拉梅兹法中的放松技巧。

2）腹式呼吸:孕妇平卧,集中注意力使腹肌提升,缓慢地呼吸,每分钟呼吸1次(吸气与呼气各30s)。在分娩末期,当腹式呼吸已不足以应付时,可改用快速的胸式呼吸。此法目的在于转移注意力,减轻全身肌肉的紧张性;迫使腹部肌肉升起,使子宫能在收缩时轻松而不受限制;维持子宫良好的血液供应。

(3) 布莱德雷法(Bradley method):由罗伯特·布莱德雷医师提出,也称为"丈夫教练法"。其放松和控制呼吸技巧同前,主要强调丈夫在妊娠、分娩和新生儿出生后最初几日中的重要性。在分娩过程中,丈夫可以鼓励产妇适当活动来促进产程,也可以使产妇转移注意力来减轻疼痛。

第五节　产前筛查

产前筛查(prenatal screening)是通过血清学、超声和无创性产前检测技术组成的简便、经济和较少创伤的检测方法,对低风险妊娠妇女进行系列检查,以发现子代具有患某些先天性缺陷和遗传性疾病高风险的可疑人群。

(一) 产前筛查条件

产前筛查需满足以下条件:①为疾病而筛查,禁止为选择胎儿性别进行性别筛查;②该疾病具有较高的发病率且危害严重;③能为筛查阳性者提供进一步的产前诊断及有效干预措施;④筛查方法无创、价廉,被筛查者接受。产前筛查须遵循知情选择、孕妇自愿的原则。

(二) 产前筛查的常见疾病

1. 胎儿非整倍体染色体异常　约8%的受精卵是非整倍体染色体异常的胎儿,存活且伴有缺陷的染色体异常占新生儿的0.64%。以唐氏综合征即21-三体综合征为代表的非整倍体染色体异常是产前筛查的重点。根据筛查时间可分为妊娠早期筛查和妊娠中期筛查。

(1) 孕早期筛查:筛查的方法包括孕妇血清学检查、超声检查或者两者结合。常用的血清学检查的指标有游离 β-hCG 和妊娠相关血浆蛋白-A(pregnancy-associated plasma protein A,PAPP-A)。妊娠 $11\sim13^{+6}$ 周进行超声检查测量胎儿颈项透明层(nuchal translucency,NT)厚度,非整倍体胎儿因颈部皮下积水,颈项透明层厚度增宽。联合应用血清学和超声检查的方法,对唐氏综合征的检出率在85%~90%,其中假阳性率为5%。

(2) 妊娠中期筛查:在妊娠15~20周进行血清学筛查,常用的三联筛查指标是:甲胎蛋白(alpha-fetoprotein,AFP)、绒毛膜促性腺激素(hCG)或 β-hCG、游离雌三醇(unconjugated estriol,uE_3)。唐氏综合征病人 AFP 降低、hCG 升高、uE_3 降低;应用抑制素(inhibin A)作为第4项指标,形成四联筛查。唐氏综合征检出率为60%~75%。

(3) 妊娠早期和中期整合筛查:提高检出率,降低假阳性率。三种整合方式为:①整合产前筛查:妊娠 10~13^{+6} 周,检测血清妊娠相关血浆蛋白-A 和 β-hCG,妊娠 11~13^{+6} 周,进行超声检查测量胎儿 NT,妊娠 15~20 周,进行血清学四联筛查,获得唐氏综合征的风险值。②血清序贯筛查:整合产前筛查中去除 NT 检查,也可达到妊娠早期联合筛查效果。③酌情筛查:妊娠早期筛查结果为胎儿风险极高(唐氏综合征风险率 ≥1/50)者,建议绒毛穿刺取样(chrorionic villus sampling,CVS)检查。

（4）超声遗传学标志物筛查:包括妊娠早期的胎儿 NT 增厚和鼻骨缺失、妊娠中期的肾盂扩张和长骨短缩等,此外,超声发现结构性畸形的胎儿也可提示染色体异常的风险增高。

（5）无创产前检测技术:无创产前检测(noninvasive prenatal test,NIPT)是根据孕妇血浆中胎儿来源的游离 DNA 信息,筛查常见的非整倍体染色体异常的方法。绝大多数采用二代测序和信息生物学技术,对 21-三体、18-三体、13-三体的检出率分别为 99%、97%、91%。由于经济因素,目前多用于高危人群的次级筛查。

2. 胎儿结构畸形　胎儿结构畸形占出生缺陷的 60%~70%。超声筛查最常用,检出率为 50%~70%。超声检查可发现:正常结构的位置或轮廓异常、严重胸腹壁缺损合并脏器外翻、单腔心、无脑儿、脑膨出及开放性脊柱裂等。90%胎儿神经管缺陷(neural tube defects,NTDs)的孕妇血清和羊水中AFP 水平升高,血清学筛查应在妊娠 15~20 周进行;99%的神经管畸形可通过超声检查获得诊断,检测时间通常在妊娠 20~24 周,此时胎动活跃,羊水相对多,胎儿骨骼尚未钙化,便于多角度观察胎儿结构。建议所有孕妇均应在此时期进行一次系统胎儿超声检查。超声检查受孕周、羊水、胎位、母体腹壁薄厚等多种因素影响,以及部分胎儿畸形超声检出率极低,如房室间隔缺损、外生殖器畸形等,因此,胎儿结构畸形的产前超声检出率为 50%~70%。

（三）产前筛查结果判定及追踪随访

1. 结果判定　产前筛查的结果不是确诊试验,只是风险评估。筛查结果阴性提示低风险,应向孕妇说明此结果并不能完全排除异常;筛查结果阳性意味着患病的风险增加,但不是诊断疾病,也不是确诊试验,应建议孕妇进行产前诊断。不能根据筛查结果决定终止妊娠。

2. 追踪随访　对所有筛查对象要进行随访,随访率应 ≥90%,随访时限为产后。对筛查结果为高风险的孕妇,应随访产前诊断结果和妊娠结局。产前筛查机构应进行随访信息登记,定期上报省级产前检查质量控制中心。

本 章 小 结

妊娠是胚胎和胎儿在母体内发育成长的过程,从卵子受精开始,经过受精卵的输送与发育、受精卵着床、蜕膜形成,直至胎盘、胎膜、脐带、羊水等胎儿附属物的形成。胎儿附属物对维持胎儿宫内的生命及生长发育起着重要作用。妊娠全过程 40 周,是一个正常的生理过程,母体全身各系统发生了一系列适应性的解剖生理和心理变化,并调适其功能,以满足胎儿生长发育和分娩的需要,同时为产后的哺乳做好准备。

根据妊娠不同时期的特点,临床上将妊娠分为早期(13 周末及以前)、中期(14~27^{+6} 周)和晚期(28 周及以后)妊娠,各个时期在临床表现和相关辅助检查均有不同的特点。根据 LMP 日期,推算预产期。由于胎儿在子宫内位置和姿势不同,因此,有不同的胎产式、胎先露和胎方位。妊娠期管理包括产前检查、妊娠期营养和用药指导、孕妇体重和胎儿胎动监测、妊娠期常见症状护理、健康教育与指导及分娩准备。产前筛查虽可发现子代具有患某些先天性缺陷和遗传性疾病的高风险人群,但不是确诊检查,不能根据产前筛查结果终止妊娠,阴性结果亦不代表正常;产前筛查须选择在合适的时间开展并知情同意。

（安力彬）

思 考 题

1. 某女士,26 岁,已婚,平时月经规律,月经周期为 30d,现月经过期 9d,自觉恶心、呕吐、厌油烟味、食欲差及疲惫。既往健康。

问题:

(1) 若需明确妊娠诊断,可做哪些检查?

(2) 若确诊早孕,建议其如何进行产前检查?

(3) 针对该孕妇,请给予饮食指导。

2. 某女士,30 岁,已婚,因"G_1P_0,妊娠 30 周",今日在门诊常规产检。查体:身高 160cm,体重 60kg,T 36.8℃,BP 130/75mmHg,P 76 次/min,R 20 次/min,腹围 89cm,宫高 27cm,胎方位 LOA,胎心 120 次/min,双下肢脚踝有轻微水肿。实验室检查:Hb 108g/L,铁蛋白 30μg/L,OGTT 结果正常。既往健康,孕前体重 50kg。

问题:

(1) 结合 BMI,简要评价该孕妇的体重管理。

(2) 该孕妇需要额外补充铁剂吗? 为什么?

(3) 从饮食中如何补充铁?

3. 某女士,32 岁,妊娠 39 周,G_1P_0。出现宫缩 1d,宫缩持续约 20s,每隔 10min 左右 1 次,来院就诊。

问题:

(1) 该孕妇是否已经临产?

(2) 如何判断临产?

(3) 有哪些技巧可以帮助她减轻不适感?

NURSING

第五章

分娩期妇女的护理

05章　数字内容

学习目标

- **知识目标：**
  1. 掌握分娩及临产的定义、临产后子宫收缩力的特点、以枕先露为例的分娩机制、总产程及三个产程的划分、各个产程的评估要点及处理措施。
  2. 熟悉正常分娩的影响因素、骨盆三个平面及各径线、胎头各径线、软产道的构成,熟悉分娩期焦虑和疼痛的处理措施。
  3. 了解分娩期焦虑和疼痛的评估要点。
- **能力目标：**
  能运用所学知识对正常分娩不同产程的妇女进行护理及健康教育;对分娩期焦虑和疼痛妇女提供支持。
- **素质目标：**
  1. 具有较强的责任心,主动与孕产妇沟通、交流,对分娩期疼痛妇女具有同理心。
  2. 保护孕产妇隐私,在进行各项检查时获得知情同意。
  3. 尊重生命,在为孕产妇提供照护时体现人文关怀。

分娩(delivery)是指妊娠达到及超过 28 周(196d),胎儿及附属物从临产开始至全部从母体娩出的全过程。其中,妊娠达到 28 周至 36^{+6} 周(196~258d)期间分娩称早产(premature delivery);妊娠达到 37 周至 41^{+6} 周(259~293d)期间分娩称足月产(term delivery);妊娠达到及超过 42 周(≥294d)期间分娩称过期产(postterm delivery)。

分娩启动的原因复杂,至今不能用单一机制解释,目前认为分娩启动是炎症因子、机械性刺激等多因素综合作用的结果,并受到多种内分泌激素的调控,促进宫颈成熟,诱发前列腺素及缩宫素释放,子宫肌细胞间隙连接增多,子宫肌细胞内钙离子浓度增加,使子宫平滑肌由非活跃状态向活跃状态转化,促发子宫收缩,促进宫颈成熟,从而启动分娩。因此,宫颈成熟是分娩启动的必备条件,缩宫素及前列腺素是触发宫缩及启动分娩的最直接因素。而分娩一旦启动,产力、产道、胎儿及产妇的精神心理因素是决定分娩进展的主要因素。

案例导入与思考

某女士,29 岁,G$_1$P$_0$,孕 39^{+2} 周,规律宫缩 2h,临产入院。入院检查:胎方位枕左前,先露已衔接,胎膜未破,胎心音 148 次/min,宫缩持续 30s,间歇 10~15min/次,产妇精神状态良好。

请思考:

1. 应对该孕妇进行哪些方面的护理评估?

2. 该孕妇目前存在的主要护理问题是什么?

3. 护士应为该孕妇提供哪些护理措施?

第一节　影响分娩的因素

影响分娩的因素包括产力、产道、胎儿及社会心理因素。各因素正常并相互适应,胎儿经阴道顺利自然娩出,为正常分娩。子宫收缩力是临产后的主要产力,腹压是第二产程胎儿娩出的重要辅助力量,肛提肌收缩力是协助胎儿内旋转及胎头仰伸的必需力量。骨盆三个平面的大小与形态、子宫下段形成、宫颈管消失与宫口扩张、会阴体伸展等直接影响胎儿通过产道。胎儿大小及胎方位是分娩难易的重要影响因素。社会心理因素则影响分娩的全过程,保持产妇良好的心理状态对顺利分娩非常重要。

一、产力

将胎儿及其附属物从子宫内逼出的力量称为产力。产力包括子宫收缩力(简称宫缩)、腹壁肌及膈肌收缩力(统称腹压)和肛提肌收缩力。

(一)子宫收缩力

子宫收缩力是临产后的主要产力,贯穿于分娩的全过程。临产后的宫缩能迫使宫颈管缩短直至消失、宫口扩张、胎先露下降、胎儿及胎盘胎膜娩出。临产后正常宫缩的特点包括:

1. **节律性**　子宫节律性收缩是临产的重要标志。正常宫缩是有规律的阵发性收缩,每次宫缩都是由弱渐强(进行期),维持一定时间(极期),随后由强渐弱(退行期),直至消失进入间歇期(图 5-1),如此反复出现,直至分娩结束。

临产开始时,宫缩持续时间 30~40s,间歇期 5~6min。随着产程进展宫缩持续时间逐渐延长,间歇期逐渐缩短。当宫口开全后,宫缩持续时间长达 60s,间歇期仅 1~2min。宫缩强度也随产程进展逐渐增强,宫缩极期时宫腔压力于第一产程末可增至 40~60mmHg,第二产程末可高达 100~150mmHg,间歇期宫腔内压力仅为 6~12mmHg。宫缩时,子宫肌壁血管受压,子宫血流量减少,致使胎盘绒毛间隙血流量减少;宫缩间歇期,子宫血流量又恢复至原来水平,胎盘绒毛间隙血流重新充盈。因此,宫缩的节律性特点有利于胎儿适应分娩过程,不发生缺氧性损害。

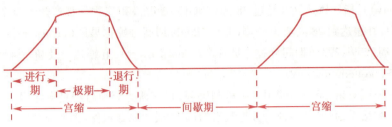

图 5-1 临产后正常宫缩节律性示意图

2. 对称性和极性 正常宫缩起自两侧子宫角部(子宫角部受起搏点控制),迅速以微波形式向子宫底中线集中,左右对称,再以 2cm/s 的速度向子宫下段扩散,约在 15s 内均匀协调地扩展至整个子宫,该特点为子宫收缩的对称性。宫缩以宫底部最强并最持久,向下逐渐减弱,子宫底部收缩力的强度几乎是子宫下段的 2 倍,此为子宫收缩的极性。对称性和极性保证了子宫收缩力的方向指示宫颈口方向(图 5-2)。

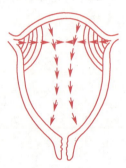

图 5-2 子宫收缩力的对称性示意图

3. 缩复作用 子宫体部平滑肌的收缩特点与人体其他部位的平滑肌不同,每次宫缩时,子宫体部肌纤维短缩变粗,间歇期肌纤维尽管松弛,但不能恢复到原来的长度,经反复收缩,肌纤维越来越短,此现象为子宫肌纤维的缩复作用。随着子宫收缩,缩复作用使宫腔内容积逐渐缩小,迫使胎先露部下降、宫颈管逐渐缩短直至消失。

(二)腹肌及膈肌收缩力

腹壁肌及膈肌收缩力(简称腹压)是第二产程时娩出胎儿的重要辅助力量。宫口开全后,宫缩时前羊水囊或胎先露部压迫盆底组织和直肠,反射性引起排便动作。产妇主动向下用力屏气,腹壁肌及膈肌收缩使腹压增高,迫使胎儿向下运动。腹压在第二产程末期配合有效的宫缩运用最有效,能促使胎儿娩出。第三产程腹压可促使已剥离的胎盘娩出。但过早运用腹压容易导致产妇疲劳和宫颈水肿,导致产程延长。

(三)肛提肌收缩力

宫口开全后,胎先露部压迫盆底组织,引起肛提肌收缩。肛提肌收缩力可协助胎先露部在骨盆腔进行俯屈、内旋转。当胎头枕部位于耻骨弓下时,能协助胎头仰伸及娩出。胎儿娩出后,胎盘将至阴道时,肛提肌收缩力也有助于胎盘娩出。

二、产道

产道是胎儿从母体娩出的通道,分为骨产道与软产道两部分。

(一)骨产道

骨产道指真骨盆,其大小、形态与分娩是否顺利密切相关。分娩过程中受重力和产力作用,骨盆各骨骼之间可能有轻度移位,使骨盆容积稍增加。为了便于理解,将骨盆分为三个假想平面,连接各平面中心点形成骨盆轴。

1. 骨盆入口平面(pelvic inlet plane) 为真假骨盆的交界面,呈横椭圆形,前方为耻骨联合上缘,两侧为髂耻线,后方为骶岬上缘。共有 4 条径线(图 5-3)。

(1)入口前后径:即真结合径。耻骨联合上缘中点至骶岬上缘正中间的距离,正常值平均 11cm,胎先露入盆与此径关系密切。

(2)入口横径:左右髂耻缘间的最大距离,正常值平均 13cm。

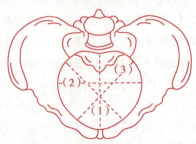

图 5-3 骨盆入口平面各径线
(1)前后径 11cm;(2)横径 13cm;(3)斜径12.75cm。

（3）入口斜径：左右各一，一侧骶髂关节至对侧髂耻隆突间的距离，正常值平均 12.75cm。

2. 中骨盆平面（mid-plane of pelvis）　是骨盆最小平面，呈纵椭圆形，前方为耻骨联合下缘，两侧为坐骨棘，后方为骶骨下端。有 2 条径线（图 5-4）。

（1）中骨盆前后径：耻骨联合下缘中点通过两侧坐骨棘连线中点至骶骨下端间的距离，正常值平均 11.5cm。

（2）中骨盆横径：又称坐骨棘间径。两坐骨棘间的距离，正常值平均 10cm，胎先露内旋转与此径线关系密切。

3. 骨盆出口平面（pelvic outlet plane）　该平面由两个不在同一平面的三角形组成，前三角平面顶端为耻骨联合下缘，两侧为耻骨降支；后三角平面顶端为骶尾关节，两侧为骶结节韧带。坐骨结节间径为两个三角形的共同底边（图 5-5）。

（1）出口前后径：耻骨联合下缘至骶尾关节间的距离，正常值平均 11.5cm。

（2）出口横径：两坐骨结节内侧缘的距离，又称坐骨结节间径。正常值平均 9cm，此径线是胎先露部通过骨盆出口的径线，与分娩关系密切。

（3）出口前矢状径：耻骨联合下缘中点至坐骨结节间径中点间的距离，正常值平均 6cm。

（4）出口后矢状径：骶尾关节至坐骨结节间径中点间的距离，正常值平均 8.5cm。若出口横径稍短，但出口后矢状径与出口横径之和>15cm 时，中等大小的足月胎头可以通过后三角区经阴道娩出。

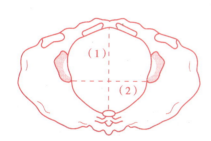

图 5-4　**中骨盆平面各径线**
（1）前后径 11.5cm；（2）横径 10cm。

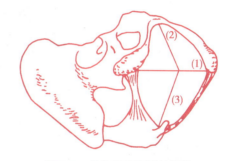

图 5-5　**骨盆出口平面各径线**
（1）出口横径；（2）出口前矢状径；（3）出口后矢状径。

4. 骨盆轴及盆骨倾斜度　连接骨盆各平面中心点的假想曲线，称为骨盆轴（pelvic axis）。分娩及助产时，胎儿沿此轴娩出，此轴上段向下向后，中段向下，下段向下向前（图 5-6）。骨盆倾斜度（inclination of pelvis）是指妇女站立时，骨盆入口平面与地平面所形成的角度，一般为 60°（图 5-7）。若倾

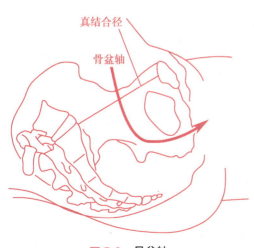

真结合径

骨盆轴

图 5-6　**骨盆轴**

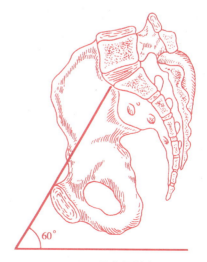

60°

图 5-7　**骨盆倾斜度**

Note：

斜度过大,则影响胎头衔接。

(二)软产道

软产道是由子宫下段、宫颈、阴道及骨盆底软组织构成的弯曲管道。

1. **子宫下段的形成** 由子宫峡部伸展形成。未孕时子宫峡部长约1cm,妊娠12周后逐渐伸展成为宫腔的一部分,随着妊娠进展逐渐拉长,至妊娠末期形成子宫下段。临产后的规律宫缩使子宫下段进一步拉长达7~10cm,由于子宫体肌纤维的缩复作用,子宫上段肌壁越来越厚,子宫下段肌壁被动牵拉越来越薄,在子宫上下段交界处形成环状隆起,称生理缩复环(physiologic retraction ring)(图5-8),正常情况下此环在腹部观察不到。

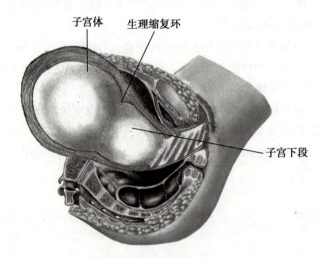

图5-8 生理性缩复环

2. **宫颈的变化** 临产后在宫缩作用下,宫颈发生以下两个变化:宫颈管消失和宫口扩张(图5-9),初产妇通常宫颈管先缩短、消失,然后宫口扩张;经产妇则宫颈管缩短消失与宫口扩张同时进行。

(1)宫颈管消失(effacement of cervix):临产前宫颈管长2~3cm,临产后受规律宫缩牵拉及胎先露、前羊膜囊的直接压迫,宫颈内口向上向外扩张,使宫颈管形成漏斗状,随后宫颈管逐渐变短直至消失。

(2)宫口扩张(dilatation of cervix):临产前,初产妇的宫颈外口仅容一指尖,经产妇能容一指。临产后,子宫收缩及缩复向上牵拉使宫口扩张。宫缩使胎先露部衔接,前羊水不能回流,而子宫下段由于蜕膜发育不良,胎膜容易与该处蜕膜分离而向宫颈管突出形成前羊膜囊,协助扩张宫口。宫口近开全时,胎膜多自然破裂,破膜后胎先露部直接压迫宫颈,使宫口扩张明显加快,当宫口开全(10cm)时,足月妊娠的胎头方能通过。

3. **阴道、骨盆底组织及会阴的变化** 阴道具有较好的伸展性,临产后前羊水囊及胎先露扩张阴道上部,破膜后胎先露部直接压迫骨盆底,使软产道下段形成一个向前向上弯曲的筒状通道,阴道黏

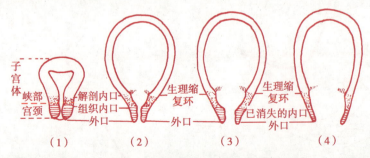

图5-9 宫颈管消失与宫口扩张
(1)非妊娠子宫;(2)足月妊娠子宫;(3)分娩第一产程妊娠子宫;(4)分娩第二产程妊娠子宫。

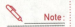

Note:

膜皱襞展平,阴道扩张变宽。肛提肌向下及两侧扩展,肌纤维拉长,会阴体由 5cm 厚变成 2～4mm 薄,以利于胎儿通过。分娩时,会阴体能承受一定压力,但若处理不当,仍可能造成裂伤。

三、胎儿

胎儿大小、胎位及有无畸形是影响分娩难易程度的重要因素之一。临床上主要通过超声检查并结合宫高测量估计胎儿体重,此外,胎头是胎体最大的部分,也是通过产道最困难的部分,分娩时,即使骨盆大小正常,但如果胎头径线过长,仍可造成头盆不称导致难产。

(一)胎儿大小

1. 胎头颅骨 胎头由两块顶骨、额骨、颞骨及一块枕骨构成。颅骨间膜状缝隙称颅缝,两顶骨间为矢状缝,顶骨与额骨间为冠状缝,枕骨与顶骨间为人字缝,颞骨与顶骨间为颞缝,两额骨间为额缝。颅缝交界空隙较大处称为囟门。位于胎头前方的菱形囟门为大囟门,又称前囟。位于胎头后方的三角形囟门是小囟门,又称后囟。囟门是确定胎方位的重要标志(图 5-10)。在分娩过程中,颅缝和囟门使颅骨有一定的活动余地,胎头通过产道时受压,颅缝轻度重叠,胎头变小,有利于胎头娩出。但若胎儿过度成熟,颅骨较硬,胎头不易变形,容易导致难产。

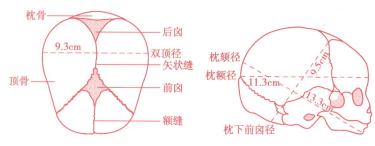

图 5-10 胎头颅骨、颅缝、囟门及径线

2. 胎头径线 胎头主要有 4 条径线:①双顶径(biparietal diameter,BPD):两顶骨隆突间的距离,足月时平均 9.3cm,为胎头最大横径,超声以此径判断胎儿大小;②枕额径(occipito frontal diameter):鼻根上方至枕骨隆突间的距离,足月时平均 11.3cm,胎头以此径线衔接;③枕下前囟径(suboccipito-bregmatic diameter):又称小斜径,前囟中央至枕骨隆突下方的距离,足月时平均 9.5cm,胎头以此径通过产道;④枕颏径(occipito mental diameter):又称大斜径,颏骨下方中央至后囟门顶部的距离,足月时平均 13.3cm(图 5-10)。

(二)胎位

产道为一纵行管道,因此,胎产式为纵产式时,胎体纵轴与骨盆轴一致,胎儿容易通过产道。头先露时胎头先通过产道,经颅骨重叠,胎头变形、周径变小,利于胎头娩出。而臀先露时,胎臀先娩出,胎臀较胎头周径小且软,软产道未经充分扩张,易致胎头娩出困难。肩先露时,胎体纵轴与骨盆轴垂直,妊娠足月活胎不能通过产道,对母儿威胁极大。矢状缝和囟门是确定胎方位的重要标志,其中,枕前位更利于完成分娩机转,其他胎方位则会不同程度增加分娩困难。

(三)胎儿畸形

胎儿某一部分发育异常,如脑积水、联体双胎等,由于胎头或胎体过大,通过产道常发生困难。

四、社会心理因素

分娩虽然是一个生理过程,但孕妇却是一种持久强烈的压力源,会引起一系列特征性的心理应激反应,从而影响产力和产程进展,因此,分娩期产妇的精神心理因素也是决定影响分娩的因素之一。产妇在分娩期的心理应激反应主要表现为焦虑和恐惧,过度的恐惧和紧张会导致宫缩乏力、宫口扩张缓慢、胎先露下降受阻、产程延长,甚至导致胎儿缺血缺氧而出现胎儿窘迫,并增加了产后出血的风险。

第二节　正常分娩妇女的护理

一、枕先露的分娩机制

分娩机制(mechanism of labor)是指胎儿先露部在通过产道时,为适应骨盆各平面的不同形态,被动地进行一连串的适应性转动,以其最小径线通过产道的全过程,包括衔接、下降、俯屈、内旋转、仰伸、复位及外旋转(图 5-11)。临床上枕先露占 95% 以上,且以枕左前位为最多见,故以枕左前位分娩

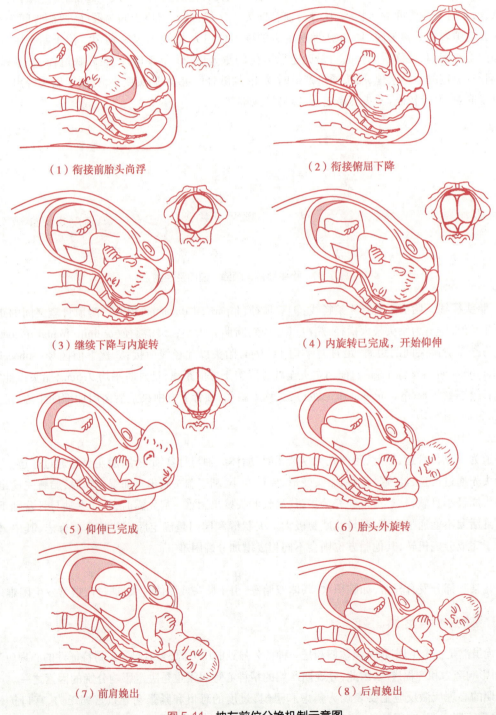

（1）衔接前胎头尚浮　　　　　　　　　（2）衔接俯屈下降

（3）继续下降与内旋转　　　　　　　　（4）内旋转已完成,开始仰伸

（5）仰伸已完成　　　　　　　　　　　（6）胎头外旋转

（7）前肩娩出　　　　　　　　　　　　（8）后肩娩出

图 5-11　枕左前位分娩机制示意图

机制为例介绍分娩过程各动作,尽管各动作分别介绍,但分娩过程却是连续进行的。

1. **衔接** 胎头双顶径进入骨盆入口平面,颅骨最低点接近或达到坐骨棘水平,称为衔接(engagement)。胎头取半俯屈状态以枕额径进入骨盆入口,由于枕额径大于骨盆入口前后径,胎头矢状缝坐落在骨盆入口右斜径上,胎头枕骨在骨盆左前方。经产妇多在临产后胎头衔接,部分初产妇可在预产期前1~2周内胎头衔接。若初产妇已临产而胎头仍未衔接,应警惕头盆不称。

2. **下降** 胎头沿骨盆轴前进的动作称为下降(descent),是胎儿娩出的首要条件。下降动作贯穿于分娩全过程,与其他动作相伴随。下降动作呈间歇性,宫缩时胎头下降,间歇时胎头又稍回缩。促使胎头下降的因素有:①宫缩时通过羊水传导,压力经胎轴传至胎头;②宫缩时宫底直接压迫胎臀;③宫缩时胎体直伸长;④腹肌收缩使腹压增加。临床上将胎头下降程度作为判断产程进展的重要标志。

3. **俯屈** 当胎头以枕额径下降至骨盆底时,原来处于半俯屈的胎头遇肛提肌阻力,借杠杆作用进一步俯屈(flexion),使下颏接近胸部,使胎头衔接时的枕额径改变为枕下前囟径,以适应产道形态,利于胎头继续下降。

4. **内旋转** 胎头围绕骨盆纵轴向前旋转,使矢状缝与中骨盆及骨盆出口前后相一致的动作称为内旋转(internal rotation)。内旋转从中骨盆平面开始至骨盆出口平面完成,以适应中骨盆及骨盆出口前后径大于横径的特点,利于胎头下降。枕先露时,胎头枕部到达骨盆底最低位置,肛提肌收缩力将胎头枕部推向阻力小、部位宽的前方,枕左前位的胎头枕部向母体中线方向旋转45°,后囟转至耻骨弓下。胎头内旋转于第一产程末完成。

5. **仰伸** 完成内旋转后,完全俯屈的胎头下降达阴道外口时,宫缩和腹压继续迫使胎头下降,而肛提肌收缩力又将胎头向前推进,两者的合力作用使胎头沿骨盆轴下段向下向前的方向转为向前向上,胎头枕骨下部达耻骨联合下缘时,以耻骨弓为支点,胎头逐渐仰伸(extention),胎头的顶、额、鼻、口、颏依次由会阴前缘娩出。此时,胎儿双肩径沿左斜径进入骨盆入口。

6. **复位及外旋转** 胎头娩出时,胎儿双肩径沿骨盆入口左斜径下降。胎头娩出后,为使胎头与胎肩恢复正常关系,胎头枕部向母体左侧旋转45°,称复位(restitution)。胎肩在盆腔内继续下降,前(右)肩向前向中线旋转45°,胎儿双肩径转成与骨盆出口前后径相一致的方向,而胎头枕部需在外继续向母体左侧旋转45°,以保持胎头与胎肩的垂直关系,称外旋转(external rotation)。

7. **胎肩及胎儿娩出** 胎头完成外旋转后,胎儿前(右)肩在耻骨弓下先娩出,随即后(左)肩从会阴前缘娩出。胎儿双肩娩出后,胎体及下肢随之娩出,胎儿娩出过程全部完成。

二、临产

临产(in labor)的标志为有规律且逐渐增强的子宫收缩,持续时间30s或以上,间歇时间5~6min,同时伴随进行性子宫颈管消失、宫颈口扩张和胎先露部进行性下降。该宫缩使用强镇静药也不能抑制。

三、总产程与产程分期

总产程(total stage of labor)即分娩全过程,指从开始出现规律宫缩至胎儿胎盘完全娩出的全过程。分为三个产程:

1. **第一产程(first stage of labor)** 又称宫颈扩张期。从临产开始至宫口开全(10cm),分为潜伏期和活跃期。潜伏期(latent phase)是从规律宫缩至宫口扩张达6cm,为宫口扩张的缓慢阶段。初产妇不超过20h,经产妇不超过14h。活跃期(active phase)是宫口扩张6cm至宫口开全,为宫口扩张的加速阶段,部分产妇在宫口开至4~5cm即进入活跃期,此期宫口扩张速度≥0.5cm/h。

2. **第二产程(second stage of labor)** 又称胎儿娩出期。从宫口开全至胎儿娩出。未实施硬膜外麻醉者,初产妇不应超过3h;经产妇不应超过2h。实施硬膜外麻醉者,可在此基础上延长1h,

Note:

即初产妇不应超过 4h;经产妇不应超过 3h。

3. **第三产程（third stage of labor）**　又称胎盘娩出期。从胎儿娩出后至胎盘胎膜娩出,需 5~15min,不应超过 30min。

四、第一产程妇女的护理

第一产程是宫颈扩张期,也是产程的开始。在规律宫缩的作用下,宫口扩张、先露下降。在第一产程可发生各种异常,需严密观察与评估,及早识别存在的健康问题,为产妇提供支持和照护,确保第一产程进展顺利。

【护理评估】

1. **健康史**　入院时进行健康史评估。评估产妇的年龄、身高、体重等一般情况,回顾产前检查记录,核对预产期和孕周,了解本次妊娠的经过,有无合并症;评估既往妊娠史,妊娠次数和分娩次数,既往分娩方式及并发症史,有无瘢痕子宫、会阴撕裂史等;询问孕期是否定期产前检查,目前有无宫缩,若有宫缩,询问宫缩开始的时间、强度及频率;是否有阴道流血或流液;若有,应评估流血、流液的时间、量及伴随症状。此外,还应评估孕期各项检查,如血型、肝肾功能、凝血功能检查、感染性疾病筛查、B 超检查等的结果。

2. **身体状况**

(1) 一般状况评估:临产后应定时测量生命体征,子宫收缩会导致血压升高 5~10mmHg,产程中每 4~6h 测量 1 次血压。对胎膜已破的产妇,每 2h 测量体温。此外,还应评估休息与睡眠、饮食与大小便情况等。

(2) 疼痛评估:临产后根据宫缩情况评估产妇对疼痛的主诉,尊重产妇自己的评估报告,观察孕妇面部表情。可选择数字评分法或文字描述评定法进行疼痛程度的评估,对不能用语言准确表达的产妇可采用 Wong-Backer 面部表情量表进行疼痛评估。

(3) 胎心:正常胎心率为 110~160 次/min。胎心率是产程中极为重要的观察指标。对正常孕妇建议采用多普勒间断听胎心。潜伏期每小时听诊 1 次,活跃期每 30min 听诊 1 次,在宫缩后进行听诊并计数 1min,监测胎心的频率、规律性和宫缩后胎心有无变异,注意与孕妇的脉搏区分。此外,必要时也可采用电子胎儿监护监测胎心率变化及其与宫缩、胎动的关系,准确判断胎儿在宫内的状态。不推荐产程中将持续胎心监护作为常规胎心评估。

(4)子宫收缩:产程开始后,出现伴有疼痛的阵发性子宫收缩,称为"阵痛"。开始时宫缩持续时间较短(30~40s)且弱,间歇期较长(5~6min)。随着产程进展,宫缩持续时间渐长(50~60s)且强度增加,间歇期缩短(2~3min)。在第一产程末宫口近开全时,宫缩持续时间可达 1min 或以上,间歇期仅 1~2min。

产程中需定时观察并记录子宫收缩持续时间、间歇时间及强度,每次至少观察 3~5 次宫缩,每 1~2h 观察一次。临床上常用触诊法观察宫缩,该法简单有效,观察者将手掌放于孕妇腹壁的宫体近宫底处,宫缩时宫体部隆起变硬,间歇期松弛变软。必要时亦可采用电子胎儿监护仪描述宫缩曲线,持续观察宫缩强度、频率和持续时间。10min 内出现 3~5 次宫缩即视为有效产力,超过 5 次表明宫缩过频。监护仪分外监护及内监护两种,外监护临床应用较广,将宫缩压力探头固定在孕妇腹壁宫体近宫底部即可。内监护有宫腔内感染的可能且价格昂贵,临床应用较少。不推荐产程中常规采用电子胎儿监护仪连续监测宫缩,且观察宫缩不能完全依赖监护仪,即使产妇需要电子监护仪持续监测,护士至少要亲自评估 1 次宫缩。

(5)宫口扩张及胎头下降

1)宫口扩张:是产程观察的重要指标。临产后在规律宫缩作用下,宫颈管逐渐缩短直至消失,宫口逐渐扩张,宫口于潜伏期扩张速度较慢,进入活跃期后扩张加快,宫口近开全时,宫颈边缘消失,子宫下段及阴道形成宽阔筒腔,利于胎儿通过。通过阴道检查可了解宫颈管位置、长度、软硬度、容受度,判断宫口扩张程度及宫颈是否有水肿。初产妇潜伏期每 4h 检查 1 次,进入活跃期后每 1~2h 检查 1 次。若出现会阴膨隆、阴道血性分泌物增多、排便感等,应立即行阴道检查,明确是否宫口快速扩张。

2)胎头下降:胎儿能否顺利下降是决定胎儿能否经阴道分娩的重要观察指标。随着宫缩加强,胎儿先露部逐渐下降,亦可通过阴道检查了解胎头下降程度及胎方位,胎头与骨盆的适应度,是否存在脐带先露或脱垂,胎膜的完整性等。潜伏期胎头下降不明显,活跃期下降加快,平均每小时下降 0.86cm,可作为评估分娩难易的指标。胎头下降情况可采用两种方法进行评估:①胎儿颅骨最低点与坐骨棘平面的关系:以坐骨棘平面作为判断胎头高低的标志。胎头颅骨最低点平坐骨棘平面时,以"0"表示;在坐骨棘平面上 1cm 时,以"-1"表示;在坐骨棘平面下 1cm 时,以"+1"表示,其余依此类推(图 5-12)。一般在宫口开大 4~5cm 时,胎头最低点达到坐骨棘水平。②国际五分法:腹部触诊时双手掌置于胎头两侧,触及骨盆入口平面时,双手指尖在胎头下方彼此触及为剩余 5/5;双手指尖在胎头两侧有汇聚但不能彼此触及为剩余 4/5;双手掌在胎头两侧平行为剩余 3/5;双手掌在胎头两侧呈外展为剩余 2/5;双手掌在胎头两侧呈外展且手腕可彼此触及为剩余 1/5。具体见图 5-13。

3)产程图:临床多采用产程图(partogram)来描记和反映宫口扩张及胎头下降的情况,以此来评估产程进展。美国学者 Friedman 提出"Friedman 产程曲线",横坐标为临产时间(h),纵坐标左侧为宫口扩张程度(cm),纵坐标右侧为胎先露下降程度(cm),画出两条伴行的宫口扩张曲线和胎头下降曲线(图 5-14)。随着越来越多的研究发现,经典的 Friedman 产程图已经不再适用于当今人群的分娩模式,近年来新型产程图被提出,该产程图以阶梯状第 95 百分位数线取代了直线型处理线,自初产妇入院起记录宫口扩张程度,分别以宫口扩张 2cm、3cm、4cm 和 5cm 为起点,依据宫口扩张生理功能的变化情况,绘制出 4 条阶梯状处理线,如果越过相应的处理线则考虑产程停滞(图 5-15)。

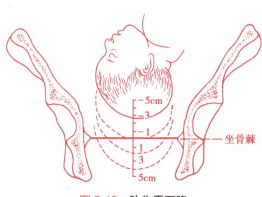

图 5-12 胎先露下降

坐骨棘

—5cm
—3
—1
—1
—3
—5cm

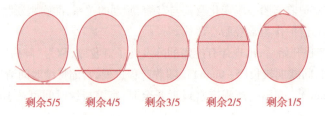

剩余5/5　剩余4/5　剩余3/5　剩余2/5　剩余1/5

图5-13　骨盆入口平面触诊胎头入盆情况的国际五分法示意图

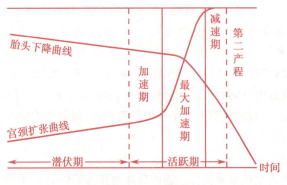

图5-14　产程图

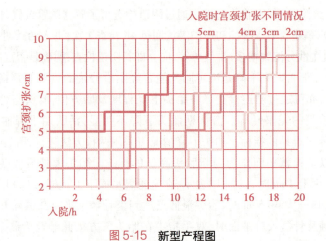

图5-15　新型产程图

（6）胎膜破裂：胎膜破裂（rupture of membranes）简称破膜，胎儿先露部衔接后，将羊水阻断为前后两部，位于胎先露前面的羊水，称为前羊水，约100ml，有助于扩张宫口。当羊膜腔内压力增加到一定程度时，胎膜自然破裂。正常破膜多发生在第一产程末期宫口近开全时，亦有部分产妇胎膜在临产前或第二产程破裂。观察阴道血性分泌物、流血或流液的量及形状，评估胎膜是否破裂。若未破，阴道检查时可触及有弹性的水囊。若已破，则推动先露部可见羊水流出。也可用pH试纸检测，pH≥7.0时破膜的可能性大。

3. 心理-社会状况　由于分娩疼痛增强、陌生的产房环境、对自身及胎儿的担心、对产程的未知等，孕妇会表现出紧张不安、焦虑甚至恐惧的情绪。观察宫缩时孕妇的面部表情、呼吸、呻吟等，询问睡眠及饮食情况有无改变，评估分娩阵痛对其影响；也可与孕妇交谈，或采用心理评估工具，如状态-特质焦虑量表，评估孕妇的其心理状态。

【常见护理诊断/问题】

1. 分娩疼痛　与逐渐增强的宫缩有关。
2. 舒适度减弱　与子宫收缩、膀胱充盈、胎膜破裂等有关。

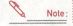
Note:

3. 焦虑　与担心自己和胎儿的安全有关。

【护理目标】

1. 孕妇能恰当应对分娩疼痛。
2. 孕妇主动参与分娩过程,采取措施提高舒适度。
3. 孕妇情绪稳定,对分娩有信心。

【护理措施】

1. 一般照护与支持

（1）提供良好的环境:确保待产环境安静舒适,保持空气清新,温湿度适宜,有条件的应提供独立待产室和分娩室,并鼓励家属陪伴,减少产妇对环境的陌生感和无助感。

（2）鼓励孕妇主动参与分娩:理解产妇分娩过程中的焦虑、恐惧心理,态度温和专业,承认孕妇在分娩过程中的主动地位与作用,及时提供产程进展信息,鼓励孕妇主动参与分娩,增强自然分娩的信心。

（3）补充液体和热量:在没有高危因素情况下,第一产程不限制饮食,根据孕妇意愿鼓励适量摄入易消化食物,建议补充清亮液体,摄入充足水分,以保证产妇体力。除非孕妇有明显呕吐或无法进食,否则不常规给予静脉补液。

（4）活动与休息:临产后,指导孕妇采取舒适体位,不限制其活动或体位,不建议长时间仰卧在床上。宫缩不强且未破膜,可鼓励孕妇离床活动,更利于产程的进展。但有下列情况之一者,应卧床休息:①胎膜已破,胎头高浮或臀位;②合并重度先兆子痫;③异常出血;④妊娠合并心脏病。

（5）排尿与排便:临产后,鼓励孕妇每2~4h排尿1次,以免膀胱充盈影响宫缩及胎先露下降。因胎先露压迫引起排尿困难者,应警惕头盆不称,必要时给予导尿。孕妇主诉有便意时,应先检查宫口扩张程度,如厕需专人陪同,指导产妇不要长时间屏气用力排便。

（6）保持清洁:临产后宫缩频繁导致出汗较多,且外阴部有较多分泌物,应协助孕妇做好生活护理,及时擦汗、更衣及保持床单位清洁。破膜后保持外阴清洁,必要时给予会阴擦洗,预防感染。

2. 专科护理

（1）促进宫缩:若产程中出现宫缩乏力,可改变体位,刺激乳头,保障能量供给和良好的休息。在评估无禁忌证时,可遵医嘱以小剂量缩宫素静脉滴注促进宫缩。若出现宫缩过强,应立即通知医生进行处理。

（2）人工破膜:对产程进展顺利者,不建议宫口开全之前常规行人工破膜术,若需人工破膜,应先判断胎先露入盆情况,一旦胎膜破裂,应立即听胎心,并观察羊水性状和流出量、有无宫缩,记录破膜时间。若羊水粪染,胎心监测正常,宫口开全或近开全,可继续观察,等待胎儿娩出。破膜后注意外阴清洁,铺消毒垫,并监测体温。若破膜超过12h未分娩者,遵医嘱给予抗生素预防感染。对B族溶血性链球菌筛查阳性的孕妇,在临产或破膜后遵医嘱给予抗生素。

（3）分娩疼痛护理:见本章第三节。

【护理评价】

通过护理,孕妇是否:
1. 能积极应对分娩疼痛,疼痛感减轻。
2. 表示不适感减轻,能保持适当的休息与活动。
3. 在分娩过程中情绪稳定,能积极配合,对分娩有信心。

五、第二产程妇女的护理

第二产程是胎儿娩出期,该产程宫缩达到最强,间隔时间最短,开始出现屏气用力。该产程的正确评估和处理对母儿结局至关重要,第二产程处理不应只考虑时限长短,初产妇超过 1h 应密切关注产程进展,超过 2h 应对母胎情况进行全面评估,重点关注胎心、宫缩、胎头下降、有无头盆不称及产妇一般情况等,既要避免试产不充分,又要避免盲目延长第二产程导致母儿并发症风险增加。

【护理评估】

1. **健康史**　回顾第一产程的经过与处理。

2. **身体状况**

(1) 一般状况:观察生命体征,每小时测量血压、脉搏,评估膀胱充盈程度等。

(2) 子宫收缩和胎心:进入第二产程后,宫缩的频率和强度达到高峰,宫缩持续约 1min 或以上,宫缩间歇期仅 1~2min。宫缩会影响胎盘血流,易造成胎儿窘迫。因此,应每 5~10min 监测和记录宫缩及胎心情况,警惕病理性缩复环及强直性宫缩。在宫缩间歇进行胎心听诊 30~60s,有条件者建议采取连续电子胎心监护,并评估胎心率与宫缩的关系。

(3) 破膜及排便感:宫口开全后,胎膜多已自然破裂。若宫口开全胎膜仍未破裂,会影响胎头下降,应行人工破膜,破膜后评估胎心和宫缩。此外,询问孕妇有无便意感,评估会阴部情况,判断是否需要行会阴切开术。

(4) 胎儿下降及娩出:当胎头降至骨盆出口压迫骨盆底组织时,孕妇有排便感,不自主地向下用力屏气,会阴逐渐膨隆和变薄,肛门括约肌松弛。随着产程进展,宫缩时胎头露出阴道口,露出部分不断增大,宫缩间歇时胎头又缩回阴道内,称胎头拨露(head visible on vulval gapping)。当胎头双顶径越过骨盆出口,宫缩间歇时胎头也不再回缩,称胎头着冠(crowning of head)(图 5-16)。此时会阴极度扩张,产程继续进展,胎头枕骨于耻骨弓下露出,出现仰伸动作,胎儿额、鼻、口、颏部相继娩出,接着出现胎头复位及外旋转,前肩和后肩、胎体相继娩出,后羊水随之涌出。

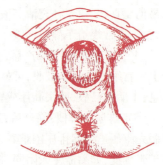

图 5-16　胎头着冠

3. **心理-社会状况**　第二产程精力和体力消耗大,应评估产妇自主用力情况及精神心理状态,有无焦虑、急躁、恐惧心理,对分娩有无信心。

【常见护理诊断/问题】

1. **焦虑**　与担心胎儿能否顺利娩出有关。
2. **知识缺乏**：缺乏正确使用腹压配合宫缩的知识。
3. **有受伤的危险**　与急产、产妇不配合、会阴保护及接生手法不当有关。

【护理目标】

1. 产妇情绪平稳,能配合医务人员完成分娩。
2. 产妇能正确使用腹压,胎儿娩出顺利。
3. 产妇未发生严重的软产道裂伤,新生儿未发生产伤。

【护理措施】

1. **一般照护与支持**　第二产程期间,助产士应陪伴在旁,给予安慰、支持和鼓励,缓解其紧张和恐惧。不限制饮食,宫缩间歇鼓励摄入流质、半流质食物或液体。及时排空膀胱,必要时给予导尿。有条件的鼓励家属持续陪伴。

2. **专科护理**

(1) 指导分娩体位:一般不限制分娩体位,可提供支持性工具,提高舒适度。其中,屈膝半卧位是最常用的分娩体位,该体位方便观察产程进展、监测宫缩与胎心,接产时可充分暴露会阴,利于保护会阴及控制产妇使用腹压,也便于助产手术操作及新生儿处理。但该体位也会压迫盆腔血管,影响胎盘血液供应,也不利于产妇运用腹压,可能导致产程延长等缺点。在母胎良好、尊重产妇意愿的情况下,可鼓励采取自由体位分娩,包括坐位、半坐卧位、手膝卧位、站位、蹲位等,可提供分娩凳、分娩球等支持性工具,但无论选择何种体位,均应以有利于胎头下降、提高产妇舒适度、确保分娩安全为原则。

(2)指导产妇屏气用力:正确使用腹压是缩短第二产程的关键。在胎儿监护正常、孕妇状态良好的情况下,推荐产妇在有向下屏气用力的感觉后再指导用力,初产妇宫口开全 5～30min 内,若未出现自主屏气感,不需要鼓励产妇屏气用力。指导产妇休息或变换体位,再指导产妇自主用力。对使用椎管内镇痛的初产妇在第二产程开始时可在助产士指导下用力。指导产妇双足蹬在产床上,两手握住产床把手,如解大便样向下用力。每次宫缩时,先吸气后屏气,然后紧闭双唇和声门向下用力,持续 5～7s,反复 3～4 次,宫缩间歇产妇自由呼吸全身放松,安静休息,下次宫缩再行屏气,以加速产程进展。

(3)接产准备:初产妇宫口开全、经产妇宫口扩张 6cm 且宫缩规律有力时,应做好接产准备工作。护士或助产士做好物品准备,指导产妇仰卧位于产床上,两腿屈曲分开,露出外阴部,用温水清洁外阴部,并用聚维酮碘溶液进行消毒,顺序依次是大阴唇、小阴唇、阴阜、大腿内 1/3、会阴及肛门周围。WHO 建议正常分娩只需要清洁外阴部,不必常规进行消毒,但需根据医院和产妇个人条件而定。此外,不建议常规剃除阴毛。接产者按要求洗手、戴手套、穿手术衣,准备接产。

(4)接产

1)评估是否需行会阴切开术:不建议常规会阴切开,仅当会阴过紧或胎儿过大、估计分娩时会阴撕裂不可避免或母儿有病理情况急需结束分娩者,行会阴切开术,在胎头着冠时切开,以减少出血。

2)保护会阴,协助娩出胎头:传统保护会阴的方法是当胎头拨露使阴唇后联合紧张时,开始保护会阴。在会阴部盖消毒巾,接产者右肘支在产床上,右手拇指与其余四指分开,利用手掌大鱼际肌顶住会阴部。若宫缩时会阴后联合紧张,可给予向内上方轻轻支持的力量,同时左手轻轻下压胎头枕部,协助胎头俯屈。宫缩间歇保护会阴的右手稍放松,以免压迫过久引起会阴水肿。目前,不建议正常分娩过程中过早过多干预,采取适时适度保护会阴,即在充分评估会阴情况、胎儿大小及胎头下降速度后,决定开始保护会阴的时间和力度。临床上提倡单手控制胎头娩出速度保护会阴法,即接产者用一只手的掌心接触胎头,在宫缩时适当控制胎头娩出速度,使会阴慢慢扩张,胎儿自然娩出。当胎头枕部在耻骨弓下方拨露时,左手应协助胎头仰伸。此时若宫缩强,应嘱产妇呼气以消除腹压,让产妇在宫缩间歇时稍向下屏气,使胎头缓慢娩出,以免造成会阴裂伤。

3)脐带绕颈的处理:当胎头娩出后迅速检查有无脐带绕颈,若有脐带绕颈,应检查脐带缠绕是否过紧,脐带绕颈一周且较松时,可用手将脐带顺胎肩推下或从胎头滑下。若脐带绕颈过紧或绕颈两周或以上,应用两把血管钳将其一段夹住从中剪断脐带,注意勿伤及胎儿颈部(图 5-17)。

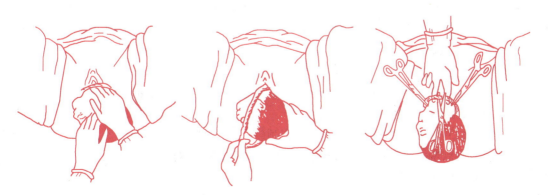

图 5-17　脐带绕颈的处理

4）协助娩出胎体：胎头娩出后,不要急于娩出胎肩,耐心等待下一次宫缩,不要外力腹部加压。此时应以左手自新生儿鼻根向下颏挤压,挤出口鼻内的黏液和羊水。协助胎头复位及外旋转,使胎儿双肩径与骨盆出口前后径相一致。接产者左手向下轻压胎儿颈部,使前肩从耻骨弓下先娩出,再托胎颈向上,使后肩从会阴前缘缓慢娩出。双肩娩出后,双手协助胎体及下肢相继以侧位娩出,记录胎儿娩出时间。若有产后出血史或易发生宫缩乏力的产妇,可在胎儿前肩娩出时静注缩宫素 10~20U,也可在胎儿前肩娩出后立即肌内注射缩宫素 10U,均能促使胎盘迅速剥离以减少出血。

【护理评价】

通过护理,产妇是否:

1. 焦虑缓解,与医护或助产士积极沟通。
2. 正确运用腹压配合宫缩。

通过护理,新生儿是否:

1. 娩出过程顺利。
2. 没有发生头颅血肿、锁骨骨折等产伤。

六、第三产程妇女的护理

第三产程是胎盘娩出期,正确处理已娩出的新生儿、确保胎盘胎膜完整娩出、检查软产道有无损伤、预防产后出血等是该期的主要内容。

【护理评估】

1. **健康史**　回顾第一、第二产程的经过及其处理。

2. **身体状况**

（1）一般状况:观察产妇有无面色苍白、出冷汗、寒战、打哈欠、烦躁不安等,询问产妇有无头晕、心慌、乏力、肛门坠胀感等。测量血压、脉搏,评估胎儿娩出对产妇心脏功能的影响。

（2）子宫收缩及阴道流血:胎儿娩出后,宫底降至平脐,产妇感到轻松,宫缩暂停数分钟后再现,应注意评估子宫收缩及阴道流血情况。

（3）胎盘剥离征象:胎儿娩出后,由于宫腔容积突然明显缩小,胎盘不能相应缩小,胎盘附着面与子宫壁发生错位而剥离。剥离面出血形成胎盘后血肿,子宫继续收缩,增大剥离的面积,直至胎盘完全剥离而排出。胎盘剥离的征象有:①子宫底变硬呈球形,胎盘剥离后降至子宫下段,下段被动扩张,子宫体呈狭长形被推向上,宫底升高达脐上;②剥离的胎盘降至子宫下段,阴道口外露的一段脐带自行延长;③阴道少量流血;④用手掌尺侧在产妇耻骨联合上方轻压子宫下段时,宫体上升而外露的脐带不再回缩。

（4）胎盘排出方式:①胎儿面娩出式（Schultze mechanism）:胎盘胎儿面先排出。胎盘从中央开始剥离,而后向周围剥离,其特点是胎盘先排出,随后见少量阴道流血,这种娩出方式多见;②母体面娩出式（Duncan mechanism）:胎盘母体面先排出。胎盘边缘先开始剥离,血液沿剥离面流出,其特点是先有较多阴道流血,然后胎盘娩出,这种娩出方式少见。

（5）胎盘、胎膜完整性:胎盘娩出后,评估胎盘、胎膜是否完整,有无胎盘小叶或胎膜残留,胎盘周边有无断裂的血管残端,判断是否有副胎盘。

（6）会阴伤口:仔细检查软产道,注意有无宫颈裂伤、阴道裂伤及会阴裂伤。

3. **心理-社会状况**　评估精神心理状态、询问产妇是否疲倦、对新生儿性别及外形等是否满意等,评估家人对产妇的关心和照护程度。

4. **新生儿评估**

（1）一般状况:测量新生儿身长、体重并记录,检查体表有无畸形、产伤等。

Note:

（2）Apgar 评分：用于判断有无新生儿窒息及窒息的严重程度。以出生后 1min 内的心率、呼吸、肌张力、喉反射及皮肤颜色 5 项体征为依据，每项为 0~2 分，满分为 10 分（表 5-1）。若评分为 8~10 分，属正常新生儿；4~7 分属轻度窒息，0~3 分属重度窒息。对缺氧严重的新生儿，应在出生后 5min、10min 时再次评分，直至连续两次评分均≥8 分。1min 评分反映胎儿在宫内的情况；5min 及以后评分反映复苏效果，与预后关系密切。新生儿 Apgar 评分以呼吸为基础，皮肤颜色最灵敏，心率是最终消失的指标。临床新生儿预后差的顺序为皮肤颜色→呼吸→肌张力→反射→心率。复苏有效顺序为心率→反射→皮肤颜色→呼吸→肌张力。肌张力恢复越快，预后越好。我国新生儿窒息标准：1min 或 5min 的 Apgar 评分≤7 分，仍未建立有效呼吸；脐动脉血气 pH<7.15；排除其他引起低 Apgar 评分的病因；产前具有可能导致窒息的高危因素。前三项是必要条件。脐动脉血气分析代表新生儿在产程中血气变化的结局，提示有无缺氧、酸中毒及严重程度，比 Apgar 评分更准确。

表 5-1　新生儿 Apgar 评分法

体征	评分标准		
	0 分	1 分	2 分
每分钟心率	0	<100 次	≥100 次
呼吸	0	浅慢，且不规则	佳，哭声响
肌张力	松弛	四肢稍屈曲	四肢屈曲，活动好
喉反射	无反射	有些动作	咳嗽、恶心
皮肤颜色	全身苍白	身体红，四肢青紫	全身粉红

【常见护理诊断/问题】

1. **有亲子关系无效的危险**　与疲乏、会阴切口疼痛或新生儿性别不理想有关。
2. **潜在并发症**：产后出血、新生儿窒息。

【护理目标】

1. 产妇接受新生儿并开始亲子间互动。
2. 住院期间未发生产后出血及新生儿窒息。

【护理措施】

1. **新生儿护理**

（1）擦干保暖：新生儿娩出后立即置于母亲腹部，用预热的毛巾擦干全身，5s 内启动，30s 内完成。然后将新生儿俯卧位，头偏向一侧，盖上干毛巾，戴上小帽，行母婴皮肤接触。

（2）清理呼吸道：不建议常规使用吸球或吸痰管清理呼吸道。若咽部及鼻腔分泌物较多，可用吸球吸引，以免发生吸入性肺炎。当确认呼吸道通畅而仍未啼哭时，可用手轻拍新生儿足底。新生儿大声啼哭后即可处理脐带。

（3）处理脐带：新生儿娩出后，若母儿健康，可采取延迟断脐，可在新生儿出生后 30~60s 或脐带血管停止搏动后再结扎脐带。目前临床多用脐带夹处理脐带，助产士更换手套，用 2 把无菌止血钳分别在距离脐带根部 2cm 和 5cm 处夹住脐带，在距离脐带根部 2cm 处一次断脐，应避免二次断脐。此外，也可以采用无菌棉线在脐根 0.5cm 处结扎第一道，在结扎线外 0.5cm 处结扎第二道，在第二道结扎线外 0.5cm 处剪断脐带。若为早产儿，视母儿具体情况延迟 30~45s 断脐，若新生儿发生窒息或产妇有大出血风险，应立即断脐对新生儿及产妇进行紧急处理。

（4）新生儿检查与记录：与产妇一同核对新生儿性别，进行体格检查，擦净新生儿足底胎脂，打足印及拇指印于新生儿病历上,系以标明母亲的姓名、床号和住院号、新生儿的性别、体重和出生时间的手腕带及脚腕带。

　　2. 协助胎盘娩出　　正确处理胎盘娩出,可减少产后出血的发生。接产者切忌在胎盘尚未完全剥离时用手按揉、下压宫底或牵拉脐带,以免引起胎盘部分剥离而出血或拉断脐带。当确认胎盘已完全剥离时,于宫缩时以左手握住宫底(拇指置于子宫前壁,其余4指放于子宫后壁)并按压,同时右手轻拉脐带,协助胎盘娩出。当胎盘娩出至阴道口时,接产者用双手接住胎盘,向一个方向旋转并缓慢向外牵拉,协助胎盘胎膜完整娩出。若在胎盘娩出过程中,发现胎膜有部分断裂,可用血管钳夹住断裂上端的胎膜,再继续向原方向旋转,直至胎膜完全娩出。胎盘胎膜娩出后,按摩子宫以刺激子宫收缩、减少出血,同时注意观察并测量出血量。若胎盘未完全剥离而出血多,或胎儿已娩出30min胎盘仍未排出,应行人工剥离胎盘术。

　　3. 检查胎盘、胎膜　　将胎盘铺平,先检查胎盘母体面胎盘小叶有无缺损。然后将胎盘提起,检查胎膜是否完整,再检查胎盘胎儿面边缘有无血管断裂,及时发现副胎盘。若有副胎盘、部分胎盘残留或大部分胎膜残留时,应在无菌操作下伸手入宫腔取出残留组织。若确认仅有少量胎膜残留,可给予子宫收缩剂待其自然排出。

　　4. 检查软产道　　胎盘娩出后,应仔细检查会阴、小阴唇内侧、尿道口周围、阴道及宫颈有无裂伤。若有裂伤,应立即缝合。

　　5. 产后2h护理

　　(1)一般护理:产后立即测量血压和脉搏,之后每30min测量1次呼吸、脉搏、血压,注意保暖,为产妇擦汗更衣,及时更换床单及会阴垫,提供清淡、易消化流质食物。鼓励家属持续陪伴。

　　(2)评估阴道出血量并预防产后出血:每30min观察子宫收缩情况、阴道流血量,会阴及阴道有无血肿,膀胱是否充盈,必要时导尿,防止尿潴留。可采用称重法、容积法或休克指数法评估产后出血量,当出血量超过300ml时,应按照产后出血处理。

　　(3)促进亲子互动:保持母婴皮肤接触至少90min,并协助完成第一次母乳喂养,观察产妇情绪及与新生儿互动行为,帮助建立母子情感。

　　【护理评价】

　　通过护理,产妇是否:

　　1. 与新生儿有互动。

　　2. 出血量<500ml。

通过护理,新生儿是否:Apgar 评分>7 分。

第三节 分娩期焦虑与疼痛妇女的护理

一、分娩期焦虑妇女的护理

焦虑是个人在对一个模糊的、非特异性威胁做出反应时所感受到的不适感和忧虑感,是应激反应中最常见的情绪反应。分娩对于产妇是一次强烈的生理心理应激过程。由于分娩过程存在诸多不确定性,产妇临产后往往精神紧张,处于焦虑心理状态。而焦虑又影响分娩进程,甚至导致子宫收缩乏力、产程延长及胎儿窘迫等。因此,减轻孕产妇焦虑是产科护理工作的重要内容。

【护理评估】

1. **健康史** 评估受教育情况、社会经济状况、婚姻、个性特征、家庭关系及孕产史,了解参与产前教育情况,评估对分娩相关知识的了解程度,日常生活如睡眠、饮食等,既往面临问题的态度及应对方式。

2. **身体状况** 焦虑往往会伴随生理症状和体征,因此,应评估产妇是否有以下症状:心悸、血压升高、呼吸加快、出汗、声音变调或颤抖、尿频、恶心或呕吐、头痛、头晕失眠、面部潮红等。

3. **心理-社会状况** 评估孕产妇是否有坐立不安、对分娩缺乏信心,易于激动、哭泣、自卑或自责等表现。评估孕产妇与其主要照护者及配偶的关系。

【常见护理诊断/问题】

1. **焦虑** 与担心分娩是否顺利及胎儿健康有关。
2. **应对无效** 与不能有效运用应对焦虑技巧有关。

【护理目标】

1. 孕产妇情绪稳定,对分娩有信心,主动参与分娩过程。
2. 孕产妇积极运用有效的心理防御机制及应对技巧。

【护理措施】

1. **提供充分的信息支持** 提供充分有效的分娩相关信息是减轻分娩期妇女焦虑的最有效措施。鼓励孕妇及配偶通过参加健康教育讲座、同伴交流、移动信息平台等多种途径和形式,获取与分娩相关的知识,充分了解分娩的过程,学会非药物分娩镇痛方法。

2. **营造舒适的分娩环境** 确保分娩环境的安静、温暖、私密,提高孕妇的安全感,包括房间的家庭化设施、颜色、光线、声音、温湿度等,且确保不受其他产妇分娩的干扰。

3. **加强心理支持** 助产士娴熟的操作技能、温和的态度、鼓励式的表达都能给孕产妇提供重要心理支持,一个眼神、一次握手、一个拍背、一句鼓励或赞扬的话都可能让孕妇改变对分娩的认知而使分娩经历成为美好的回忆。

4. **鼓励家属陪伴** 家属尤其是丈夫的陪伴是产妇最有力的心理支持。在整个分娩过程中,鼓励家属持续陪伴,不能让孕妇独处一室,减少其孤独和无助感,教会家属通过语言、按摩等表达对产妇的理解、关心和爱。

【护理评价】

通过护理,孕产妇是否:

1. 能应用有效方法缓解焦虑状态。
2. 情绪平稳,积极与医务人员互动。

二、分娩期疼痛妇女的护理

疼痛是个体在应对各种刺激过程中所经受的不舒适体验。宫缩疼痛是产妇经历的最主要分娩期身体不适,大约50%的产妇认为是难以忍受的剧烈疼痛,35%的产妇认为是可以忍受的中等程度疼痛,15%的产妇认为是轻微的疼痛感觉。

(一)分娩期疼痛的特点及发生机制

1. 分娩期疼痛的特点　与其他任何病理性疼痛不同,分娩疼痛是一种很独特的疼痛,特点包括:①疼痛的性质:多为痉挛性、压榨性、撕裂样疼痛;②渐进性:由轻、中度疼痛开始,随宫缩的增强而逐渐加剧;③扩散性:分娩疼痛源于宫缩,但不只限于下腹部,会放射至腰骶部、盆腔及大腿根部。

2. 分娩期疼痛产生的机制　第一产程疼痛主要来自宫缩时子宫肌缺氧和宫颈扩张时肌肉过度紧张,通过交感神经由胸神经传递至脊髓。第二产程疼痛还包括来自胎头对盆底、阴道、会阴的压迫,通过骶神经传递至脊髓。另外,产妇紧张、焦虑及恐惧可导致害怕-紧张-疼痛综合征。

(二)分娩疼痛的影响因素

1. 身体因素　年龄、产次、既往痛经史、难产、体位等许多因素交互影响分娩疼痛。经产妇的宫颈在分娩发动前开始变软,因而对疼痛的感觉较初产妇轻;既往有痛经者血液中分泌更多的前列腺素,会引起强烈的子宫收缩,产生剧烈疼痛;难产时,宫缩正常而产程停滞,常会伴随更为剧烈的疼痛;体位与分娩疼痛也有关,垂直体位(如坐位、站立、蹲位),疼痛较轻。

2. 心理因素　分娩时的情绪、情感、态度等可影响分娩疼痛。对疼痛、出血、胎儿畸形、难产等的担心,容易产生焦虑和恐惧心理,也会增加对疼痛的敏感性。如果产妇对分娩有坚定的信心,则有助于缓解分娩疼痛。

3. 社会文化因素　产妇的文化及信仰背景、产妇受教育程度及对分娩过程的认知、家人的态度、不同地区的风俗习惯,都会影响产妇对分娩疼痛的感受。

4. 分娩环境　产房环境的氛围、其他产妇的表现都会让产妇产生陌生、紧张不安的情绪,增加对分娩疼痛的敏感性。

(三)分娩疼痛对母婴的影响

分娩疼痛并非疾病,个体感受的疼痛程度差异也较大,但剧烈的疼痛往往会导致机体发生一系列变化。疼痛会使产妇过度通气,耗氧量增加,血压中氧分压下降,胎儿动脉血氧分压也随之降低,可能导致胎儿低氧血症和酸中毒,未及时纠正可能发生胎儿宫内窘迫。疼痛使得产妇肾上腺素和去甲肾上腺素增加,导致血压升高,外周阻力增大,子宫灌注量减少,加重胎儿缺血缺氧。同时疼痛还会引起宫缩乏力,产程延长。此外,持续剧烈疼痛也是产后抑郁和创伤后应激障碍的危险因素。

【护理评估】

1. 健康史　回顾产前检查记录了解既往生育史、分娩次数及分娩方式;询问孕期接受健康教育情况,以往对疼痛的耐受性和应对方法。

2. 身体状况　通过观察、访谈、问卷调查等可对疼痛程度做出评估。评估和观察产妇面部表情,如呻吟、愁眉苦脸、咬牙、坐立不安等。评估疼痛引起的生理反应,如出汗、心率加快、血压升高、呼吸急促等。评估疼痛对产妇情绪的影响,如烦躁、恐惧,甚至绝望感。

3. 心理-社会状况　评估产妇及其家属对分娩和分娩镇痛的态度与需求,评估家属参与陪伴分娩的意愿。

【常见护理诊断/问题】

1. 恐惧　与疼痛及担心分娩是否顺利有关。

2. 应对无效　与不能有效运用应对疼痛技巧有关。

【护理目标】

1. 孕产妇表述疼痛程度减轻、舒适感增加,对阴道分娩有信心。
2. 孕产妇积极运用有效的应对技巧。

【护理措施】

1. 一般护理　营造温馨、安全、舒适的家庭化产房,提供分娩球等辅助工具协助产妇采取舒适体位,及时补充热量和水分,定时督促排尿,减少不必要的检查。

2. 非药物性分娩镇痛　非药物镇痛方法很多,包括呼吸技术、音乐疗法、水疗法、陪伴分娩、芳香疗法、催眠术、穴位按摩、热敷等方法,对缓解分娩疼痛有所帮助,但总体而言效果有限。

（1）呼吸技术（breath techniques）:指导产妇在分娩过程中采取各种呼吸技术,达到转移注意力、放松肌肉、减少紧张和恐惧,提高产妇的自我控制感,有效减轻分娩疼痛的目的。第一产程呼吸技术可增强腹部肌肉,增加腹腔容量,减少子宫和腹壁的摩擦及不适感,第二产程呼吸技术则能增加腹腔压力,有助于胎儿娩出（具体方法参见第四章第四节）。

（2）集中和想象（focusing and imagery）:当子宫收缩时,通过集中注意力,让产妇注视图片或固定的物体等方法缓解对疼痛的感知。此外,通过分散注意力,让产妇积极地想象过去生活中某件最愉快事情的情景,同时进行联想诱导,也可产生放松效果,转移对疼痛的关注。

（3）音乐疗法（music therapy）:在产程中聆听音乐,产妇的注意力从宫缩疼痛转移到音乐旋律上,分散对产痛的注意力。音乐唤起喜悦的感觉,引导产妇全身放松,如果同时有效运用呼吸法,则能更好地减轻焦虑和疼痛。音乐疗法需要在产前进行音乐训练,以便在产程中挑出孕产妇最喜欢、最熟悉、最能唤起愉快情绪的音乐,起到最佳的镇痛效果。

（4）导乐陪伴分娩（doula accompanying delivery）:指在整个分娩过程中有一个富有生育经验的妇女时刻陪伴在旁边,传授分娩经验、不断提供生理上、心理上、感情上的支持,随时给予分娩指导和生理上的帮助,充分调动产妇的主观能动性,使其在轻松、舒适、安全的环境下顺利完成分娩过程。根据产妇的需求和医院的条件可选择家属（丈夫、母亲、姐妹）陪伴、接受专门培训的专职人员陪伴、医护人员陪伴。

（5）水中分娩（water birth）:是指分娩时用温水淋浴,或在充满温水的分娩池中利用水的浮力和适宜的温度完成自然分娩的过程。水中分娩通过温热的水和水流的按摩缓解产妇焦虑紧张的情绪;水的浮力支撑作用使身体及腿部肌肉放松,增加会阴部和软产道的弹性;加上水的向上托力减轻胎儿对会阴部的压迫;适宜的水温还可以阻断或减少疼痛信号向大脑传递;在温水中还便于孕妇休息和翻身,减少孕妇在分娩过程中的阵痛。水中分娩既有其优点,但也存在着一定的风险,因此,需要严格掌握适应证,遵守操作流程,遵循无菌操作的原则,在整个分娩过程中实施系统化管理。

（6）经皮神经电刺激疗法（transcutaneous electrical nerve stimulation,TENS）:是通过使用表皮层电极神经刺激器,持续刺激背部胸椎和骶椎的两侧,使局部皮肤和子宫的痛阈提高,并传递信息到神经中枢,激活体内抗痛物质和内源性镇痛物质的产生从而达到镇痛目的。此法操作简单,可根据自身耐受程度调节刺激强度和频率,对孕产妇和胎儿没有危害。

3. 药物性分娩镇痛

（1）药物性分娩镇痛原则:①对产程影响小;②安全,对产妇及胎儿不良作用小;③药物起效快,作用可靠,给药方法简便;④产妇自愿;⑤有创镇痛由麻醉医生实施并全程监护。

（2）常用的方法:①椎管内阻滞,包括硬膜外阻滞和腰麻-硬膜外联合阻滞,是目前最有效且对母婴影响较小的分娩镇痛方式,美国妇产医师协会、美国麻醉医师协会及中华医学会麻醉学分会均推荐将其作为分娩镇痛的首选。常用药物布比卡因、罗哌卡因、左旋布比卡因。给药方式包括微量泵持续硬膜外输注和用药者自控式镇痛两种,与单纯微量泵持续硬膜外输注相比,两者结合效果更好。②全身性药物镇痛,包括吸入法镇痛和静脉给药镇痛,吸入法起效快,苏醒快,但用时需防止产妇缺氧或过度通气。常用的药物有氧化亚氮、氟烷、安氟烷等。静脉应用镇痛药包括芬太尼和瑞芬太尼,可以作为硬膜外分娩镇痛禁忌时的替代方法。

(3)注意事项:注意观察药物的不良反应,如恶心、呕吐、呼吸抑制等;严密观察是否有硬膜外麻醉的并发症,如硬膜外感染、硬膜外血肿、神经根损伤、下肢感觉异常等,一旦发现异常,应立即终止镇痛,对症治疗。

【护理评价】

通过治疗和护理,孕产妇是否:

1. 接受缓解疼痛的方法,表述疼痛减轻,主动配合分娩,过程顺利。
2. 运用有效的非药物性镇痛技巧,应对分娩期疼痛。

本 章 小 结

分娩是妊娠满28周及以后,胎儿及其附属物从临产开始到由母体娩出的过程。产力、产道、胎儿、精神心理因素为影响分娩的四大因素,只有各因素正常并能相互适应,胎儿才能顺利经阴道自然分娩。子宫收缩力是临产后的主要产力,具有节律性、对称性、极性及缩复作用四大特点。有规律且逐渐增强的子宫收缩同时伴随进行性子宫颈管消失、宫颈口扩张和胎先露部进行性下降是临产的标志。临产发动后,胎儿通过衔接、下降、俯屈、内旋转、复位、外旋转等一连串适应性转动以最小径线通过产道,下降贯穿分娩全程。分娩过程分为三个产程,第一产程从临产到宫口开全,分为潜伏期和活跃期。潜伏期是从规律宫缩至宫口扩张达6cm,初产妇不超过20h,经产妇不超过14h。活跃期是宫口扩张6cm至宫口开全;第二产程从宫口开全到胎儿娩出;第三产程从胎儿娩出到胎盘娩出。每个产程的护理评估要点、护理措施有所不同,但是对于子宫收缩、胎儿宫内状况,孕产妇生命体征以及疼痛、焦虑状况的评估和观察则是第一、第二产程的护理重点;第三产程应重点观察胎盘剥离征象、新生儿健康状况,其中,Apgar评分用于判断有无新生儿窒息及窒息的严重程度。以出生后1min内的心率、呼吸、肌张力、喉反射及皮肤颜色5项体征为依据,1min评分反映胎儿在宫内的情况;5min及以后评分反映复苏效果,与预后关系密切。此外,应重视产后2h的观察与护理。针对分娩期疼痛,应为孕产妇提供应对疼痛的人文关怀与护理。

(周英凤)

思 考 题

某女士,28岁,G$_2$P$_0$,孕39^{+5}周,5:00开始规律子宫收缩,17:00胎膜未破,胎心率135次/min,子宫收缩持续时间30s,间隔5~6min,强度弱,疼痛评分3分,查宫口开1cm,胎先露S^{-3}。

问题:

(1)请问该产妇的产程进展是否顺利?进一步观察和处理要点是什么?

(2)若19:00产妇自觉阴道有多量液体流出,此时应该如何处理?

(3)若21:00检查宫口开4cm,胎先露S^{-1},胎心率145次/min,子宫收缩持续时间30s,间隔4~5min,强度弱,胎膜已破。此时产程进展是否顺利?进一步观察和处理要点是什么?

URSING

第六章

产褥期管理

06章　数字内容

- **知识目标：**
  1. 掌握产褥期妇女的护理及正常新生儿的日常护理。
  2. 熟悉产褥期相关概念，产褥期妇女的生理与心理变化、临床表现及正常新生儿身体评估的内容。
  3. 了解正常新生儿的特点。

- **能力目标：**

  能运用所学知识为产褥期妇女提供家庭访视，并针对产褥期常见问题提供护理；对正常新生儿进行评估并提供日常护理。

- **素质目标：**

  增强保护隐私的意识，理解产妇和新生儿的特点，尊重其需求，提供耐心细致的护理；熟悉沟通技巧，善于与产妇及家属沟通和交流。

产褥期(puerperium)是指产妇从胎盘娩出至全身各器官(除乳腺外)恢复至正常未孕状态所需要的一段时期,一般为6周。

案例导入与思考

某女士,28岁,G₁P₁,孕40周临产入院,产钳助娩一活女婴,出生体重4 000g。现产后第1d,产妇自述尿量增多,会阴伤口疼痛,下腹部疼痛且哺乳时加重,自感焦虑,拒绝哺乳。查体:体温37.8℃,脉搏70次/min,呼吸18次/min,血压120/75mmHg;子宫底平脐,阴道流出暗红色分泌物,约45ml;会阴切口缝合处轻度水肿,无压痛。

请思考:

1. 该产妇的心理特点是什么,如何进行心理调适?

2. 应该为该产妇提供哪些方面的护理?

3. 如何对该产妇进行母乳喂养指导?

第一节　正常产褥

产褥期产妇全身各系统发生较大的生理变化(生殖系统变化最明显),伴随着新生儿的出生,产妇及其家庭也经历着心理和社会的适应过程。

一、产褥期妇女的生理与心理变化

(一)产褥期妇女的生理变化

1. 生殖系统的变化

(1)子宫:子宫是变化最大的器官。子宫复旧(involution of uterus)是胎盘娩出后子宫逐渐恢复到未孕状态的全过程,一般为6周,表现为子宫体肌纤维缩复、子宫内膜再生、子宫血管变化及子宫颈和子宫下段的复原。

1)子宫体肌纤维缩复:子宫复旧的机制是子宫体肌纤维缩复,即子宫平滑肌肌浆中蛋白质分解经肾脏排出到体外,使平滑肌细胞质减少,肌细胞缩小,而不是平滑肌细胞数目的减少。随着肌纤维缩复,子宫的体积和重量逐渐变小。产后第1d子宫底平脐,以后每日下降1~2cm;产后1周,子宫缩小至约妊娠12周大小,在耻骨联合上方可扪及;产后10d,子宫降至骨盆腔内,在腹部摸不到子宫底;产后6周子宫恢复至妊娠前正常大小。分娩结束时,子宫重量约1 000g,产后1周约500g,产后2周约为300g,产后6周子宫恢复到50~70g。剖宫产产妇子宫复旧所需时间稍长。

2)子宫内膜再生:胎盘胎膜娩出后,遗留在宫腔内的表层蜕膜逐渐变性、坏死、脱落,形成恶露的一部分自阴道排出;接近肌层的子宫内膜基底层再生出新的功能层,将子宫内膜修复。胎盘附着部位的子宫内膜修复约需6周,其余部位的子宫内膜需要到产后3周左右修复。

3)子宫血管变化:胎盘娩出后,子宫的胎盘附着面缩小为原来的一半。随着子宫收缩,螺旋动脉和静脉窦压缩变窄并栓塞,出血量逐渐减少直到停止,最终被机化吸收。在新生的内膜修复期,若胎盘附着面因复旧不良出现血栓脱落,可引起晚期产后出血。

4)子宫下段变化及子宫颈复原:由于产后肌纤维缩复,子宫下段逐渐恢复至未孕时的子宫峡部。胎盘娩出后子宫颈外口呈环状如袖口;产后2~3d,宫口可容纳2指;产后1周,宫颈内口关闭,宫颈管复原;产后4周,子宫颈完全恢复至未孕时形态。由于分娩时子宫颈外口发生轻度裂伤(多在3点、9点处),初产妇子宫颈外口由产前的圆形(未产型)变为产后的"一"字形横裂(已产型)。

(2)阴道:分娩时,由于胎头下降,阴道腔扩大,阴道黏膜及周围组织水肿,黏膜皱襞减少甚至消失,导致阴道壁松弛、肌张力低下。产后,阴道壁肌张力逐渐恢复,阴道腔逐渐缩小,阴道黏膜皱襞逐渐呈现(在产后 3 周重新呈现)。

（3）外阴:分娩后,产妇外阴有轻度水肿,一般于产后 2~3d 消退。由于会阴部血液循环丰富,轻度会阴撕裂或会阴后-侧切开缝合伤口,一般在产后 3~4d 愈合。

（4）盆底组织:分娩过程中,由于胎先露长时间压迫,盆底组织过度伸展导致弹性降低,且常伴有盆底肌纤维部分撕裂,因此,为了促进盆底组织的恢复,产褥期应避免过早进行较强的体力劳动。若盆底肌及其筋膜发生严重的断裂、产褥期过早参加重体力劳动或剧烈运动、分娩次数过多且间隔时间短等造成盆底组织松弛,可导致阴道壁脱垂、子宫脱垂等,因此,产褥期应坚持做产后康复锻炼,有利于盆底肌的恢复。

2. 乳房 乳房的主要功能是泌乳。妊娠期乳房在垂体催乳素、胎盘生乳素及胰岛素、皮质醇等激素的作用下,受到胎盘分泌的雌激素和孕激素的影响,乳腺管和乳腺泡逐渐发育,为产后泌乳做准备。研究显示孕 20 周左右即开始产生乳汁,由于体内雌激素和孕激素的水平高,乳汁分泌量少。产后胎盘娩出,体内雌激素、孕激素水平急剧降低,抑制了下丘脑催乳激素抑制因子(prolactin inhibiting factor,PIF)的释放,在催乳素的作用下,乳房开始大量泌乳。吸吮乳头能反射性引起神经垂体释放缩宫素(oxytocin),缩宫素使乳腺腺泡周围的肌上皮收缩,使乳汁从腺泡、小导管进入输乳导管和乳窦,而喷出乳汁,此过程为喷乳反射。婴儿吸吮乳头时,来自乳头的感觉信号经传入神经抵达下丘脑,使腺垂体催乳素呈脉冲式释放,促进乳汁大量分泌。

乳汁分泌与产妇的营养、睡眠、情绪及健康状况密切相关。应保证产妇足够的休息,充足的睡眠,合理的饮食,避免精神刺激。吸吮是保证泌乳的关键环节,排空是维持泌乳的重要条件。

3. 血液及循环系统 产褥早期血液处于高凝状态,有利于胎盘剥离创面形成血栓,减少产后出血量。纤维蛋白原、凝血酶、凝血酶原于产后 2~4 周内降到正常。血红蛋白水平于产后 1 周左右回升;白细胞总数于产褥早期较高,可达$(15~30)×10^9$/L,一般于产后 1~2 周恢复至正常水平;淋巴细胞稍减少、中性粒细胞增多、血小板数增多;红细胞沉降率于产后 3~4 周降至正常。由于分娩后子宫胎盘血液循环终止和子宫缩复,大量血液从子宫涌入血液循环,加之妊娠期潴留的组织液回吸收,产后 72h 内产妇的血液循环量增加 15%~25%,因此,应注意预防心力衰竭的发生。循环血量于产后 2~3 周恢复至未孕状态。

4. 消化系统 妊娠期胃肠肌肌张力及蠕动力均减弱,胃液中盐酸分泌量减少,产后 1~2 周逐渐恢复。分娩时,因能量消耗及体液流失,产后 1~2d 常感口渴,喜进流质饮食或半流质饮食。产妇容易发生便秘和肠胀气,应注意观察。多数产妇在产后 1~2d 不排大便,可能与产后卧床时间长和进食较少有关。

5. 泌尿系统 因妊娠期体内潴留的大量液体在产褥早期主要由肾脏排出,故产后 1 周内尿量增多。妊娠期发生的肾盂及输尿管生理性扩张,产后 2~8 周恢复正常。分娩过程中由于膀胱受压,导致黏膜水肿、充血及肌张力降低,加之产后会阴伤口疼痛、不习惯卧床排尿、器械助产和区域阻滞麻醉等,均可导致产妇出现产后尿潴留,应注意评估膀胱充盈程度。

6. 内分泌系统 产后雌激素、孕激素水平急剧下降,产后 1 周降至未孕时水平。胎盘生乳素于产后 6h 已测不出。催乳素水平受哺乳的影响:若产妇哺乳,催乳素水平于产后下降,但仍高于未孕时水平;若产妇不哺乳,催乳素于产后 2 周降至未孕时水平。月经复潮及排卵恢复时间受哺乳影响:不哺乳产妇一般在产后 6~10 周月经复潮,产后 10 周左右恢复排卵;哺乳期产妇月经复潮延迟,平均在产后 4~6 个月恢复排卵。产后月经复潮较晚者,复潮前多有排卵,故哺乳期妇女虽无月经来潮,仍有受孕的可能。

7. 腹壁的变化 腹部皮肤受妊娠子宫增大影响,部分弹力纤维断裂,腹直肌呈不同程度分离,使产后腹壁明显松弛,腹壁紧张度需产后 6~8 周恢复。妊娠期出现的下腹正中线色素沉着,在产褥期逐渐消退。初产妇腹部紫红色妊娠纹变为银白色。

Note:

（二）产褥期妇女的心理变化

产褥期妇女的心理变化与分娩经历、伤口愈合、体态恢复、新生儿性别、哺乳和健康问题等变化有关，表现为情绪高涨、希望、高兴、满足感、幸福感、乐观、压抑及焦虑等。影响产褥期妇女心理变化的因素很多，包括产妇的年龄、对分娩的感受、身体的恢复情况、是否胜任母亲角色、家庭环境和家庭成员的支持等。

二、产褥期妇女的临床表现

产后2h内极易发生严重并发症，应重点观察产妇的生命体征、子宫收缩、阴道流血量、子宫底高度及膀胱充盈情况等，及时发现产后出血、子痫、心力衰竭等，及时处理。

（一）生命体征

1. **体温**　产妇的体温多数在正常范围内，可在产后24h内稍升高，一般不超过38℃，可能与分娩应激有关。产后3~4d，因乳房血管、淋巴管极度充盈出现乳房肿大，伴有体温升高，称泌乳热（breast fever），一般持续4~16h后降至正常，不属于病态，但需要排除其他原因引起的发热，尤其是感染。

2. **脉搏**　由于产后胎盘血液循环停止及产妇卧床休息等原因，产妇脉搏一般略慢，60~70次/min，脉搏过快应考虑发热及产后出血引起休克的早期表现。

3. **呼吸**　产妇多呼吸深慢，一般14~16次/min，与产后腹压降低、膈肌下降、胸式呼吸变为腹式呼吸有关。

4. **血压**　产后产妇的血压变化不大，妊娠期高血压疾病病人产后血压明显降低或恢复正常。

（二）子宫复旧及恶露

产后随着胎盘娩出，血窦的开放，产妇会出现阴道流血；胎盘娩出后，若子宫收缩正常，子宫逐渐恢复到正常未孕状态。

1. **子宫复旧**　胎盘娩出后子宫圆而硬，宫底在脐下一指，产后第1d略上升至平脐，以后每日下降1~2cm，至产后第10d降入骨盆腔内。产褥早期，因子宫收缩产妇出现阵发性的腹部剧烈疼痛，称产后宫缩痛（after-pains）。产后宫缩痛一般在产后1~2d出现，持续2~3d自行缓解，当婴儿吸吮乳房时，反射性引起神经垂体分泌催产素，使疼痛加重。

2. **恶露**　产后随子宫蜕膜脱落，血液、坏死蜕膜组织等经阴道排出称为恶露（lochia）。恶露有腥味，无臭味，持续4~6周，总量为250~500ml。正常恶露根据颜色、成分、出现与持续时间分为血性恶露、浆液性恶露及白色恶露（表6-1）。

表6-1　正常恶露的特点

类型	出现时间与持续时间	颜色	成分
血性恶露	产后3~4d内	红色	多量红细胞、坏死蜕膜及少量胎膜
浆液恶露	产后3~4d出现，持续10d	淡红色	较多坏死蜕膜组织、宫腔渗出液、宫颈黏液，少量红细胞、白细胞和细菌
白色恶露	产后14d左右出现，持续3周	白色	大量白细胞、坏死蜕膜组织、表皮细胞及细菌

3. **褥汗**　产后1周内，由于体内潴留的液体通过皮肤排泄，产妇表现为出汗多，以夜间睡眠和初醒时明显，习称"褥汗"，不属于病态。

第二节　产褥期妇女的护理

产妇在产褥期的变化属于生理范畴，应科学地护理，为其提供支持和帮助，促进产后生理功能恢复，预防产后出血、感染、中暑、抑郁等并发症发生。

Note：

一、产后访视与护理

产后访视是由社区医疗保健人员在产妇出院后 3d、14d、28d 分别做 3 次家庭访视,了解产妇及新生儿健康状况并提供护理。家庭分娩的产妇应于新生儿出生后尽快到医疗机构接受保健服务。

(一)产妇饮食、睡眠与心理指导

1. 休息与饮食　充分休息,保证足够的睡眠。为产妇提供空气清新、通风良好、舒适安静的休养环境;保持床单位清洁、整齐;护理活动应以不打扰产妇休息为原则。保证合理的营养摄入。产后 1h 鼓励产妇进流质饮食或清淡半流质饮食,后可进普通饮食。食物应富含营养、足够热量和水分。哺乳产妇多进蛋白质和汤汁食物,同时适当补充维生素和铁剂,推荐补充铁剂 3 个月。

2. 排尿与排便

(1)排尿:分娩过程中膀胱受压致肌张力低下及产后会阴伤口疼痛、产后疲劳、不习惯床上小便等原因影响排尿,应注意评估膀胱充盈程度,鼓励并协助产妇产后 4h 内排尿。排尿困难者,解除产妇排尿引起疼痛的顾虑,鼓励坐起排尿,必要时协助其排尿,方法如下:①热水熏洗外阴或温开水冲洗尿道外口周围诱导排尿;热敷下腹部、按摩膀胱刺激膀胱肌收缩;②针刺关元、气海、三阴交、阴陵泉等穴位促其排尿;③肌内注射甲硫酸新斯的明 1mg,以兴奋膀胱逼尿肌促排尿;④导尿:上述方法无效,给予导尿,留置尿管 1~2d。观察剖宫产术后产妇尿管是否通畅,尿量及性状是否正常。

(2)排便:因卧床休息、食物缺乏纤维素、肠蠕动减弱、盆底肌张力降低等容易发生便秘,应该鼓励产妇多喝水,多吃蔬菜,及早下床活动预防便秘。一旦发生便秘可在医生指导下口服缓泻剂。

3. 保健运动　鼓励产后尽早活动,阴道自然分娩者,回病房后产妇即可在床上适当活动,产后 6~12h 下床轻微活动,产后第 2d 在室内随意活动,会阴后-侧切开或剖宫产的产妇可适当推迟下床活动时间。盆底肌锻炼(Kegel 运动)可以促进局部血液循环、加快伤口愈合、重建盆底肌肉张力,降低产后压力性尿失禁,改善性功能。产妇在床上、坐在椅子上即可进行收缩会阴肌肉、提升盆底、保持收缩状态的运动。每次训练 10 组,每组重复收缩和放松盆底 5~10min,每天 2~3 次以上重复训练。会阴正中切开产妇做 Kegel 运动会因为牵拉伤口导致不适,因此,要等到伤口愈合后再训练。

4. 心理调适　心理调适是产妇从妊娠和分娩的不适、疼痛、焦虑中恢复,接纳家庭新成员及新家庭的过程。由于产褥期产妇心理处于脆弱和不稳定状态,面临着潜意识的内在冲突及初为人母的情绪调整、家庭关系改变,经济和家庭、社会支持系统的需求等,因此,产褥期心理调适指导和支持十分重要。

产褥期妇女的心理调适表现在两方面:确立家长与孩子的关系和承担母亲角色的责任。美国心理学家 Rubin 在 1977 年的研究结果认为,产褥期妇女的心理调适过程一般经历以下 3 个时期:

(1)依赖期:产后前 3d。由于新生命诞生、神经系统兴奋、身体虚弱等,产妇面临着对新角色的适应(即从孕妇到母亲的心理转变)问题。此期产妇比较被动,很多需要通过别人来满足,如对孩子的关心、喂奶、沐浴等,同时,产妇喜欢表达对孩子的关心,谈论自己妊娠和分娩的感受。良好的妊娠和分娩经历、满意的产后休息、丰富的营养、早期且较多地母婴皮肤接触与交流,有助于产妇顺利进入第二期。因此,护士应帮助产妇建立母婴接触、适应新角色,促进其产后康复。

(2)依赖-独立期:产后 3~14d。产妇逐渐将注意力转移到孩子身上,开始接受、关注孩子,认识到母亲的责任和义务,主动照顾新生儿,期待胜任母亲的角色。产妇分娩后因内分泌激素水平变化导致感情脆弱,又增加了照护婴儿的责任;同时,由于爱被孩子分割,部分产妇感到家人的关爱减少了,加上痛苦的妊娠和分娩过程等因素,容易产生抑郁情绪,严重者表现为哭泣,对周围漠不关心,拒绝哺乳和护理新生儿等。

此期是健康教育的关键期,护士应及时提供新生儿喂养和护理知识,耐心指导新生儿护理技术;鼓励产妇家庭成员参与新生儿护理并加倍关心产妇;鼓励产妇表达自己的心情并与其他产妇交流,提高产妇的自信心和自尊感,促进接纳孩子、接纳自己,缓解抑郁状态,平稳地度过这一时期。

(3)独立期:产后 2 周至 1 个月。产妇接纳新家庭形成,重新设定自己的角色,产妇、家人和婴儿已成为一个完整的系统,形成新的生活形态。夫妇两人共同分享欢乐和责任,开始逐渐适应新的家庭生活;但是,产妇及丈夫会承受更多的压力,出现兴趣与需要、事业与家庭间的矛盾,哺育孩子、承担家务及维持夫妻关系等各种角色的矛盾,因此,家庭成员之间应该相互关心、相互支持。

产妇是焦虑、抑郁的高发群体,尤其是高龄二胎产妇。随着我国进一步优化生育政策,实施一对夫妻可以生育三个子女政策及配套支持措施,高龄产妇将逐步增多,应该关注高龄产妇的心理健康。

(二)子宫复旧的观察与护理

产后每日同一时间手测子宫底高度,观察恶露的量、颜色和气味,以了解子宫复旧情况。如果子宫底高度上升,子宫体变软,应考虑子宫收缩不良,立即经腹壁按摩宫底,排出血块,预防产后出血。评估排尿及膀胱充盈情况,避免膀胱充盈影响子宫收缩。注意评估出血量,若出血量多,应及时查找原因。发现红色恶露增多且持续时间延长考虑子宫复旧不全,及时给予子宫收缩剂;若恶露有臭味且子宫压痛考虑感染,遵医嘱给予广谱抗生素控制感染。

产后宫缩痛一般不需要处理,如果疼痛难以忍受,可指导产妇进行呼吸和放松,必要时遵医嘱给予止痛药。

(三)母乳喂养指导

产妇以自身乳汁哺育婴儿的喂养方式为母乳喂养,母乳喂养的时期为哺乳期。世界卫生组织建议,婴儿在最初6个月内应该给予纯母乳喂养,6个月以后逐渐添加辅食,至2岁或者更长时间。

1. 母乳喂养的优点

(1)对婴儿:①提供营养、促进发育:母乳中所含的各种营养物质最有利于婴儿的消化吸收。②提高免疫力、预防疾病:母乳中含有多种免疫活性细胞和丰富的免疫球蛋白。免疫活性细胞有巨噬细胞、淋巴细胞等;免疫球蛋白包括:分泌型免疫球蛋白、乳铁蛋白、溶菌酶、纤维结合蛋白等,可预防婴儿腹泻、呼吸道和皮肤感染。③保护牙齿:吸吮时肌肉运动可促进面部肌肉正常发育。④有利于心理健康:母乳喂养增加了婴儿与母亲皮肤接触的机会,有助于母婴间的情感连接。

(2)对母亲:①预防产后出血:吸吮刺激机体缩宫素分泌,使子宫收缩,减少产后出血。②避孕:哺乳推迟月经复潮及排卵,有利于避孕。③减少患癌的危险性:母乳喂养可减少哺乳母亲患乳腺癌、卵巢肿瘤的可能性。

2. 影响母乳喂养的因素

(1)母亲因素:包括生理因素(严重的心脏病、子痫、营养不良等)和心理因素(心理准备不充分,缺乏母乳喂养的信心及产后负性情绪等)。

(2)婴儿因素:早产儿、婴儿畸形(唇腭裂)、颅内出血、产伤等造成母婴分离或婴儿吸吮能力减弱。

(3)社会因素:包括母亲工作负担过重、缺乏支持系统等。

3. 产妇营养　产妇哺乳期应该摄入足够的热量和营养物质以保证泌乳,提供婴儿生长发育需要的营养。产妇在产褥期及哺乳期所需要的能量和营养成分较未孕时高。产妇营养供给原则:①热量:每日应多摄取 2 100kJ(500kcal),但总量不要超过 8 370~9 620kJ/d(2 000~2 300kcal/d);②蛋白质:每日增加蛋白质20g;③脂肪:控制食物中总的脂肪摄入量,保持脂肪提供的热量不超过总热量的25%,每日胆固醇的摄入量应低于 300mg;④无机盐类:补充足够的钙、铁、硒、碘等必需的无机盐;⑤饮食中应有足够的蔬菜、水果及谷类;⑥锻炼:产妇营养过剩可造成产后肥胖,配合适当的锻炼以维持合理的体重。

4. 前期准备　成功母乳喂养,前期准备很重要。产前通过孕妇学校或者其他途径让孕妇(包括家庭)学习母乳喂养的知识和技能,了解泌乳生理、母乳喂养的优点、婴儿的能量需求、母乳喂养的体位及含接技巧等,增强产妇母乳喂养的信心,同时获得家庭支持,产后做到早吸吮,按需哺乳。

5. 母乳喂养技巧　按需哺乳,一般 20~30min/次,可根据哺乳环境采用不同的喂养姿势,如摇篮式、环抱式、侧卧式、交叉式等,以母婴舒适的体位进行喂养。

哺乳前产妇洗净双手,取舒适体位,全身放松,一手拇指在乳房上方,其余四指放在乳房下方。用

Note:

乳头轻触婴儿嘴唇,待张大嘴后将乳头和大部分乳晕放入婴儿口中(图6-1),用手托起乳房,防止乳房堵塞新生儿鼻孔影响呼吸。哺乳结束时,用示指轻轻向下按压婴儿下颌,避免在口腔负压下拉出乳头引起局部疼痛或皮肤损伤。哺乳后,挤出少许乳汁涂在乳头和乳晕上。

母乳喂养注意事项:每次哺乳应该吸空一侧乳房再吸吮另一侧;哺乳后,将婴儿抱起轻拍背部1~2min,以排出胃内空气,防吐奶;哺乳后产妇佩戴合适棉制乳罩。

6. **判断乳汁分泌量是否充足的标准**　每日8次左右满意的母乳喂养;婴儿每日排尿5~6次,排便2~4次;婴儿体重增加,睡眠情况良好。

7. **母乳的储存**　无法直接母乳喂养的产妇,可将乳汁吸出于储奶袋中储存。储存时间:20~30℃保存不超过4h,4℃不超过48h,-15~-5℃可保存6个月。

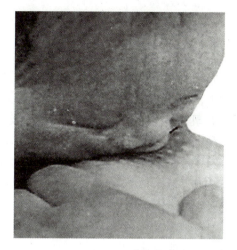

图6-1　婴儿正确含接姿势

8. **不宜或者暂停母乳喂养的指征**　母亲患有传染病急性期、严重脏器功能障碍性疾病、严重的产后心理障碍和精神疾病;母亲酗酒、暴怒、服用对婴儿有影响的特殊药物等。婴儿患有乳糖不耐受症等。

(四)腹部及会阴伤口护理

1. **会阴伤口护理**　产后应保持会阴清洁、干燥,用对外阴无刺激的消毒液擦洗外阴,2~3次/d。会阴部有缝线者,每日观察伤口周围有无渗血、血肿、红肿、硬结及分泌物,并嘱产妇健侧卧位。产妇会阴切口疼痛剧烈或有肛门坠胀感,应及时报告医生,排除阴道壁及会阴部血肿。会阴水肿严重者,可用50%硫酸镁湿热敷每日2次,每次20min;或产后24h红外线照射外阴。会阴部小血肿者,24h后可采取湿热敷或远红外线灯照射,大的血肿应配合医师切开处理。产后3~5d可行会阴部伤口拆线,若伤口感染,应提前拆线引流,并定时换药。

2. **腹部伤口护理**　剖宫产术后要评估腹部手术切口有无红肿、渗血、渗液,发现异常及时联系医生。

(五)性生活和产后健康检查的指导

产妇产后42d内禁止性生活,根据产后检查情况,恢复正常性生活,并指导产妇选择适当的避孕措施。哺乳者推荐工具避孕,不宜选择药物避孕;不哺乳者避孕方法无须限制。告知产妇产后42d与婴儿一起到医院进行全面检查,了解产妇全身情况,特别是生殖器官的恢复及新生儿发育情况。产后健康检查包括全身检查和妇科检查。全身检查主要是测血压、脉搏,查血、尿常规等;妇科检查主要了解盆腔内生殖器是否已恢复至未孕状态。

知识拓展

阴道松弛症

阴道松弛症是女性产后常见问题,多与分娩导致的阴道壁与盆底相关结构松弛有关。阴道松弛表现为性生活满意度下降,伴有轻度的压力性尿失禁和阴道脱垂、阴道内炎症增加、阴道前庭外形改变等,影响女性性感受和自信心。目前,临床上缺乏阴道松弛症及严重程度的客观评价方法及标准。诊断阴道松弛症主要通过阴道松弛问卷(VLQ)、性生活满意问卷(SSQ)、妇科检查、盆底肌力测定等方法。临床建议轻度阴道松弛和盆底肌力较差的人群采用无创和微创的非手术治疗,如盆底肌肉训练(Kegel)、射频治疗、激光治疗;中重度阴道松弛的人群采用手术治疗。盆底康复治疗仪可以进行盆底肌恢复治疗,也可以检测会阴肌力。

Note:

二、产褥期常见问题的护理

（一）母乳喂养中常见问题及护理

1. **乳汁不足** 鼓励产妇树立母乳喂养的信心,指导哺乳方法,做到按需哺乳、夜间哺乳,适当调节饮食,多喝营养丰富的肉汤。

2. **乳房胀痛护理** 因乳房过度充盈及乳腺管堵塞所致,哺乳前湿热敷 3~5min,并按摩乳房,频繁哺乳,排空乳房。

3. **乳头皲裂护理** 乳头皲裂是乳头表面的小裂口,表现为乳头疼痛,哺乳时为甚,多为婴儿含接不良造成。轻者可继续哺乳,先健侧,后患侧。哺乳时产妇取舒适姿势,哺乳前湿热敷乳房 3~5min,让乳头和大部分乳晕含在婴儿口中。哺乳后,挤出少许乳汁涂在乳头和乳晕上,短暂暴露使其干燥。乳汁具有抑菌作用,且含丰富蛋白质,能起到修复表皮的作用。严重者停止哺乳,可用手挤奶或吸奶器吸出乳汁喂给新生儿。

4. **退奶** 有母乳喂养禁忌的产妇,应尽早退奶。最简单的方法是停止哺乳,减少汤汁饮食,必要时用药物辅助退奶。常用方法:①生麦芽 30~90g,水煎代茶饮,每日一剂,连续服用 3~5d;②芒硝 250g 分别装在两纱布袋内,敷两侧乳房并包扎,湿硬时更换;③维生素 B_6 200mg,每日 3 次,连服 3~5d。甾体激素、溴隐亭等不推荐作为一线退奶药物。

（二）产褥中暑的预防

产褥期中暑(puerperal heat stroke)是产褥期内高温环境使产妇体内余热不能及时散发引起中枢神经调节功能障碍而导致的急性热病,表现为高热、水电解质紊乱、循环衰竭和神经系统功能损害。根据病情程度分为:①中暑先兆:表现为口渴、多汗、心悸、恶心、胸闷、四肢无力,体温正常或低热;②轻度中暑:产妇体温逐渐升高达 38.5℃ 以上,随后出现面色潮红、胸闷、脉搏增快、呼吸急促、口渴及痱子;③重度中暑:产妇体温继续升高,达 41~42℃,呈稽留热型,可出现面色苍白、呼吸急促、谵妄、抽搐、昏迷,处理不及时可在数小时内出现呼吸衰竭、循环衰竭导致死亡。产褥中暑的主要原因是室内通风不良导致高温高湿状态,引起体温调节中枢功能障碍,因此指导产妇定时开窗通风,保持室内正常的温湿度,预防中暑。护士应正确识别产褥中暑,及时处理。一旦出现,应迅速降温,及时纠正水、电解质紊乱及酸中毒。

第三节 正常新生儿的护理

正常新生儿是指正常足月新生儿(normal term infant),即胎龄≥37 周、<42 周,出生体重≥2 500g、<4 000g,无畸形或疾病的活产新生儿。新生儿期是从胎儿出生后断脐到满 28d 的一段时间。新生儿期是新生儿适应宫外环境的关键期,应正确认识新生儿的生理、心理特点,帮助其适应环境变化,满足生理需求,维持正常生理心理状态,防止疾病发生,为后续健康奠定基础。

一、新生儿生理特点

（一）外观特点

皮肤红润,皮下脂肪丰满,头大,头发条纹清晰,耳壳软骨发育好,男婴睾丸已降到阴囊,女婴大阴唇遮盖小阴唇,指(趾)甲达到或超过指(趾)端,足纹遍及足底。

（二）生理特点

1. **体温** 新生儿体温调节中枢发育不完善,皮下脂肪薄,体表面积相对较大,皮肤表皮角化层差,易散热,体温易随外环境温度的变化而波动。新生儿无寒战反应,寒冷时靠棕色脂肪化学产热。新生儿出生后的环境温度低于宫内温度,散热增加,需及时保暖,否则容易出现低体温、低氧血症、低血糖和代谢性酸中毒或寒冷损伤。中性温度(neutral temperature)是维持机体体温正常所需要的代谢

Note:

率和耗氧量最低的环境温度,高低与出生体重、日龄有关,出生体重越低、日龄越小,需要的中性温度越高。新生儿正常体表温度为 $36 \sim 36.5℃$,直肠(核心)温度 $36.5 \sim 37.5℃$,体温过高见于室温高、保暖过度或脱水;体温低见于室温较低、早产儿或感染等。

2. 呼吸系统 新生儿出生后约 10s 出现呼吸运动,因其肋间肌薄弱,呼吸主要靠膈肌的升降,呈现腹式呼吸;新生儿呼吸频率较快,安静时 40 次/min 左右,超过 60 次/min 称呼吸急促,常由呼吸系统或其他系统疾病引起。新生儿呼吸道狭窄,黏膜薄嫩,纤毛运动差,容易导致气道阻塞、感染、呼吸困难,甚至拒绝吸吮母乳。

3. 循环系统 新生儿出生后血流动力学发生重大变化:①脐带结扎后胎盘-脐带血流终止;②呼吸建立,肺泡膨胀,肺循环阻力下降,回流到左心房血量增多,体循环压力上升;③卵圆孔关闭;④动脉氧分压升高,动脉导管功能性关闭,完成了胎儿循环向成人循环的转变。新生儿心率波动范围较大,通常 $90 \sim 160$ 次/min。足月新生儿平均血压为 75/50mmHg。

4. 消化系统 新生儿胃容量较小,肠道容量相对较大,胃肠蠕动较快以适应流质食物的消化;新生儿吞咽功能完善,胃呈水平位,胃贲门括约肌不发达,吸吮母乳后易发生溢乳;新生儿消化道可分泌消化酶(除胰淀粉酶外),因此,新生儿消化蛋白质的能力较强,消化淀粉的能力相对较差。胎便由胎儿肠道分泌物、胆汁及咽下的羊水组成,呈糊状,墨绿色。足月儿 24h 内排胎便,$2 \sim 3d$ 排完,如果出生后 24h 不排胎便,应排除肛门闭锁或其他消化道畸形。

5. 泌尿系统 新生儿肾单位数量与成人相似,肾小球滤过、浓缩功能较成人低,容易发生水电解质紊乱;输尿管较长,弯曲度大,容易受压或扭转,发生尿潴留或泌尿道感染。新生儿一般在出生后 24h 内排尿,一周内排尿可达 20 次/d。

6. 神经系统 新生儿大脑皮质及锥体束尚未发育成熟,故新生儿动作慢而不协调,肌张力稍高,哭闹时可有肌强直;大脑皮质兴奋性低,睡眠时间长,眼肌活动不协调,对明暗有感觉,具有凝视和追视能力,有角膜反射及视听反射;味觉、触觉、温觉较灵敏,痛觉、嗅觉、听觉较迟钝;新生儿出生时具备多种暂时性的原始反射,如吸吮反射、觅食反射、握持反射、拥抱反射等,出生后数月自然消失。若上述反射减弱或消失,或数月后仍然不消失,提示神经系统或者其他异常。足月新生儿可以出现 Kerning 征、Babinskin 征和 Chvostek 征等病理反射,腹壁反射、提睾反射不稳定。

7. 免疫系统 新生儿特异性免疫和非特异性免疫功能均不完善。免疫球蛋白 IgG 可以通过胎盘到胎儿体内(含量与胎龄有关,胎龄越小,含量越低),IgM 和 IgA 不能通过胎盘,故新生儿容易患细菌感染,尤其是革兰氏阴性杆菌感染。抗体免疫应答低下或迟缓,尤其对多糖类疫苗和荚膜类细菌。T 细胞免疫功能低下是新生儿免疫应答无能的主要原因。随着出生后不断接触抗原,T 细胞功能逐渐成熟。

(三)新生儿常见的生理状态

1. 生理性体重下降 新生儿出生后,由于摄入少、经皮肤及肺部排出的水分相对较多,出生后 $2 \sim 4d$ 体重下降,范围一般不超过出生体重的 10%,4d 后开始回升,$7 \sim 10d$ 恢复到出生时水平,称生理性体重下降。

2. 生理性黄疸 足月新生儿出生后 $2 \sim 3d$ 出现皮肤、巩膜发黄称生理性黄疸,持续 $4 \sim 10d$ 消退,最迟不超过 2 周。原因是新生儿出生后体内红细胞破坏增加,产生大量间接胆红素,而肝脏内葡萄糖醛酸转移酶活性不足,不能使间接胆红素全部结合成直接胆红素,从而导致高胆红素血症。

3. 乳腺肿大及假月经 由于胎儿在母体内受胎盘分泌的雌激素、孕激素和催乳素的影响,出生后雌激素、孕激素很快消失,催乳素维持时间长,男女新生儿出生后 $4 \sim 7d$ 可有乳腺增大,蚕豆或者核桃大小,部分可以挤出少量乳汁,$2 \sim 3$ 周后自行消失。部分女婴出生后 $5 \sim 7d$,阴道可有少量血性分泌物,持续 1 周自然消失。

4. "马牙"和"螳螂嘴" 新生儿口腔上腭中线和齿龈部,有黄白色、米粒大小的颗粒,俗称"马牙",数周可自行消退,是由于上皮细胞堆积或黏液腺分泌物积聚形成;两侧颊部各有一隆起的脂肪垫称"螳螂嘴",有利于吸吮乳汁。

5. 新生儿红斑和粟粒疹　新生儿出生后 1~2d,头部、躯干、四肢常出现大小不等的多形性丘疹,称新生儿红斑,1~2d 消失;由于皮脂腺堆积,鼻尖、鼻翼、颜面部形成小米粒大小黄白色皮疹,称粟粒疹,脱皮后自然消失。

二、新生儿的身体评估

（一）出生时评估

见第五章第二节。

（二）入母婴同室时评估

一般在出生 24h 内进行。

1. 健康史　①既往史:家族特殊病史,母亲既往妊娠史等。②本次孕产史:本次妊娠经过,胎儿生长发育及监测结果,分娩经过,产程中胎儿情况等。③新生儿出生史:出生体重、性别、Apgar 评分及出生后检查结果等。④新生儿记录:检查出生记录是否完整,包括床号、住院号、母亲姓名、性别、出生时间,新生儿脚印、母亲指印是否清晰,并与新生儿佩戴的腕带核对。

2. 身体评估　评估时注意保暖,可让母亲在场以便指导。

（1）一般检查:①体重:一般在沐浴后测裸体体重。体重 ≥4 000g 常见于父母身材高大、多胎经产妇、过期妊娠或孕妇有糖尿病等;体重 <2 500g 常见于早产儿或足月小样儿。②身长:测量头顶最高点至足跟的距离,平均 50cm。③体温:一般测腋下体温,可随外界环境温度变化而波动。④呼吸:新生儿安静时测 1min。母亲使用麻醉剂、镇静剂或新生儿产伤可使新生儿呼吸减慢;室内温度改变过快、早产儿可出现呼吸过快;持续性呼吸过快见于呼吸窘迫综合征、膈疝等。⑤心率:一般通过心脏听诊获得。注意新生儿发育、反应、皮肤颜色,有无瘀斑、产伤或感染灶等。

（2）头面部:观察头颅大小、形状,有无产瘤、血肿及皮肤破损;检查囟门大小和紧张度,有无颅骨骨折和缺损;巩膜有无黄染或出血点;口腔有无唇腭裂等。

（3）颈部:注意颈部对称性、位置、活动范围和肌张力。

（4）胸部:观察胸廓形态、对称性,有无畸形;呼吸时是否有肋下缘和胸骨上下软组织下陷;通过心脏听诊了解心率、节律,各听诊区有无杂音;通过肺部听诊判断呼吸音是否清晰,有无啰音,若有啰音,需明确性质和部位。

（5）腹部:出生时腹平软,以后肠管充满气体,腹略膨出。观察呼吸时胸腹运动是否协调,外形有无异常,触诊肝脾大小,听诊肠鸣音。

（6）脐带:观察脐带残端有无出血或异常分泌物。若脐部红肿或分泌物有臭味,提示脐部感染。

（7）脊柱、四肢:检查脊柱,有无脊柱裂,四肢发育是否正常,四肢是否对称,有无骨折或关节脱位。

（8）肛门、外生殖器:观察肛门有无闭锁,外生殖器有无异常,男婴睾丸是否已降至阴囊,女婴大阴唇有无完全遮住小阴唇。

（9）大小便:正常新生儿出生后不久排小便,出生 24h 后未排胎便者,应检查是否有消化道发育异常。

（10）肌张力、活动情况:正常新生儿反应灵敏、哭声洪亮、肌张力正常。如中枢神经系统受损可表现为肌张力异常及哭声异常。

（11）反射:观察各种神经反射是否存在,了解新生儿神经系统发育情况。觅食反射、吸吮反射、拥抱反射、握持反射等原始反射随着小儿的发育逐渐减退,一般于出生数月后消失。

（12）亲子互动:观察母亲与孩子间沟通的频率、方式及效果,评估母亲是否存在拒绝喂养新生儿行为。

3. 日常评估　入母婴同室时评估新生儿有无异常,以后改为每 8h 评估 1 次或每日评估 1 次,同时做好记录,若有异常,应增加评估次数。

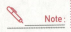
Note:

知 识 拓 展

新生儿早期基本保健技术

新生儿早期基本保健（Early Essential Newborn Care，EENC）是世界卫生组织西太平洋地区办公室 2013 年提出的概念。2016 年引入我国，在部分地区试点。2017 年，中华医学会围产医学分会、中华护理学会妇产科专业委员会和中国疾病预防控制中心妇幼保健中心在北京联合颁布了《新生儿早期基本保健技术的临床实施建议（2017 版）》，2020 年进行了更新，形成了专家共识。内容包括两部分：第一部分为 EENC 临床实施建议，包括分娩前准备、新生儿生后 90min 内的保健措施、新生儿生后 90min 至 24h 的保健措施、出院前新生儿保健措施；第二部分为 EENC 核心内容更新的循证医学依据及相关推荐建议。

三、新生儿的日常护理

新生儿出生后需要适应从宫内到宫外的转变，尤其是出生后第一小时是新生儿"生命的黄金时间"，应及早进行皮肤接触（skin to skin contact，SSC），促进母婴连接和母乳喂养。

（一）环境与安全

1. **环境** 新生儿居室的温度与湿度应随气候温度变化调节，房间宜向阳，光线充足、空气流通。由于刚出生的新生儿抵抗力较低，对环境的要求高，因此室温保持在 24~26℃、相对湿度在 50%~60% 为宜，随着新生儿的生长发育及时进行调整。母婴同室一张母亲床加一张婴儿床所占面积不少于 6m²。

2. **安全** 新生儿出生后，将其右脚印及母亲右拇指印印在病历上。新生儿手腕系写有母亲姓名、新生儿性别、住院号的手圈。新生儿床应配有床围，床上不放危险物品，如锐角玩具、过烫的热水袋等。

（二）一般护理

1. **生命体征** 定时测新生儿体温，体温过低者加强保暖，过高者采取降温措施。观察呼吸道通畅情况，保持新生儿取侧卧位，预防窒息。

2. **沐浴** 包括淋浴、盆浴，其目的是清洁皮肤、促进舒适。沐浴时室温控制在 26~28℃，水温控制在 38~42℃（用手腕测试较暖即可）为宜。沐浴在喂奶后 1h 进行。新生儿体温未稳定者不宜沐浴。每个婴儿用一套沐浴用品，所有用物在婴儿沐浴后用消毒液浸泡消毒，以预防感染。护士动作宜轻而敏捷，沐浴过程中注意保护婴儿，防止意外发生。

3. **脐部护理** 脐带一般于出生后 3~7d 脱落。应保持脐带残端清洁干燥。脱落后如有黏液或渗血，用聚维酮碘（碘伏）消毒或重新结扎；若有肉芽组织，可用硝酸银烧灼局部；若有化脓性感染，局部用过氧化氢或碘伏消毒，同时遵医嘱酌情用抗生素。

4. **皮肤护理** 勤洗澡，保持皮肤清洁。正常新生儿可每天洗澡，每次大便后用温水清洗臀部，勤换尿布，防止红臀。红臀可用红外线照射，每次 10~20min，每日 2~3 次。臀部皮肤溃烂可用植物油或鱼肝油纱布敷于患处。

5. **预防感染** 房间内应配有手消毒液，以备医护人员或探视者接触新生儿前消毒双手。医护人员必须身体健康，定期体检。若患有呼吸道、皮肤黏膜、肠道传染性疾病，应暂避免接触新生儿。新生儿患有脓疱疹、脐部感染等疾病时，应采取相应的消毒隔离措施。

（三）免疫接种

1. **卡介苗** 出生后 3d 接种，采取皮内注射。早产儿、有皮肤病或发热等疾病的新生儿暂缓接种；怀疑有先天性免疫缺陷的新生儿禁忌接种。

2. **乙肝疫苗** 正常新生儿出生后 24h 内、1 个月、6 个月注射重组酵母乙肝病毒疫苗 1 次，每次 5μg。乙肝病毒携带者分娩的新生儿应在出生 6h 内肌内注射高价乙肝免疫球蛋白 100~200IU，同时换部位注射重组酵母乙肝病毒疫苗 10μg。

Note：

四、新生儿喂养

新生儿喂养方法有母乳喂养、人工喂养和混合喂养。

（一）母乳喂养

见本章第二节。

（二）人工喂养

由于各种原因不能进行母乳喂养，选用配方奶或其他乳制品（如牛奶、羊奶和马奶等）完全替代母乳的喂养方法，称为人工喂养，首选配方奶。配方奶是以牛奶为基础的改造奶制品，营养素成分"接近"人乳，更适合新生儿的消化能力和肾功能。无条件选用配方奶时可选择牛奶、羊奶等，但必须经过加热、加糖、加水等改造后才可以喂养新生儿。新生儿人工喂养也要掌握正确的喂养技巧，如喂养姿势、新生儿的觉醒状态，选择适宜的奶瓶和奶嘴，注意奶液的温度、喂哺时奶瓶的位置等。

（三）混合喂养

混合喂养又称部分母乳喂养，当母乳不足不能纠正时，可以用母乳与配方奶或牛乳、羊乳等同时喂养新生儿，有补授法和代授法。

本 章 小 结

产褥期是产妇恢复、新生儿适应宫外环境的关键期。产褥期产妇全身各系统发生较大的生理变化，生殖系统最明显。临床表现为生命体征的变化、子宫复旧与恶露、褥汗。产褥期妇女的护理包括产后访视与护理和产褥期常见问题的护理两部分。产后访视与护理包括：饮食、睡眠与心理指导；子宫复旧的观察与护理；母乳喂养指导；腹部及会阴伤口的护理；性生活和产后健康检查的指导。产褥期常见问题护理包括母乳喂养中常见问题（乳汁不足、乳房肿痛、乳头皲裂、退奶）及产褥中暑的预防及护理。新生儿有其独特的生理特点和特殊的生理状态，体温调节中枢不完善，应正确地对其进行评估，并提供日常护理，包括环境与安全、一般护理（包括观察生命体征、沐浴、脐部护理、皮肤护理、预防感染）、免疫接种。新生儿喂养包括母乳喂养、人工喂养和混合喂养。

（王爱华）

思 考 题

1. 某女士，26岁，发热1d。于4d前自然分娩一女婴，体重3 800g。会阴Ⅱ度裂伤，常规修补缝合。查体：体温37.9℃，脉搏85次/min，呼吸18次/min，血压115/70mmHg。双乳腺触诊轻度肿胀，无发红。子宫在脐下2横指，硬，无压痛，会阴伤口无红肿，恶露量少于月经量，色暗红。

问题：

（1）该产妇的临床表现有无异常？

（2）如何对该产妇做运动保健指导？

（3）如何对会阴伤口进行护理？

2. 某女士，G_2P_1，阴道分娩一足月女婴，羊水清，出生后1min的Apgar评分8分，产后母婴皮肤接触30min，在产房内观察2h后无异常进入休养室。

问题：

（1）如何对该新生儿进行评估？

（2）如何对该新生儿进行喂养指导？

（3）如何为该新生儿进行日常护理？

URSING

第七章

高危妊娠管理

07章 数字内容

学 习 目 标

- **知识目标：**
  1. 掌握高危妊娠概念、风险因素；高危妊娠母儿评估、监测与管理；正常电子胎心监护结果。
  2. 熟悉常见异常电子胎心监护结果及临床意义。
  3. 了解高危妊娠评估方法。
- **能力目标：**
  1. 具备筛查常见孕妇危险因素的能力。
  2. 能运用所学知识对高危妊娠母儿进行针对性护理管理及健康教育。
- **素质目标：**

  具有较好的临床思维和责任心，积极为高危妊娠妇女进行健康宣教，获得其与家属的配合，维护母儿安全。

高危妊娠(high risk pregnancy)是指孕妇、胎儿或两者在妊娠或分娩期间危及其健康的风险高于正常妊娠。高危妊娠范畴广泛,基本包括了所有病理产科,具有高危妊娠因素的孕妇称为高危孕妇。对于高危孕妇,需要根据其妊娠危险因素以及母儿的整体健康状况来制订相应的治疗及护理措施,以改善妊娠结局。

案例导入与思考

某女士,37 岁,G₃P₀,孕 32 周,本次妊娠为试管婴儿,"因头晕、视物模糊 2d"到产科门诊就诊。查体:身高 155cm,体重 82kg,BP 160/108mmHg,双下肢水肿(+++),宫高 31cm,腹围 86cm,胎方位 ROA,胎心 145 次/min。辅助检查:血红蛋白 88g/L,蛋白尿(+++)。初中文化水平,孕前体重 68kg,曾自然流产 2 次。

请思考:

1. 该孕妇有哪些高危因素?

2. 该孕妇为分级管理的哪一类?

3. 对该孕妇及胎儿应进行哪些监护措施?

第一节 高危妊娠的评估与监测

高危妊娠的管理是围产保健工作的重点,早期筛查和监测高危孕妇并对其进行系统管理是保障母儿健康的重要措施,能有效降低围生期妊娠合并症及并发症发病率、母儿伤残率和死亡率。

一、高危妊娠常见的风险因素

1. **基本情况** 初次妊娠年龄≥35 岁或≤18 岁,身高≤145cm 或对生育可能有影响的躯体残疾,体重指数(body mass index,BMI)>25 或<18.5,Rh 血型阴性。

2. **异常妊娠及分娩史** 生育间隔<12 个月,剖宫产史、不孕史、不良孕产史(各类流产≥3 次、早产史、围产儿死亡史、滋养细胞疾病史、既往妊娠并发症及合并症史),本次妊娠为双胎、辅助生殖技术助孕等。

3. **妇产科疾病及手术史** 生殖道畸形、子宫肌瘤或卵巢囊肿≥5cm、阴道及宫颈锥切手术史、瘢痕子宫、子宫附件恶性肿瘤手术史,各种重要脏器疾病史,其他特重大手术史、药物过敏史。

4. **家族史** 高血压家族史且孕妇目前血压≥140/90mmHg,直系亲属患有糖尿病、凝血因子缺乏、严重的遗传性疾病(如遗传性高脂血症、血友病等)。

5. **妊娠合并症及并发症** 高血压、多囊卵巢综合征、糖尿病、肾病、自身免疫病、HIV/AIDS 等疾病及风险因素。

6. **其他** 如妊娠早期接触大量放射线或化学性毒物,服用对胎儿有影响的药物,孕产妇职业稳定性差、收入低、居住环境差、有吸烟、吸毒、酗酒等不良嗜好等。

二、妊娠风险的评估

孕产妇妊娠风险评估是指各级各类医疗机构对怀孕至产后 42d 的妇女进行妊娠相关风险的筛查及评估分级,及时发现、干预影响妊娠的风险因素,防范不良妊娠结局,保障母儿安全。

(一)妊娠风险评估分级

妊娠风险评估分级原则上应当在开展助产服务的二级以上医疗机构进行。

1. **首次评估** 对妊娠风险筛查阳性的孕妇,医疗机构应当对照《孕产妇妊娠风险评估表》(章末附),进行首次妊娠风险评估。按照严重程度以"绿(低风险)、黄(一般风险)、橙(较高风险)、红(高风险）、紫（传染病）"5 种颜色进行分级。

（1）绿色：妊娠风险低。孕妇基本情况良好，未发现妊娠合并症、并发症。

（2）黄色：妊娠风险一般。孕妇基本情况存在一定危险因素，或患有孕产期合并症、并发症，但病情较轻且稳定。

（3）橙色：妊娠风险较高。孕妇年龄≥40 岁或 BMI≥28，或患有较严重的妊娠合并症、并发症，对母婴安全有一定威胁。

（4）红色：妊娠风险高。孕妇患有严重的妊娠合并症、并发症，继续妊娠可能危及孕妇生命。

（5）紫色：孕妇患有传染性疾病。紫色标识者可伴有其他颜色的风险标识。

医疗机构应当根据孕产妇妊娠风险评估结果，在《母子健康手册》上标注评估结果和评估日期。对于分级为"橙色""红色"的孕妇，医疗机构应当填写《孕产妇妊娠评估分级报告单》，在 3d 内将报告单报送辖区妇幼保健机构；若妊娠风险分级为红色，应当在 24h 内报送。

2. 动态评估　医疗机构应当结合孕产期保健服务，发现孕产妇健康状况有变化时，立即进行妊娠风险动态评估，根据病情变化调整妊娠风险及管理措施，并在《母子健康手册》上标注评估结果及评估日期。

（二）评估方法

1. 孕前筛查

（1）评估孕前高危因素

1）询问计划妊娠夫妇健康状况。

2）评估既往慢性病史、家族史、遗传病史，不宜妊娠者应及时告知。

3）详细了解不良孕产史和前次分娩史，是否为瘢痕子宫。

4）生活方式、饮食营养、职业状况及人际关系等。

（2）体格检查：心肺听诊；测量血压、体质量，计算 BMI；常规妇科检查。

（3）辅助检查

1）必查项目：血常规、尿常规、血型、肝肾功能、空腹血糖水平、HBsAg 筛查以及 HIV 筛查等。

2）备查项目：子宫颈细胞学检查、TORCH 筛查（弓形虫、风疹病毒、巨细胞病毒及单纯疱疹病毒筛查）、阴道分泌物检查、甲状腺功能检测、75g OGTT 试验（针对高危妇女）、血脂水平检查、妇科超声检查及心电图检查等。

2. 孕期筛查

（1）产前检查次数及孕周：我国孕期指南（2018 年）根据目前我国孕期保健现状，推荐的产前检查孕周分别为：妊娠 $6 \sim 13^{+6}$ 周、$14 \sim 19^{+6}$ 周、$20 \sim 24$ 周、$25 \sim 28$ 周、$29 \sim 32$ 周、$33 \sim 36$ 周、$37 \sim 41$ 周（每周一次）。高危妊娠者，酌情增加次数。

（2）评估孕期高危因素：主要包括孕产史（尤其不良孕产史，如流产、早产、死胎史等）、有无生殖道手术史及胎儿畸形；孕前准备情况，孕妇及配偶的家族史及有无妊娠并发症等。

（3）体格检查：心肺听诊；测量血压、体质量，计算 BMI；胎心率测定等。

（4）辅助检查

1）必查项目：血、尿常规等同孕前必查项目；GDM 筛查，75g OGTT 试验；超声检查等。

2）备查项目：丙型肝炎筛查、抗 D 滴度检测、结核菌素试验、双胎妊娠需确定绒毛膜性质、绒毛膜穿刺取样术、无创产前基因检测（NIPT）、胎儿染色体非整倍体异常的孕中期母体血清学筛查、羊膜腔穿刺术、B 族链球菌（GBS）筛查、子宫颈检查及 Bishop 评分等。

三、高危妊娠的监测

高危妊娠监测的内容主要包括：评估胎儿生长发育及宫内安危，监测胎盘、脐带和羊水等。高危妊娠孕妇应于 32～34 周开始评估胎儿健康状况，患有严重并发症的孕妇应于 26～28 周开始监测。

Note:

（一）胎儿生长发育的监测

1. **胎儿测量指标**　根据末次月经、早孕反应出现的时间、第一次胎动出现的时间、子宫底高度、B型超声测量胎儿顶臀长、双顶径和股骨长等推算胎龄。

2. **孕妇测量指标**　测量并记录孕妇的宫高、腹围，观察其动态变化，以间接了解胎儿宫内的发育情况。

（二）胎儿宫内状态的监测

1. **胎动计数**　是孕妇自我监护胎儿宫内健康的重要手段。妊娠 28 周后，若胎动计数≥10 次/2h 为正常，<10 次/2h 或减少 50%者，应考虑子宫胎盘功能不足、胎儿有宫内缺氧的可能。

2. **B 型超声**　不仅能显示胎儿大小、数目、胎位、有无胎心搏动、胎盘位置及成熟度，还可发现胎儿畸形。

3. **血流动力学监测**　彩色多普勒超声监测胎儿脐动脉和大脑中动脉血流。脐动脉血流常用监测指标为搏动指数（PI）、收缩期最大血流速度与舒张末血流速度比值（S/D）、阻力指数（RI）。若在舒张末期无血流时，则提示胎儿将在 1 周内死亡。

4. **监测胎心**

（1）胎心听诊：是判断胎儿宫内安危情况的一种简便方法。可用胎心听诊器或多普勒胎心仪听诊胎心的强弱及节律，判断胎心率是否正常。

（2）电子胎儿监护：电子胎儿监护（electronic fetal monitoring，EFM）不仅可以连续观察并记录胎心率的动态变化，还可以了解胎动、宫缩与胎心的关系。EFM 包括内、外监护两种形式。外监护是将宫缩描绘探头和胎心描绘探头直接放在孕妇的腹壁上（具体内容见本章第二节高危妊娠妇女的护理）。为更好地监测高危妊娠胎儿的健康，对于有条件的医院或妇幼保健院，孕妇可租借电子胎心监护在家自我检测，结果通过 APP 软件直接传给医生，以便早期识别和干预。

知 识 拓 展

高危孕妇的电子胎心监护应用

对于高危孕妇，电子胎心监护可从 32 周开始，但具体开始时间和频率应根据孕妇情况及病情进行个体化，如病人病情需要，电子胎心监护最早可从进入围产期（妊娠 28 周）开始。另外，鉴于我国新生儿救治技术的飞速进展，在妊娠 28 周前，开始电子胎心监护的时间应以新生儿可能存活、且病人及家属决定不放弃新生儿抢救为前提，同时应告知病人及家属，对于这个时期的胎儿，电子胎心监护的解读存在较大误差。医护人员应认识到：这个时期的胎儿由于神经系统发育尚不完善，故其电子胎心监护的特点有别于足月儿。目前尚缺乏更多明确指导临床如何判读这部分监护图形的相关研究。

1）监测胎心率：主要监测指标有胎心率基线（FHR-baseline，BFHR）、胎心率基线变异、胎心率一过性变化，其中胎心率一过性变化主要是加速、早期减速（early deceleration，ED）、变异减速（variable deceleration，VD）和晚期减速（late deceleration，LD）（表 7-1）。

2）预测胎儿宫内储备能力

①无应激试验（non-stress test，NST）：指在无宫缩、无外界负荷刺激下，用电子胎儿监护仪进行胎心率与胎动的观察和记录，以了解胎儿储备能力。原理：在胎儿不存在酸中毒或神经受压的情况下，胎动时会出现胎心率的短暂上升，预示着正常的自主神经功能。方法：孕妇取坐位或侧卧位，一般监护 20min。由于胎儿存在睡眠周期，NST 可能需要监护 40min 或更长时间。参照加拿大妇产科医师学会（SOGC）指南，根据胎心率基线、胎动时胎心率一过性变化（变异、减速和加速）等分为正常、不典型和异常 NST（表 7-2）。

表 7-1 电子胎心监护评价指标及临床意义

名称	定义及临床意义
胎心率基线	指在无胎动、子宫收缩影响时,10min 以上的胎心率平均值。正常的 BFHR 变异由交感神经和副交感神经共同调节,包括每分钟心搏次数及 FHR 变异。 正常:FHR 的正常值为 110~160 次/min。 异常:历时 10min,FHR>160 次/min 称为心动过速(tachycardia),FHR<110 次/min 称为心动过缓(bradycardia),单纯过速或过缓可再观察,伴异常波应查明原因、积极处理。
胎心率基线变异	胎心率基线变异指 BFHR 在振幅和频率上的不规则波动或小的周期性波动,又称为基线摆动(baseline oscillation),包括胎心率摆动幅度和摆动频率。 正常:摆动幅度指胎心率上下摆动波的高度,振幅变动范围正常为 6~25 次/min。摆动频率是指 1min 内波动的次数,正常为≥6 次/min。BFHR 变异表示胎儿有一定的储备能力,是胎儿健康的表现。 异常:基线波动活跃则频率增高,基线平直则频率降低或消失,提示胎儿储备能力丧失。
加速	指宫缩时 FHR 增加≥15 次/min,持续时间≥15s,是胎儿情况良好的表现,原因可能是胎儿躯干局部或脐静脉暂时受压。 意义:散发的、短暂的胎心率加速是无害的,但脐静脉持续受压则发展为减速。
早期减速	指 FHR 曲线下降几乎与宫缩曲线上升同时开始,FHR 曲线最低点与宫缩曲线高峰相一致,即波谷对波峰,减速的开始到胎心率最低点的时间≥30s,宫缩后迅速恢复正常(图 7-1)。 意义:一般发生在第一产程后期,为宫缩时胎头受压引起,提示胎儿有缺氧的危险,不受孕妇体位及吸氧而改变。
变异减速	指 FHR 减速与宫缩无固定关系,下降迅速且下降幅度大(>70 次/min),持续时间长短不一,但恢复迅速(图 7-2)。 意义:提示脐带有可能受压。可改变体位继续观察,如果存在变异减速伴有 FHR 基线变异消失,提示可能存在胎儿宫内缺氧。
晚期减速	指 FHR 减速多在宫缩高峰后开始出现,即波谷落后于波峰,减速的开始到胎心率最低点的时间≥30s,恢复所需时间较长(图 7-3)。 意义:提示胎盘功能不良、胎儿有宫内缺氧。

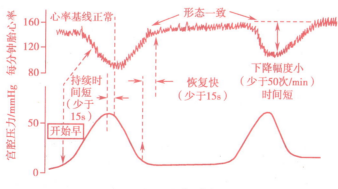

图 7-1 早期减速

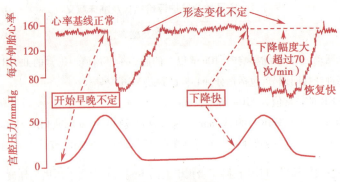

图7-2 变异减速

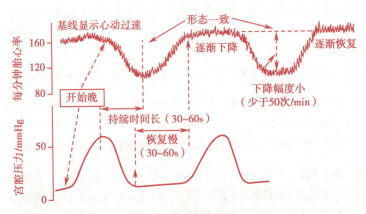

图7-3 晚期减速

表7-2 NST评估结果及处理

参数	正常NST	不典型NST	异常NST
胎心率基线	110~160次/min	100~110次/min； >160次/min，<30min	胎心过缓<100次/min； 胎心过速>160次/min，>30min
胎心率基线变异	6~25次/min(中等变异)	≤5次/min	<5次/min； ≥25次/min，>10min； 正弦波型
减速	无减速或者偶发变异减速持续<30s	变异减速持续30~60s	变异减速，持续>60s；晚期减速
加速(≥32周)	40min内≥2次加速超过15次/min，持续15s	40~80min内2次以下加速超过15次/min，持续15s	>80min内2次以下加速超过15次/min，持续15s
加速(<32周)	40min内≥2次加速超过10次/min，持续10s	40~80min内2次以下加速超过10次/min，持续10s	>80min内2次以下加速超过10次/min，持续10s
处理	继续随访观察或进一步评估	需进一步评估	复查，全面评估胎儿情况；胎儿生物物理评分；及时终止妊娠

②缩宫素激惹试验(oxytocin challenge test, OCT)：又称为宫缩应激试验(contraction stress test, CST)，其目的是观察和记录宫缩后胎心率的变化，了解宫缩时胎盘一过性缺氧的负荷变化，评估胎儿的宫内储备能力。原理：在宫缩的应激下，子宫动脉血流减少，可促发胎儿一过性缺氧表现。对已处于亚缺氧状态的胎儿，在宫缩的刺激下缺氧逐渐加重，将诱导出现晚期减速。宫缩的刺激还可引起脐带受压，从而出现变异减速。宫缩的要求：宫缩≥3次/10min，每次持续≥40s。如果产妇自发的宫缩满足上述要求，无须诱导宫缩，否则可通过刺激乳头或静脉滴注子宫收缩药诱导宫缩。OCT/CST图形的判读主要基于是否出现晚期减速。结果判断：阴性——无晚期减速或明显的变异减速；阳性——50%以上的宫缩后出现晚期减速；可疑阳性——间断出现晚期减速或明显的变异减速；可疑过度刺

激——宫缩>5 次/10min 或每次宫缩持续时间>90s 时出现胎心减速;不满意的 OCT/CST——宫缩频率<3 次/10min 或出现无法解释的图形。

③胎儿生物物理评分(biophysical profile scoring,BPS):是应用多项生物物理现象进行综合评定的方法,常用 Manning 评分法,该法通过 NST 联合实时超声检查,前者是对胎儿储备能力和胎盘功能的实时、有效的观察手段,后者可以对胎儿器官发育、功能状况、胎儿血液循环、胎盘循环、胎盘子宫循环的血流动力学状态做出评价。通过观察 NST、胎儿呼吸运动(FBM)、胎动(FM)、胎儿张力(FT)、羊水最大暗区垂直深度(AFV)共 5 项指标综合判断胎儿宫内安危。每项指标 2 分,总分为 10 分,观察时间为 30min,8~10 分提示胎儿健康;5~7 分提示可疑胎儿窘迫,4 分以下建议终止妊娠(表 7-3)。

表 7-3　Manning 评分法

指标	2 分正常	0 分异常
NST(20min)	≥2 次胎动,FHR 加速,振幅≥15 次/min,持续≥15s	<2 次胎动,FHR 加速,振幅<15 次/min,持续<15s
FBM(30min)	≥1 次,持续≥15s	无持续或持续<30s
FM(30min)	≥3 次躯干和肢体活动(连续出现累计 1 次)	≤3 次躯干和肢体活动;无活动或肢体完全伸展;伸展缓慢,部分恢复到屈曲
FT	≥1 次躯干伸展后恢复到屈曲,或手指摊开合拢	无活动;肢体完全伸展;伸展缓慢,部分屈曲
AFV	≥1 个羊水暗区,最大羊水池垂直直径≥2cm	无羊水暗区,最大羊水池垂直直径<2cm

5. 胎盘功能检查　检查胎动、孕妇血液或尿液中的雌三醇、血液中的人胎盘生乳素(HPL)和妊娠特异性 β 糖蛋白等。

6. 胎儿成熟度检查　抽取羊水检测卵磷脂/鞘磷脂比值(lecithin/sphingomyelin,L/S)、泡沫试验(foam stability test)、磷脂酰甘油(phosphatidyl-glycerol,PG)等。

7. 胎儿缺氧程度检查　常用检查方法包括胎儿头皮血血气测定、胎儿血氧饱和度(fetal oxygen saturation,FSO$_2$)测定等,或用羊膜镜直接观察羊水的量、颜色、性状。

(三) 孕产妇身心状况的监测

1. 生命体征　及时监测孕妇的脉搏、呼吸、血压及体温变化,以判断妊娠情况。

2. 心脏　评估有无心脏杂音及心功能。

3. 宫高和腹围　判断宫高、腹围是否与停经周数相符。通常在妊娠图中标出正常妊娠下人群的第 10 个百分位线和第 90 个百分位线检查值,若每次检查测得宫高和腹围的动态曲线在上述两标准线之间,提示基本正常。若连续 2 次或间断出现 3 次低于第 10 个百分位,提示可能存在胎儿宫内发育不良或羊水过少;若高于第 90 个百分位线,提示可能存在巨大胎儿、羊水过多或多胎妊娠。

4. 心理状态　高危妊娠孕妇常担心自身和胎儿健康,容易产生焦虑、恐惧、悲哀和失去信心等不良情绪,也会因为妊娠并发症/合并症的存在与继续维持妊娠相矛盾而感到烦躁、无助。护士应全面评估高危妊娠孕妇的心理状态、应对机制及社会支持系统。

第二节　高危妊娠妇女的护理与管理

一、常见症状的观察与处理

(一) 生命体征观察与处理

1. 血压异常　主要为血压增高(BP≥140/90mmHg)、血压过低(BP≤90/60mmHg)及血压不对称

(血压差>10mmHg)三种异常情况。

（1）血压增高：最常见于妊娠期高血压疾病，包括妊娠期高血压、子痫前期、慢性高血压并发子痫前期及妊娠合并慢性高血压，基本处理原则是镇静、解痉、利尿。按第八章第四节妊娠期高血压疾病处理。

（2）血压过低：常见于产后出血、体位性低血压、心脏疾病等。产后出血的血压下降处理原则为针对出血原因迅速止血，补充血容量，纠正失血性休克，防止感染；体位性低血压采取左侧卧位，症状可自然消失；心脏病导致的血压过低按第十章第一节妊娠期合并心脏病处理。

（3）血压不对称：主要由大血管病变和呼吸系统疾病引起。大血管病变主要有主动脉夹层、多发性大动脉炎、先天性动脉畸形等。呼吸系统疾病主要有呼吸道阻塞、肺淤血、肺栓塞、肺水肿等。

2. 体温异常 主要为体温过高（腋温>37℃或口温>37.5℃）和体温过低（口温<35℃）。体温过高常见于产褥感染、泌尿系统感染、上呼吸道感染等。体温过低常见于大出血、休克等重症疾病。

3. 呼吸异常 呼吸困难可见硫酸镁中毒和急性羊水过多。呼吸过缓常见于麻醉或镇静药物中毒、硫酸镁中毒。呼吸过速常见于感染性疾病导致的发热。

4. 脉搏异常 脉搏增快见于甲亢、发热，脉搏减慢见于休克晚期，脉搏短绌见于房颤、频发室性早搏。

（二）心电监护观察

心电监护能实时监测高危孕产妇的心律、心率、血压、呼吸、血氧饱和度等，能实时反映病人病情的变化。

1. 心率异常 窦性心动过速常见于贫血、发热，窦性心动过缓见于麻醉或者镇静药物。

2. 血氧饱和度下降 常见于发绀型先天性心脏病、心力衰竭、感染性休克、出血性休克、严重贫血、羊水栓塞等。

（三）产科专科症状观察

1. 胎心异常

（1）胎心率增快（>160次/min）：胎儿因素包括心脏畸形或传导异常、脐带脱垂或受压、胎盘功能不全等；孕妇因素包括发热、贫血、甲亢、过度紧张焦虑、宫内感染等。

（2）胎心率减慢（<110次/min）：胎儿因素包括脐带脱垂、胎儿先心病或传导异常、过期妊娠；孕妇因素包括子宫收缩过强、低体温、低血压、抽搐等。

（3）各类减速：早期减速常见于胎头受压；变异减速常见于早产或硫酸镁、镇静药、麻醉药等药物因素；晚期减速常见于胎儿宫内缺氧和脐带受压。

2. 胎动异常 胎动在夜间和下午较为活跃，在胎儿睡眠周期（持续20~40min）停止。孕妇应在每日同一时间计数胎动，判断记录胎动增加或减少情况，若有异常应及时就医检查。

（1）胎动增多：胎儿轻度缺氧如外力撞击、胎盘早剥。胎动计数明显增加后出现胎动明显减少，甚至消失，提示胎儿有宫内窘迫。

（2）胎动减少：胎儿严重或长时间缺氧如脐带绕颈、胎盘早剥、前置胎盘、胎盘功能障碍等。孕妇因素：低血糖、羊水过多、使用镇静剂。

3. 阴道流血 妊娠28周前可见于先兆流产、难免流产；28~37周可见于早产、先兆早产；37周后为临产、先兆临产；前置胎盘、胎盘早剥。

4. 阴道流液 常见于胎膜早破、阴道炎，可用羊水试纸对两者进行鉴别。若明确诊断，可按胎膜早破或阴道炎处理。

5. 肛门坠胀感 可考虑便秘、胎儿先露下降压迫直肠、会阴缝合不当。

（四）其他症状

1. 意识障碍 可见于药物中毒，如硫酸镁中毒；严重的肝肾疾病，如妊娠期肝内胆汁淤积、尿毒症等；神经系统病变；脑组织缺血缺氧；内分泌疾病，如低血糖、甲状腺危象等。

2. 视物模糊 可见于妊娠期高血压疾病、妊娠糖尿病、头部神经损伤等。

Note:

3. **惊厥抽搐** 可见于子痫、颅内感染、神经系统疾病等。

4. **疼痛** 妊娠期高血压疾病导致头痛；胎盘早剥、子宫破裂、妊娠各期流产、先兆早产等均可引起腹部及腰背部疼痛等。

5. **皮肤瘙痒** 可见于妊娠糖尿病、妊娠期肝内胆汁淤积等。

6. **水肿** 可见于妊娠期高血压疾病、心衰、妊娠糖尿病、急慢性肾炎等。

二、高危妊娠妇女的管理

可根据孕妇妊娠风险评估分级进行管理。

1. **分级为"绿色"** 按照《孕产期保健工作规范》以及相关诊疗指南和技术规范，规范提供孕产期保健服务。

2. **分级为"黄色"** 建议其在二级以上医疗机构接受孕产期保健和住院分娩。若有异常，应当尽快转诊到三级医疗机构。

3. **分级为"橙色""红色"和"紫色"** 医疗机构应当将其作为重点人群纳入高危孕产妇专案管理，合理调配资源，保证专人专案、全程管理、动态监管、集中救治，确保做到"发现一例、登记一例、报告一例、管理一例、救治一例"。对分级为"橙色"和"红色"者，要及时向辖区妇幼保健机构报送相关信息，并尽快与上级危重孕产妇救治中心共同研究制订个性化管理方案、诊疗方案和应急预案。

（1）分级为"橙色"：建议其在县级及以上危重孕产妇救治中心接受孕产期保健服务，有条件的原则上应当在三级医疗机构住院分娩。

（2）分级为"红色"：建议其尽快到三级医疗机构接受评估以明确是否适宜继续妊娠。如适宜继续妊娠，应当建议其在县级及以上危重孕产妇救治中心接受孕产期保健服务，原则上应当在三级医疗机构住院分娩。对于患有可能危及生命的疾病而不宜继续妊娠的孕妇，应当由副主任医师以上任职资格的医师进行评估和确诊，告知本人继续妊娠风险，提出科学严谨的医学建议。

（3）分级为"紫色"：应按照传染病防治相关要求进行管理，并落实预防艾滋病、梅毒和乙肝母婴传播综合干预措施。

三、高危妊娠的预防

高危妊娠虽不能完全预防，但可通过科学规范的孕前和产前检查、评估孕妇综合情况及各项筛查指标，采取针对性治疗及护理，来改善不良妊娠结局。

（一）做好孕前准备

1. **做好生育计划** 该计划指夫妻双方的怀孕次数和时间计划。医护人员应帮助其解决怀孕前的潜在问题。

2. **确保叶酸的摄入** 研究表明，妊娠前 3 个月和后 3 个月服用叶酸可以将神经性疾病的风险降低 70%。

3. **控制良好的体重** 超重或肥胖也会使孕妇在怀孕期间面临并发症的风险，并增加剖宫产的机会；同时，孕期营养摄入过少，则易导致胎儿发育不良，甚至影响到脑部神经发育。因此，医护人员应帮助孕妇制订合理的体重控制计划。

4. **了解家庭健康史** 医护人员应询问夫妻双方家族基因和健康史。如果存在某些慢性疾病或家族遗传性疾病，应建议转介相应专科咨询治疗。

5. **维持良好的心理状态** 孕妇长期精神过度紧张，容易导致内分泌紊乱，增加妊娠心理压力。

（二）规范孕期管理

1. **按要求规律孕期检查** 应准确筛查高危孕妇，并增加其孕期检查频次。

2. **科学营养支持** 在孕妇首次产检时即应确定其 BMI，定期对其进行饮食、运动及孕期增重指导和监测，同时避免营养失调的问题。

3. 适当活动及锻炼 根据孕妇的综合情况制订个体化活动计划。

4. 避免暴露于有害环境 暴露于辐射、杀虫剂及某些化学物质会导致出生缺陷、早产和流产。

5. 避免滥用药物 如有特殊情况应嘱其严格遵医嘱用药。

6. 避免感染 某些感染可能会增加妊娠期胎儿畸形、流产及早产等风险，应积极进行健康教育及监测，防止感染的发生。

7. 维持稳定情绪状态 消除妊娠期间的焦虑和恐惧，积极主动地配合治疗。

8. 其他 提醒孕妇适当限制咖啡因的摄入（每日不超过 200mg）；禁止吸烟、饮酒及毒品的使用等。

本章小结

　　高危妊娠的管理是围产保健工作的重点，早期筛查和监测高危孕妇并系统管理是保障母儿健康的重要措施，可有效维持围生期母儿的安全。对于高危孕妇及其胎儿应根据其基本情况、异常妊娠及分娩史等因素采取相应评估及监测手段，主要包括孕前筛查及孕期筛查、胎动计数、胎心监测、胎儿成熟度及缺氧程度检查等。临床工作中需根据高危孕妇和胎儿的整体健康状况合理开展孕前检查，并根据相应妊娠风险评估分级采取分类管理，从而实施针对性治疗及护理干预措施来改善妊娠结局。

（秦春香）

思考题

1. 某女士，29 岁，G_3P_1，妊娠 30^{+1} 周，因夜间再次发生无痛性阴道流血 2h，急诊收入院。查体：T 36.7℃，BP 90/60mmHg，P 80 次/min，宫高 28cm，腹围 89cm，胎方位 LOA，胎心率 148 次/min。尿蛋白（+），下肢水肿（+），血红蛋白 82g/L。B 超提示胎盘位于子宫右后壁延至前壁覆盖宫颈口。

问题：

（1）请根据病例写出 2 个可能的医疗诊断。

（2）根据该孕妇的现状，请确定 2 个主要的护理诊断/问题。

（3）分别针对上述所列的护理诊断/问题列出主要护理措施。

2. 某女士，34 岁，G_2P_0，妊娠 34 周，因"阴道流液 2h"急诊入院。查体：T 36.0℃，BP 170/120mmHg，P 78 次/min，宫高 31cm，腹围 93cm，无宫缩，胎方位 LOA，胎头高浮，胎心 135 次/min。实验室检查：随机尿蛋白（+++），血清肌酐 120μmol/L，血清 ALT 200U/L。孕妇因对自身及胎儿预后过分担忧和恐惧而心神不宁。

问题：

（1）请根据病例写出可能的医疗诊断。

（2）该孕妇可能存在哪些护理诊断/问题？

（3）针对上述护理诊断/问题的主要护理措施有哪些？

3. 某女士，30 岁，孕 37 周，产检时胎心监护发现胎心率有减速发生，减速与宫缩的关系不恒定，减速下降幅度最大为 80 次/min，持续时间长短不一，但能快速恢复。

问题：

（1）这种胎心监护图形提示的胎心率的变化类型是什么？

（2）分析产生上述胎心图形的原因是什么？

（3）此时最简便有效的方法是什么？

Note:

附：孕产妇妊娠风险评估表

评估分级	孕产妇相关情况
绿色 （低风险）	孕妇基本情况良好，未发现妊娠合并症、并发症
黄色 （一般风险）	1. 基本情况 　1.1　年龄≥35岁或≤18岁 　1.2　BMI>25或<18.5 　1.3　生殖道畸形 　1.4　骨盆狭小 　1.5　不良孕产史（各类流产≥3次、早产、围产儿死亡、出生缺陷、异位妊娠、滋养细胞疾病等） 　1.6　瘢痕子宫 　1.7　子宫肌瘤或卵巢囊肿≥5cm 　1.8　盆腔手术史 　1.9　辅助生殖妊娠 2. 妊娠合并症 　2.1　心脏病（经心内科诊治无须药物治疗、心功能正常） 　　2.1.1　先天性心脏病（不伴有肺动脉高压的房缺、室缺、动脉导管未闭；法洛四联症修补术后无残余心脏结构异常等） 　　2.1.2　心肌炎后遗症 　　2.1.3　心律失常 　　2.1.4　无合并症的轻度的肺动脉狭窄和二尖瓣脱垂 　2.2　呼吸系统疾病：经呼吸内科诊治无须药物治疗、肺功能正常 　2.3　消化系统疾病：肝炎病毒携带（表面抗原阳性、肝功能正常） 　2.4　泌尿系统疾病：肾脏疾病（目前病情稳定肾功能正常） 　2.5　内分泌系统疾病：无须药物治疗的糖尿病、甲状腺疾病、垂体泌乳素瘤等 　2.6　血液系统疾病 　　2.6.1　妊娠合并血小板减少[PLT(50~100)×10^9/L]但无出血倾向 　　2.6.2　妊娠合并贫血（Hb 60~110g/L） 　2.7　神经系统疾病：癫痫（单纯部分性发作和复杂部分性发作）、重症肌无力（眼肌型）等 　2.8　免疫系统疾病：无须药物治疗（如系统性红斑狼疮、IgA肾病、类风湿性关节炎、干燥综合征、未分化结缔组织病等） 　2.9　尖锐湿疣、淋病等性传播疾病 　2.10　吸毒史 　2.11　其他 3. 妊娠并发症 　3.1　双胎妊娠 　3.2　先兆早产 　3.3　胎儿宫内生长受限 　3.4　巨大胎儿 　3.5　妊娠期高血压疾病（除外红、橙色） 　3.6　妊娠期肝内胆汁淤积症 　3.7　胎膜早破 　3.8　羊水过少 　3.9　羊水过多 　3.10　≥36周胎位不正 　3.11　低置胎盘 　3.12　妊娠剧吐

Note：

续表

评估分级	孕产妇相关情况
橙色 （较高风险）	**1. 基本情况** 　1.1　年龄≥40 岁 　1.2　BMI≥28 **2. 妊娠合并症** 　2.1　较严重心血管系统疾病 　　2.1.1　心功能Ⅱ级,轻度左心功能障碍或者 EF 40%~50% 　　2.1.2　需药物治疗的心肌炎后遗症、心律失常等 　　2.1.3　瓣膜性心脏病（轻度二尖瓣狭窄瓣口>1.5cm²,主动脉瓣狭窄跨瓣压差<50mmHg,无合并症的轻度肺动脉狭窄,二尖瓣脱垂,二叶式主动脉瓣疾病,Marfan 综合征无主动脉扩张） 　　2.1.4　主动脉疾病（主动脉直径<45mm）,主动脉缩窄矫治术后 　　2.1.5　经治疗后稳定的心肌病 　　2.1.6　各种原因的轻度肺动脉高压（<50mmHg） 　　2.1.7　其他 　2.2　呼吸系统疾病 　　2.2.1　哮喘 　　2.2.2　脊柱侧弯 　　2.2.3　胸廓畸形等伴轻度肺功能不全 　2.3　消化系统疾病 　　2.3.1　原因不明的肝功能异常 　　2.3.2　仅需要药物治疗的肝硬化、肠梗阻、消化道出血等 　2.4　泌尿系统疾病:慢性肾脏疾病伴肾功能不全代偿期（肌酐超过正常值上限） 　2.5　内分泌系统疾病 　　2.5.1　需药物治疗的糖尿病、甲状腺疾病、垂体泌乳素瘤 　　2.5.2　肾性尿崩症（尿量超过 4 000ml/d）等 　2.6　血液系统疾病 　　2.6.1　血小板减少 [PLT（30~50）×10⁹/L] 　　2.6.2　重度贫血（Hb 40~60g/L） 　　2.6.3　凝血功能障碍无出血倾向 　　2.6.4　易栓症（如抗凝血酶缺陷症、蛋白 C 缺陷症、蛋白 S 缺陷症、抗磷脂综合征、肾病综合征等） 　2.7　免疫系统疾病:应用小剂量激素（如泼尼松 5~10mg/d）6 月以上,无临床活动表现（如系统性红斑狼疮、重症 IgA 肾病、类风湿性关节炎、干燥综合征、未分化结缔组织病等） 　2.8　恶性肿瘤治疗后无转移无复发 　2.9　智力障碍 　2.10　精神病缓解期 　2.11　神经系统疾病 　　2.11.1　癫痫（失神发作） 　　2.11.2　重症肌无力（病变波及四肢骨骼肌和延脑部肌肉）等 　2.12　其他 **3. 妊娠并发症** 　3.1　三胎及以上妊娠 　3.2　Rh 血型不合 　3.3　瘢痕子宫（距末次子宫手术间隔<18 个月） 　3.4　瘢痕子宫伴中央性前置胎盘或伴有可疑胎盘植入 　3.5　各类子宫手术史（如剖宫产、宫角妊娠、子宫肌瘤切除术等）≥2 次 　3.6　双胎、羊水过多伴发心肺功能减退 　3.7　重度子痫前期、慢性高血压合并子痫前期 　3.8　原因不明的发热 　3.9　产后抑郁症、产褥期中暑、产褥感染等

Note:

续表

评估分级	孕产妇相关情况
红色 （高风险）	**1. 妊娠合并症** 　1.1　严重心血管系统疾病 　　1.1.1　各种原因引起的肺动脉高压（≥50mmHg），如房缺、室缺、动脉导管未闭等 　　1.1.2　复杂先心（法洛四联症、艾森曼格综合征等）和未手术的发绀型心脏病（$SpO_2<90\%$）；Fontan 循环术后 　　1.1.3　心脏瓣膜病：瓣膜置换术后，中重度二尖瓣狭窄（瓣口<1.5cm²），主动脉瓣狭窄（跨瓣压差≥50mmHg），马方综合征等 　　1.1.4　各类心肌病 　　1.1.5　感染性心内膜炎 　　1.1.6　急性心肌炎 　　1.1.7　风心病风湿活动期 　　1.1.8　妊娠期高血压性心脏病 　　1.1.9　其他 　1.2　呼吸系统疾病：哮喘反复发作、肺纤维化、胸廓或脊柱严重畸形等影响肺功能者 　1.3　消化系统疾病：重型肝炎、肝硬化失代偿、严重消化道出血、急性胰腺炎、肠梗阻等影响孕产妇生命的疾病 　1.4　泌尿系统疾病：急、慢性肾脏疾病伴高血压，肾功能不全（肌酐超过正常值上限的1.5倍） 　1.5　内分泌系统疾病 　　1.5.1　糖尿病并发肾病V级、严重心血管病、增生性视网膜病变或玻璃体出血、周围神经病变等 　　1.5.2　甲状腺功能亢进并发心脏病、感染、肝功能异常、精神异常等疾病 　　1.5.3　甲状腺功能减退引起相应系统功能障碍，基础代谢率小于-50% 　　1.5.4　垂体泌乳素瘤出现视力减退、视野缺损、偏盲等压迫症状 　　1.5.5　尿崩症：中枢性尿崩症伴有明显的多饮、烦渴、多尿症状，或合并其他垂体功能异常 　　1.5.6　嗜铬细胞瘤等 　1.6　血液系统疾病 　　1.6.1　再生障碍性贫血 　　1.6.2　血小板减少（$<30\times10^9$/L）或进行性下降或伴有出血倾向 　　1.6.3　重度贫血（Hb≤40g/L） 　　1.6.4　白血病 　　1.6.5　凝血功能障碍伴有出血倾向（如先天性凝血因子缺乏、低纤维蛋白原血症等） 　　1.6.6　血栓栓塞性疾病（如下肢深静脉血栓、颅内静脉窦血栓等） 　1.7　免疫系统疾病 　　免疫系统疾病活动期，如系统性红斑狼疮（SLE）、重症 IgA 肾病、类风湿性关节炎、干燥综合征、未分化结缔组织病等 　1.8　精神病急性期 　1.9　恶性肿瘤 　　1.9.1　妊娠期间发现的恶性肿瘤 　　1.9.2　治疗后复发或发生远处转移 　1.10　神经系统疾病 　　1.10.1　脑血管畸形及手术史 　　1.10.2　癫痫全身发作 　　1.10.3　重症肌无力（病变发展至延脑肌、肢带肌、躯干肌和呼吸肌） 　1.11　吸毒 　1.12　其他严重内、外科疾病等 **2. 妊娠并发症** 　2.1　三胎及以上妊娠伴发心肺功能减退 　2.2　凶险性前置胎盘，胎盘早剥 　2.3　红色预警范畴疾病产后尚未稳定
紫色（孕妇 患有传染 性疾病）	所有妊娠合并传染性疾病——如病毒性肝炎、梅毒、HIV 感染及艾滋病、结核病、重症感染性肺炎、特殊病毒感染（H_1N_7、寨卡等）

备注：除紫色标识孕妇可能伴有其他颜色外，若同时存在不同颜色分类，按照较高风险的分级标识。

Note：

URSING

第八章

妊娠期并发症妇女的护理

08章　数字内容

学 习 目 标

- **知识目标:**
  1. 掌握自然流产、异位妊娠、早产、妊娠期高血压疾病、妊娠期肝内胆汁淤积症的定义及主要病因;掌握常见妊娠期并发症的护理措施。
  2. 熟悉常见妊娠期并发症的临床表现及处理原则。
- **能力目标:**
  1. 应用护理程序为妊娠期并发症妇女进行护理评估、提出常见护理诊断/问题、制订护理计划并进行护理评价。
  2. 分析妊娠期并发症妇女的健康需求,针对性地提供健康教育。
- **素质目标:**
  在为妊娠期并发症妇女提供护理措施的过程中,做到耐心细致,体现人文关怀。

受孕与妊娠是极其复杂而又十分协调的生理过程。从受孕至胎儿及其附属物娩出的 40 周期间，各种内在因素与外界因素的综合作用时常影响着母体和胎儿。若不利因素占优势,妊娠时则会出现一些并发症。妊娠早期可发生流产、异位妊娠,中、晚期可出现妊娠期肝内胆汁淤积症等。

 案例导入与思考

某女士,30 岁,结婚 3 年,夫妻同居未避孕,平素月经周期规律,现停经 46d,在抬举重物时突感右下腹剧烈疼痛伴阴道点滴出血半日。体检:BP 100/50mmHg,白细胞总数 $9.0×10^9/L$。妇科检查见阴道内少量暗红色血,宫颈举痛明显,后穹窿饱满。

请思考:

1. 该女士最有可能的诊断是什么?

2. 针对该女士简单可靠的检查方法是什么?

3. 该女士可能出现的护理问题有哪些,该采取哪些护理措施?

第一节　自　然　流　产

凡妊娠不足 28 周、胎儿体重不足 1 000g 而终止者,称为流产(abortion)。流产发生于妊娠 12 周以前者称早期流产,发生在妊娠 12 周至不足 28 周者称晚期流产。流产又分为自然流产(spontaneous abortion)和人工流产(artificial abortion),本节内容仅阐述自然流产。胚胎着床后 31% 发生自然流产,其中 80% 为早期流产。

【病因】

导致流产的原因很多,主要包括胚胎因素、母体因素、胎盘因素和环境因素。

(一)胚胎因素

染色体异常是自然流产最常见的原因。在早期自然流产中有 50%~60% 的妊娠产物存在染色体的异常。染色体异常多为数目异常,如 X 单体、某条染色体出现 3 条,或者三倍体、多倍体等;其次为结构异常,如染色体断裂、缺失或易位。染色体异常的胚胎多数发生流产,极少数继续发育成胎儿,但出生后也会发生某些功能异常或合并畸形。若已流产,妊娠产物有时仅为一空泡或已经退化了的胚胎。

(二)母体因素

1. **全身性疾病**　妊娠期高热可引起子宫收缩而发生流产;细菌毒素或病毒通过胎盘进入胎儿血液循环,导致胎儿死亡而发生流产。孕妇患严重贫血或心力衰竭可致胎儿缺氧,也可能引起流产。此外,内分泌功能失调、身体或精神的创伤也可导致流产。

2. **免疫因素**　母体妊娠后母儿双方免疫不适应,导致母体排斥胎儿发生流产;母体内有抗精子抗体也常导致早期流产。

3. **生殖器官异常**　子宫发育不良、子宫畸形、子宫肌瘤、宫腔粘连等可影响胎儿的生长发育而导致流产。子宫颈重度裂伤,宫颈内口松弛易因胎膜早破而引起晚期流产。

4. **其他**　如母儿血型不合(如 Rh 或 ABO 血型系统等)可能引起晚期流产。另外,妊娠期特别是妊娠早期行腹部手术,劳动过度、频繁性交、过量吸烟、酗酒、吸毒等不良习惯等诱因,均可刺激子宫收缩而引起流产。

(三)胎盘因素

滋养细胞的发育和功能不全是胚胎早期死亡的重要原因。此外,胎盘内巨大梗死、前置胎盘、胎盘早期剥离而致胎盘血液循环障碍,胎儿死亡等可致流产。

（四）环境因素

过多接触有害的化学物质（如镉、铅、有机汞、DDT 等）和物理因素（如放射性物质、噪声及高温等）可直接或间接对胚胎或胎儿造成损害，引起流产。

【病理】

流产过程是妊娠物逐渐从子宫壁剥离，然后排出子宫。早期流产时胚胎多数先死亡，随后发生底蜕膜出血，造成胚胎的绒毛与蜕膜层分离，已分离的胚胎组织如同异物，引起子宫收缩而被排出。在妊娠早期，胎盘绒毛发育尚不成熟，与子宫蜕膜联系尚不牢固，因此在妊娠 8 周以内发生的流产，妊娠产物多数可以完整地从子宫壁分离而排出，出血不多。妊娠 8~12 周时，胎盘绒毛发育茂盛，与底蜕膜联系较牢固，此时若发生流产，妊娠产物往往不易完整分离排出，常有部分组织残留宫腔内影响子宫收缩，致使出血较多，且经久不止。妊娠 12 周后，胎盘已完全形成，流产时往往先有腹痛，然后排出胎儿、胎盘。有时由于底蜕膜反复出血，凝固的血块包绕胎块，形成血样胎块稽留于宫内，也可吸收血红蛋白形成肉样胎块。偶有胎儿被挤压，形成纸样胎儿，或钙化后形成石胎。

【临床表现】

停经、腹痛及阴道出血是流产的主要临床症状。在流产发展的各个阶段，其症状发生的时间、程度也不同。

一般流产的发展过程如下：

1. **先兆流产（threatened abortion）**　表现为停经后先出现少量阴道流血，量比月经少，有时伴有轻微下腹痛、腰痛、腰坠。妇科检查：子宫大小与停经周数相符，宫颈口未开，胎膜未破，妊娠产物未排出。经休息及治疗后，若流血停止或腹痛消失，妊娠可继续进行；若流血增多或腹痛加剧，则可能发展为难免流产。

2. **难免流产（inevitable abortion）**　由先兆流产发展而来，流产已不可避免。表现为阴道流血量增多，阵发性腹痛加重。妇科检查：子宫大小与停经周数相符或略小，宫颈口已扩张，但组织尚未排出；晚期难免流产还可有羊水流出或见胚胎组织或胎囊堵于宫口。

3. **不全流产（incomplete abortion）**　由难免流产发展而来，妊娠产物已部分排出体外，尚有部分残留于宫内，从而影响子宫收缩，致使阴道出血持续不止，严重时可引起出血性休克，下腹痛减轻。妇科检查：一般子宫小于停经周数，宫颈口已扩张，不断有血液自宫颈口内流出，有时尚可见胎盘组织堵塞于宫颈口或部分妊娠产物已排出于阴道内，而部分仍留在宫腔内，有时宫颈口已关闭。

4. **完全流产（complete abortion）**　妊娠产物已完全排出，阴道出血逐渐停止，腹痛随之消失。妇科检查：子宫接近正常大小或略大，宫颈口已关闭。

5. **稽留流产（missed abortion）**　又称过期流产，是指胚胎或胎儿已死亡滞留在宫腔内尚未自然排出者。胚胎或胎儿死亡后，子宫不再增大反而缩小，早孕反应消失，若已至妊娠中期，孕妇不感腹部增大，胎动消失。妇科检查子宫小于妊娠周数，宫颈口关闭。听诊不能闻及胎心。

6. **复发性流产（recurrent spontaneous abortion，RSA）**　指同一性伴侣连续发生 3 次及 3 次以上的自然流产。复发性流产大多数为早期流产，少数为晚期流产。早期复发性流产常见原因为胚胎染色体异常、免疫功能异常、黄体功能不全、甲状腺功能减退等；晚期复发性流产常见原因为子宫解剖异常、自身免疫异常、血栓前状态等。

7. **流产合并感染**　流产过程中，若阴道流血时间过长、有组织残留于宫腔内或非法堕胎等，有可能引起宫腔内感染。严重时感染可扩展到盆腔、腹腔乃至全身，并发盆腔炎、腹膜炎、败血症及感染性休克等，称流产合并感染（septic abortion）。

【护理评估】

1. **健康史**　停经、腹痛和阴道流血是流产孕妇的主要症状。护士应详细询问孕妇的停经史、早

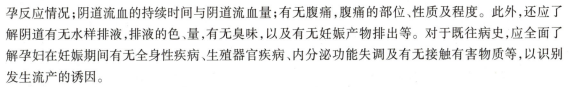

孕反应情况;阴道流血的持续时间与阴道流血量;有无腹痛,腹痛的部位、性质及程度。此外,还应了解阴道有无水样排液,排液的色、量,有无臭味,以及有无妊娠产物排出等。对于既往病史,应全面了解孕妇在妊娠期间有无全身性疾病、生殖器官疾病、内分泌功能失调及有无接触有害物质等,以识别发生流产的诱因。

2. **身体状况**

(1) 一般状况:流产孕妇可因出血过多而出现休克,或因出血时间过长、宫腔内有残留组织而发生感染,因此护士应全面评估孕妇的各项生命体征,判断流产类型,尤其注意与贫血及感染相关的征象。

(2) 妇科检查:在消毒条件下进行妇科检查,进一步了解宫颈口是否扩张,羊膜是否破裂,有无妊娠产物堵塞于宫颈口内;子宫大小与停经周数是否相符,有无压痛等,并应检查双侧附件有无肿块、增厚及压痛等。

3. **心理-社会状况**　流产孕妇的心理状况常以焦虑和恐惧为特征。孕妇面对阴道流血往往会不知所措,甚至将其过度严重化,同时胎儿的健康也直接影响孕妇的情绪反应,孕妇可能会表现为伤心、郁闷、烦躁不安等。

4. **诊断要点**

(1) 实验室检查:连续测定血 β-hCG、胎盘生乳素(HPL)、孕激素等动态变化,有助于妊娠诊断和预后判断。

(2) B 型超声显像:超声显像可显示有无胎囊、胎动、胎心等,从而可诊断并鉴别流产及其类型,指导正确处理。

(3) 宫颈功能不全:因宫颈先天发育异常或后天损伤所造成的宫颈功能异常而无法维持妊娠,最终导致流产,称之为宫颈功能不全。主要根据病史、超声检查和临床表现做出诊断。

5. **治疗要点**　不同类型的流产其相应的处理原则亦不同。先兆流产的处理原则是卧床休息,禁止性生活;减少刺激;必要时给予对胎儿危害小的镇静剂;对于黄体功能不足的孕妇,按医嘱每日肌内注射黄体酮20mg,以利于保胎;并注意及时进行超声检查,了解胚胎发育情况,避免盲目保胎。难免流产一旦确诊,应尽早使胚胎及胎盘组织完全排出,以防止出血和感染。不全流产的处理原则是一经确诊,应行吸宫术或钳刮术以清除宫腔内残留组织。完全流产的处理原则是若无感染征象,一般不需特殊处理。稽留流产的处理原则是及时促使胎儿和胎盘排出,以防死亡胎儿及胎盘组织在宫腔内稽留日久发生严重的凝血功能障碍及 DIC。处理前应做凝血功能检查。对于复发性流产,在明确病因学诊断后有针对性地给予个性化治疗,并重视对保胎治疗成功的病人进行胎儿宫内发育监测以及对所生的婴儿进行出生缺陷筛查。流产合并感染的治疗原则为控制感染的同时尽快清除宫内残留物。

【**常见护理诊断/问题**】

1. **有感染的危险**　与阴道流血时间过长、宫腔内有残留组织等因素有关。
2. **焦虑**　与担心胎儿健康等因素有关。

【**护理目标**】

1. 出院时,护理对象无感染征象。
2. 先兆流产孕妇焦虑缓解,能积极配合保胎措施,继续妊娠。

【**护理措施**】

对于不同类型的流产孕妇,处理原则不同,其护理措施亦有差异。护士在全面评估孕妇身心状况的基础上,综合病史及诊断检查,明确处理原则,认真执行医嘱,积极配合医师为流产孕妇进行诊治,并为之提供相应的护理措施。

Note:

1. **先兆流产孕妇的护理**　先兆流产孕妇需卧床休息,禁止性生活、禁灌肠等,以减少各种刺激。护士除了为其提供生活护理外,通常遵医嘱给孕妇适量镇静剂、孕激素等。随时评估孕妇的病情变化,如是否腹痛加重、阴道流血量增多等。此外,由于孕妇的情绪状态也会影响其保胎效果,因此,护士还应注意观察孕妇的情绪反应,加强心理护理,从而稳定孕妇情绪,增强保胎信心。护士需向孕妇及家属讲明以上保胎措施的必要性,以取得孕妇及家属的理解和配合。

2. **妊娠不能再继续者的护理**　护士应积极采取措施,及时做好终止妊娠的准备,协助医师完成手术过程,使妊娠产物完全排出,同时开放静脉,做好输液、输血准备。并严密监测孕妇的体温、血压及脉搏,观察其面色、腹痛、阴道流血及与休克有关征象。有凝血功能障碍者应予以纠正,然后再行引产或手术。

3. **预防感染**　护士应监测病人的体温、血象及阴道流血、分泌物的性质、颜色、气味等,并严格执行无菌操作规程,加强会阴部护理。指导孕妇使用消毒会阴垫,保持会阴部清洁,维持良好的卫生习惯。当护士发现感染征象后应及时报告医师,并按医嘱进行抗感染处理。此外,护士还应嘱病人流产后 1 个月返院复查,确定无禁忌证后,方可开始性生活。

4. **健康教育**　妇女由于失去胎儿,往往会出现伤心、悲哀等情绪反应。护士应给予同情和理解,帮助病人及家属接受现实,顺利度过悲伤期。此外,护士还应与孕妇及家属共同讨论此次流产的原因,并向他们讲解流产的相关知识,帮助他们为再次妊娠做好准备。有复发性流产史的孕妇在下一次妊娠确诊后应卧床休息,加强营养,禁止性生活,补充维生素 C、维生素 B、维生素 E 等,治疗期必须超过以往发生流产的妊娠月份。病因明确者,应积极接受对因治疗。如黄体功能不足者,按医嘱正确使用黄体酮治疗以预防流产;子宫畸形者需在妊娠前先行矫治手术,例如宫颈内口松弛者应在未妊娠前做宫颈内口松弛修补术,如已妊娠,则可在妊娠 12~16 周行子宫内口环扎术。

【护理评价】

通过治疗和护理,病人是否:

1. 出院时体温正常,血红蛋白及白细胞数正常,无出血、感染征象。
2. 对于先兆流产,表示愿意配合保胎治疗,继续妊娠。

第二节　异位妊娠

正常妊娠时,受精卵着床于子宫体腔内膜。受精卵在子宫体腔外着床发育时,称为异位妊娠(ectopic pregnancy),习称宫外孕(extrauterine pregnancy)。异位妊娠和宫外孕的含义稍有区别。异位妊娠包括输卵管妊娠、卵巢妊娠、腹腔妊娠、宫颈妊娠及阔韧带妊娠等;宫外孕仅指子宫以外的妊娠,宫颈妊娠不包括在内。在异位妊娠中,输卵管妊娠最为常见,占异位妊娠的 95% 左右。本节主要阐述输卵管妊娠。

输卵管妊娠是妇产科常见急腹症之一,当输卵管妊娠流产或破裂时,可引起腹腔内严重出血,如不及时诊断、处理,可危及生命。输卵管妊娠因其发生部位不同又可分为间质部、峡部、壶腹部和伞部妊娠(图 8-1)。以壶腹部妊娠多见,约占 78%,其次为峡部,伞部和间质部妊娠少见。

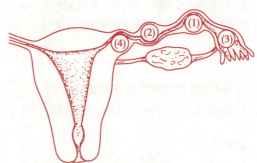

图 8-1　输卵管妊娠的发生部位
(1)壶腹部妊娠;(2)峡部妊娠;(3)伞部妊娠;(4)间质部妊娠。

【病因】

任何妨碍受精卵正常进入宫腔的因素均可造成输卵管妊娠。

Note:

1. **输卵管炎症**　包括输卵管黏膜炎和输卵管周围炎,这是引起输卵管妊娠的主要原因。慢性炎症可以使输卵管管腔黏膜粘连,管腔变窄;或纤毛缺损;或输卵管与周围粘连,输卵管扭曲,管腔狭窄,输卵管壁平滑肌蠕动减弱等,这些因素均妨碍了受精卵的顺利通过和运行。

2. **输卵管发育不良或功能异常**　输卵管过长、肌层发育差、黏膜纤毛缺乏等发育不良,均可成为输卵管妊娠的原因。输卵管蠕动、纤毛活动以及上皮细胞的分泌功能异常,也可影响受精卵的正常运行。此外,精神因素也可引起输卵管痉挛和蠕动异常,干扰受精卵的正常运送。

3. **受精卵游走**　卵子在一侧输卵管受精,受精卵经宫腔或腹腔进入对侧输卵管称受精卵游走。移行时间过长、受精卵发育增大,即可在对侧输卵管内着床形成输卵管妊娠。

4. **辅助生殖技术**　近年由于辅助生育技术的应用,使输卵管妊娠发生率增加,既往少见的异位妊娠,如卵巢妊娠、宫颈妊娠、腹腔妊娠的发生率增加。

5. **其他**　内分泌失调、神经精神功能紊乱、输卵管手术以及子宫内膜异位症等都可增加受精卵着床于输卵管的可能性。此外,放置宫内节育器与异位妊娠发生的关系已引起国内外重视。随着宫内节育器的广泛应用,异位妊娠发生率增高,其原因可能是由于使用宫内节育器后的输卵管炎所致。最近相关调查研究表明,宫内节育器本身并不增加异位妊娠的发生率,但若宫内节育器避孕失败而受孕时,则发生异位妊娠的机会较大。

【病理】

输卵管妊娠时,由于输卵管管腔狭窄,管壁薄,蜕膜形成差,受精卵植入后,不能适应孕卵的生长发育,因此,当输卵管妊娠发展到一定程度,可出现以下结果:

1. **输卵管妊娠流产（tubal abortion）**　多见于输卵管壶腹部妊娠,发病多在妊娠8～12周。由于输卵管妊娠时管壁形成的蜕膜不完整,发育中的囊胚常向管腔内突出生长,最终突破包膜而出血,导致囊胚与管壁分离（图8-2）,若整个囊胚剥离落入管腔并经输卵管逆蠕动排入腹腔,即形成输卵管完全流产,出血一般不多。若囊胚剥离不完整,有一部分组织仍残留于管腔,则为输卵管不完全流产。此时,管壁肌层收缩力差,血管开放,持续反复出血,量较多,血液凝聚在直肠子宫陷凹,形成盆腔积血。若有大量血液流入腹腔,则出现腹腔刺激症状,同时引起休克。

2. **输卵管妊娠破裂（rupture of tubal pregnancy）**　多见于输卵管峡部妊娠,发病多在妊娠6周左右。当囊胚生长时绒毛侵蚀管壁的肌层及浆膜,以致穿破浆膜,形成输卵管妊娠破裂（图8-3）。由于输卵管肌层血管丰富,输卵管妊娠破裂所致的出血远较输卵管妊娠流产严重,短期内即可发生大量腹腔内出血使孕妇发生休克,亦可反复出血,形成盆腔及腹腔血肿。

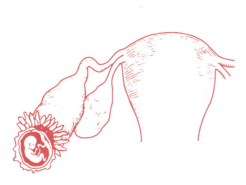

图 8-2　输卵管妊娠流产

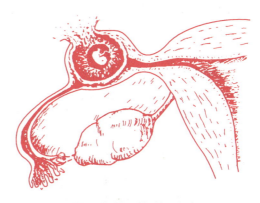

图 8-3　输卵管妊娠破裂

3. **陈旧性异位妊娠**　有时发生输卵管妊娠流产或破裂后未及时治疗,或内出血已逐渐停止,病情稳定,时间过久,胚胎死亡或被吸收。但长期反复内出血形成的盆腔血肿可机化变硬,并与周围组织粘连,临床上称为"陈旧性宫外孕"。

4. 继发性腹腔妊娠 发生输卵管妊娠流产或破裂后,胚胎被排入腹腔,大部分死亡,不会再生长发育。但偶尔也有存活者,若存活胚胎的绒毛组织仍附着于原位或排至腹腔后重新种植而获得营养,可继续生长发育形成继发性腹腔妊娠,若破裂口在阔韧带内,可发展为阔韧带妊娠。

5. 持续性异位妊娠 近年来,对输卵管妊娠行保守性手术机会增多,若术中未完全清除妊娠物,或残留有存活滋养细胞而继续生长,致术后 β-hCG 不下降或反而上升,称为持续性异位妊娠(persistent ectopic pregnancy)。

输卵管妊娠和正常妊娠一样,滋养细胞产生的 hCG 维持黄体生长,使甾体激素分泌增加,因此月经停止来潮。子宫肌纤维增生肥大,子宫增大变软,但子宫增大与停经月份不相符。子宫内膜出现蜕膜反应。蜕膜的存在与孕卵的生存密切相关,若胚胎死亡,滋养细胞活力消失,蜕膜自宫壁剥离而发生阴道流血。有时蜕膜可完整剥离,随阴道流血排出三角形的蜕膜管型;有时则呈碎片排出。排出的组织见不到绒毛,组织学检查无滋养细胞。

【临床表现】

输卵管妊娠的临床表现与受精卵着床部位、有无流产或破裂以及出血量多少与时间长短等有关。

1. 停经 多数病人停经 6~8 周以后出现不规则阴道流血,但有 20%~30% 的病人无明显症状,或将异位妊娠时出现的不规则阴道流血误认为月经,可能无停经史主诉。

2. 腹痛 是输卵管妊娠病人就诊的主要症状。输卵管妊娠未发生流产或破裂前,常表现为一侧下腹隐痛或酸胀感。输卵管妊娠流产或破裂时,病人突感一侧下腹部撕裂样疼痛,常伴有恶心、呕吐。若血液局限于病变区,主要表现为下腹部疼痛,当血液积聚于直肠子宫陷凹处,可出现肛门坠胀感。随着血液由下腹部流向全腹,疼痛亦遍及全腹,血液刺激膈肌,可引起肩胛部放射性疼痛及胸部疼痛。腹痛可出现于阴道流血前或后,也可与阴道流血同时发生。

3. 阴道流血 胚胎死亡后导致血 hCG 下降,卵巢黄体分泌的激素不能维持蜕膜生长而发生剥离出血,常有不规则阴道流血,色暗红或深褐,量少呈点滴状,一般不超过月经量。少数病人阴道流血量较多,类似月经。阴道流血可伴有蜕膜管型或蜕膜碎片排出,系子宫蜕膜剥离所致。阴道流血常在病灶除去后方能停止。

4. 晕厥与休克 由于腹腔内急性出血及剧烈腹痛,轻者出现晕厥,严重者出现失血性休克。休克程度取决于内出血速度及出血量,出血量愈多,速度愈快,症状出现也愈严重,但与阴道流血量不成正比。

5. 腹部包块 当输卵管妊娠流产或破裂后所形成的血肿时间过久,可因血液凝固,逐渐机化变硬并与周围器官(子宫、输卵管、卵巢、肠管等)发生粘连而形成包块。

【护理评估】

1. 健康史 应仔细询问月经史,以准确推断停经时间。注意不要将不规则阴道流血误认为末次月经,或由于月经仅过期几天,不认为是停经。此外,对不孕、放置宫内节育器、绝育术、输卵管复通术、盆腔炎等与发病相关的高危因素予以高度重视。

2. 身体状况 输卵管妊娠未发生流产或破裂前,症状及体征不明显。当病人腹腔内出血较多时呈贫血貌,严重者可出现面色苍白,四肢湿冷,脉快、弱、细,血压下降等休克症状。体温一般正常,出现休克时体温略低,腹腔内血液吸收时体温略升高,但不超过 38℃。

(1)腹部检查:输卵管妊娠流产或破裂者,下腹部有明显压痛和反跳痛,尤以患侧为甚,轻度腹肌紧张;出血多时,叩诊有移动性浊音;若出血时间较长,形成血凝块,在下腹可触及软性肿块。

(2)盆腔检查:输卵管妊娠未发生流产或破裂者,除子宫略大较软外,仔细检查可能触及胀大的输卵管并轻度压痛。输卵管妊娠流产或破裂者,阴道后穹隆饱满,有触痛。将宫颈轻轻上抬或左右摇动时引起剧烈疼痛,称为宫颈抬举痛或摇摆痛,是输卵管妊娠的主要体征之一。子宫稍大而软,腹腔

Note:

内出血多时检查子宫呈漂浮感。

3. **心理-社会情况**　由于输卵管妊娠流产或破裂后,腹腔内急性大量出血及剧烈腹痛,以及妊娠终止的现实都将使孕妇出现较为激烈的情绪反应,可表现出哭泣、自责、无助、抑郁和恐惧等行为。

4. **诊断要点**

(1) 阴道后穹窿穿刺:是一种简单可靠的诊断方法,适用于疑有腹腔内出血的病人。由于腹腔内血液易积聚于直肠子宫陷凹,即使血量不多,也能经阴道后穹窿穿刺抽出。用长针头自阴道后穹窿刺入直肠子宫陷凹,抽出暗红色不凝血为阳性;如抽出血液较红,放置 10min 内凝固,表明误入血管。无内出血、内出血量少、血肿位置较高或直肠子宫陷凹有粘连时,可能抽不出血液,因而穿刺阴性不能排除输卵管妊娠存在。如有移动性浊音,可做腹腔穿刺。

(2) 妊娠试验:放射免疫法测血中 hCG,尤其是动态观察血 β-hCG 的变化对诊断异位妊娠极为重要。虽然此方法灵敏度高,测出异位妊娠的阳性率一般可达 80%~90%,但 β-hCG 阴性者仍不能完全排除异位妊娠。

(3) 超声检查:B 型超声显像有助于诊断异位妊娠。阴道 B 型超声检查较腹部 B 型超声检查准确性高。诊断早期异位妊娠,单凭 B 型超声显像有时可能误诊。若能结合临床表现及 β-hCG 测定等,对诊断的帮助很大。

(4) 腹腔镜检查:适用于输卵管妊娠尚未流产或破裂的早期病人和诊断有困难的病人,腹腔内大量出血或伴有休克者,禁做腹腔镜检查。早期异位妊娠病人,腹腔镜可见一侧输卵管肿大,表面紫蓝色,腹腔内无出血或有少量出血。

(5) 子宫内膜病理检查:目前此方法的应用明显减少,主要适用于阴道流血量较多的病人,目的在于排除同时合并宫内妊娠流产。将宫腔排出物或刮出物做病理检查,切片中见到绒毛,可诊断为宫内妊娠,仅见蜕膜未见绒毛者有助于诊断异位妊娠。

5. **治疗要点**　处理原则以手术治疗为主,其次是药物治疗。

(1) 手术治疗:应在积极纠正休克的同时,进行手术抢救。根据情况行患侧输卵管切除术或保留患侧输卵管及其功能的保守性手术。手术治疗适用于:①生命体征不稳定或有腹腔内出血征象者;②异位妊娠有进展者(如血 hCG>3 000U/L 或持续升高、有胎心搏动、附件区大包块等);③随诊不可靠者;④药物治疗禁忌证或无效者;⑤持续性异位妊娠者。

(2) 药物治疗:化学药物治疗主要适用于早期异位妊娠,要求保留生育能力的年轻病人。全身用药常用甲氨蝶呤,治疗机制是抑制滋养细胞增生、破坏绒毛,使胚胎组织坏死、脱落、吸收。但在治疗中若有严重内出血征象,或疑似输卵管间质部妊娠或胚胎继续生长时仍应及时进行手术治疗。

【**常见护理诊断/问题**】

1. **有休克的危险**　与出血有关。
2. **恐惧**　与担心手术失败有关。

【**护理目标**】

1. 病人未发生休克或休克症状得以及时发现并缓解。
2. 病人正确认识手术,恐惧减轻,配合接受手术治疗。

【**护理措施**】

1. **接受手术治疗病人的护理**

(1) 积极做好术前准备:腹腔镜是近年治疗异位妊娠的主要方法,多数输卵管妊娠可在腹腔镜直视下穿刺输卵管的妊娠囊吸出部分囊液或切开输卵管吸出胚胎,并注入药物;也可以行输卵管切除术。护士在严密监测病人生命体征的同时,配合医师积极纠正病人休克症状,做好术前准备。对于严重内出血并发现休克的病人,护士应立即开放静脉,交叉配血,做好输血输液的准备,以便配合医师积极纠正休克、补充血容量,并按急诊手术要求迅速做好术前准备。术前准备与术后护理的有关内容请参见腹部手术病人的护理及腹腔镜检查章节。

(2)提供心理支持:护士于术前简洁明了地向病人及家属讲明手术的必要性,并以亲切的态度和切实的行动赢得病人及家属的信任,保持周围环境安静、有序,减少和消除病人的紧张、恐惧心理,协助病人接受手术治疗方案。术后,护士应帮助病人以正常的心态接受此次妊娠失败的现实,向她们讲述异位妊娠的有关知识,一方面可以减少因害怕再次发生异位妊娠而抵触妊娠的不良情绪,另一方面,也可以增加和提高病人的自我保健意识。

2. 接受非手术治疗病人的护理　对于接受非手术治疗方案的病人,护士应从以下几方面加强护理:

(1)严密观察病情:护士需密切观察病人的一般情况、生命体征,并重视病人的主诉,尤应注意阴道流血量与腹腔内出血量不成比例,当阴道流血量不多时,不要误以为腹腔内出血量亦很少。护士应告诉病人病情发展的一些指征,如出血增多、腹痛加剧、肛门坠胀感明显等,以便当病人病情发展时,医患均能及时发现,给予相应处理。

(2)加强化学药物治疗的护理:化疗一般采用全身用药,也可采用局部用药。在用药期间,应用 B 型超声和 β-hCG 进行严密监护,并注意病人的病情变化及药物毒副反应。常用药物有甲氨蝶呤,其治疗的机制是抑制滋养细胞增生、破坏绒毛,使胚胎组织坏死、脱落、吸收。不良反应较小,常表现为消化道反应,骨髓抑制以白细胞下降为主,有时可出现轻微肝功能异常,药物性皮疹、脱发等,大部分反应是可逆的。

(3)指导病人休息与饮食:病人应卧床休息,避免腹部压力增大,从而减少异位妊娠破裂的机会。在病人卧床期间,护士需提供相应的生活护理。此外护士还应指导病人摄取足够的营养物质,尤其是富含铁蛋白的食物,如动物肝脏、鱼肉、豆类、绿叶蔬菜以及黑木耳等,以促进血红蛋白的增加,增强病人的抵抗力。

(4)监测治疗效果:护士应协助正确留取血标本,以监测治疗效果。

3. 健康教育　输卵管妊娠的预后在于防止输卵管的损伤和感染,因此护士应做好妇女的健康指导工作,防止发生盆腔感染。教育病人保持良好的卫生习惯,勤洗浴、勤换衣,性伴侣稳定。发生盆腔炎后须立即彻底治疗,以免延误病情。另外,由于输卵管妊娠者中约有 10% 的再发生率和 50%~60% 的不孕率。因此,护士需告诫病人,下次妊娠时要及时就医,并且不宜轻易终止妊娠。

【护理评价】

通过治疗和护理,病人是否:

1. 未发生休克或休克症状得以及时发现。
2. 了解手术,愿意接受手术治疗并配合。

第三节　早　产

早产是指妊娠满 28 周至不满 37 足周之间分娩者。此时娩出的新生儿称早产儿,出生体重多在 1 000~2 499g,各器官发育尚不够成熟。据统计,早产儿中约有 15% 于新生儿期死亡,而且,围生儿死亡中与早产有关者占 75%,防止早产是降低围生儿死亡率的重要环节之一。

【病因】

发生早产的常见原因有孕妇、胎儿和胎盘方面的因素。

1. 孕妇因素　孕妇如合并感染性疾病(尤其性传播疾病)、子宫畸形、子宫肌瘤,急、慢性疾病及妊娠并发症时易诱发早产,而且若孕妇有吸烟、酗酒不良行为或精神受到刺激以及承受巨大压力时也可发生早产。

2. **胎儿、胎盘因素**　胎膜早破、绒毛膜羊膜炎最常见,30%~40%早产与此有关。此外,下生殖道及泌尿道感染、妊娠合并症与并发症、子宫过度膨胀及胎盘因素如前置胎盘、胎盘早期剥离、羊水过多、多胎等,均可致早产。

【临床表现】

孕妇可有晚期流产、早产及产伤史,此次妊娠满 28 周后到 37 周前出现较规则宫缩,间隔时间 5~6min,持续时间达 30s 以上,肛门检查或阴道检查发现宫颈管消失、宫口扩张。部分病人可伴有少量阴道流血或阴道流液。

1. **先兆早产**　凡妊娠满 28 周且不足 37 周,出现规则宫缩,伴有宫颈管的进行性缩短(经阴道超声测量宫颈长度不足 20mm),但宫颈口尚未扩张。

2. **早产临产**　凡妊娠满 28 周且不足 37 周,有规律性子宫收缩(20min≥4 次或 60min≥8 次),伴有子宫颈的进行性改变,宫颈缩短≥80%,宫颈口扩张,情况与足月妊娠临产相仿。

【护理评估】

1. **健康史**　详细评估可致早产的高危因素,如孕妇以往有流产、早产史或本次妊娠期有阴道流血则发生早产的可能性大,应详细询问并记录病人既往出现的症状及接受治疗的情况。

2. **身体状况**　妊娠满 28 周后至 37 周前出现有明显的规律宫缩(至少每 10min 一次)伴有宫颈管缩短,可诊断为先兆早产。如果妊娠 28~37 周间,出现规律宫缩(20min≥4 次或 60min≥8 次),伴有子宫颈的进行性改变,宫颈缩短≥80%,宫颈进行性扩张 1cm 以上者,可诊断为早产临产。

3. **心理-社会状况**　早产已不可避免时,孕妇常会不自觉地把一些相关的事情与早产联系起来而产生自责感;由于怀孕结果的不可预知,恐惧、焦虑、猜疑也是早产孕妇常见的情绪反应。

4. **诊断要点**　通过全身检查及产科检查,再次核实孕周,评估胎儿成熟度、胎方位等;观察产程进展,确定早产的进程。

5. **治疗要点**　若胎儿存活,无胎儿窘迫、胎膜未破,通过休息和药物治疗控制宫缩,尽量维持妊娠至足月;若胎膜已破,早产已不可避免时,则应尽可能地预防新生儿合并症以提高早产儿的存活率。

【常见护理诊断/问题】

1. **有窒息的危险**　与早产儿发育不成熟有关。
2. **焦虑**　与担心早产儿预后有关。

【护理目标】

1. 早产儿未发生窒息或发生窒息及时发现并进行干预。
2. 病人接受早产事实,了解早产儿预后及相关治疗方式,焦虑缓解,积极接受治疗。

【护理措施】

1. **预防早产**　孕妇良好的身心状况可减少早产的发生,突然的精神创伤亦可诱发早产,因此,应做好孕期保健工作、指导孕妇加强营养,保持平静的心情。避免诱发宫缩的活动,如抬举重物、性生活等。高危孕妇必须多卧床休息,以左侧卧位为宜,以增加子宫血液循环,改善胎儿供氧,慎做肛查和阴道检查等,积极治疗合并症,宫颈内口松弛者应于孕 12~16 周行子宫内口环扎术,防止早产的发生。

2. **药物治疗的护理**　先兆早产的主要治疗为抑制宫缩,与此同时,还要积极控制感染、治疗合并症和并发症。护理人员应能明确具体药物的作用和用法,并能识别药物的副作用,以避免毒性作用的

Note:

发生,同时,应对病人做相应的健康教育。

常用抑制宫缩的药物有以下几类:

(1) β-肾上腺素受体激动剂:其作用为激动子宫平滑肌 β 受体,从而抑制宫缩。此类药物的副作用为心跳加快、血压下降、血糖增高、血钾降低、恶心、出汗、头痛等。常用药物有:利托君(ritodrine)、沙丁胺醇(salbutamol)等。

(2) 硫酸镁:镁离子直接作用于肌细胞,使平滑肌松弛,抑制子宫收缩。用法:硫酸镁 4~5g 静脉注射或快速滴注,随后 1~2g/L 缓慢滴注 12h,一般用药不超过 48h。使用硫酸镁时,应密切观察病人有无中毒迹象。

(3) 钙通道阻滞剂:阻滞钙离子进入肌细胞而抑制宫缩。常口服硝苯地平,起始剂量为 20mg,然后每次 10~20mg,每日 3~4 次,根据宫缩情况调整。用药时必须密切注意孕妇心率及血压的变化,对已用硫酸镁者应慎用,以防血压急剧下降。

(4) 前列腺素合成酶抑制剂:前列腺素有刺激子宫收缩和软化宫颈的作用,其抑制剂则有减少前列腺素合成的作用,从而抑制宫缩。常用药物有吲哚美辛及阿司匹林等。但此类药物可通过胎盘抑制胎儿前列腺素的合成与释放,使胎儿体内前列腺素减少,而前列腺素有维持胎儿动脉导管开放的作用,缺乏时导管可能过早关闭而导致胎儿血液循环障碍,因此,临床已较少用。必要时仅在孕 32 周前短期选用。

3. 预防新生儿并发症的发生 在保胎过程中,应每日行胎心监护,教会病人自数胎动,有异常时及时采取应对措施。对妊娠 34 周前的早产者,在分娩前按医嘱给孕妇糖皮质激素如地塞米松、倍他米松等,可促胎肺成熟,明显降低新生儿呼吸窘迫综合征的发病率。

4. 为分娩做准备 若早产已不可避免,应尽早决定合理分娩的方式,如臀位、横位,估计胎儿成熟度低,而产程又需较长时间者,可选用剖宫产术结束分娩;经阴道分娩者,应考虑使用产钳和会阴切开术以缩短产程,从而减少分娩过程中对胎头的压迫。同时,充分做好早产儿保暖和复苏的准备,临产后慎用镇静剂,避免发生新生儿呼吸抑制的情况;产程中应给孕妇吸氧;早产儿出生后适当延长 30~120s 或脐带停止波动后断脐带,可减少新生儿输血的需要及 50% 的新生儿脑室内出血。

5. 为孕妇提供心理支持 护士可安排时间与孕妇进行开放式的讨论,让病人了解早产的发生并非她的过错,有时甚至是无缘由的,也要避免为减轻孕妇的负疚感而给予过于乐观的保证。由于早产是出乎意料的,孕妇多没有精神和物质准备,对产程中的孤独感、无助感尤为敏感,因此,丈夫、家人和护士在身旁提供支持较足月分娩更显重要,并能帮助孕妇重建自尊,以良好的心态承担早产儿母亲的角色。

【护理评价】

通过治疗和护理,早产儿是否:

1. 发生窒息。

2. 发生窒息时被及时发现并抢救。

通过治疗和护理,病人是否:

1. 了解早产儿预后及相关治疗方式。

2. 焦虑症状缓解,积极接受治疗。

第四节 妊娠期高血压疾病

妊娠期高血压疾病(hypertensive disorders of pregnancy)是妊娠期特有的疾病,包括妊娠期高血压、子痫前期、子痫、慢性高血压并发子痫前期以及妊娠合并慢性高血压。其中妊娠期高血压、子痫前期和子痫以往统称为妊娠高血压综合征。发病率为 5%~12%。本病命名强调生育年龄妇女发生高血压、蛋白尿症状与妊娠之间的因果关系。多数病例在妊娠期出现一过性高血压、蛋白尿症状，分娩后随即消失。该病严重影响母婴健康，是孕产妇及围生儿病率及死亡率的主要原因之一。

【病因】

妊娠期高血压疾病的发病原因至今尚未阐明，但是，在临床工作中确实发现有些因素与妊娠期高血压疾病的发病密切相关，称之为易发因素。其易发因素及主要病因学说如下：

（一）易发因素

依据流行病学调查发现，妊娠期高血压疾病可能与以下因素有关：①初产妇。②年轻孕产妇（年龄≤18 岁）或高龄孕产妇（年龄≥35 岁）者。③精神过度紧张或受刺激致使中枢神经系统功能紊乱者。④寒冷季节或气温变化过大。⑤有慢性高血压、慢性肾炎、糖尿病等病史的孕妇。⑥营养不良，如贫血、低蛋白血症者。⑦初次产检时体重指数（BMI）≥28kg/m² 者。⑧子宫张力过高（如羊水过多、双胎妊娠、糖尿病巨大胎儿等）者。⑨家族中有高血压史，尤其是孕妇之母有重度妊娠期高血压史者。

（二）病因学说

1. 免疫学说　妊娠被认为是成功的自然同种异体移植。从免疫学观点出发，认为妊娠期高血压疾病病因是胎盘某些抗原物质免疫反应的变态反应，与移植免疫的观点很相似。但与免疫的复杂关系有待进一步证实。

2. 子宫螺旋小动脉重铸不足　临床发现妊娠期高血压疾病易发生于初产妇、多胎妊娠、羊水过多者。本学说认为是由于子宫张力增高，影响子宫血液供应，造成子宫-胎盘缺血缺氧所致。此外，全身血液循环不能适应子宫-胎盘需要的情况，如孕妇有严重贫血、慢性高血压、糖尿病等亦易伴发本病。

3. 血管内皮功能障碍　研究发现妊娠期高血压疾病者，细胞毒性物质和炎性介质如氧自由基、过氧化脂质、血栓素 A_2 等含量增高，而前列环素、维生素 E、血管内皮素等减少，诱发血小板凝聚，并对血管紧张因子敏感，血管收缩致使血压升高，并且导致一系列病理变化。此外，气候寒冷、精神紧张也是本病的主要诱因。

4. 营养缺乏及其他因素　据流行病学调查，妊娠期高血压疾病的发生可能与钙缺乏有关。妊娠易引起母体缺钙，导致妊娠期高血压疾病发生，而孕期补钙可使妊娠期高血压疾病的发生率下降，但其发生机制尚不完全清楚。另外，以白蛋白缺乏为主的低蛋白血症、锌、硒等的缺乏与子痫前期的发生发展有关。此外，其他因素如胰岛素抵抗、遗传等因素与妊娠期高血压疾病发生的关系亦有所报道。

【病理生理】

本病的基本病理生理变化是全身小动脉痉挛。由于小动脉痉挛，造成管腔狭窄，周围阻力增大，内皮细胞损伤，通透性增加，体液和蛋白质渗漏，表现为血压上升、蛋白尿、水肿和血液浓缩等。全身各组织器官因缺血、缺氧而受到不同程度损害，严重时脑、心、肝、肾及胎盘等的病理生理变化可导致抽搐、昏迷、脑水肿、脑出血、心肾衰竭、肺水肿、肝细胞坏死及被膜下出血，胎盘绒毛退行性变、出血和梗死，胎盘早期剥离以及凝血功能障碍而导致 DIC 等。

【临床表现及分类】

妊娠期高血压疾病有以下分类：

1. 妊娠期高血压　妊娠期 20 周后首次高血压，收缩压≥140mmHg 和/或舒张压≥90mmHg，并于产后 12 周内恢复正常；尿蛋白（-）；病人可伴有上腹部不适或血小板减少。产后方可确诊。

Note:

2. 子痫前期

（1）轻度：妊娠20周后出现BP≥140/90mmHg；尿蛋白≥0.3g/24h或尿蛋白/肌酐比值≥0.3，或随机尿蛋白≥（+）；可伴有上腹部不适、头痛、视物模糊等症状。

（2）重度：BP≥160/110mmHg；尿蛋白≥2.0g/24h或随机尿蛋白≥（+++）；血清肌酐>106μmol/L，血小板<100×10^9/L；出现微血管溶血（LDH升高）；血清ALT或AST升高；持续性头痛或其他脑神经或视觉障碍；持续性上腹不适等。

3. 子痫　在子痫前期的基础上出现抽搐发作，或伴昏迷，称为子痫。子痫多发生于妊娠晚期或临产前，称产前子痫；少数发生于分娩过程中，称产时子痫；个别发生在产后24h内，称产后子痫。

子痫典型发作过程：先表现为眼球固定，瞳孔散大，头扭向一侧，牙关紧闭，继而口角及面部肌肉颤动，数秒后全身及四肢肌肉强直（背侧强于腹侧），双手紧握，双臂伸直，发生强烈的抽动。抽搐时呼吸暂停，面色青紫。持续1min左右，抽搐强度减弱，全身肌肉松弛，随即深长吸气而恢复呼吸。抽搐期间病人神志丧失。病情转轻时，抽搐次数减少，抽搐后很快苏醒，但有时抽搐频繁且持续时间较长，病人可陷入深昏迷状态。抽搐过程中易发生唇舌咬伤、摔伤甚至骨折等多种创伤，昏迷时呕吐可造成窒息或吸入性肺炎。

4. 慢性高血压并发子痫前期　高血压孕妇于妊娠20周以前无蛋白尿，若孕20周后出现尿蛋白≥0.3g/24h或随机尿蛋白≥（+）；或妊娠20周后突然出现尿蛋白增加、血压进一步升高，或血小板减少（<100×10^9/L）。

5. 妊娠合并慢性高血压　妊娠前或妊娠20周前血压≥140/90mmHg，但妊娠期无明显加重；或妊娠20周后首次诊断高血压并持续到产后12周以后。

知 识 拓 展

妊娠高血压疾病诊治的新观点

根据国内外的最新研究进展，参考美国、加拿大、英国、澳大利亚等国家和地区学术组织的最新相关指南并结合我国国情和临床实践经验，中华医学会妇产科学分会妊娠期高血压疾病学组在发表的"妊娠期高血压疾病诊治指南（2015版）"的基础上，更新发布"妊娠期高血压疾病诊治指南（2020）"版本。该指南遵循循证医学理念，对有关治疗方案给出证据评价（包括证据等级和推荐等级），以进一步规范我国妊娠期高血压疾病的临床诊治。在2020版指南中，明确强调了妊娠期高血压疾病孕妇发病的背景复杂，尤其子痫前期-子痫存在多因素-多机制-多通路致病的综合征发病性质。不仅孕妇高血压的临床表现程度和表现形式复杂，子痫前期的首发症状也存在多样性。于此基础上，指南在强调各种风险因素识别同时，提出应重视妊娠期的临床预警信息，强化产前检查，提高早期识别和早期诊断能力，并在降压和预防抽搐等对症处理的基础上，注意各种诱发病因的诊治。该指南旨在为妊娠期高血压及子痫前期的临床诊治提供指导，并扩展临床多方面诊治思路。

【护理评估】

1. 健康史　详细询问病人于孕前及妊娠20周前有无高血压、蛋白尿和/或水肿及抽搐等征象；既往病史中有无原发性高血压、慢性肾炎及糖尿病等；有无家族史。此次妊娠经过，出现异常现象的时间及治疗经过。特别应注意有无头痛、视力改变、上腹不适等症状。

2. 身体状况　典型的病人表现为妊娠20周后出现高血压、水肿、蛋白尿。根据病变程度不同，不同临床类型的病人有相应的临床表现。护士除评估病人一般健康状况外，需重点评估病人的血压、尿蛋白、水肿、自觉症状以及抽搐、昏迷等情况。在评估过程中应注意：

（1）初测血压有升高者,需休息 1h 后再测,方能正确反映血压情况。同时不要忽略测得血压与其基础血压的比较。而且也可经过翻身试验(roll over test,ROT)进行判断,即在孕妇左侧卧位时测血压直至血压稳定后,嘱其翻身仰卧位 5min 再测血压,若仰卧位舒张压较左侧卧位 ≥20mmHg,提示有发生子痫前期的倾向,其阳性预测值 33%。

（2）留取 24h 尿进行尿蛋白检查。凡 24h 尿蛋白定量 ≥0.3g 者为异常。由于蛋白尿的出现及量的多少反映了肾小管痉挛的程度以及肾小管细胞缺氧及其功能受损的程度,护士应给予高度重视。

（3）妊娠后期水肿发生的原因除妊娠期高血压疾病外,还可由于下腔静脉受增大子宫压迫使血液回流受阻、营养不良性低蛋白血症以及贫血等引起,因此水肿的轻重并不一定反映病情的严重程度。但是水肿不明显者,也有可能迅速发展为子痫,应引起重视。此外,还应注意水肿不明显,但体重于一周内增加超过 0.5kg 的隐性水肿。

（4）孕妇出现头痛、眼花、胸闷、恶心、呕吐等自觉症状时提示病情的进一步发展,即进入子痫前期阶段,护士应高度重视。

（5）抽搐与昏迷是最严重的表现,护士应特别注意发作状态、频率、持续时间、间隔时间,神志情况以及有无唇舌咬伤、摔伤甚至骨折、窒息或吸入性肺炎等。

3. 心理-社会状况 孕妇的心理状态与病情的轻重、病程的长短、孕妇对疾病的认识、自身的性格特点及社会支持系统的情况有关。孕妇及其家属误认为是高血压或肾病而没有对妊娠期高血压疾病给予足够的重视;有些孕妇对自身及胎儿预后过分担忧和恐惧而终日心神不宁;也有些孕妇则产生否认、愤怒、自责、悲观、失望等情绪。孕妇及家属均需要不同程度的心理疏导。

4. 诊断要点

（1）尿常规检查:根据蛋白定量确定病情严重程度;根据镜检出现管型判断肾功能受损情况。

（2）血液检查:包括测定血红蛋白、血细胞比容、血浆黏度、全血黏度以了解血液浓缩程度;重症病人应测定血小板计数、凝血时间,必要时测定凝血酶原时间、纤维蛋白原和鱼精蛋白副凝试验(3P试验)等,以了解有无凝血功能异常。测定血电解质及二氧化碳结合力,以及时了解有无电解质紊乱及酸中毒。

（3）肝、肾功能测定:如进行丙氨酸氨基转移酶、血尿素氮、肌酐及尿酸等测定。

（4）眼底检查:眼底视网膜小动脉变化是反映妊娠期高血压疾病严重程度的一项重要参考指标。眼底检查可见眼底小动脉痉挛,动静脉管径比例可由正常的 2:3 变为 1:2,甚至 1:4,或出现视网膜水肿、渗出、出血,甚至视网膜脱离,一时性失明。

（5）其他检查:如心电图、超声心动图、胎盘功能、胎儿成熟度检查等,可视病情而定。

5. 治疗要点 妊娠期高血压疾病的基本处理原则是镇静、解痉、降压、利尿,适时终止妊娠以达到预防子痫发生,降低孕产妇及围生儿病率、病死率及严重后遗症的目的。

（1）轻症妊娠期高血压:加强孕期检查,密切观察病情变化,注意休息、调节饮食、采取左侧卧位,以防发展为重症。

（2）子痫前期:需住院治疗,积极处理,防治发生子痫及并发症。治疗原则为解痉、降压、镇静、合理扩容及利尿,适时终止妊娠。

常用的药物有:①解痉药物:首选硫酸镁。硫酸镁有预防子痫和控制子痫发作的作用,适用于先兆子痫和子痫。②镇静药物:镇静剂兼有镇静和抗惊厥作用,常用地西泮和冬眠合剂,可用于硫酸镁有禁忌或疗效不明显者,分娩期应慎用,以免药物通过胎盘导致对胎儿的神经系统产生抑制作用。③降压药物:不作为常规,仅用于血压过高,特别是收缩压 ≥160mmHg 和/或舒张压 ≥110mmHg 的严重高血压必须降压治疗,以及原发性高血压妊娠前已用降压药者。选用的药物以不影响心搏出量、肾血流量及子宫胎盘灌注量为宜。常用药物有拉贝洛尔、硝苯地平等。④扩容药物:一般不主张扩容治疗,仅用于低蛋白血症、贫血的病人。采用扩容治疗应严格掌握其适应证和禁忌证,并应严密观察病人的脉搏、呼吸、血压及尿量,防止肺水肿和心力衰竭的发生。常用的扩容剂有:人血白蛋白、全血、平衡液和低分子右旋糖酐。⑤利尿药物:一般不主张应用,仅用于全身性水肿、急性心力衰竭、肺水肿、脑水肿或血容量过多且伴有潜在性脑水肿者。用药过程中应严密监测病人的水和电解质平衡情况以及药物的毒副反应。常用药物有呋塞米、甘露醇。

适时终止妊娠:是彻底治疗妊娠期高血压疾病的重要手段。终止妊娠的时机包括:①妊娠期高血压、子痫前期病人可期待治疗至 37 周终止妊娠;②重度子痫前期病人:妊娠<24 周经治疗病情不稳定者建议终止妊娠;孕 24~28 周根据母儿情况及当地医疗条件和医疗水平决定是否期待治疗;孕 28~34 周,若病情不稳定,经积极治疗 24~48h 病情仍加重,促胎肺成熟后应终止妊娠;若病情稳定,可考虑继续期待治疗,并建议提早转至早产儿救治能力较强的医疗机构;妊娠≥34 周病人应考虑终止妊娠。

(3) 子痫病人的处理:子痫是本疾病最严重的阶段,直接关系到母儿安危,应积极处理。处理原则为:控制抽搐,纠正缺氧和酸中毒,在控制血压、抽搐的基础上终止妊娠。

【常见护理诊断/问题】

1. **体液过多** 与下腔静脉受增大子宫压迫使血液回流受阻或营养不良性低蛋白血症有关。
2. **潜在并发症**:子痫,胎盘早期剥离。

【护理目标】

1. 孕妇出入量平衡,水肿程度减轻或不再增加。
2. 孕妇未发生相关潜在并发症或出现有关征象时及时发现并及时干预。

【护理措施】

1. **妊娠期高血压疾病的预防指导**

(1) 加强孕期教育:护士应重视孕期健康教育工作,使孕妇及家属了解妊娠期高血压疾病的知识及其对母儿的危害,从而促使孕妇自觉于妊娠早期开始接受产前检查,并主动坚持定期检查,以便及时发现异常,及时得到治疗和指导。

(2) 进行休息及饮食指导:孕妇应采取左侧卧位休息以增加胎盘绒毛血供,同时保持心情愉快也有助于妊娠期高血压疾病的预防。护士应指导孕妇合理饮食,减少过量脂肪和盐的摄入,增加蛋白质、维生素以及富含铁、钙、锌的食物,对预防妊娠期高血压疾病有一定作用。可从妊娠 20 周开始,每天补充钙剂 1~2g,可降低妊娠期高血压疾病的发生。

2. **一般护理**

(1) 保证休息:轻度妊娠期高血压疾病孕妇可住院也可在家休息,但建议子痫前期病人住院治疗。保证充分的睡眠,每日休息不少于 10h。在休息和睡眠时,以左侧卧位为宜,左侧卧位可减轻子宫对腹主动脉、下腔静脉的压迫,使回心血量增加,改善子宫胎盘的血供。左侧卧位 24h 可使舒张压降低 10mmHg。

(2) 调整饮食:轻度妊娠期高血压孕妇需摄入足够的蛋白质(100g/d 以上)、蔬菜,补充维生素、铁和钙剂。食盐不必严格限制,因为长期低盐饮食可引起低钠血症,易发生产后血液循环衰竭,而且低盐饮食也会影响食欲,减少蛋白质的摄入,对母儿均不利。但全身水肿的孕妇应限制食盐摄入量。

(3) 密切监护母儿状态:护士应询问孕妇是否出现头痛、视力改变、上腹不适等症状。每日测体重及血压,每日或隔日复查尿蛋白。定期监测血压、胎儿发育状况和胎盘功能。

(4) 间断吸氧:可增加血氧含量,改善全身主要脏器和胎盘的氧供。

3. **用药护理** 硫酸镁为目前治疗子痫前期和子痫的首选解痉药物,护士应明确硫酸镁的用药方法、毒性反应以及注意事项。

(1) 用药方法:硫酸镁可采用肌内注射或静脉用药。

1) 肌内注射:25%硫酸镁溶液 20ml+2%利多卡因 2ml 深部肌内注射。通常于用药 2h 后血药浓度达高峰,且体内浓度下降缓慢,作用时间长,但局部刺激性强,注射时应使用长针头行深部肌内注射,加利多卡因于硫酸镁溶液中,以缓解疼痛刺激,注射后用无菌棉球或创可贴覆盖针孔,防止注射部位感染,必要时可行局部按揉或热敷,促进肌肉组织对药物的吸收。

2) 静脉给药:静脉用药负荷剂量为 4~6g,溶于 25% 葡萄糖溶液 20ml 静推(15~20min);或溶于 5% 葡萄糖 100ml 快速静滴(15~20min),继而硫酸镁 1~2g/h 静滴维持。静脉用药后可使血中浓度迅速达到有效水平,用药后约 1h 血药浓度可达高峰,停药后血药浓度下降较快,但可避免肌内注射引起的不适。

基于不同用药途径的特点,临床多采用两种方式互补长短,以维持体内有效浓度。

(2) 毒性反应:硫酸镁的治疗浓度和中毒浓度相近,因此在进行硫酸镁治疗时应严密观察其毒性作用,并认真控制硫酸镁的入量。通常主张硫酸镁的滴注速度以 1g/h 为宜,不超过 2g/h。每天用量为 25~30g。硫酸镁过量会使呼吸及心肌收缩功能受到抑制甚至危及生命。中毒现象首先表现为膝反射减弱或消失,随着血镁浓度的增加可出现全身肌张力减退及呼吸抑制,严重者心跳可突然停止。

(3) 注意事项:护士在用药前及用药过程中均应监测孕妇血压,同时还应检测以下指标:①膝腱反射必须存在;②呼吸不少于 16 次/min;③尿量每 24h 不少于 400ml,或每小时不少于 17ml。尿少提示排泄功能受抑制,镁离子易积蓄而发生中毒。由于钙离子可与镁离子争夺神经细胞上的同一受体,阻止镁离子的继续结合,因此应随时备好 10% 的葡萄糖酸钙注射液,以便出现毒性作用时及时予以解毒。10% 的葡萄糖酸钙 10ml 在静脉推注时宜在 3min 以上推完,必要时可每小时重复 1 次,直至呼吸、排尿和神经抑制恢复正常,但 24h 内不超过 8 次。

4. 子痫病人的护理

(1) 协助医生控制抽搐:病人一旦发生抽搐,应尽快控制。硫酸镁为首选药物,必要时可加用强有力的镇静药物。

(2) 专人护理,防止受伤:子痫发生后,首先应保持呼吸道通畅,并立即给氧,用开口器或于上、下磨牙间放置一缠好纱布的压舌板,用舌钳固定舌以防咬伤唇舌或致舌后坠的发生。病人取头低侧卧位,以防黏液吸入呼吸道或舌头阻塞呼吸道,也可避免发生低血压综合征。必要时,用吸引器吸出喉部黏液或呕吐物,以免窒息。在病人昏迷或未完全清醒时,禁止给予饮食和口服药,以防误入呼吸道而致吸入性肺炎。

(3) 减少刺激,以免诱发抽搐:病人应安置于单人暗室,保持绝对安静,以避免声、光刺激;一切治疗活动和护理操作尽量轻柔且相对集中,避免干扰病人。

(4) 严密监护:密切注意血压、脉搏、呼吸、体温及尿量、记出入量。及时进行必要的血、尿化验和特殊检查,及早发现脑出血、肺水肿、急性肾衰竭等并发症。

(5) 为终止妊娠做好准备:子痫发作后多自然临产,应严密观察及时发现产兆,并做好母子抢救准备。如经治疗病情得以控制仍未临产者,应在孕妇清醒后 24~48h 内引产,或子痫病人经药物控制后 6~12h,考虑终止妊娠。护士应做好终止妊娠的准备。

5. 妊娠期高血压孕妇的产时及产后护理　　妊娠期高血压孕妇的分娩方式应根据母子的情形而定。

(1) 若决定经阴道分娩,需加强各产程护理:在第一产程中,应密切监测病人的血压、脉搏、尿量、胎心及子宫收缩情况以及有无自觉症状;血压升高时应及时与医师联系。在第二产程中,应尽量缩短产程,避免产妇用力,初产妇可行会阴侧切并用产钳或胎吸助产。在第三产程中,必须预防产后出血,在胎儿娩出前肩后立即静推缩宫素,禁用麦角新碱,及时娩出胎盘并按摩宫底,观察血压变化,重视病人的主诉。

(2) 开放静脉,测量血压:病情较重者于分娩开始即开放静脉。胎儿娩出后测血压,病情稳定后方可送回病房。在产褥期仍需继续监测血压,产后 48h 内应至少每 4h 观察 1 次血压。

(3) 继续硫酸镁治疗,加强用药护理:重症病人产后应继续硫酸镁治疗 1~2d,产后 24h 至 5d 内仍有发生子痫的可能,故不可放松治疗及护理措施。此外,产前未发生抽搐的病人产后48h亦有发生的可能,故产后48h内仍应继续硫酸镁的治疗和护理。使用大量硫酸镁的孕妇,产后易发生子宫收缩乏力,恶露较常人多,因此应严密观察子宫复旧情况,严防产后出血。

6. **健康教育** 对轻度妊娠期高血压疾病病人,应进行饮食指导并注意休息,以左侧卧位为主,加强胎儿监护,自数胎动,掌握自觉症状,加强产前检查,定期接受产前保护措施;对重度妊娠期高血压疾病病人,应使病人掌握识别不适症状及用药后的不适反应。还应掌握产后的自我护理方法,加强母乳喂养的指导。同时,注意家属的健康教育,使孕妇得到心理和生理的支持。

【护理评价】

通过治疗和护理,病人是否:
1. 出入量平衡,水肿程度有所缓解。
2. 病情得以控制,没有出现并发症。

第五节　妊娠期肝内胆汁淤积症

妊娠期肝内胆汁淤积症(intrahepatic cholestasis of pregnancy,ICP)是一种在妊娠期出现以皮肤瘙痒及黄疸为特点的重要的妊娠期并发症,主要危害胎儿,使围生儿发病率、死亡率以及早产率增高。其发病率为0.8%~12.0%,有明显的地域和种族差异。

【病因及发病机制】

妊娠期肝内胆汁淤积症的发病原因及发病机制尚未十分明确,但大量的流行病学研究以及临床观察和实验室研究提示本病的发病原因可能与雌激素升高以及遗传、环境因素有关。

1. **雌激素影响** 在临床上有很多表现提示雌激素水平过高可能是诱发妊娠期肝内胆汁淤积症的病因,如:ICP多发生在妊娠晚期,正值雌激素分泌的高峰期;ICP在双胎中发生率较单胎高6倍(双胎的胎盘体积明显大于单胎,所分泌的雌激素较单胎多);应用含雌激素及孕激素的避孕药的妇女中发生胆汁淤积症的表现与ICP的症状十分相似;应用避孕药的妇女妊娠时发生ICP者,再次妊娠时复发率一般较高。

基于相关的实验室研究,有学者认为雌激素可能通过如下途径导致胆汁淤积:①雌激素可使钠、钾-三磷酸苷酶活性下降。胆盐在经肝细胞转运过程中,经肝窦间隙靠钠以非离子依赖性载体传递入肝小管,当钠、钾-三磷酸苷酶活性下降时,胆盐转运受到阻碍。②雌激素代谢产物的影响。妊娠期产生大量雌激素,其代谢产物必然增加,其中某些代谢产物,如D环葡萄糖醛酸雌激素与胆酸的结构相似而成为胆酸载体的竞争性抑制物,从而导致胆汁淤积。但是关于这些学说,仍有争议,需进一步研究。

2. **遗传与环境因素** 一些文献报道ICP在世界各地的发病率明显不同,智利、瑞典发病率最高,且智利的印第安混血种人的发病率居首,提示该病的发生与种族遗传有关。而且,相关研究发现在母亲或姐妹中有ICP病史的妇女ICP发病率明显增高,具有完全外显及母婴垂直传播的特性,符合孟德尔优势遗传规律。另外,ICP发病率还与季节有关,在冬季的发病率高于夏季。

【临床表现】

1. **症状**

(1) 皮肤瘙痒:是首先出现的症状,常发生于妊娠28~30周,亦有极少数病人在妊娠12周左右出现瘙痒症状。瘙痒常呈持续性,白昼轻,夜间加剧,一般先从手掌和脚掌开始,然后逐渐向肢体近端

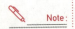

延伸甚至可发展到面部,但极少侵及黏膜。瘙痒程度不一,可自轻度瘙痒至重度瘙痒,个别因重度瘙痒引起失眠、疲劳、恶心、呕吐、食欲减退及脂肪痢。另外,大多数病人在分娩后数小时或数日内迅速消失,少数在一周或以上消失。

（2）黄疸:部分病人出现黄疸为轻、中度。通常在瘙痒发生后2~4周内出现,发生黄疸时,病人尿色变深,粪便色变浅。

2. **体征**　病人四肢皮肤可见抓痕,部分病人在瘙痒发生后的数日至数周内出现轻度黄疸,有时仅巩膜有轻度黄染。黄疸一般在分娩后数日内消退。同时伴尿色加深等高胆红素血症表现。孕妇有无黄疸与胎儿预后关系密切,有黄疸者羊水粪染、新生儿窒息及围生儿死亡率均较高。病人无急慢性肝病体征,肝大但质地软,有轻度压痛。

【护理评估】

1. **健康史**　孕妇在妊娠中、晚期出现皮肤瘙痒和黄疸是 ICP 最主要的表现。护士在询问病史时应着重了解病人发生皮肤瘙痒及黄疸开始的时间、持续时间、部位以及伴随症状,如恶心、呕吐、失眠等。另外,护士还应仔细询问病人的家族史,尤其是病人的母亲或姐妹是否有 ICP 病史,以及病人的用药史,如是否使用过含雌、孕激素的药物。

2. **身体状况**　病人多因瘙痒而在四肢皮肤留下抓痕。护士应注意评估病人皮肤是否受损。若病人出现重度瘙痒,护士应特别注意评估病人的全身状况。对于出现黄疸的病人,护士还应评估病人黄疸的程度,以及有无急慢性肝病的体征。

ICP 主要危害胎儿及新生儿。由于胆汁酸毒性作用,可引起胎膜早破、胎儿宫内窘迫、自发性早产或孕期羊水胎粪污染。此外,也可导致胎儿生长受限、胎死宫内、新生儿颅内出血、新生儿神经系统后遗症等。

3. **心理-社会状况**　由于病人自身的症状以皮肤瘙痒为特点,出现或不出现黄疸,且瘙痒程度不一,病人及家属有可能对该病认识不足,尤其是对胎儿的影响估计不足,从而对可能的妊娠结局没有充分的心理准备,出现极端的情绪反应。因此,护士应评估病人及家属对该病的认知,了解他们的情绪波动及心理状况。

4. **诊断要点**

（1）血清胆酸测定:血清胆酸升高是 ICP 最主要的特异性实验室证据。无诱因的皮肤瘙痒及血清 TBA>10μmol/L,可考虑 ICP 的诊断,血清 TBA>40μmol/L 提示病情较重。

（2）肝功能测定:大多数 ICP 病人的门冬氨酸转氨酶（AST）、丙氨酸转氨酶（ALT）轻至中度升高。ALT 较 AST 更敏感。部分病人血清胆红素轻至中度升高。

（3）病理检查:毛细胆管胆汁淤积及胆栓形成。电镜切片发现毛细胆管扩张合并微绒毛水肿或消失。

5. **治疗要点**　缓解瘙痒症状,恢复肝功能,降低血胆酸水平,加强胎儿宫内状况监护以改善妊娠结局。由于目前尚无特殊治疗方法,临床以对症和保肝治疗为主。

【常见护理诊断/问题】

1. **有皮肤完整性受损的危险**　与皮肤瘙痒而致孕妇频繁抓挠有关。
2. **知识缺乏**:缺乏有关妊娠期肝内胆汁淤积症对胎儿影响的知识。

【护理目标】

1. 孕妇皮肤瘙痒症状缓解。
2. 孕妇了解有关妊娠期肝内胆汁淤积症对胎儿的影响,并配合治疗。

【护理措施】

1. **一般护理** 护士应嘱病人适当卧床休息,取左侧卧位以增加胎盘血流量。给予吸氧、高渗葡萄糖、维生素及能量,既保肝又可提高胎儿对缺氧的耐受性。

2. **产科监护** 由于ICP主要危害胎儿,因此护士应加强胎儿监护的管理,及时发现问题,并及时报告医生。适时终止妊娠是降低围生儿发病率的重要措施。因此,当孕妇出现黄疸,胎龄已达36周者;无黄疸、妊娠已足月或胎肺成熟者;有胎儿宫内窘迫者应及时做剖宫产术前准备,及时终止妊娠。同时,积极预防产后出血。

3. **皮肤护理** 护士应注意病人因瘙痒可能造成的皮肤受损。对重度瘙痒病人,护士可采取预防性的皮肤保护,如建议病人勿留长且尖的指甲,戴柔软的棉质手套等。

4. **健康教育** 护士应向病人及家属讲解有关妊娠期肝内胆汁淤积症的知识,尤其是其对胎儿的影响,以引起病人及家属足够的重视,从而积极配合治疗。

此外,护士还应配合相关的实验室检查,如检测肝功能、血胆酸以监测病情。

【护理评价】

通过治疗和护理,病人是否:

1. 瘙痒症状缓解或消失。

2. 了解有关妊娠期肝内胆汁淤积症的相关知识,并能够配合相应治疗。

本 章 小 结

流产的主要临床症状是停经、腹痛及阴道出血。在流产发展的各个阶段,其症状发生的时间、程度不同,相应的处理原则亦不同。对于不同类型的流产孕妇,护士在全面评估孕妇身心状况的基础上,综合病史及诊断检查,明确处理原则,认真执行医嘱,积极配合医师为流产孕妇进行诊治,并为之提供相应的护理措施。

输卵管妊娠是妇产科常见急腹症之一,当输卵管妊娠流产或破裂时,可引起腹腔内严重出血,如不及时诊断、处理,可危及生命。输卵管妊娠的临床表现与受精卵着床部位、有无流产或破裂以及出血量多少与时间长短等有关。处理原则以手术治疗为主,其次是药物治疗。输卵管妊娠的预后在于防止输卵管的损伤和感染,因此,护士应做好妇女的健康指导工作,防止发生盆腔感染。

早产是指妊娠满28周至不满37足周之间分娩者。此时娩出的新生儿称早产儿,出生体重多小于2 500g,各器官发育尚不够成熟。防止早产是降低围生儿死亡率的重要环节之一。应做好孕期保健工作、指导孕妇加强营养,保持平静的心情,避免诱发宫缩的活动。

妊娠期高血压疾病是妊娠期特有的疾病,包括妊娠期高血压、子痫前期、子痫、慢性高血压并发子痫前期以及妊娠合并慢性高血压。本病的基本病理生理变化是全身小动脉痉挛。妊娠期高血压疾病的基本处理原则是镇静、解痉、降压、利尿,适时终止妊娠以达到预防子痫发生,降低孕产妇及围生儿患病率、病死率及严重后遗症的目的。硫酸镁为目前治疗子痫前期和子痫的首选解痉药物,护士应明确硫酸镁的用药方法、毒性反应以及注意事项。

妊娠期肝内胆汁淤积症是一种在妊娠期出现以皮肤瘙痒及黄疸为特点的重要的妊娠期并发症,主要危害胎儿。处理原则是缓解瘙痒症状,恢复肝功能,降低血胆酸水平,加强胎儿宫内状况监护以改善妊娠结局。

思 考 题

某女士,32 岁,宫内孕 35 周,近两天来感觉疲乏、头痛、视物不清。测血压 180/120mmHg,24h 尿蛋白 6g。追问病史,1 个月前血压 150/100mmHg。子宫大小与孕周相符,胎心率 150 次/min,枕右前位。

问题:

(1) 该女士最有可能的诊断是什么?

(2) 对该女士进行治疗,首选药物是什么?

(3) 该女士可能出现的护理问题有哪些?该采取哪些护理措施?

URSING

第九章

胎儿及其附属物异常

09章 数字内容

学习目标

- 知识目标：
  1. 掌握异常胎儿及其附属物的定义、临床表现、治疗要点及护理措施。
  2. 熟悉异常胎儿及其附属物的病因、病理生理、分类及辅助检查；双胎妊娠及其附属物异常对母儿的影响。
- 能力目标：
  1. 能运用所学知识对胎儿及其附属物异常的妇女进行护理及健康教育。
  2. 能够根据临床表现，做出正确的临床判断。
- 素质目标：
  具有较强的责任心、团队协作精神及爱心，善于与病人沟通、交流，对待病人和工作耐心细致。

妊娠是一个既极其复杂而又十分协调的生理过程,妊娠期间各种内在因素与外界因素的综合作用影响着母体和胎儿的健康。常见的胎儿异常包括双胎妊娠、胎儿窘迫及新生儿窒息,常见的胎儿附属物异常包括胎盘早剥、前置胎盘、羊水量异常及胎膜早破。本章主要介绍临床常见的胎儿及其附属物异常妇女的护理。

案例导入与思考

某女士,30 岁,G_3P_0,妊娠 30^{+1} 周,主诉"因停经 30^{+1} 周,阴道流血 2h"急诊入院,病人夜间无明显诱因出现阴道流血,湿透一片卫生巾,不伴有腹痛。入院后查体:T 36.5℃,P 88 次/min,R 18 次/min,BP 100/70mmHg,胎心 150 次/min,外阴见血迹。B 超检查:宫内妊娠 30 周,LOA,单活胎,完全性前置胎盘。

请思考:

1. 如何进一步评估母儿情况?
2. 该孕妇存在的主要护理诊断/问题有哪些?
3. 针对上述护理诊断/问题的主要护理措施有哪些?

第一节　双胎妊娠

一次妊娠宫腔内同时有两个及以上的胎儿时,称为多胎妊娠,其中双胎妊娠(twin pregnancy)在多胎妊娠中最常见。

【分类】

1. **双卵双胎**　两个卵子分别受精形成的双胎妊娠,称为双卵双胎(dizygotic twin)。约占双胎妊娠的 70%,与应用促排卵药物、多胚胎宫腔内移植及遗传因素有关。两个胎儿的遗传基因不完全相同,故两个胎儿性别、血型可相同或不同。胎盘胎儿面有两个羊膜腔,中间隔有两层羊膜、两层绒毛膜(图 9-1)。

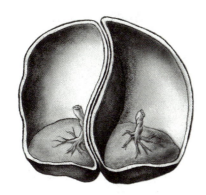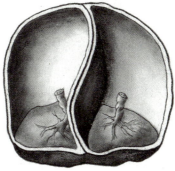

图 9-1　双卵双胎的胎盘及胎膜示意图

2. **单卵双胎**　由一个受精卵分裂形成的双胎妊娠,称为单卵双胎(monozygotic twin)。约占双胎妊娠的 30%。形成原因不明,两个胎儿的遗传基因相同,故两个胎儿性别、血型及外貌等均相同。由于受精卵在早期发育阶段发生分裂的时间不同,可形成双羊膜囊双绒毛膜单卵双胎、双羊膜囊单绒毛膜单卵双胎、单羊膜囊单绒毛膜单卵双胎、联体双胎 4 种类型(图 9-2)。

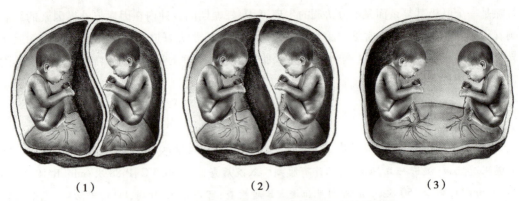

（1）　　　　　　　　　（2）　　　　　　　　　（3）

图 9-2　受精卵在不同阶段形成单卵双胎的胎膜类型
（1）发生在桑葚期前；（2）发生在胚泡期；（3）发生在羊膜囊已形成。

【临床表现】

双胎妊娠妇女通常恶心、呕吐等早孕反应重。妊娠中期后体重增加迅速，子宫增大超过停经周数，下肢水肿、静脉曲张等压迫症状出现早且明显。妊娠晚期孕妇常有呼吸困难、活动不便。

【护理评估】

1. **健康史**　询问家族中有无多胎史、孕妇的年龄、胎次、孕前是否使用促排卵药，了解本次妊娠经过及产前检查结果等。

2. **身体状况**　评估孕妇的早孕反应、呼吸、下肢水肿、静脉曲张程度等，妊娠晚期有无呼吸困难。产科检查：子宫大于停经周数；妊娠中晚期腹部可触及多个肢体；孕妇腹部不同部位可听到两个胎心音，其间隔有无音区，或同时听诊 1min，两个胎心率相差 10 次以上。

双胎妊娠对孕妇和胎儿都产生很大的影响，可增加孕妇流产及早产、妊娠期高血压疾病、羊水过多、胎膜早破等妊娠期并发症及产后出血的发生，应评估孕妇有无相关临床表现。双胎妊娠还可能导致胎儿出现双胎输血综合征、胎儿畸形、选择性胎儿生长受限、胎头交锁、脐带异常缠绕、脐带脱垂等，应评估胎儿有无相关情况。

3. **心理-社会状况**　评估孕妇是否有焦虑情绪及由于睡眠环境改变、输液等因素，出现睡眠质量下降等。

4. **诊断要点**　双胎妊娠妇女通常早孕反应重，妊娠中期后体重增加迅速，妊娠晚期常有呼吸困难等，四步触诊及胎心听诊可初步诊断，辅助检查可进一步明确诊断。

（1）超声检查：妊娠 6 周后，宫腔内可见两个原始心管搏动。妊娠中晚期可筛查胎儿结构畸形和帮助确定两个胎儿的胎位。

（2）电子胎心监护：若两个胎儿同时发生胎心率加速或相差 15s 以内称为同步加速，是双胎宫内良好的表现之一。若两个胎儿中任一胎儿发生胎心率加速而另一个没有发生，则称为不同步加速，要联合其他检测结果判断胎儿安危。

5. **治疗要点**　双胎妊娠应按照高危妊娠进行管理，增加产前检查的次数和项目，防治早产及妊娠期并发症。孕妇应提前住院待产，预防产后出血。

【常见护理诊断/问题】

1. **营养失调：低于机体需要量**　与营养摄入不足，不能满足双胎妊娠需要有关。
2. **有出血的危险**　与子宫过度膨胀致产后宫缩乏力有关。

Note：

【护理目标】

1. 孕妇摄入足够营养,保证母胎需要。
2. 产妇未发生产后出血。

【护理措施】

1. 营养指导　护士应鼓励孕妇少量多餐。指导孕妇多进食含高蛋白质、高维生素、必需脂肪酸的食物,注意补充铁、钙、叶酸、维生素等,满足妊娠需要。

2. 妊娠期护理

(1) 护士应动态监测孕妇的宫高、腹围、体重,评估胎儿生长发育情况及胎位变化。

(2) 加强观察,及时发现早产、妊娠并发症等异常情况并协助处理。

知 识 拓 展

双胎妊娠早产的母体危险因素预测

为更好地规范和指导我国双胎妊娠的临床诊治工作,中华医学会围产医学分会胎儿医学组联合中华医学会妇产科学分会产科学组基于近 5 年发表的国内外双胎相关文献,指南及专家共识,围绕原指南梳理的临床问题,采用 GRADE 方法对系统评价的证据质量和推荐强度分级,对 2015 年版本的双胎指南推荐或专家共识进行更新。

1. 既往早产史或既往早期足月单胎分娩史与双胎妊娠早产密切相关(推荐等级 B)。

2. 孕妇年龄、种族、产次、孕前体重指数(BMI)、吸烟史,以及妊娠合并糖尿病与双胎妊娠早产密切相关(推荐等级 B)。

---

3. 分娩期护理　应保证产妇足够营养摄入及睡眠,保持良好体力。严密观察胎心、胎位、宫缩及产程进展,做好输液、输血、抢救新生儿准备。若可疑胎头受压,应行会阴后-侧切开术。第一个胎儿娩出后,胎盘侧脐带必须立即夹紧,以防第二个胎儿失血。助手应在腹部固定第二个胎儿为纵产式,并密切观察胎心、宫缩及阴道流血情况,及时阴道检查了解胎位及排除脐带脱垂,及早发现胎盘早剥。若无异常,可继续等待,通常在 20min 左右,第二个胎儿自然娩出。若等待 15min 仍无宫缩,可行人工破膜并给予低浓度缩宫素静脉滴注,促进子宫收缩。若发现脐带脱垂、胎盘早剥,立即用产钳助产或臀牵引,迅速娩出胎儿。第二个胎儿娩出后立即使用缩宫素。

【护理评价】

通过治疗与护理,孕产妇是否:

1. 营养状况良好。
2. 产后宫缩良好,分娩期出血量在正常范围。

第二节　胎 儿 窘 迫

胎儿窘迫(fetal distress)是指胎儿在子宫内因急性或慢性缺氧,其健康和生命受到危及的综合症状,发生率为 2.7%~38.5%。

【病因】

1. 胎儿急性缺氧　①胎盘因素,如前置胎盘、胎盘早剥;②脐带因素,如脐带绕颈、打结、扭转、脱垂等;③母体因素,如不同原因导致的休克;缩宫素使用不当造成急产及子宫不协调性收缩;孕妇使用麻醉药及镇静剂过多,抑制呼吸。

2. 胎儿慢性缺氧　①母体因素,如合并先天性心血管病、肺部感染、妊娠期高血压疾病、过期妊娠等;②胎儿因素,如胎儿严重的心血管疾病、胎儿畸形、胎儿贫血、胎儿宫内感染等。

【病理生理】

胎儿在子宫内缺氧可引起一系列病理生理变化。缺氧早期或者一过性缺氧,胎儿交感神经兴奋,心率加快,全身血流重新分配,以维持心、脑、肾上腺等胎儿重要器官的血流量,而肾血流减少可引起羊水减少;若缺氧状态继续发展,胎儿迷走神经兴奋,动静脉血管扩张,有效循环血量减少,重要器官缺血缺氧加重,若不及时干预,则可能造成缺血缺氧性脑病甚至胎死宫内,中枢神经系统功能抑制,胎动减少,胎心基线变异降低甚至消失。胎儿缺血缺氧后肠蠕动加快,肛门括约肌松弛,出现羊水粪染;胎儿重度缺氧可出现呼吸运动加深、羊水吸入,出生后可出现新生儿吸入性肺炎。

【临床表现】

急性胎儿窘迫多发生在分娩期,主要表现为产时胎心率异常、胎动异常、羊水胎粪污染及酸中毒;慢性胎儿窘迫常发生在妊娠晚期,主要表现为胎动减少或消失,产前电子胎心监护异常,胎儿生物物理评分低,胎儿多普勒超声血流异常。

【护理评估】

1. 健康史　了解孕妇的年龄、生育史、既往史、本次妊娠经过及产程进展情况等。

2. 身体状况　①急性胎儿窘迫:可表现为胎动过频,如缺氧未纠正或加重则胎动转弱且次数减少,进而消失。胎儿缺氧,胎粪污染羊水,羊水呈浅绿色,混浊的黄绿色,进而呈稠厚的棕黄色,即羊水Ⅰ度、Ⅱ度、Ⅲ度污染。破膜后羊水流出,可直接观察羊水的性状。②慢性胎儿窘迫:主要表现为胎动计数<10次/2h或减少50%,提示胎儿缺氧可能,胎儿生物物理评分等可见诊断要点。胎动减少是慢性胎儿窘迫的一个重要指标,每日监测胎动可预知胎儿的安危。胎动消失后,胎心在24h内也会消失。胎动过频则往往是胎动消失的前驱症状,也应予以重视。

3. 心理-社会状况　孕妇及其家人因为胎儿宫内缺氧而产生焦虑,担心胎儿的安危,对需要手术结束分娩产生犹豫和无助感。若胎儿不幸死亡,则更难以接受,心理受到严重的创伤。

4. 诊断要点　包括胎儿窘迫的临床表现、产前电子胎心监护、胎儿生物物理评分及胎儿多普勒超声血流监测结果等。

(1) 电子胎心监护:胎心率>160次/min或<110次/min,出现胎心晚期减速,变异减速或(和)基线缺乏变异,均表示胎儿窘迫。不能只凭一次而确定,应多次检查并改变体位为侧卧位后,再持续监护数分钟。

(2) 胎儿生物物理评分:用于判断胎儿有无急、慢性缺氧。≤4分提示胎儿缺氧,5~7分提示可疑胎儿缺氧(具体内容见第七章第一节高危妊娠的评估与监测)。

(3) 胎儿头皮血血气分析:若胎儿头皮血$pH<7.20$(正常$7.25~7.35$),$PO_2<10mmHg$(正常$15~30mmHg$),$PCO_2>60mmHg$(正常$35~55mmHg$),可诊断为胎儿酸中毒。

(4) 彩色多普勒超声胎儿血流监测:包括胎儿大脑中动脉血流监测、胎儿脐动脉血流监测等。

(5) 羊膜镜检查:见羊水混浊呈黄染至深褐色,有助于胎儿窘迫诊断。

5. 治疗要点　对于急性胎儿窘迫,应积极寻找原因并进行宫内复苏,采取一系列干预措施改善胎儿缺氧状态。病情紧迫或经宫内复苏处理无效者,立即终止妊娠。慢性胎儿窘迫,应针对妊娠合并症或并发症特点及其严重程度,根据孕周、胎儿成熟度及胎儿缺氧程度综合判断,拟定处理方案。

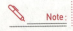

【常见护理诊断/问题】

1. **气体交换障碍**　与子宫-胎盘血流改变/中断(脐带受压)、血流速度减慢有关。
2. **有生育进程无效的危险**　与胎儿窘迫未缓解有关。

【护理目标】

1. 胎儿缺氧情况改善,胎心率恢复正常。
2. 妊娠维持至足月或接近足月时终止。

【护理措施】

1. **改变体位**　指导产妇取侧卧位休息,减少子宫收缩频率,降低子宫内压,改善子宫-胎盘循环,增加胎儿血氧分压。
2. **孕妇吸氧**　增加孕妇氧气供给,通过面罩或鼻导管给氧,提高胎儿血氧饱和度。
3. **病情观察**　密切观察胎心、胎动及产程进展,做好新生儿复苏的准备。
4. **协助治疗**　遵医嘱静脉补液,增加子宫-胎盘血液灌注,积极纠正脱水、酸中毒、低血压及电解质紊乱。
5. **分娩期护理**　宫口开全,胎先露部已达坐骨棘平面以下 3cm 者,应尽快阴道助产娩出胎儿。宫颈尚未完全扩张,胎儿窘迫情况不严重,可予吸氧,同时指导产妇左侧卧位,观察 10min,若胎心率变为正常,可继续观察。若因使用缩宫素造成胎心率异常者,应立即停止滴注,继续观察能否转为正常。病情紧迫或经上述处理无效者,应立即行剖宫产。

【护理评价】

通过治疗与护理,胎儿是否:
1. 宫内情况良好,胎心率正常。
2. 发育成熟,出生后成活良好。

附：新生儿窒息

新生儿窒息(neonatal asphyxia)是指新生儿出生后不能建立正常的自主呼吸而导致低氧血症,高碳酸血症及全身多脏器损伤。新生儿窒息不仅可以造成新生儿器官和组织不同程度的急性缺血缺氧性损害,甚至造成死亡和严重的神经系统损害及发育障碍、癫痫及认知功能落后,是新生儿死亡和儿童伤残的重要原因之一。

【病因】

新生儿窒息的本质是新生儿缺氧,凡是影响胎儿、新生儿气体交换的因素都可引起窒息。新生儿窒息一般是胎儿窘迫的延续。

1. **母亲因素**　母亲有慢性或严重疾病,如心、肺功能不全;妊娠期高血压疾病等。
2. **胎盘因素**　前置胎盘、胎盘早剥等。
3. **脐带因素**　脐带脱垂、绕颈及打结等。
4. **胎儿因素**　早产儿或巨大胎儿;先天性畸形,如先天性心脏病、胎粪吸入等。
5. **分娩因素**　头盆不称、子宫收缩乏力、应用产钳助产及产程中不恰当使用镇静剂等。

【临床表现】

根据新生儿出生后 1min 的 Apgar 评分情况,将窒息程度分为轻度窒息和重度窒息。

1. **轻度(青紫)窒息**　1min 的 Apgar 评分 4~7 分,伴脐动脉血 pH<7.20。新生儿面部与全身皮肤呈青紫色;呼吸浅慢且不规则;心跳规则且有力,心率 80~120 次/min;对外界刺激有些反应;喉反射

存在;四肢稍屈曲。

2.**重度(苍白)窒息** 1min 的 Apgar 评分 0~3 分,伴脐动脉血 pH<7.00。新生儿皮肤苍白,口唇暗紫;无呼吸或仅有喘息样微弱呼吸;心跳不规则,心率<80 次/min 且弱;对外界刺激无反应;喉反射消失;肌张力松弛。

新生儿窒息的护理评估、诊断、目标、措施及评价可参见本套书《儿科护理学》(7 版)相关章节。

第三节 胎盘早剥

妊娠 20 周后正常位置的胎盘在胎儿娩出前,部分或全部从子宫壁剥离,称为胎盘早剥(placental abruption)。发病率约为 1%,是妊娠晚期的一种严重并发症。

【病因】

确切的发病机制不清,可能与下述因素有关:

1.**孕妇血管病变** 孕妇患有严重的子痫前期、慢性高血压、慢性肾脏疾病或全身血管病变等,底蜕膜螺旋小动脉痉挛或硬化,引起远端毛细血管缺血坏死甚至破裂出血,血液流至底蜕膜层形成血肿,导致胎盘剥离。此外,妊娠中、晚期或临产后,妊娠子宫压迫下腔静脉,子宫静脉淤血,静脉压突然升高,导致蜕膜静脉床淤血或破裂,也可导致胎盘剥离。

2.**宫腔内压力骤减** 多胎妊娠、羊水过多等发生胎膜早破;破膜时羊水流出过快;双胎妊娠的孕妇在分娩时,第一个胎儿娩出过快,均可使宫腔压力骤减而发生胎盘早剥。

3.**机械性因素** 当孕妇腹部受撞击、挤压等均可造成血管破裂而发生胎盘早剥。此外,脐带过短或脐带绕颈时,分娩过程中胎儿下降牵拉脐带也可造成胎盘早剥。

4.**其他因素** 高龄多产、胎盘早剥史、剖宫产史、吸烟、营养不良、吸毒、有血栓形成倾向及接受辅助生殖技术助孕等。

【病理及病理生理】

主要为底蜕膜出血,形成血肿,使该处胎盘自子宫壁附着处剥离。临床分为 2 种类型(图 9-3)。

1.**显性剥离** 剥离面小,出血停止,血液凝固,临床多无症状。若继续出血,血液冲开胎盘边缘及胎膜,经宫颈向外流出,称为显性剥离(revealed abruption)。

2.**隐性剥离** 若胎盘边缘或胎膜与子宫壁未剥离,或胎头进入骨盆入口压迫胎盘下缘,使血液不能向外流而积聚在胎盘与子宫壁之间,故无阴道流血,称为隐性剥离(concealed abruption)。

内出血急剧增多时,血液浸入子宫肌层,引起肌纤维分离,断裂乃至变性,当血液浸入浆膜层时,子宫表面呈紫蓝色瘀斑,以胎盘附着处明显,称为子宫胎盘卒中(uteroplacental apoplexy)。

【临床表现】

阴道流血、腹痛,可伴有子宫张力增高和子宫压痛,尤其以胎盘剥离处最明显,是其典型临床表现。阴道流血为陈旧不凝血,而出血量可与疼痛、胎盘剥离程度不一定相一致,特别是后壁胎盘的隐性剥离。早期表现往往以胎心异常为最先出现,宫缩间歇期子宫为高张状态,胎位触诊不清。严重时子宫硬如板状,压痛明显,胎心异常或消失,可出现恶心、呕吐、面色苍白、脉搏细数及血压下降等休克症状。

临床上推荐按照胎盘早剥的 Page 分级标准评估病情的严重程度,见表 9-1。

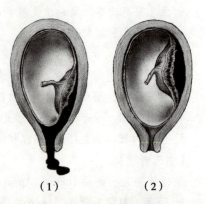

图 9-3 胎盘早剥的类型
(1)显性剥离;(2)隐性剥离。

(1)   (2)

表 9-1　胎盘早剥的 Page 分级标准

分级	标准
0 级	分娩后回顾性产后诊断
Ⅰ级	外出血,子宫软,无胎儿窘迫
Ⅱ级	胎儿宫内窘迫或胎死宫内
Ⅲ级	产妇出现休克症状,伴或不伴弥散性血管内凝血

【护理评估】

1. **健康史**　孕妇在妊娠晚期或临产时突然发生腹部剧痛,有急性贫血或休克现象,应引起高度重视。护士需全面评估孕妇既往史与产前检查记录。

2. **身体状况**　触诊时子宫张力增大,宫底增高,子宫压痛,严重者可出现恶心、呕吐、面色苍白、出汗、脉搏细弱及血压下降等休克征象,子宫呈板状,压痛明显,胎位触诊不清。孕妇可无阴道流血或少量阴道流血及血性羊水。

胎盘早剥对孕妇及胎儿/新生儿都产生很大的影响,可增加孕妇凝血功能障碍、羊水栓塞、急性肾衰竭、失血性休克等发生的风险,应评估孕妇有无相关临床表现。胎盘早剥还可能导致胎儿/新生儿出现胎儿窘迫、早产、新生儿窒息或死亡等,应评估胎儿/新生儿有无相关情况。

3. **心理-社会状况**　胎盘早剥孕妇入院时情况危急,孕妇及其家属常常感到高度紧张和恐惧。

4. **诊断要点**　根据健康史、具有阴道流血、腹痛,可伴有子宫张力增高和子宫压痛,尤其以胎盘剥离处最明显的典型临床表现和身体状况评估结果,结合辅助检查,以明确诊断。

（1）实验室检查:包括血常规、凝血功能、肝肾功能、电解质、血气分析及 DIC 筛选试验等。

（2）超声检查:可协助了解胎盘的部位及胎盘早剥的类型,明确胎儿大小及存活情况。需要注意的是,超声检查阴性结果不能完全排除胎盘早剥,尤其胎盘附着在子宫后壁时。

（3）电子胎心监护:可出现胎心基线变异消失、变异减速、晚期减速及胎心率缓慢等。

5. **治疗要点**　早期识别、积极纠正休克、及时终止妊娠、控制 DIC 及减少并发症。分娩时机和方式应根据孕周、胎盘剥离的严重程度、有无并发症、宫口开大情况及胎儿宫内状况等决定。

【常见护理诊断/问题】

1. **有心脏组织灌注不足的危险**　与胎盘剥离导致子宫-胎盘循环血量下降引起胎儿心脏组织灌注不足有关。

2. **潜在并发症:**失血性休克。

3. **母乳喂养中断**　与新生儿转至 NICU 治疗有关。

【护理目标】

1. 胎儿未出现宫内窘迫或出现后得到及时处理。

2. 孕妇血液循环维持在正常范围。

3. 产妇在母婴分离时能保持正常泌乳。

【护理措施】

1. **纠正休克**　迅速开放静脉通道,遵医嘱给予红细胞、血浆、血小板等积极补充血容量,改善血液循环。抢救中给予吸氧、保暖等。

2. **心理护理**　向孕妇及家人提供相关信息,包括护理措施的目的及孕产妇需做的配合,说明积极配合治疗与护理的重要性,对他们的疑虑给予适当解释,帮助他们使用合理的压力应对技巧和方法。

3. **病情观察** 密切监测孕妇生命体征、阴道流血、腹痛、贫血程度、凝血功能、肝肾功能及电解质等。监测胎儿宫内情况,及时发现异常,立即报告医师并配合处理。

4. **分娩期护理** 密切观察产妇心率、血压、宫缩、阴道流血情况及监测胎心。做好抢救新生儿和急诊剖宫产的准备。胎儿娩出后,遵医嘱立即给予缩宫素,预防产后出血。

5. **产褥期护理** 密切观察生命体征、宫缩、恶露、伤口愈合等情况。保持外阴清洁干燥,预防产褥感染。若发生母婴分离,为了保持泌乳功能,护士应检查产妇有无乳房肿块,并指导和协助产妇在产后 6h 后进行挤奶,及时将母乳送至 NICU。

【护理评价】

通过治疗与护理,胎儿是否:
宫内情况好。
通过治疗与护理,孕产妇是否:
1. 未发生失血性休克。
2. 维持正常泌乳功能。

第四节 前 置 胎 盘

正常的胎盘附着于子宫体部的前壁、后壁或侧壁。妊娠 28 周后,若胎盘附着于子宫下段,其下缘达到或覆盖宫颈内口,位置低于胎儿先露部,称为前置胎盘(placenta previa)。前置胎盘是妊娠晚期阴道出血的最常见原因。国外发病率为 0.3%~0.5%,国内报道为 0.24%~1.57%。

【病因】

1. **子宫内膜病变或损伤** 多次流产、刮宫、分娩、剖宫产、产褥感染等可导致子宫内膜损伤或瘢痕,引起子宫内膜炎或萎缩性病变。再次妊娠时子宫蜕膜血管形成不良,造成胎盘血供不足,致使胎盘为摄取足够的营养而伸展到子宫下段,形成前置胎盘。

2. **胎盘异常** 由于多胎妊娠或巨大胎儿而形成的大胎盘伸展至子宫下段或遮盖子宫颈内口;或有副胎盘延伸至子宫下段。

3. **受精卵滋养层发育迟缓** 当受精卵到达宫腔时,因滋养层发育迟缓尚未达到植入条件而继续下移植入子宫下段,在该处发育成前置胎盘。

4. **宫腔形态异常** 当子宫畸形或子宫肌瘤等原因使宫腔的形态改变,导致胎盘附着在子宫下段。

5. **其他因素** 吸烟、吸毒者可引起胎盘血流减少,缺氧使胎盘代偿性增大,也可导致前置胎盘。

【分类】

按胎盘下缘与宫颈内口的关系,前置胎盘可分为 4 种类型(图 9-4)。
1. **完全性前置胎盘**(complete placenta previa) 胎盘组织完全覆盖宫颈内口。
2. **部分性前置胎盘**(partial placenta previa) 胎盘组织部分覆盖宫颈内口。
3. **边缘性前置胎盘**(marginal placenta previa) 胎盘附着于子宫下段,下缘达到宫颈内口,但未超越。
4. **低置胎盘**(low lying placenta) 胎盘附着于子宫下段,边缘距宫颈内口<2cm。
目前许多学者认为,对于妊娠中期超声检查发现胎盘前置者,不宜诊断为前置胎盘,而应称为胎盘前置状态。

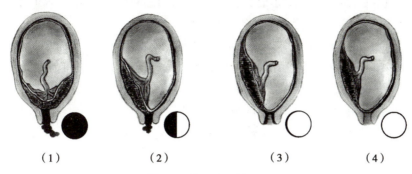

图 9-4　前置胎盘的类型
（1）完全性前置胎盘；（2）部分性前置胎盘；（3）边缘性前置胎盘；（4）低置胎盘。

由于胎盘下缘与宫颈内口的关系可因宫颈管消失，宫口扩张而改变，如临产前为完全性前置胎盘，临产后因宫口扩张而成为部分性前置胎盘。所以，前置胎盘的类型可因诊断时期不同而各异。临床上通常按处理前最后一次检查结果决定分类。

凶险性前置胎盘（pernicious placenta previa）是指既往有剖宫产史或子宫肌瘤切除术史，此次妊娠为前置胎盘，胎盘附着于原手术瘢痕部位，发生胎盘粘连，植入和致命性大出血的风险高。

【临床表现】

妊娠晚期或临产时，突发无诱因、无痛性反复阴道流血是前置胎盘的典型症状。阴道流血发生的时间，反复发生次数以及出血量多少与前置胎盘类型有关。

学 科 前 沿

前置胎盘终止妊娠的时机与方式

终止妊娠时机取决于孕周、胎儿大小、阴道流血情况、胎盘植入严重程度、是否合并感染、是否已临产、是否有妊娠期合并症及并发症等。无症状的前置胎盘孕妇，推荐妊娠 36～38 周终止妊娠；有反复阴道流血史，合并胎盘植入或其他高危因素的前置或低置胎盘孕妇，考虑妊娠 34～37 周终止妊娠；无症状、无头盆不称的低置胎盘者，尤其是妊娠 35 周后经阴道超声测量胎盘边缘距子宫颈内口 11～20mm 的孕妇可考虑自然分娩。

剖宫产术是前置胎盘终止妊娠的主要方式。择期剖宫产术是首选，同时注意避免过早干预。

【护理评估】

1. **健康史**　评估孕妇有无前置胎盘的高危因素；阴道流血的具体经过及产前检查记录等。

2. **身体状况**　完全性前置胎盘初次出血时间多在妊娠 28 周左右，边缘性前置胎盘出血多发生在妊娠晚期或临产后，部分性前置胎盘的初次出血时间，出血量及反复出血次数介于两者之间。孕妇一般情况与出血量、出血速度有关。大量出血可出现贫血貌、面色苍白、脉搏增快、血压下降等休克表现。腹部检查：子宫软，无压痛，轮廓清楚，子宫大小符合妊娠周数。胎位清楚，胎先露高浮，常伴有胎位异常。

前置胎盘对孕妇及胎儿的影响很大，一方面，可增加孕妇植入性胎盘、产后出血及产褥感染等发生，应评估孕妇有无相关临床表现。另一方面，前置胎盘还可能因反复出血或出血量多导致胎儿窘迫，甚至缺氧死亡。治疗性早产率、低出生体重发生率和新生儿死亡率也相应增加，应评估胎儿有无相关情况。

3. **心理-社会状况**　孕妇及其家属可因突然阴道流血而感到恐惧或焦虑,既担心孕妇的健康,也担心胎儿的安危,显得恐慌、紧张、手足无措等。

4. **诊断要点**　妊娠晚期或临产时,突发无诱因、无痛性反复阴道流血。常见的辅助检查有:

(1) B 型超声检查:可清楚显示子宫壁,胎盘、胎先露部及宫颈的位置,有助于确定前置胎盘类型。

(2) 其他:电子胎心监护、血常规、凝血功能检查等。

5. **治疗要点**　根据前置胎盘类型、阴道流血量、孕周、产次、胎位、有无休克、胎儿宫内情况及是否临产等综合考虑,给予相应治疗,包括抑制宫缩、纠正贫血、预防感染和适时终止妊娠。

【常见护理诊断/问题】

1. **潜在并发症**:出血性休克。
2. **有感染的危险**　与阴道流血、胎盘剥离面靠近子宫颈口有关。
3. **舒适度减弱**　与绝对卧床休息、活动无耐力有关。

【护理目标】

1. 孕妇出血得到控制,未发生出血性休克。
2. 产前和产后未发生感染。
3. 协助孕妇进行生活自理。

【护理措施】

1. **饮食指导**　建议孕妇多摄入高蛋白、高热量、高维生素及富含铁的食物,纠正贫血,增加母体储备,保证母儿基本需要。多摄入粗纤维食物,保证大便通畅。注意饮食卫生,不吃过冷食物,以免腹泻,诱发宫缩。

2. **病情观察**　严密观察并记录孕妇生命体征、阴道流血、胎心及胎动等,准确记录阴道出血量,注意识别病情危重的指征如休克表现、胎心/胎动异常等,发现异常及时报告医师并配合处理。产后检查胎盘胎膜,对产前出血孕妇,产后应仔细检查胎盘胎儿面边缘有无血管断裂,可提示有无副胎盘。若前置部位的胎盘母体面有陈旧性黑紫色血块附着或胎膜破口距胎盘边缘距离<7cm,则提示前置胎盘。

3. **协助治疗**　遵医嘱开放静脉通路,采取相应的止血、输血、扩容等措施。根据病情和孕周,遵医嘱给予糖皮质激素促胎肺成熟。做好大出血的抢救准备。遵医嘱做好手术前准备。

4. **预防感染**　保持室内空气流通,指导产妇注意个人卫生,及时更换会阴垫。为产妇进行会阴擦洗每日 2 次,指导孕妇大小便后保持会阴部清洁、干燥。严密观察产妇生命体征、恶露、子宫复旧、阴道流血、白细胞计数及分类等。

5. **协助自理**　阴道流血期间孕妇应减少活动量,注意休息;禁止肛门检查和不必要的阴道检查。鼓励病人坚持自我照顾的行为。协助病人入浴、如厕、起居、穿衣及饮食等生活护理,将日常用品放于病人伸手可及处。

【护理评价】

通过治疗与护理,孕产妇是否:
1. 生命体征稳定。
2. 无感染征象。
3. 在护士的协助下能够自理。

第五节　羊水量异常

正常妊娠时羊水的产生与吸收处于动态平衡中。若羊水产生和吸收失衡,会导致羊水量异常。

一、羊水过多

妊娠期间羊水量超过 2 000ml,称为羊水过多(polyhydramnios)。发病率为 0.5%~1%。

【病因】

1. **胎儿疾病**　包括胎儿结构异常、胎儿肿瘤、神经肌肉发育不良、代谢性疾病、染色体或遗传基因异常等。胎儿结构异常以神经系统和消化道异常最常见。

2. **多胎妊娠**　双胎妊娠羊水过多的发生率约是单胎妊娠的 10 倍。双胎输血综合征也可导致羊水过多。

3. **妊娠合并症**　妊娠糖尿病、母儿 Rh 血型不合、胎儿免疫性水肿及胎盘绒毛水肿等均可导致羊水过多。其中,妊娠糖尿病羊水过多的发生率可高达 13%~36%。

4. **胎盘脐带病变**　胎盘绒毛血管瘤直径>1cm 时,15%~30%合并羊水过多。巨大胎盘、脐带帆状附着也可导致羊水过多。

5. **特发性羊水过多**　约 1/3 孕妇存在原因不明的羊水过多。

【临床表现】

1. **急性羊水过多**　较少见。多发生于妊娠 20~24 周,由于羊水急剧增多,孕妇在数日内子宫明显增大,膈肌抬高,出现呼吸困难,不能平卧,甚至出现发绀。孕妇表情痛苦,自觉腹部胀痛,行动不便。巨大的子宫压迫下腔静脉,影响静脉回流,出现下肢及外阴部水肿或静脉曲张。子宫明显大于妊娠周数,胎位不清,胎心音遥远或听不清。

2. **慢性羊水过多**　较多见,多发生于妊娠晚期,羊水在数周内缓慢增多,多数孕妇能适应,常在产前检查时发现。孕妇子宫大于妊娠周数,腹壁皮肤发亮、变薄,触诊时感觉子宫张力大,胎位不清,胎心音遥远或听不到。

【护理评估】

1. **健康史**　详细询问健康史,了解孕妇年龄、有无妊娠合并症、有无先天畸形家族史及生育史等。

2. **身体状况**　观察孕妇的生命体征,定期测量宫高、腹围和体重,判断病情进展,了解孕妇有无因羊水过多引发的症状,及时发现并发症。观察胎心、胎动及宫缩,及早发现胎儿宫内窘迫及早产的征象。

羊水过多对孕妇及胎儿都产生很大的影响,孕妇容易并发妊娠期高血压疾病、胎膜早破、早产、胎盘早剥、子宫收缩乏力、产后出血及产褥感染等。由于孕妇腹部增大,可自觉呼吸困难,应评估孕妇有无相关临床表现。羊水过多还可能导致胎位异常、胎儿窘迫、早产及脐带脱垂的发生率增加,应评估胎儿有无相关情况。

3. **心理-社会状况**　孕妇及家属因担心胎儿可能会有某种结构异常而感到紧张、焦虑不安,甚至产生恐惧。

4. **诊断要点**　妊娠 20~24 周,羊水急剧增多;妊娠晚期,羊水在数周内缓慢增多。

(1) **超声检查**:是最重要的辅助检查方法。不仅能测量羊水量,还可了解胎儿情况,如无脑儿、脊柱裂、胎儿水肿及双胎等。超声诊断羊水过多的标准:①羊水最大暗区垂直深度(amniotic fluid vol-

ume,AFV)：≥8cm,其中 8～11cm 为轻度,12～15cm 为中度,>15cm 为重度；②羊水指数(amniotic fluid index,AFI)：≥25cm 诊断为羊水过多,其中 25～35cm 为轻度羊水过多,36～45cm 为中度羊水过多,>45cm 为重度羊水过多。

（2）胎儿疾病检查：可采用羊水或脐血中胎儿细胞进行细胞或分子遗传学检查,了解胎儿染色体数目、结构有无异常等。

（3）甲胎蛋白(AFP)测定：母血、羊水中 AFP 值明显增高提示胎儿可能存在神经管畸形、上消化道闭锁等。

5. **治疗要点**　羊水过多合并严重的胎儿结构异常者,确诊后应尽早终止妊娠。对非严重胎儿结构异常,应评估胎儿情况及预后,结合新生儿外科救治技术,并与孕妇及家属充分沟通后决定处理方法。羊水过多合并正常胎儿者,应寻找病因,积极治疗原发病。妊娠≥34 周、自觉症状严重、羊水量反复增长者,且胎肺已成熟,可终止妊娠。

【常见护理诊断/问题】

1. **有受伤的危险**　与宫腔压力增加易致早产、胎膜早破、脐带脱垂等有关。
2. **自主呼吸障碍**　与子宫过度膨胀导致呼吸困难等有关。

【护理目标】

1. 胎儿未出现早产、宫内窘迫、脐带脱垂等。
2. 孕妇呼吸困难明显改善,舒适感增加。

【护理措施】

1. **一般护理**　指导孕妇摄取低钠饮食,多食蔬菜和水果,防止便秘。减少增加腹压的活动。给予低流量吸氧,每日上下午各 1 次,每次 30min。
2. **病情观察**　每周复查 B 超及胎心电子监护,动态监测孕妇的宫高、腹围、体重、胎心变化,及时发现胎膜早破、胎盘早剥和脐带脱垂的征象,发现异常情况并协助处理。加强住院病人巡视,及时发现孕妇需求。
3. **增加舒适度**　指导孕妇要保证足够的休息、睡眠,活动以不出现不良反应为宜。指导孕妇采取左侧卧位、抬高下肢。
4. **配合治疗**　症状严重者,配合医生抽取羊水,在 B 型超声监测下,避开胎盘部位以 15～18 号腰椎穿刺针穿刺,放羊水的速度不宜过快,每小时约 500ml,一次放羊水量不超过 1 500ml。注意严格消毒以预防感染。密切观察孕妇血压、心率、呼吸变化,监测胎心并预防早产。必要时 3～4 周后再次放羊水,以降低宫腔内压力。

【护理评价】

通过治疗与护理,是否：
1. 胎儿平安出生。
2. 孕妇的呼吸正常。

二、羊水过少

妊娠晚期羊水量少于 300ml,称为羊水过少(oligohydramnios)。发病率为 0.4%～4%。

【病因】

羊水过少主要与羊水产生减少或羊水外漏有关。常见原因有：

1. **胎儿结构异常**　以胎儿泌尿系统结构异常为主,引起少尿或无尿,导致羊水过少。染色体异常、脐膨出、膈疝、法洛四联症、甲状腺功能减退等也可引起羊水过少。

2. **胎盘功能减退**　过期妊娠、胎儿生长受限和胎盘退行性变均能导致胎盘功能减退。胎儿慢性缺氧引起胎儿血液重新分配,为保障胎儿脑和心脏血供,肾血流量降低,胎儿尿生成减少,导致羊水过少。

3. **母体因素**　妊娠期高血压疾病可致胎盘血流减少。孕妇脱水、血容量不足时,孕妇血浆渗透压增高,使胎儿血浆渗透压相应增高,尿液生成减少。孕妇长时间服用某些具有抗利尿作用的药物,也可发生羊水过少。

4. **羊膜病变**　某些原因不明的羊水过少与羊膜通透性改变、炎症及宫内感染有关。胎膜破裂后羊水外漏速度超过羊水生成速度,也导致羊水过少。

【临床表现】

孕妇于胎动时感觉腹部不适,可伴有胎动减少。检查时发现宫高腹围较同期孕周小,子宫敏感,轻微刺激易引发宫缩。临产后阵痛剧烈,且宫缩多不协调,宫口扩张缓慢,产程延长。阴道检查前羊膜囊不明显,人工破膜后羊水流出量少。

【护理评估】

1. **健康史**　了解孕妇月经与生育史、用药史、有无妊娠合并症、有无先天畸形家族史等,同时了解孕妇感觉到的胎动情况。

2. **身体状况**　测量孕妇宫高、腹围、体重,羊水过少者宫高、腹围增长缓慢。评估时注意孕妇子宫的敏感度及胎动情况。

羊水过少对孕妇及胎儿都产生很大的影响,孕妇的手术分娩率和引产率均增加,应评估孕妇的情况。羊水过少还可能导致胎儿缺氧,胎儿结构异常等使围生儿病死率明显增高,应评估胎儿有无相关情况。

3. **心理-社会状况**　孕妇及家属因担心胎儿可能有结构异常,常感到恐惧与不安。

4. **诊断要点**　孕妇于胎动时感觉腹部不适,可伴有胎动减少。

(1) 超声检查:是最重要的辅助检查方法。超声诊断羊水过少的标准:①妊娠晚期羊水最大暗区垂直深度(AFV)≤2cm,其中≤1cm为严重。②羊水指数(AFI)≤5cm诊断为羊水过少,≤8cm为羊水偏少。

(2) 羊水量测量:破膜时可以测量羊水量,但不能做到早期发现羊水过少。

5. **治疗要点**　羊水过少合并胎儿严重致死性结构异常应尽早终止妊娠。羊水过少合并正常胎儿应积极寻找并去除病因,尽量延长孕周,适时终止妊娠。对妊娠未足月,胎肺不成熟者,可采用羊膜腔灌注液体、增加饮水、静脉补液等方法增加羊水量,尽量延长孕周。对妊娠已足月、胎儿可宫外存活者,应及时终止妊娠。

【常见护理诊断/问题】

1. **有受伤的危险**　与羊水过少导致对胎儿保护作用降低有关。

2. **焦虑**　与担心胎儿畸形及早产有关。

【护理目标】

1. 胎儿没有受伤。

2. 孕妇焦虑有所改善。

【护理措施】

1. **一般护理** 指导孕妇休息时取左侧卧位,改善胎盘血液供应;教会孕妇自我监测宫内胎儿情况的方法和技巧。胎儿出生后应认真全面评估,识别畸形。

2. **病情观察** 观察孕妇的生命体征,定期测量宫高、腹围和体重,评估胎盘功能、胎动、胎心和宫缩的变化,及时发现异常并汇报医生。

3. **配合治疗** 协助进行羊膜腔灌注治疗,注意严格无菌操作,防止发生感染,同时按医嘱给予抗感染药物。分娩时严密观察胎心及产程进展,做好阴道助产或剖宫产,抢救新生儿的准备。

4. **心理护理** 鼓励孕妇说出内心的担忧,护士在倾听过程中给予及时、恰当的反馈,了解她们的需求,针对焦虑的原因给予心理疏导,增加信心,减轻她们的焦虑,理性对待妊娠和分娩结局。

【护理评价】

通过治疗与护理,是否:
1. 胎儿宫内情况好,胎心正常。
2. 孕妇以积极平和的态度配合治疗。

第六节 胎膜早破

胎膜早破(premature rupture of membranes,PROM)是指胎膜在临产前自然破裂。依据发生的孕周分为足月胎膜早破和未足月胎膜早破(preterm premature rupture of membranes,PPROM),后者指在妊娠满 20 周到 36^{+6} 周发生的胎膜破裂。

【病因】

1. **生殖道感染** 胎膜早破的主要原因。孕妇存在生殖器官感染,病原微生物上行性感染可引起胎膜炎,使胎膜局部抗张能力下降而破裂。

2. **羊膜腔压力增高** 宫腔压力增加如多胎妊娠、羊水过多等,容易发生胎膜早破。

3. **前羊膜囊受力不均** 头盆不称、胎位异常等可使胎先露部不能与骨盆入口衔接,前羊膜囊所受压力不均;宫颈功能不全、前羊膜囊楔入,胎膜受力不均容易导致胎膜早破。

4. **营养因素** 缺乏维生素、钙、锌及铜等,可使胎膜抗张能力下降,易引起胎膜早破。

5. **创伤** 羊膜腔穿刺不当、妊娠晚期性生活不当及腹部受碰撞等均易引起胎膜早破。

【临床表现】

孕妇突感有较多液体自阴道流出,不伴有腹痛,当腹压增加时,阴道排液增加是典型症状。少数孕妇仅感到外阴较平时湿润。足月胎膜早破时,阴道检查摸不到前羊膜囊,上推胎儿先露部阴道排液量增加,可见胎脂等。

【护理评估】

1. **健康史** 了解诱发胎膜早破的原因,确定胎膜破裂的时间、妊娠周数、是否有宫缩及感染的征象等。

2. **身体状况** 评估孕妇阴道液体流出的情况,包括腹压增加后液体流出量是否增加,检查触不到前羊膜囊,上推胎儿先露部可见到阴道流液量增多。评估孕妇有无宫内感染。绒毛膜羊膜炎是 PROM 发生后的主要并发症,临床表现包括孕妇体温升高、脉搏增快、胎心率增快、宫底有压痛、阴道分泌物有异味、外周血白细胞计数升高。但是多数绒毛膜羊膜炎呈亚临床表现,症状不典型,给早期诊断带来困难。应注意评估胎儿宫内情况,包括胎心、胎动、胎儿成熟度、胎儿大小等;评估有无宫缩、脐带脱垂、胎盘早剥等。

胎膜早破对孕妇及胎儿都产生很大的影响,孕妇易发生宫内感染、胎盘早剥、羊水过少等,应评估孕妇有无相关临床表现。胎膜早破还可能导致早产,并发绒毛膜羊膜炎时,易引起新生儿吸入性肺炎、颅内感染及败血症。脐带脱垂和受压可导致胎儿窘迫、胎肺发育不全及胎儿受压等,应评估胎儿有无相关情况。

3. **心理-社会状况**　孕妇既担心自己的健康,也担心胎儿的安危,常常感到焦虑、不安,需要咨询指导。

4. **诊断要点**　孕妇突感有较多液体自阴道流出,不伴有腹痛,当腹压增加时,阴道流液增加。

（1）阴道液酸碱度测定:正常妊娠阴道液 pH 为 $4.5\sim6.0$,羊水 pH 为 $7.0\sim7.5$。胎膜破裂后,阴道液 pH 升高。通常采用硝嗪或石蕊试纸测试。但宫颈炎、阴道炎、血液、尿液及精液等可能造成假阳性。

（2）阴道液涂片检查:阴道后穹窿积液涂片检查见到羊齿植物状结晶,可考虑为羊水。

（3）阴道窥器检查:可见液体从宫口流出或阴道后穹窿有液体聚积。

（4）超声检查:可发现羊水量较破膜前有所减少。

5. **治疗要点**　足月胎膜早破应及时终止妊娠。未足月胎膜早破应根据孕周、有无感染、胎儿宫内情况、所在地新生儿救治水平、孕妇和家属意愿等制订合理的处理方案或及时转诊。对于未足月胎膜早破的期待治疗包括预防感染、促胎肺成熟、抑制宫缩、胎儿神经系统保护等。

【常见护理诊断/问题】

1. **有感染的危险**　与胎膜破裂后易造成羊膜腔内感染有关。
2. **潜在并发症**:早产、脐带脱垂、胎盘早剥。

【护理目标】

1. 未发生因护理不当而产生的生殖系统感染。
2. 母儿结局良好。

【护理措施】

1. **一般护理**　胎先露尚未衔接的孕妇应绝对卧床,抬高臀部,预防脐带脱垂。积极预防卧床时间过久导致的并发症如血栓形成、肌肉萎缩等。护士应协助做好孕妇的基本生活需求,将呼叫器放在孕妇方便可及的地方,协助孕妇在床上排泄。

2. **减少刺激**　避免腹压增加的动作。治疗与护理时,动作应轻柔,减少对腹部的刺激。应尽量减少不必要的阴道检查。

3. **观察病情**　评估胎心、胎动、羊水性质及羊水量、NST 及胎儿生物物理评分等。指导孕妇监测胎动情况。

4. **预防感染**　监测孕妇的体温、血常规、C-反应蛋白等。指导孕妇保持外阴清洁,每日会阴擦洗2次;使用吸水性好的消毒会阴垫,勤换会阴垫,保持清洁干燥。破膜时间超过 12h,遵医嘱预防性使用抗生素。

5. **协助治疗**　如果足月胎膜早破后未临产,在排除其他并发症的情况下,无剖宫产指征者破膜后 12h 内行积极引产。对宫颈成熟的足月胎膜早破孕妇,行缩宫素静脉滴注是首选的引产方法;对宫颈不成熟且无阴道分娩禁忌证者,可应用前列腺素制剂促宫颈成熟。对于未足月胎膜早破,若妊娠<24 周,以引产为宜;若妊娠在 $24\sim27^{+6}$ 周,符合保胎条件时应根据孕妇和家属的意愿进行保胎或终止妊娠,要求期待治疗者,应充分告知其在期待治疗过程中的风险;若妊娠在 $28\sim33^{+6}$ 周无继续妊娠

禁忌,应行期待疗法。此过程中给予糖皮质激素促胎肺成熟、抑制宫缩和预防性应用抗生素,并密切监测母胎状况。

【护理评价】

通过治疗与护理,孕妇是否:

1. 体温正常,未发生感染。
2. 妊娠结局较好,未发生早产、脐带脱垂、胎盘早剥。

本章小结

　　双胎妊娠妇女通常恶心、呕吐等早孕反应重,妊娠中期后体重增加迅速,子宫增大超过停经周数,下肢水肿及静脉曲张等压迫症状出现早且明显,妊娠晚期孕妇常有呼吸困难,活动不便。急性胎儿窘迫主要表现为产时胎心率异常、胎动异常、羊水胎粪污染及酸中毒;慢性胎儿窘迫主要表现为胎动减少或消失、产前电子胎心监护异常、胎儿生物物理评分低、胎儿多普勒超声血流异常。胎盘早剥的典型临床表现是阴道流血、腹痛,可伴有子宫张力增高和子宫压痛,尤其以胎盘剥离处最明显。妊娠晚期或临产时,突发无诱因、无痛性反复阴道流血是前置胎盘的典型症状,前置胎盘是妊娠晚期阴道出血的最常见原因。妊娠期间羊水量超过2 000ml,称为羊水过多;妊娠晚期羊水量少于300ml,称为羊水过少。临产前孕妇突感有较多液体自阴道流出不伴有腹痛、阴道流液随腹压增加而增加是胎膜早破的典型症状。

(陈　丹)

思　考　题

　　1. 某女士,34 岁,结婚 10 年未孕,经辅助生殖技术治疗后双胎妊娠。主诉"妊娠 34^{+5} 周,腹部发紧 1d"入院。

　　问题:

　　(1) 该孕妇最可能患了什么疾病?

　　(2) 如何进行护理评估?

　　(3) 该孕妇存在的主要护理诊断/问题是什么?

　　(4) 针对上述护理诊断/问题的护理措施有哪些?

　　2. 某女士,29 岁,G_2P_0,妊娠 35^{+1} 周,既往产前检查血压正常,孕 28 周产检时发现血压增高,孕妇因害怕药物对胎儿有不利影响而未遵医嘱服用降压药。今日凌晨突然阴道流血,量少,伴有下腹紧缩感,约 10min 有一阵腹痛,遂急诊就医。

　　问题:

　　(1) 该孕妇最可能患了什么疾病?

　　(2) 如何进行护理评估?

　　(3) 该孕妇存在的主要护理诊断/问题有哪些?

　　(4) 针对上述护理诊断/问题的护理措施有哪些?

　　3. 孕妇,34 岁,G_1P_0,妊娠 22^{+3} 周,近 1 周自觉腹部增大明显,近 3d 感呼吸困难。

　　问题:

　　(1) 该孕妇最可能患了什么疾病?

　　(2) 如何进行护理评估?

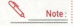
Note:

（3）该孕妇存在的主要护理诊断/问题有哪些？

（4）针对上述护理诊断/问题的护理措施有哪些？

4. 孕妇,28 岁,G_3P_0,妊娠 28^{+6} 周,白天做家务忙碌 1d,晚上感觉腹部一阵一阵发硬,无疼痛,持续约 1h,突然感到有少量液体自阴道流出,不知道是阴道分泌物还是羊水流出,遂急诊入院。

问题：

（1）该孕妇最可能患了什么疾病？

（2）如何进行护理评估？

（3）该孕妇存在的主要护理诊断/问题有哪些？

（4）针对上述护理诊断/问题的护理措施有哪些？

第十章

妊娠合并症妇女的护理

10章　数字内容

学 习 目 标

- 知识目标:
  1. 掌握妊娠合并心脏病、糖尿病妇女的护理评估及护理措施。
  2. 熟悉妊娠合并心脏病、糖尿病妇女的临床表现;妊娠合并病毒性肝炎及妊娠合并缺铁性贫血的临床表现、护理评估及护理措施。
  3. 了解妊娠、分娩期肝脏的生理变化。
- 能力目标:
  能运用所学知识对妊娠合并心脏病、糖尿病、病毒性肝炎、缺铁性贫血妇女进行护理及健康教育。
- 素养目标:
  1. 具有较强的责任心,善于与病人沟通、交流,对待病人和工作耐心细致。
  2. 培养人文素养,树立正确的价值观。

妊娠合并症是指孕妇在妊娠之前存在或在本次妊娠期间发生的影响母儿健康的内外科疾病。妊娠与内外科疾病相互影响,若处理不当,会影响妊娠结局和母婴安全。妊娠合并症有很多,本章主要介绍妊娠合并心脏病、糖尿病、病毒性肝炎、缺铁性贫血,护士的主要任务是正确认识妊娠与疾病之间的相互影响,并为孕妇提供科学的护理措施及健康教育,维护母婴安全。

案例导入与思考

某女士,22 岁,G_1P_0,妊娠 32 周,于 2020 年 11 月 8 日因"心慌、气急加重 1d"入院。孕期未建卡,未规律产检,未行产前诊断及 OGTT。病人 10d 前无明显诱因反复咳嗽、咳痰,未就诊。1d 前病人感活动后心慌气急,夜间常因为胸闷而坐起,于急诊科就诊后收治住院。入院检查:T 36.3℃,P 126 次/min,心律不齐,BP 131/76mmHg,R 25 次/min,双下肢水肿(++),胎心 152 次/min。听诊闻及三级收缩期吹风样杂音,卧床休息时无不适症状,轻微日常活动即感不适、心悸。孕妇及丈夫担心母儿预后,反复询问护士。

请思考:

1. 该孕妇心功能是几级?

2. 该孕妇可能存在的护理问题有哪些?

3. 对该孕妇及家人应采取哪些护理措施?

第一节　妊娠合并心脏病

妊娠合并心脏病(包括妊娠前已有心脏病及妊娠后发现或发生的心脏病)是严重的产科合并症,在我国孕产妇死因顺位中居第二位,为非直接产科死因的首位。其发病率各国报道为 1%～4%,我国约为 1%。随着先心病诊疗技术的发展,越来越多的先天性心脏病女性得以救治而获得妊娠和分娩机会。因此,妊娠合并心脏疾病的类型构成比也随之发生改变。其中先天性心脏病占 35%～50%,位居第一。

【常见类型】

1. **结构异常性心脏病**　最常见的结构异常性心脏病有先天性心脏病、瓣膜性心脏病和心肌炎。
2. **功能异常性心脏病**　见于各种无心血管结构异常的心律失常。
3. **妊娠期特有的心脏病**　主要包括妊娠期高血压疾病性心脏病和围生期心肌病。

【临床表现】

1. **症状**　病情轻者可无症状,重者可出现食欲缺乏、乏力、心悸、胸闷、胸痛、呼吸困难、咳嗽、咯血、水肿等症状。
2. **体征**　不同类型的妊娠合并心脏病病人有不同的体征。心脏结构或瓣膜异常者可在胸前区闻及各种类型的心脏杂音;心律失常者可出现各种异常心律(率);换金属瓣者有换瓣音。

【并发症】

1. **急性心力衰竭和慢性心力衰竭**

(1) 急性心力衰竭:以肺水肿为主要表现的急性左心衰多见。病人表现为呼吸困难、端坐呼吸,伴有窒息感、烦躁不安、口唇发绀、呼吸频速、咳嗽并咳出白色或粉红色泡沫痰。体检除原有心脏病体征外,两肺底部有散在湿啰音,重症者两肺布满湿啰音,伴有哮鸣音。血压可正常或升高,但病情加重时,血压下降、脉搏细弱,甚至出现神志模糊、昏迷、休克、窒息而死亡。

(2) 慢性心力衰竭:慢性左心衰以呼吸困难为主要表现;慢性右心衰以上腹部胀满、食欲缺乏、

Note:＿＿＿

恶心呕吐、颈静脉怒张、肝-颈静脉回流征阳性、水肿为主要表现。

2. 其他并发症 妊娠合并心脏病可能导致肺动脉高压及肺动脉高压危象、恶性心律失常、感染性心内膜炎等。心脏病合并肺动脉高压的孕妇，静息时右心导管检查肺动脉平均压(mPAP)≥25mmHg，妊娠后易发生心力衰竭，死亡率高。肺动脉高压危象表现为肺血管痉挛性收缩、右心排出受阻而导致病人血压及血氧饱和度下降，多见于分娩期和产后72h内。恶性心律失常发作时，病人可出现血压下降甚至休克。感染性心内膜炎可有发热、心脏杂音等心脏体征、血栓栓塞、血培养阳性，超声心动图中可显示直径>2mm的赘生物。

【护理评估】

1. 健康史 应详细、全面地了解产科病史和既往病史。包括：有无不良孕产史、心脏病诊治史(如心脏矫治术、瓣膜置换术、射频消融术的手术时间、手术方式、与心脏病有关的疾病史、相关检查、心功能状态及诊疗经过、有无心衰病史等)。了解孕妇和家人对妊娠的适应状况及遵医行为(如药物的使用、日常活动、睡眠与休息、营养与排泄)。

2. 身体状况

(1) 判定心功能状态：纽约心脏病协会(NYHA)根据病人生活能力状况，将心功能分为4级：

Ⅰ级：一般体力活动不受限制。

Ⅱ级：一般体力活动轻度受限制，活动后心悸、轻度气短，休息时无症状。

Ⅲ级：一般体力活动明显受限制，休息时无不适，轻微日常工作即感不适、心悸、呼吸困难，或既往有心力衰竭史者。

Ⅳ级：一般体力活动严重受限制，不能进行任何体力活动，休息时有心悸、呼吸困难等心力衰竭表现。

此种分级方案简便易行，不依赖任何器械检查，但主要依据为主观症状，与客观检查有一定差异。因此，NYHA对心脏病心功能分级进行多次修订，1994年采用并行的两种分级方案，即第一种是上述病人主观功能容量(functional capacity)，第二种是根据客观检查手段(心电图、负荷试验、X线、B型超声心动图等)来评估心脏病严重程度。后者将心脏病分为A、B、C、D共4级：

A级：无心血管病的客观依据。

B级：客观检查表明属于轻度心血管病病人。

C级：客观检查表明属于中度心血管病病人。

D级：客观检查表明属于重度心血管病病人。

其中轻、中、重的标准未做出明确规定，由医师根据检查结果进行判断。将病人的两种分级并列。如心功能Ⅱ级C、Ⅰ级B等。

(2) 评估症状和体征：妊娠期妇女循环血容量于32~34周达高峰，总循环血量的增加可引起心排血量增加和心率加快，使心脏负荷加重；子宫增大、膈肌升高，使心脏向上、向左前发生移位，导致心脏大血管轻度扭曲，进一步加重心脏负荷。若合并心脏病，孕妇易出现明显症状甚至诱发心力衰竭。妊娠期应评估孕妇宫高、腹围及体重的增长是否与停经月份相符；评估睡眠、活动、休息、饮食、出入量等情况；评估心功能状态及有无心力衰竭的表现。

分娩期妇女每次宫缩时有250~500ml液体被挤入体循环，回心血流量增多使心排血量增加，同时有血压增高、脉压增宽及中心静脉压升高；腹肌和骨骼肌的收缩使外周循环阻力增加，且产妇屏气使肺循环压力增加；腹腔压力增高，内脏血液向心脏回流增加，以上变化导致心脏前、后负荷显著加重。胎儿娩出后，腹腔内压力骤减，大量血液流向内脏，回心血量减少；继之胎盘娩出，胎盘循环停止，使回心血量骤增，造成血流动力学急剧变化，合并心脏病的孕妇极易诱发心力衰竭和心律失常。因此，分娩期需评估孕妇的心功能状态及产程进展。对严重和复杂性心脏病者可行中心静脉压(CVP)和氧饱和度监测、动脉血气监测等。

Note:

　　产褥期,尤其是产后 3d 内,子宫收缩使大量血液进入体循环,组织间隙内潴留的液体也开始回流,导致体循环血量增加;妊娠期出现的一系列心血管系统变化尚不能立即恢复至非孕状态,加之产妇疼痛、分娩疲劳、新生儿哺乳等负担,仍须警惕产妇心力衰竭的发生。因此,产褥期应评估母体康复及身心适应状况,尤其注意评估与心力衰竭、产后出血和产褥感染相关的症状和体征。

　　心脏病会对胎儿健康产生不良影响,如导致流产、早产、死胎、胎儿生长受限、胎儿窘迫及新生儿窒息。围产儿死亡率是正常妊娠的 2~3 倍。先天性心脏病病人的后代发生先天性心脏病的风险为 5%~8%,因此,需在孕期筛查胎儿心脏病情况,妊娠 28 周后进行胎儿脐血流、羊水量和胎儿电子监护等。

　　3. **心理-社会状况**　随着妊娠的进展,心脏负担逐渐加重,由于缺乏相关知识,孕产妇及家属的心理负担较重,甚至产生恐惧心理而不能合作。若产后分娩顺利,母子平安,产妇则逐渐表现出护理婴儿的意愿和行为;若分娩不顺利,产妇则心情抑郁,少言寡语。因此,应重点评估孕产妇及家属的相关知识掌握情况、母亲角色的获得及心理状况。

　　4. **诊断要点**　对妊娠合并心脏病,除了需详细询问健康史、进行身体评估外,还可结合以下相关辅助检查结果作出诊断。

　　(1) 心电图检查:常规 12 导联心电图帮助诊断心率(律)异常、心肌缺血、心肌梗死及梗死的部位等。

　　(2) 24h 动态心电图:协助阵发性或间歇性心律失常和隐匿性心肌缺血的诊断,提供心律失常的持续时间和频次等。

　　(3) 超声心动图(UCG):可精确地反映各心腔大小的变化、心瓣膜结构及功能情况。

　　(4) 心肌受损程度测定:心肌酶学和肌钙蛋白检测提示有无心肌损伤,脑钠肽的检测可作为有效的心衰筛查和判断预后的指标。

　　(5) 胎儿电子监护:做无应激试验(NST)或宫缩应激试验(CST),预测宫内胎儿储备能力,评估胎儿健康状况。

　　5. **治疗要点**　妊娠合并心脏病妇女的治疗要点是规范进行孕期保健或干预,早期发现和防治心力衰竭。

【**常见护理诊断/问题**】

1. **活动无耐力**　与心排血量下降有关。
2. **自理能力缺陷**　与心脏病活动受限有关。
3. **潜在并发症**:心力衰竭、感染。

【**护理目标**】

　　1. 孕产妇能结合自身情况,描述可以进行的日常活动,并改善自身活动状况,使之达到特定的活动水平。

　　2. 孕产妇能适应自理能力降低的状态,住院期间生活需要得到满足。

　　3. 孕产妇能描述可能导致心力衰竭、感染的原因并配合治疗和护理,不发生心力衰竭和感染。

【**护理措施**】

　　1. **非孕期**　根据心脏病的类型、病变程度、心功能级别、是否需要手术矫治及医疗条件等具体情况,进行妊娠风险咨询和评估,综合判断耐受妊娠的能力。心脏病变较重、心功能 Ⅲ~Ⅳ 级、既往有心衰史、有肺动脉高压、右向左分流的先天性心脏病、严重心律失常、风湿热活动期、并发细菌性心内膜炎、心瓣膜严重狭窄、急性心肌炎等情况不宜妊娠,应指导病人采取有效措施严格避孕。对有可能行矫治手术者,应建议在孕前行心脏手术治疗,术后由产科和内科医师共同评估妊娠风险。有条件时应接受遗传咨询。

知 识 拓 展

妊娠期心血管疾病风险评估分级

依据孕妇的病史、心功能分级、氧饱和度、脑钠肽水平、超声心动图评估的心室和瓣膜功能、肺内压力和主动脉直径、运动能力和心律失常等将妊娠风险分为Ⅰ~Ⅳ级。Ⅰ~Ⅱ级者可选择当地医院分娩,妊娠期至少每3个月随访1次。Ⅱ~Ⅲ级者应前往中心医院分娩,妊娠期至少每2个月随访1次。Ⅳ级属于妊娠禁忌,如果已怀孕,应终止妊娠。Ⅲ级及以上孕妇应选择在妊娠心脏团队的管理下分娩,妊娠期每月1次或每2个月1次随访。

2. 妊娠期

(1)加强孕期保健:自妊娠早期开始进行产前检查。建议其定期在二级以上医院规范进行孕期保健。妊娠风险低者,产前检查频率同正常妊娠。随着妊娠风险级别增高,产前检查次数应增加。妊娠32周后,需1周检查1次,并根据病情需要调节检查间期。若孕期经过顺利,应在36~38周提前住院待产。有早期心力衰竭征象者,应立即住院。

(2)病情观察:观察孕妇的呼吸、心率、有无活动受限及发绀等,尤其注意有无早期心力衰竭。早期心力衰竭表现为:轻微活动后即出现胸闷、心悸、气短;休息时心率超过110次/min,呼吸超过20次/min;夜间常因胸闷而坐起呼吸,或到窗口呼吸新鲜空气;肺底部出现少量持续性湿啰音,咳嗽后不消失。

(3)预防心力衰竭:①充分休息,每日至少10h睡眠,休息时以左侧卧位或半卧位为主,避免过劳、精神压力及情绪激动。②营养科学合理,限制过度加强营养而导致体重过度增长,以整个妊娠期不超过12.5kg为宜,建议根据孕前BMI,控制孕期体重的增长。保证合理的高蛋白、高维生素饮食的摄入及铁剂的补充,妊娠20周以后预防性应用铁剂防止贫血。一般每日食盐量不超过4~5g。宜少量多餐,多食蔬菜和水果,防止便秘加重心脏负担。③预防治疗诱发心力衰竭的各种因素,如感染、贫血、妊娠期高血压、血栓栓塞症等。孕妇卧床休息期间护士应注意翻身拍背,协助其排痰,保持外阴清洁,加强保暖。有感染征象时遵医嘱给予抗感染治疗。严格控制输液滴速。协助病人经常变换体位,活动双下肢,以防血栓的形成。④指导孕妇及家属掌握相关知识,包括如何自我照顾、限制活动程度、诱发心力衰竭的因素及预防、识别早期心衰的症状和体征以及遵医嘱服药的重要性等。

(4)终止妊娠的时机:凡不宜妊娠者应终止妊娠,早期妊娠宜在妊娠12周前行治疗性人工流产术,妊娠超过12周者,终止妊娠时应根据医疗条件、疾病严重程度、疾病种类及心脏病并发症等综合判断。对顽固性心力衰竭者应与心内、心外、麻醉、重症等科室医师联系,在严密监护下行剖宫产术终止妊娠。心脏病妊娠风险低且心功能Ⅰ级者可以妊娠至足月。妊娠风险较高但心功能Ⅰ级的心脏病病人可以妊娠至32~36周终止妊娠,但须严密监护。属妊娠禁忌的严重心脏病病人,一旦诊断需尽快终止妊娠。

(5)急性心力衰竭的紧急处理:①孕妇取半卧位或端坐位,双腿下垂,减少静脉血回流;②立即高流量吸氧,根据动脉血气分析结果进行氧流量调整,对抗组织液向肺泡内渗透;③开放静脉通道,按医嘱使用强心药。妊娠期孕妇血液稀释,血容量增加及肾小球滤过率增强,同样剂量的药物在孕妇血中浓度相对偏低。同时,孕妇对洋地黄类药物耐受性较差,需注意观察用药时的毒性反应。妊娠晚期有严重心力衰竭者,宜与内科医师联系,在控制心力衰竭的同时,紧急行剖宫产术取出胎儿,以减轻心脏负担。

3. 分娩期

(1)分娩方式选择:心功能Ⅰ~Ⅱ级,胎儿不大,胎位正常、宫颈条件良好者,在严密监护下可经阴道分娩,避免产程过长。有条件者可以使用分娩镇痛。心功能Ⅲ~Ⅳ级,胎儿偏大、宫颈条件不佳、合并其他并发症者,不宜经阴道分娩,经产科、心内科、麻醉科等充分评估及准备后可行择期剖宫产。结构异常性心脏病者行剖宫产术前需预防性应用抗生素 1~2d。

（2）一般护理:左侧卧位,避免仰卧。分娩时采取半卧位,臀部抬高,下肢放低。胎儿娩出后,腹部应立即放置沙袋,持续 24h,以防腹压骤降诱发心力衰竭。使用输液泵控制输液滴速和补液量(每分钟不超过 40 滴),以免增加心脏额外负担。

（3）病情观察:持续监测孕妇生命体征及尿量,随时评估孕妇的心功能状态,注意孕妇的主诉如咳嗽、咳痰,询问是否有气急、发绀、咳嗽等。密切观察产程进展及胎儿宫内情况。第一产程,每 15min 测血压、脉搏、呼吸、心率各 1 次,每 30min 测胎心率 1 次。第二产程每 10min 测 1 次上述指标,或使用胎儿电子监护仪持续监护。对使用强心药者,注意用药后观察。

（4）缩短第二产程,减少产妇体力消耗:宫缩时不宜用力,指导并鼓励产妇以呼吸及放松技巧减轻不适感,必要时给予硬膜外麻醉。宫口开全后嘱产妇放松,避免屏气用力,必要时行产钳术或胎头吸引术缩短产程,同时做好抢救新生儿的各种准备工作。若产程进展受阻、胎儿窘迫或心功能不全,及时报告医师并做好剖宫产术前准备。

（5）预防产后出血和感染:积极预防产后出血,遵医嘱静脉或肌内注射缩宫素 10~20U,禁用麦角新碱,以防静脉压升高。妊娠期使用抗凝药治疗者,分娩前遵医嘱及时停用抗凝药。静脉滴注抗生素预防感染,一切操作严格遵循无菌操作规程。

（6）心理护理:提供并维护安静、舒适且无刺激性分娩环境,陪伴孕产妇给予情感及生理上的支持与鼓励,及时提供信息,协助孕产妇及家属了解产程进展情况,并取得配合,保持情绪平稳,维护家庭关系和谐。

4. 产褥期

（1）一般护理:产妇应半卧位或左侧卧位,保证充足的休息,必要时遵医嘱给予镇静剂;在心脏功能允许的情况下,鼓励其早期适度活动,以减少血栓的形成;制订循序渐进式的自我照顾计划,逐渐恢复自理能力;避免膀胱胀满,保持外阴部清洁;指导摄取清淡饮食,少量多餐,防止便秘,必要时遵医嘱给予缓泻剂。

（2）病情观察:产褥期需严密监测生命体征、主诉及心功能状态,正确识别早期心衰症状。注意观察产妇会阴切口或腹部切口愈合情况、恶露量及性状等。严重和复杂心脏病者应行持续心电监护、CVP 和氧饱和度监测、动脉血气监测、尿量监测至生命体征平稳为止。定期监测电解质情况。

（3）预防产后出血及感染:产后继续使用缩宫素 10~20U 静脉滴注或肌内注射,也可使用其他促进子宫收缩的药物,如卡贝缩宫素等预防产后出血。手术后 24h 若子宫收缩良好、阴道流血不多,可恢复抗凝治疗。原应用华法林者术后最初数日可应用低分子肝素皮下注射。结构异常性心脏病者术后继续使用抗生素预防感染 5~10d。

（4）母乳喂养:心功能Ⅰ~Ⅱ级的产妇可以母乳喂养,但应避免过劳;保证充足的睡眠和休息。长期服用华法林、心功能Ⅲ级或以上者不宜哺乳,应及时回乳,指导家属人工喂养的方法。

（5）心理护理:详细评估产妇身心状况及家庭功能,并与家人一起制订康复计划,采取渐进式、恢复其自理能力为目的的护理措施。若心功能状态尚可,应鼓励产妇适度参加照顾婴儿的活动。若可以母乳喂养,护士应详细予以指导,以增加母子互动。如果新生儿有缺陷或死亡,应允许产妇表述其情感,并给予理解和安慰,减少产后抑郁症的发生。

（6）健康指导:不宜再妊娠的产妇需做绝育术者,若心功能良好,应于产后 1 周手术。若有心力衰竭,待心力衰竭控制后行绝育术。未做绝育术者要严格避孕,避免再次非意愿妊娠。制订详细出院计划,包括社区家庭访视相关内容,确保产妇和新生儿得到良好的照顾。指导产妇和家人与心内科医师定期交流,积极治疗原发心脏疾病,根据病情及时复诊。

【护理评价】

通过治疗与护理,病人是否:

1. 能进行适度的日常活动,自身活动状况得以改善。
2. 适应自理能力降低的状态,住院期间生活需要得到满足。
3. 积极采取措施应对心力衰竭和感染的原因,未发生心力衰竭和感染。

第二节　妊娠合并糖尿病

妊娠合并糖尿病属高危妊娠,临床经过复杂,严重危害母婴健康,必须引起高度重视。妊娠时,孕妇本身代谢增强,加之胎儿从母体摄取葡萄糖增加,使葡萄糖需要量较非孕时增加。妊娠早期,部分孕妇可能出现低血糖。随妊娠进展,拮抗胰岛素样物质增加,孕妇对胰岛素的敏感性下降,为维持正常的糖代谢水平,胰岛素需求量必须相应增加。胰岛素分泌受限的孕妇不能代偿这一生理变化时会出现血糖升高,出现妊娠糖尿病或使原有的糖尿病加重。

【常见类型】

妊娠合并糖尿病包括孕前糖尿病(pregestational diabetes mellitus,PGDM)和妊娠糖尿病(gestational diabetes mellitus,GDM)两种。PGDM 是在妊娠前已被确诊的糖尿病妇女合并妊娠或妊娠前糖耐量异常,妊娠后发展为糖尿病。GDM 为妊娠前糖代谢正常,妊娠期才出现的糖尿病。90%以上的妊娠合并糖尿病孕妇属于 GDM,血糖大多于产后能恢复正常,但将来患 2 型糖尿病概率增加。

【高危因素】

GDM 的高危因素包括:①孕妇年龄≥35 岁、妊娠前超重或肥胖、糖耐量异常史、多囊卵巢综合征;②具有糖尿病家族史;③有不明原因的死胎、死产、流产史、巨大胎儿分娩史、胎儿畸形和羊水过多史、GDM 史;④本次妊娠发现胎儿大于孕周、羊水过多,反复外阴阴道假丝酵母菌病者。

【分期】

按 White 分类法,即根据病人糖尿病的发病年龄,病程长短以及有无血管病变对妊娠合并糖尿病进行分期,有助于判断病情的严重程度及预后:

A 级:妊娠期诊断的糖尿病。

A1 级:经控制饮食,空腹血糖<5.3mmol/L,餐后 2h 血糖<6.7mmol/L。

A2 级:经控制饮食,空腹血糖≥5.3mmol/L,餐后 2h 血糖≥6.7mmol/L。

B 级:显性糖尿病,20 岁以后发病,病程<10 年。

C 级:发病年龄 10~19 岁,或病程达 10~19 年。

D 级:10 岁前发病,或病程≥20 年,或合并单纯性视网膜病。

F 级:糖尿病性肾病。

R 级:眼底有增生性视网膜病变或玻璃体积血。

H 级:冠状动脉粥样硬化性心脏病。

T 级:有肾移植史。

【临床表现】

合并糖尿病孕妇在妊娠期可出现三多症状(多饮、多食、多尿),重症者症状明显。但大多数 GDM 孕妇无明显的临床表现。

【护理评估】

1. **健康史**　评估孕妇糖尿病病史及家族史,妊娠前是否有体重超重、糖耐量异常史,有无复杂性

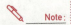

外阴阴道假丝酵母菌病、不明原因反复流产、死胎、巨大胎儿或分娩足月新生儿呼吸窘迫综合征史、胎儿畸形、新生儿死亡等不良孕产史；本次妊娠经过及病情管理情况。

2. 身体状况

（1）孕产妇的状况：妊娠期妇女可出现：①流产和早产：妊娠早期导致胚胎死亡而流产；合并羊水过多时易发生早产；并发妊娠期高血压疾病、胎儿窘迫等，常需提前终止妊娠。②感染：未能很好控制血糖的孕妇极易发生感染，感染亦可加重糖尿病代谢紊乱，甚至诱发酮症酸中毒等。③妊娠期并发症：糖尿病可导致血管病变，小血管内皮细胞增厚，管腔狭窄，组织供血不足。存在严重胰岛素抵抗状态及高胰岛素血症，或并发肾脏疾病时，妊娠期高血压及子痫前期发病率明显升高，且预后较差。因巨大胎儿发生率明显增高，手术产率、产伤及产后出血发生率也明显增高。④羊水过多：可能与胎儿高血糖、高渗性利尿致胎尿排出增多有关。发现糖尿病孕期越晚，孕妇血糖水平越高，羊水过多越常见。⑤糖尿病酮症酸中毒：高血糖及胰岛素相对或绝对不足，孕妇代谢紊乱进一步发展到脂肪分解加速，血清酮体急剧升高，可发展为代谢性酸中毒。因此，妊娠期应评估孕妇有无三多症状；有无皮肤瘙痒，尤其外阴瘙痒；有无视力模糊；有无产科并发症，如血糖异常、妊娠期高血压疾病、早产、酮症酸中毒、感染、羊水过多等。

分娩过程中，子宫收缩会消耗大量糖原，产妇进食量减少，若未及时调整胰岛素使用剂量，易发生低血糖。孕妇紧张及疼痛可能引起血糖发生较大波动。因此，分娩期应重点评估孕妇的血糖水平，有无低血糖及酮症酸中毒症状，如心悸、出汗、面色苍白、饥饿感或出现恶心、呕吐、视力模糊、呼吸快且有烂苹果味等。

分娩后，胎盘分泌的抗胰岛素物质迅速消失，全身内分泌系统逐渐恢复至非孕期水平。部分妇女再次妊娠时，GDM 复发率高达 30%～50%；远期患糖尿病概率增加，17%～63% 病人将发展为 2 型糖尿病。产褥期主要评估产妇有无低血糖或高血糖症状，有无产后出血及感染征兆。产褥期结束后应随访糖尿病患病情况。

（2）胎儿及新生儿的状况：糖尿病对胎儿和新生儿会造成不利影响，主要表现为：①巨大胎儿：发生率高达 25%～40%，其原因为胎儿长期处于母体高血糖所致的高胰岛素血症环境中，促进蛋白、脂肪合成和抑制脂解作用，导致躯体过度发育。②胎儿生长受限：发生率为 21%。妊娠早期高血糖有抑制胚胎发育的作用。糖尿病合并微血管病变者，胎盘血管常出现异常，影响胎儿发育。③胎儿畸形：以心血管畸形和神经系统畸形最常见。严重畸形发生率为正常妊娠的 7～10 倍，与受孕后最初数周高血糖水平密切相关。④新生儿呼吸窘迫综合征：高血糖刺激胎儿胰岛素分泌增加，形成高胰岛素血症，后者具有拮抗糖皮质激素促进肺泡Ⅱ型细胞表面活性物质合成及释放的作用，使胎儿肺成熟延迟，增加新生儿呼吸窘迫综合征发生率。⑤新生儿低血糖：新生儿脱离母体高血糖环境后，高胰岛素血症仍存在，若不及时补充糖，易发生低血糖。结合糖尿病对胎儿及新生儿的影响，在妊娠期应加强对胎儿畸形的筛查，定期监测胎盘功能、胎动计数、胎儿电子监护等以了解胎儿健康状况。注意有无巨大胎儿或胎儿生长受限。

3. 心理-社会状况　由于糖尿病的特殊性，应评估孕妇及家人对疾病知识的掌握程度，有无焦虑、恐惧心理，社会及家庭支持系统是否完善等。

4. 诊断要点

（1）孕前糖尿病（PGDM）：符合以下 2 项中任意一项者，可诊断为 PGDM。

1）妊娠前已确诊为糖尿病的病人。

2）妊娠前未进行过血糖检查的孕妇，尤其存在糖尿病高危因素者，如肥胖、一级亲属患 2 型糖尿病、妊娠糖尿病史或大于胎龄儿分娩史、多囊卵巢综合征病人及妊娠早期空腹尿糖反复阳性，首次产前检查时应明确是否存在妊娠前糖尿病，达到以下任何一项标准应诊断为孕前糖尿病：①空腹血糖（fasting plasma glucose，FPG）≥7.0mmol/L。②75g 口服葡萄糖耐量试验（oral glucose tolerance test，OGTT）的 2h 血糖≥11.1mmol/L（200mg/dl）。OGTT 具体方法为：试验前连续 3d 正常体力活动、正常饮食。前 1d 晚餐后禁食至少 8h 至次日晨。检查期间静坐、禁烟。检查时,5min 内口服含 75g 葡萄糖的液体 300ml,分别抽取服糖前、服糖后 1h、2h 的静脉血(从开始饮用葡萄糖水计算时间),测定血浆葡萄糖水平。③糖化血红蛋白(HbA1c)≥6.5%。④伴有典型的高血糖或高血糖危象症状,同时任意血糖≥11.1mmol/L。

(2) 妊娠糖尿病(GDM):①妊娠 24~28 周及 28 周后首次就诊时行 75g OGTT,空腹及服糖后 1h、2h 的血糖值分别低于 5.1mmol/L、10.0mmol/L、8.5mmol/L。任何一点血糖值达到或超过上述标准者诊断为 GDM;②孕妇具有 GDM 高危因素或医疗资源缺乏地区,建议 24~28 周首先检查空腹血糖。空腹血糖≥5.1mmol/L,可直接诊断为 GDM。

(3) 相关辅助检查

1) 胎儿超声检查:注意检查胎儿中枢神经系统和心脏的发育;妊娠晚期应每 4~6 周进行 1 次超声检查,尤其注意监测胎儿腹围和羊水量的变化。

2) 无应激试验(NST):需要应用胰岛素或口服降糖药物者,应自妊娠 32 周起,每周行 1 次 NST 检查,36 周后每周 2 次,可疑胎儿生长受限时尤其应严密监测。

3) 胎盘功能测定:连续动态测定孕妇尿雌三醇及血中 HPL 值。

4) 肝肾功能检查:24h 尿蛋白定量、尿酮体及眼底等相关检查。

5. 治疗要点　积极治疗糖尿病,加强胎儿监护,适时终止妊娠。

【常见护理诊断/问题】

1. 营养失调:低于或高于机体需要量　与血糖代谢异常有关。
2. 知识缺乏:缺乏血糖监测、妊娠合并糖尿病自我管理等相关知识。
3. 有感染的风险　与孕妇患糖尿病导致抵抗力下降有关。
4. 有胎儿受伤的危险　与糖尿病可能引起的胎儿异常有关。

【护理目标】

1. 孕妇能描述个体化饮食方案,体重增长保持正常范围。
2. 孕妇能描述监测血糖的方法,掌握发生高血糖及低血糖的症状及应对措施。
3. 孕妇能描述感染的危险因素,保持良好的卫生习惯,无新增感染的症状和体征。
4. 孕妇能自我监护胎儿,有异常时能及时汇报,胎儿宫内窘迫能及时得到控制。

【护理措施】

1. 非孕期　显性糖尿病妇女在妊娠前应寻求产前咨询和评估,由内分泌科医师和产科医师共同研究并判断是否可以妊娠。未经治疗的 D、F、R 级糖尿病一旦妊娠,对母儿的危险较大,不宜妊娠;器质性病变较轻、血糖控制良好者,可在积极治疗、密切监护下继续妊娠。显性糖尿病妇女从妊娠前就应在内科医师协助下严格控制血糖值。

2. 妊娠期　妊娠合并糖尿病孕妇的产前监护及治疗应由产科医师、内分泌医师、营养师、糖尿病专科护士及产科护士等多学科成员的密切配合完成。

(1) 定期产前检查:妊娠合并糖尿病孕妇的产前检查次数和间隔时间视病情轻重而定。孕前患糖尿病孕妇早期应每周检查 1 次至第 10 周,以后每 2 周检查 1 次,妊娠 32 周后每周检查 1 次。

(2) 病情观察:每天监测血压,每周测量体重、宫高、腹围,每 1~2 个月测定肾功能及糖化血红蛋白含量,同时进行眼底检查。每日监测血糖,GDM 孕妇妊娠期血糖控制目标设定为餐前及餐后 2h 血糖值分别为 ≤5.3mmol/L 和 ≤6.7mmol/L,夜间血糖不低于 3.3mmol/L,妊娠期 HbA1c 宜<5.5%。PGDM 孕妇妊娠早期血糖控制勿过于严格,以防低血糖发生,其餐前、夜间血糖及空腹血糖宜控制在 3.3~5.6mmol/L,餐后血糖峰值 5.6~7.1mmol/L,HbA1c<6.0%。

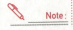

（3）健康教育：指导孕妇自行监测血糖或尿糖。自我血糖监测（self-monitored blood glucose，SMBG）能反映实时血糖水平，可为制订个性化生活方式，优化药物干预方案提供依据。讲解妊娠合并糖尿病对母儿的危害及预防感染的方法。教会孕妇掌握高血糖及低血糖的症状及紧急处理步骤，鼓励其外出携带糖尿病识别卡及糖果，避免发生不良后果。教会孕妇注射胰岛素的正确方法，解释药物作用的药峰时间。

（4）营养治疗：营养治疗是治疗妊娠糖尿病中最重要的方法，营养治疗的原则包括：①控制总能量，建立合理的饮食结构；②均衡营养，合理控制碳水化合物、蛋白质和脂肪的比例；③少量多餐，强调睡前加餐；④高纤维饮食；⑤饮食清淡，低脂、少油、少盐，禁止精制糖的摄入；⑥合理控制孕妇及胎儿的体重增长。

1）控制总能量及体重管理：根据孕前体重指数（BMI）决定妊娠期能量摄入。

2）饮食指导：饮食方案应综合考虑个人饮食习惯、体力活动水平、血糖水平及妊娠期生理学特点，在限制碳水化合物摄入的同时保证充足的营养供给和孕妇体重适当增加，并将血糖维持在正常水平，减少酮症的发生。请营养师协助制订营养配餐，以均衡多样化且富含绿色蔬菜、未经加工的全谷物饮食为主。每日摄入的碳水化合物应占总能量 50%~60%，且每日摄入量应≥175g，以保证胎儿大脑获得足够的能量并避免发生酮症。碳水化合物应选择血糖生成指数较低的粗粮，如莜麦面、荞麦面等富含维生素 B、微量元素及食物纤维的主食。每日摄入的蛋白质占总能量的 15%~20%，其中动物性蛋白质至少占 1/3。禽、畜和鱼肉，蛋类，豆类食品等应推荐孕妇食用。每日摄入的脂肪占总能量的 25%~30%，以不饱和脂肪酸为主。烹调油选用橄榄油、大豆油等为宜。增加含铬丰富食物的摄入，如猕猴桃、苦瓜、洋葱、牡蛎等。增加含铁、钙、维生素的食物摄入，可饮用加入维生素 D 的牛奶或每天在阳光下散步。不宜食用各种糖、蜜饯、饮料、糖制糕点等引起高血糖的食物；不宜吃含高胆固醇的食物，如动物的肝、蛋黄、猪牛羊油等；不宜饮酒；适当限制钠盐的摄入。

（5）运动干预：运动干预应充分体现个体化及安全性的特点，结合孕妇自身身体条件，科学把握运动的时间和强度。避免在空腹或胰岛素剂量过大的情况下运动，避免做剧烈运动，运动方式以有氧运动最好，如瑜伽、散步、太极拳、孕妇操等，强度以孕妇能够耐受为原则。不宜下床活动的孕妇，可选择床上活动，如上肢运动。国际妇产科联盟建议每日进食 30min 后运动，每次 30~40min 的连续有氧运动，并在饭后健步走或手臂抬举 10min，运动后休息 30min，同时计数胎动，注意有无宫缩，并监测血糖。在运动治疗期间，若孕妇血糖<3.3mmol/L 或>13.9mmol/L，或常出现低血糖症状，或出现宫缩、阴道出血、不正常的气促、头晕眼花、严重头痛、胸痛等，需要停止运动治疗。

（6）治疗配合：部分糖尿病孕妇仅靠饮食和运动难以达到控制目标，如果经过饮食调节和运动疗法后 1 周左右，孕妇血糖水平仍高出控制目标，为避免低血糖或酮症酸中毒的发生，首选胰岛素进行药物治疗。显性糖尿病孕妇应在孕前即改为胰岛素治疗。外源性胰岛素不会通过胎盘进入胎儿体内，孕期可放心使用胰岛素。胰岛素用量个体差异较大，一般从小剂量开始，根据病情、孕期进展及血糖值加以调整。目前最普遍的一种方法是长效胰岛素和超短效或短效胰岛素联合使用，即三餐前注射超短效或短效胰岛素，睡前注射长效胰岛素。其他药物如二甲双胍和格列本脲等口服降糖药在 GDM 病人中应用的安全性和有效性尚缺乏相关研究，应在病人知情同意的基础上谨慎使用。如需使用，更推荐二甲双胍用于孕期。

（7）妊娠期酮症酸中毒（diabetic ketoacidosis，DKA）的处理：发生一次 DKA 将使胎儿死亡的风险额外增加 50%，不仅是母体酸中毒对胎儿很危险，DKA 伴发的脱水也可对胎儿造成影响。发生 DKA 时的处理措施包括：①血糖过高者（>16.6mmol/L），先予胰岛素 0.2~0.4U/kg 一次性静脉注射。② 0.9%氯化钠注射液+胰岛素持续静脉滴注，按胰岛素 0.1U/（kg·h）或 4~6U/h 的速度输入。③从使用胰岛素开始每小时监测血糖 1 次，根据血糖下降情况进行调整，要求平均每小时血糖下降 3.9~5.6mmol/L 或超过静脉滴注前血糖水平的 30%。达不到此标准者，可能存在胰岛素抵抗，应将胰岛素用量加倍。④当血糖降至 13.9mmol/L 时，将 0.9%氯化钠注射液改为 5%葡萄糖或葡萄糖盐水，每 2~

Note：

4g葡萄糖加入1U胰岛素,直至血糖降至11.1mmol/L以下、尿酮体阴性、并可平稳过渡到餐前皮下注射治疗时停止。开始静脉胰岛素治疗且病人有尿后及时补钾,避免出现严重低血钾。

（8）心理护理：建议病人主动向有资质的机构咨询和改善心理问题。多学科之间的合作可以有效改善糖尿病管理质量,减轻心理问题造成的不良影响。对孕产妇及家属介绍妊娠合并糖尿病的相关知识、血糖控制稳定的重要性和降糖治疗的必要性,鼓励其讨论面临的问题及心理感受。

3. 分娩期

（1）终止妊娠时机：无须胰岛素治疗而血糖控制达标的GDM孕妇,若无母儿并发症,在严密监测下可等待至预产期,到预产期仍未临产者,可引产终止妊娠。PGDM及胰岛素治疗的GDM孕妇,若血糖控制良好且无母儿并发症,在严密监测下,妊娠39周后可终止妊娠。血糖控制不满意或出现母儿并发症,糖尿病伴微血管病变或既往有不良产史者,应及时收入院观察,根据病情决定终止妊娠时机。

（2）分娩方式：妊娠合并糖尿病不是剖宫产指征,若决定阴道分娩者,应制订分娩计划。若有胎位异常、糖尿病伴微血管病变及其他产科指征,如怀疑巨大胎儿、胎盘功能不良等,应选择剖宫产。妊娠期血糖控制不佳、胎儿偏大（尤其估计胎儿体重≥4 000g者）或者既往有死胎、死产史者,应适当放宽剖宫产手术指征。

（3）病情观察：产程中监测孕妇血糖水平,查看有无低血糖及酮症酸中毒症状;评估静脉输液的速度;监测产程进展、子宫收缩、胎心率、母体生命体征等有无异常。

（4）治疗配合：临产后仍采用糖尿病饮食,产程中一般应停用皮下注射胰岛素,孕前患糖尿病者静脉输注0.9%氯化钠注射液加胰岛素,根据产程中测得的血糖值调整静脉输液速度。准备阴道分娩者,鼓励孕妇左侧卧位或半卧位。产程不宜过长,否则增加酮症酸中毒、胎儿缺氧和感染危险。在分娩过程中,给予支持,维持孕妇身心舒适。选择剖宫产者,在手术日停止皮下注射胰岛素,根据产妇空腹血糖水平及每日胰岛素用量,改为小剂量胰岛素持续静脉滴注。一般按3~4g葡萄糖加1U胰岛素比例配制葡萄糖注射液,并按每小时静脉输入2~3U胰岛素速度持续静脉滴注,每1~2h测血糖1次,使术中血糖控制在6.7~10.0mmol/L。术后每2~4时测1次血糖,直到饮食恢复。

（5）新生儿护理：无论胎儿体重大小均按高危儿处理,尤其是母亲妊娠期血糖控制不满意者,需予以监护,注意保暖和吸氧等,必要时口服或静脉滴注葡萄糖以防止低血糖。注意预防低血钙、高胆红素血症及新生儿呼吸窘迫综合征。接受胰岛素治疗的糖尿病产妇可以哺乳。若无禁忌,鼓励糖尿病产妇母乳喂养。

知识拓展

妊娠合并糖尿病妇女产褥期咨询

鼓励妊娠合并糖尿病妇女产后立即进行母乳喂养,避免新生儿低血糖。母乳喂养应至少持续至产后6个月,以减少儿童期肥胖及母亲高血糖的风险。最近的一项前瞻性观察研究显示,对妊娠糖尿病妇女而言,更高的母乳喂养强度和更长的喂养持续时间与产后两年内2型糖尿病更低发病率相关。

产后6个月及计划再次妊娠者,在产后应进行OGTT试验。OGTT的空腹血糖（FPG）6.1~6.9mmol/L或2h血糖（PG）7.8~11.0mmol/L或HbA1c 6.0%~6.4%为糖尿病前期。OGTT的FPG≥7.0mmol/L,2h的PG≥11.1mmol/L,HbA1c≥6.5%可诊断为2型糖尿病。对糖尿病前期和2型糖尿病者,建议进行生活方式咨询,包括健康饮食、健康体重、运动等,根据目标调整血糖,必要时用药。

Note:

4. 产褥期护理

（1）一般护理：及早识别病人的感染征象，并及时处理。鼓励产妇实施母乳喂养，做到尽早吸吮和按需哺乳。

（2）病情观察：监测产妇有无低血糖或高血糖症状，有无产后出血及感染征兆，评估新生儿状况。重点评估新生儿呼吸及血糖情况，出生时取脐血检测血糖，出生后 30min 内行末梢血糖监测。

（3）治疗配合：妊娠期使用胰岛素者需根据血糖情况调整产后胰岛素用量。大部分 GDM 病人分娩后无须使用胰岛素，仅少数病人仍需要胰岛素治疗。胰岛素用量应减少至分娩前的 1/3~1/2，并根据产后空腹血糖值调整用量。产后可恢复正常饮食，但应避免高糖及高脂饮食。

（4）健康指导：产妇定期接受产科和内科复查，GDM 妇女在产后 6~12 周进行随访，指导其改变生活方式、合理饮食及适当运动，鼓励母乳喂养。随访时测量身高、体重指数、腰围及臀围，了解产后血糖的恢复情况，建议 GDM 妇女产后行 OGTT 测定，若产后测定结果正常，也需每 3 年复查 OGTT 1 次，以及时发现患有 GDM 者发展成为 2 型糖尿病。同时，建议对糖尿病病人的子代进行随访以及健康生活方式的指导。

【护理评价】

通过治疗与护理，病人是否：

1. 掌握饮食治疗原则，营养摄入满足营养需求。
2. 血糖控制良好，无并发症发生。
3. 保持良好的卫生习惯，住院期间无新增感染。
4. 自我监护胎儿，未发生胎儿受伤。

第三节　妊娠合并病毒性肝炎

病毒性肝炎是由肝炎病毒引起，以肝脏病变为主的传染性疾病。妊娠期母体新陈代谢加快，营养物质消耗增多，但食欲减退，使肝内糖原储备降低，肝脏抗病能力下降；妊娠期大量雌激素需要在肝脏灭活，妨碍了肝脏对脂肪的转运和胆汁的排泄；胎儿代谢产物需在母体肝脏解毒，增加了肝脏负担；分娩时产妇体力消耗、麻醉及出血等，可加重肝脏负担。因此，孕产妇更容易进展为重型肝炎，是我国孕产妇死亡的主要原因之一。

【常见类型及传播方式】

根据病毒类型可分为甲型、乙型、丙型、丁型、戊型等，其中以乙型最为常见。

1. 甲型肝炎病毒（hepatitis A virus，HAV）　主要经消化道传播，其病毒不经胎盘传给胎儿，母婴垂直传播的可能性极小。分娩过程中接触母体血液、吸入羊水或受胎粪污染可导致新生儿感染。

2. 乙型肝炎病毒（hepatitis B virus，HBV）　HBV 感染可发生于妊娠的任何时期，更容易进展为重型肝炎，是我国孕产妇死亡的主要原因之一。传播方式包括母婴垂直传播、产时及产后传播三种。妊娠期病毒可通过胎盘引起宫内传播。产时胎儿通过产道接触母血、羊水、阴道分泌物，子宫收缩使胎盘绒毛破裂，母血也可进入胎儿血液循环，导致新生儿感染。如果母亲是乙型肝炎 e 抗原阳性且为高病毒载量，没有新生儿的免疫预防，母婴传播风险可高达 90%。产后新生儿接触到母亲的乳汁、汗液、唾液，也有发生传播的风险。

3. 丙型肝炎病毒（hepatitis C virus，HCV）　传播方式与 HBV 相似，但孕妇感染后易发展为慢性肝炎，最终发生肝硬化和肝癌。国外报道 HCV 母婴垂直传播的发生率为 4%~7%。当母血清中有较高滴度的 HCV-RNA 时，才会发生母婴传播。妊娠晚期患丙型肝炎，母婴传播发生率增加，但许多发生宫内感染的新生儿在生后 1 年内会自然转阴。

Note:

4. **丁型肝炎病毒（hepatitis D virus，HDV）**　HDV 为缺陷病毒，必须同时与 HBV 感染,传播方式与 HBV 相同。若感染 HBV 的基础上重叠感染 HDV,易发展为重症肝炎。

5. **戊型肝炎病毒（hepatitis E virus，HEV）**　传播途径及临床表现与 HAV 相似,报道有母婴传播的病例,孕妇一旦感染,病情重,死亡率高。

6. **庚型肝炎和输血传播（己型）肝炎病毒**　近年发现有庚型肝炎病毒和输血传播肝炎病毒,但这两种病毒的致病性尚不明确。慢性乙、丙型肝炎病人易发生庚型肝炎病毒感染。己型肝炎病毒主要经血传播;庚型肝炎病毒可发生母婴传播。

【临床表现】

HAV 的潜伏期为 2~7 周,起病急、病程短、恢复快。HBV 的潜伏期为 6~20 个月,病程长、恢复慢、易发展成慢性。其他类型肝炎潜伏期分别为 HCV2~26 周、HDV4~20 周、HEV2~8 周。

孕妇常出现不明原因的食欲减退、恶心、呕吐、腹胀、厌油腻、乏力、肝区叩击痛等消化系统症状;重症肝炎多见于妊娠末期,起病急、病情重,表现为畏寒发热、皮肤巩膜黄染迅速、尿色深黄、食欲极度减退、频繁呕吐、腹胀、腹水、肝臭气味、肝脏进行性缩小,急性肝衰竭及不同程度的肝性脑病症状,如嗜睡、烦躁、神志不清、甚至昏迷。妊娠晚期受增大子宫影响,肝脏极少被触及,如能触及则为异常。

【护理评估】

1. **健康史**　评估有无与肝炎病人密切接触史或半年内曾输血、注射血制品史;评估有无肝炎病家族史及当地流行病史等;了解本次妊娠经过;重症肝炎应评估其诱发因素;评估治疗用药情况。

2. **身体状况**

（1）对孕妇的评估:妊娠早期可加重早孕反应;妊娠晚期可因肝脏灭活醛固酮能力下降而增加子痫前期发病率;病情严重时影响凝血因子合成,易诱发产后出血;妊娠晚期合并肝炎易发展为重型肝炎。应评估孕妇有无消化系统症状;有无皮肤、巩膜黄染,尿色深黄;有无出血倾向;有无肝脾大、肝区叩痛;有无子痫前期的表现。重症者应评估意识状况,有无性格改变,行为异常、扑翼样震颤等肝性脑病前驱症状。

（2）对围产儿的评估:病毒性肝炎可增加流产、早产、死胎和新生儿死亡发生率。妊娠早期,胎儿畸形发生率高于正常孕妇2倍。妊娠期内,胎儿可因垂直传播而感染肝炎病毒。应通过胎动计数、超声等加强对胎儿宫内状况的监测。

3. **心理-社会状况**　评估孕妇及家人对疾病的认知程度及家庭社会支持系统是否完善。治疗用药的不良反应也可能引起孕产妇情绪变化。

4. **诊断要点**　除了需详细询问健康史、进行身体评估外,还应结合以下辅助检查结果作出诊断。

（1）肝功能检查:主要包括谷丙转氨酶（ALT）、门冬氨酸转氨酶（AST）等。凝血酶原时间百分活度正常值 80%~100%,<40% 是诊断重型肝炎的重要指标之一。

（2）血清病原学检测:①HAV:急性期病人血清中抗 HAV-IgM 阳性有诊断意义。②HBV:人感染 HBV 后血液中可出现一系列有关的血清学标志物（表 10-1）。③HCV:血清中检测出 HCV 抗体多为既往感染,不可作为抗病毒治疗的证据。④HDV:急性感染时 HDV-IgM 出现阳性。慢性感染者 HDV-IgM 呈持续阳性。⑤HEV:由于 HEV 抗原检测困难,而抗体出现较晚,需反复检测。

（3）影像学检查:主要是 B 型超声检查,必要时可行磁共振成像（MRI）检查,主要观察肝脾大小,有无肝硬化存在,有无腹腔积液,有无肝脏脂肪变性等。

（4）凝血功能及胎盘功能检查:凝血酶原时间、HPL 及孕妇血或尿雌三醇检测等。

5. **治疗要点**　包括护肝、对症、支持治疗,缩短第二产程及预防产后出血。

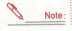

表 10-1　乙型肝炎病毒血清病原学检测及其意义

项目	血清学标志物及意义
HBsAg	HBV 感染的特异性标志,与传染性强弱相关,预测抗病毒治疗效果
HBsAb	是保护性抗体,机体具有免疫力,也是评价接种疫苗效果的指标之一
HBeAg	肝细胞内有 HBV 活动性复制,具有传染性
HBeAb	血清中病毒颗粒减少或消失,传染性减低
抗 HBc-IgM	抗 HBc-IgM 阳性可确诊为急性乙肝
抗 HBc-IgG	肝炎恢复期或慢性感染

【常见护理诊断/问题】

1. **营养失调:低于机体需要量**　与食欲下降、恶心、呕吐、厌油等有关。
2. **知识缺乏**　缺乏有关病毒性肝炎感染途径、母儿危害及预防保健等知识。
3. **预感性悲哀**　与肝炎病毒感染造成的母儿损害有关。
4. **潜在并发症**:肝性脑病、产后出血。

【护理目标】

1. 孕妇能描述导致营养失调的已知病因及保持体重的措施,体重增长在正常范围内。
2. 孕妇及家人能描述病毒性肝炎的病程、感染途径及自我保健等。
3. 建立良好的家庭支持系统,减轻孕妇负面情绪,促进母亲角色的获得。
4. 母儿在妊娠期、分娩期及产褥期无并发症发生。

【护理措施】

1. **围婚期保健**　夫妇一方患有肝炎者应使用避孕套以免交叉感染。患急性肝炎者应于痊愈后半年,最好 2 年后在医师指导下妊娠。最佳受孕时机是肝功能正常、血清 HBV DNA 低水平、肝脏超声无特殊改变。

2. **妊娠、分娩及产褥期护理**

（1）一般护理:避免重体力劳动,每日应有充足睡眠。为产妇提供安全、温馨、舒适的待产分娩环境,避免各种不良刺激。增加优质蛋白、高维生素、富含碳水化合物、低脂肪食物的摄入,保持大便通畅。

（2）定期产前检查:慢性 HBV 感染者妊娠后,须定期检查肝功能。首次检测肝功能正常者,如无肝炎临床症状,每 1~2 个月复查 1 次。如 ALT 升高但不超过 80U/L,且无胆红素水平升高时,仅需休息,间隔 1~2 周复查。如 ALT 升高超过 80U/L,或胆红素水平升高,需相关专业医师会诊,必要时住院,严重时终止妊娠。

（3）病情观察:严密监测生命体征,记录出入量。监测凝血功能,观察产妇有无口鼻、皮肤黏膜出血倾向。产后应注意观察子宫收缩及阴道流血情况。

（4）合理用药:妊娠中后期 HBV DNA 载量>2×10⁶IU/ml,在充分沟通、权衡利弊的情况下,可于妊娠第 28 周开始给予替诺福韦、替比夫定或拉米夫定,于产后 1~3 个月停药,停药后可以母乳喂养。常用的护肝药物有葡醛内酯、多烯磷脂胆碱、腺苷蛋氨酸、还原型谷胱甘肽注射液、门冬氨酸钾镁等,主要用于减轻免疫反应损伤,协助转化有害代谢产物,改善肝脏循环,有助于肝功能恢复。

Note:

（5）预防出血：于分娩前数日肌内注射维生素 K_1，20～40mg/d，配备新鲜血液。胎肩娩出后立即使用缩宫素预防产后出血。

（6）正确处理产程，防止母婴传播：防止滞产，宫口开全后可行胎头吸引术助产，以缩短第二产程。严格执行操作程序，避免软产道损伤及新生儿产伤等引起的母婴传播。胎儿娩出后，抽脐血做血清病原学检查及肝功能检查。

（7）严格消毒隔离，预防感染：所有用物使用 2 000mg/L 含氯制剂浸泡，严格执行传染病防治法中的有关规定。分娩期，应将产妇置于隔离待产室和分娩间。产褥期继续遵医嘱给予对肝脏损害较小的抗生素预防感染。

（8）健康教育及心理护理：介绍病毒性肝炎的传播和隔离知识，以及妊娠期注意事项。产褥期，HbeAg 阳性产妇应做好避孕计划，以免再次妊娠影响身体健康。评价母亲角色的获得，协助建立良好的亲子关系，提高母亲的自尊心。

（9）指导新生儿喂养：HbsAg 阳性母亲的新生儿，经过主动和被动免疫后，可以母乳喂养，无须检测乳汁中有无 HBV DNA。肝炎急性期、重症肝炎禁止哺乳。慢性肝病在肝炎活动期，如果产妇 ALT、AST 明显升高，母乳喂养不利于母亲睡眠和康复，宜人工喂养。对病情严重不宜哺乳者，应尽早退奶，教会产妇人工喂养的知识和技能。退奶禁用雌激素等对肝脏有损害的药物，可选择口服生麦芽或乳房外敷芒硝。

3. 妊娠合并重症肝炎

（1）保护肝脏：遵医嘱给予各种保肝药物。可采用高血糖素-胰岛素-葡萄糖联合应用，高血糖素 1～2mg、胰岛素 6～12U 溶于 10% 葡萄糖液 500ml 内静脉滴注，每日 1 次，2～3 周为一疗程。人血白蛋白可促进肝细胞再生，改善低蛋白血症。新鲜血浆输入能促进肝细胞再生和补充凝血因子。门冬氨酸钾镁 40ml/d 加于 10% 葡萄糖溶液 500ml 缓慢滴注可促进肝细胞再生，但高钾血症病人慎用。

（2）防治肝性脑病：严格限制蛋白质的摄入量，每日应<0.5g/kg，增加碳水化合物摄入，保持大便通畅。遵医嘱口服新霉素或甲硝唑抑制大肠埃希菌，以减少游离氨及其他毒素的产生及吸收，严禁肥皂水灌肠。醋谷胺静脉滴注，可降低血氨，改善脑功能。六合氨基酸注射液 250ml 静滴，补充支链氨基酸，调整血清氨基酸比值，使肝性脑病病人清醒。补液量控制在每日 1 500ml 以内。

（3）预防 DIC 及肝肾综合征：严密监测生命体征，限制入液量。应用肝素治疗时，应注意观察有无出血倾向。为防产后出血，产前 4h 及产后 12h 内不宜使用肝素治疗。

（4）防止感染：注意无菌操作、口腔护理、会阴擦洗等，预防感染。遵医嘱使用广谱抗生素。

（5）产科处理：经积极控制，待病情稳定 24h 后尽快终止妊娠，分娩方式以剖宫产为宜，必要时行次子宫全切术。

4. 母婴传播阻断

（1）甲型肝炎：接触甲型肝炎后，孕妇应于 7d 内肌内注射丙种球蛋白 2～3ml。新生儿出生时及出生后 1 周各注射 1 次丙种球蛋白。急性期禁止哺乳。

（2）乙型肝炎：妊娠中晚期 HBV DNA 载量≥$2×10^6$IU/ml，在与孕妇充分沟通和知情同意后，可于妊娠 24～28 周开始抗病毒治疗。HBsAg 阳性母亲的新生儿，在出生后 12h 内尽早注射 100IU 乙型肝炎免疫球蛋白（hepatitis B immunoglobulin，HBIG），同时在不同部位接种 10μg 重组酵母乙型肝炎疫苗，并在 1 月龄和 6 月龄时分别接种第 2 和第 3 针乙型肝炎疫苗。对于 HbsAg 不详母亲所生早产儿、低体重儿，在出生 12h 内尽早接种第 1 针乙型肝炎疫苗和 HBIG；满 1 月龄后，再按 0、1 和 6 个月程序完成 3 针乙型肝炎疫苗免疫。

（3）丙型肝炎：尚无特殊的免疫方法，减少医源性感染是预防丙肝的重要环节。对抗-HCV 抗体阳性母亲的婴儿，1 岁前注射免疫球蛋白可起保护作用。

合并乙型病毒性肝炎孕妇的妊娠相关情况处理

有抗病毒治疗适应证的妇女,可在妊娠前应用聚乙二醇干扰素联合利巴韦林(Peg-IFN-α)治疗。若不适合应用 Peg-IFN-α 或治疗失败,可采用富马酸替诺福韦酯(TDF)抗病毒治疗。抗病毒治疗期间意外妊娠的病人,若正在服用 TDF,建议继续妊娠;若正在服用恩替卡韦(ETV),可更换为 TDF 继续妊娠;若正在接受干扰素-α 治疗,应在知情同意的基础上,由孕妇决定是否继续妊娠,继续妊娠者要换用 TDF。妊娠中后期如果 HBV DNA 定量>$2×10^6$IU/ml,在充分沟通和知情同意的基础上,于妊娠第 24～28 周开始给予抗病毒治疗,应用 TDF。应用 TDF 时,母乳喂养不是禁忌证。

【护理评价】

通过治疗与护理,病人是否:

1. 采取措施,体重增长在正常范围内。
2. 获得有关病毒性肝炎的相关知识,积极应对。
3. 表现出较好的母性行为,母亲角色适应良好。
4. 妊娠及分娩经过顺利,母婴阻断有效。

第四节　妊娠合并缺铁性贫血

妊娠期外周血红蛋白(hemoglobin,Hb)<110g/L 及血细胞比容<0.33 为妊娠期贫血。缺铁性贫血(iron deficiency anemia,IDA)是最常见的妊娠期贫血类型,约占 95%,是由孕妇对铁摄取不足或吸收不良引起的。

由于血容量增加及胎儿生长发育需要,孕妇每日需铁较非孕期增加。妊娠早期呕吐或偏食可影响铁的摄入。妊娠晚期,机体对铁的吸收仍不能满足母儿需求,若不及时给予补充铁剂,则易耗尽体内储存铁导致贫血。

【分度】

根据血红蛋白水平,妊娠合并缺铁性贫血可分为轻度贫血(100～109g/L)、中度贫血(70～99g/L)、重度贫血(40～69g/L)和极重度贫血(<40g/L)。

【临床表现】

轻度贫血者多无明显症状,或只有皮肤、口唇黏膜和睑结膜苍白。重者可表现为头晕、乏力、耳鸣、心悸、气短、皮肤毛发干燥、指甲脆薄、倦怠、食欲缺乏、腹胀、腹泻以及口腔炎、舌炎等,甚至出现贫血性心脏病、妊娠期高血压疾病性心肌病等并发症的相应症状。

【护理评估】

1. **健康史**　了解孕妇既往有无月经过多等慢性失血性病史,有无不良饮食习惯,如长期偏食或胃肠道功能紊乱导致的营养不良病史,有无吸收不良或代谢性障碍的病史。

2. **身体状况**

(1) 孕妇:评估孕妇贫血的症状和体征。由于贫血机体抵抗力低下,容易导致感染性疾病的发生,应评估孕妇有无感染征象。

(2) 胎儿:重度贫血时会缺乏胎儿生长发育所需的营养物质和胎盘养分,造成胎儿生长受限、胎儿宫内窘迫、早产、死胎或死产等。应注意胎儿宫内生长发育状况的评估及有无缺氧征象。

3. 心理-社会状态　重点评估孕妇因长期疲倦或知识缺乏而引起的倦怠心理。同时评估孕妇及家人对疾病的认知情况,以及家庭、社会支持系统是否完善等。

4. 诊断要点　除了需详细询问健康史、进行身体评估外,还应结合以下辅助检查结果作出诊断。

(1) 血常规:外周血涂片为小细胞低色素贫血。血红蛋白<110g/L,血细胞比容<0.33,红细胞<3.5×10^{12}/L,白细胞及血小板计数均在正常范围。

(2) 血清铁测定:血清铁<6.5μmol/L,即可诊断为缺铁性贫血。

(3) 骨髓细胞学检查:骨髓细胞学检查为红细胞系统呈轻度或中度增生活跃,中、晚幼红细胞增生为主。

(4) 铁代谢检查:血清铁蛋白是评估铁缺乏最有效和最容易获得的指标。根据储存铁水平,IDA可分为3期:①铁减少期:血清铁蛋白<20μg/L,转铁蛋白饱和度及血红蛋白正常;②缺铁性红细胞生成期:血清铁蛋白<20μg/L,转铁蛋白饱和度<15%,血红蛋白正常;③IDA期:血清铁蛋白<20μg/L,转铁蛋白饱和度<15%,血红蛋白<110g/L。

5. 治疗要点　补充铁剂和纠正导致缺铁性贫血的原因。一般性治疗包括增加营养和食用含铁丰富的饮食,对胃肠功能紊乱和消化不良给予对症处理等。

【常见护理诊断/问题】

1. **活动无耐力**　与红细胞减少导致携氧能力受损有关。
2. **有感染的危险**　与血红蛋白低、组织低氧血症、机体免疫力低下有关。
3. **有受伤的危险**　与贫血引起的头晕、眼花等症状有关。

【护理目标】

1. 孕产妇能结合自身情况进行日常活动。
2. 妊娠、分娩期母婴维持最佳的身心状态,无感染等并发症发生。
3. 孕产妇住院期间得到满意的生活护理,无跌倒等意外发生。

【护理措施】

1. **预防**　妊娠前应积极治疗慢性失血性疾病,改变长期偏食等不良习惯,调整饮食结构,增加营养,必要时补充铁剂。

2. **妊娠、分娩及产褥期护理**

(1) 饮食护理:建议孕妇摄取含铁丰富的食物如动物血、肝脏、瘦肉等,同时多摄入富含维生素C的深色蔬菜、水果(如橙子、柚子、猕猴桃等),以促进铁的吸收和利用。纠正偏食、挑食等不良习惯。

(2) 正确补充铁剂:血红蛋白在70g/L以上者,可口服补充铁剂,同时服用维生素C,促进铁的吸收。常用的口服铁剂有多糖铁复合物、硫酸亚铁、琥珀酸亚铁、10%枸橼酸铁铵等。铁剂对胃黏膜有刺激作用,应饭后或餐中服用。服用铁剂后,由于铁与肠内硫化氢作用而形成黑色便,应予以解释。服用抗酸药时须与铁剂交错时间服用。中重度缺铁性贫血、胃肠道反应重而不能口服铁剂、依从性不确定或口服铁剂无效者可采用深部肌内注射铁剂,常见制剂有右旋糖酐铁及山梨醇铁。

妊娠期铁剂的补充

积极诊断和治疗妊娠期缺铁性贫血,即使没有发生贫血,也应明确妊娠期妇女是否有缺铁高风险。近期一项报道显示,非贫血的孕妇中,仍有42%的缺铁发生率。尽管口服铁安全且有效,但大部分病人在口服铁剂时却出现了胃肠道不适及依从性差。口服铁剂后,孕妇血液指数虽有所提升,但45%的胎儿在出生时仍然处于铁缺乏的状态。母体转铁蛋白<15μg/L,就提示新生儿铁储备明显降低,需要静脉补铁。值得注意的是,决定高危母亲的新生儿铁状态的筛查标准并没有统一。近期一项妊娠期贫血的系统评价指出,对所有妊娠中期血红蛋白浓度<100g/L及所有妊娠晚期妇女都推荐静脉补铁。

(3)输血:建议对血红蛋白<70g/L者给予输血。血红蛋白在70~100g/L,根据病人手术与否和心脏功能等因素,决定是否需要输血。接近预产期或短期内需行剖宫产术者,应少量、多次输血,避免加重心脏负担而诱发急性左心衰。

(4)保障母婴安全:临产前后给予止血剂如维生素C、维生素K_1等药物,重度贫血产妇于临产后配血备用。给予低流量吸氧。防止产程过长,可阴道助产缩短第二产程,应避免发生产伤。按照WHO推荐,无禁忌证时可延迟1~3min钳夹脐带。当胎儿前肩娩出后,肌内注射或静脉注射缩宫素10~20U。若无禁忌证,胎盘娩出后可应用前列腺素类制剂预防产后出血。同时应用缩宫素20U静脉滴注,持续至少2h。出血多时应及时输血。

(5)预防感染:产程中严格无菌操作,产时及产后应用广谱抗生素预防和控制感染。加强口腔护理,有溃疡的孕妇按医嘱可局部用药。

(6)健康指导:注意劳逸结合,依据贫血的程度安排工作及活动量。轻度贫血者可下床活动,适当减轻工作量;重度贫血者需卧床休息,避免因头晕、乏力引起意外伤害。指导母乳喂养,对因重度贫血不宜哺乳者,详细讲解原因,并指导人工喂养的方法。产妇回乳可口服生麦芽或芒硝外敷乳房。提供家庭支持,增加休息和营养。加强亲子互动,提供避孕指导。

【护理评价】

通过治疗与护理,病人是否:

1. 积极地应对缺铁性贫血对身心的影响,能够完成日常生活所需的活动。
2. 妊娠分娩经过顺利,无感染发生。
3. 住院期间无跌倒、受伤等意外发生。

本章详细阐述了妊娠合并心脏病、糖尿病、病毒性肝炎及缺铁性贫血的护理。若处理不当,可对母儿造成严重危害。妊娠合并心脏病是严重的妊娠合并症。妊娠32~34周及之后、分娩期、产褥期的最初3d内,心脏负担最重,极易诱发心力衰竭。准确判定孕产妇心功能分级,正确处理产程,积极防治心力衰竭和感染,是确保母婴安全的首要措施。妊娠合并糖尿病临床经过复杂,母婴并发症高。需在多学科医师配合下,指导孕妇和家人掌握饮食、运动、药物等血糖控制方法,选择正确的分娩方式,减少并发症发生。病毒性肝炎以乙型病毒性肝炎最为常见,母婴传播是其重要的传播途径。应定期产前检查,正确处理产程,采取恰当的母婴阻断措施,并预防产后出血等并发症的发生。妊娠合并贫血以缺铁性贫血最常见。应做好补铁的健康指导,正确处理产程,避免贫血性心脏病、产后出血等并发症的发生。

针对妊娠合并症妇女,应遵循护理程序对孕妇及家人进行护理干预,采取适宜的应对措施,降低疾病对母儿的不良影响,确保母婴安全。

(任建华)

思　考　题

1. 某女士,23 岁,G_1P_0,妊娠 37^{+2} 周,枕左前位。曾有先天性房间隔缺损介入治疗病史,自诉一般体力活动轻度受限,活动后心悸、轻度气短,休息时无症状。查体:T 36.6℃,HR 96 次/min,BP 110/80mmHg,R 20 次/min。现宫缩 2~3min 一次,持续时间 30~40s,强度中等,宫口开大 8cm,胎头在坐骨棘水平下 2cm,胎心 128 次/min。

问题:

(1) 目前该孕妇心功能水平是什么?

(2) 目前最适宜的治疗及护理措施是什么?

(3) 其可能的护理诊断/问题是什么?

(4) 在产褥期,护士为其采取的护理措施是什么?

2. 某女士,31 岁,G_2P_0,妊娠 37 周。1 年前自然流产 1 次,原因不明。其母亲患 2 型糖尿病。查体:P 88 次/min,BP 125/75mmHg,宫高 36cm,胎心 146 次/min。实验室检查:空腹血糖 7.4mmol/L,近 1 个月有多饮、多尿、多食的症状。

问题:

(1) 该孕妇可能的临床诊断是什么?

(2) 该孕妇主要的护理诊断/问题是什么?

(3) 护士应采取的护理措施和健康保健指导是什么?

3. 某女士,25 岁,G_1P_0,妊娠 32 周。近 3d 自感乏力,食欲差,曾在当地治疗,昨日病情加重,伴呕吐,巩膜发黄,神志欠清而转入院。查体:P 88 次/min,BP 130/80mmHg,胎心 152 次/min;实验室检查:AST 386U/L,ALT 297U/L,胆红素 174μmol/L,凝血酶原活动度<35%,尿蛋白(++)。

问题:

(1) 明确该孕妇临床诊断的最佳辅助检查方法是什么?

(2) 护士如何对该孕妇进行分娩期护理和健康保健指导?

(3) 若该产妇剖宫产术后发生阴道流血,失血量超过 1 000ml,其最可能的原因是什么?

(4) 新生儿应接受的免疫接种内容及方法是什么?

4. 某女士,27 岁,G_4P_0,妊娠 20^{+2} 周。自诉感头晕、乏力 1 周。平时孕妇以素食为主,几乎无肉类摄入。入院前一周开始,孕妇感头晕、乏力,自诉上下楼梯时有心慌、气急等不适。查体:T 37.2℃,P 99 次/min,R 20 次/min,BP 98/63mmHg,胎心 140 次/min。无宫缩,阴道无流血、流液。血常规显示 RBC $2.66×10^{12}$/L,HGB 65g/L。

问题:

(1) 该孕妇现存在的主要问题是什么?

(2) 其可能的护理诊断/问题是什么?

(3) 护士如何对该孕妇进行护理和健康保健指导?

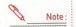

第十一章

异常分娩妇女的护理

11章 数字内容

学习目标

- 知识目标：
1. 掌握产力异常、产道异常的分类和临床表现；产力异常、产道异常妇女的护理要点；掌握产程异常的临床表现。
2. 熟悉人工破膜的要点、骨盆三个平面狭窄的分级。
3. 了解胎位异常的类型、常见的临床表现及护理要点。
- 能力目标：
能运用所学知识对异常分娩不同类型的妇女进行护理及健康教育；对异常分娩进行早期识别、采取护理措施及医护合作。
- 素质目标：
1. 具有较强的责任心，工作、沟通耐心细致，关注产妇应对异常产程时的情绪变化，及时给予疏导。
2. 尊重产妇的主观感受，及时帮助解决其不适的症状。
3. 护理操作中动作应轻柔，操作前获得知情同意，提供人文关怀照护。

影响产妇分娩的主要因素包括产力、产道、胎儿及社会心理因素。这些因素在分娩过程中相互影响，其中任何一个或一个以上因素发生异常，或几个因素间不能相互协调、适应，而使分娩进程受到阻碍，称为异常分娩（abnormal labor），又称难产（dystocia）。护士应正确地认识影响分娩的因素，及时发现和处理异常分娩，获得产妇配合，维护母儿安全。

案例导入与思考

某女士，34 岁，G₂P₁，孕 39 周，因见红伴有规律宫缩 3h 入院。入院检查提示：胎方位枕左前；先露已衔接；胎膜未破；胎心音 145 次/min；查体宫口开 1cm。规律宫缩 15h 后，检查宫口开大 3cm。

4h 后再次检查：宫口开大仍为 3cm，宫缩持续 30s，间歇 10~15min/次，胎心音 148 次/min，宫缩高峰时子宫没有隆起，按压时有凹陷，无明显头盆不称。产妇精神差，入睡困难。

请思考：

1. 该产妇属于产程异常的哪种情况？
2. 该产妇目前存在的主要护理问题有哪些？
3. 针对该产妇的产程进展情况，护士应采取哪些护理措施？

第一节　产力异常

产力是分娩的动力，包括子宫收缩力、腹肌及膈肌收缩力和肛提肌收缩力，其中以子宫收缩力为主，子宫收缩力贯穿于分娩过程的始终。有效的产力能使宫口扩张，胎先露下降，产程不断进展。相反，如产力无效或受到来自胎儿、产道和/或精神心理因素的影响会出现产力异常。在分娩过程中，子宫收缩的节律性、对称性及极性不正常或强度、频率有异常，称为子宫收缩力异常（abnormal uterine action），简称产力异常。临床上，子宫收缩力异常分为子宫收缩乏力（uterine inertia）（简称宫缩乏力）和子宫收缩过强（uterine overcontraction）（简称宫缩过强）两类。进一步又划分为协调性子宫收缩乏力/过强和不协调性子宫收缩乏力/过强（图 11-1）。当子宫收缩乏力时，可导致产程延长，甚至发生滞产及一系列影响母儿健康的问题；当子宫收缩过强时，导致急产或子宫破裂，可出现胎儿宫内缺氧、宫内死亡，或者新生儿窒息死亡及母体损伤等。

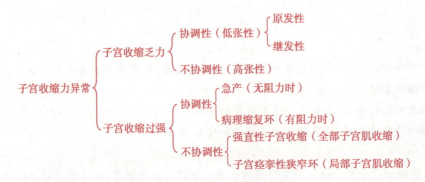

图 11-1　子宫收缩力异常的分类

一、子宫收缩乏力

【病因】

1. **头盆不称或胎位异常**　临产后，当骨盆异常或胎位异常时，胎儿先露部下降受阻，胎先露不能紧贴子宫下段及子宫颈内口，不能有效刺激子宫阴道神经丛引起有力的反射性子宫收缩，是导致继发性宫缩乏力的最常见原因。

2. 子宫肌源性因素 子宫壁过度膨胀（如多胎妊娠、羊水过多、巨大胎儿等），可使子宫肌纤维过度伸展，失去正常收缩能力；高龄产妇、经产妇、子宫肌瘤、子宫腺肌症、子宫畸形等均有可能影响子宫肌纤维正常收缩。

3. 精神因素 多见于初产妇，尤其是 35 岁以上的高龄初产妇。由于初产妇缺乏分娩经历，对分娩知识不甚了解，因此对分娩有恐惧心理，精神过度紧张，干扰了中枢神经系统正常功能，导致大脑皮质功能紊乱，睡眠减少，加之待产时间久、过度疲劳、过多体力消耗、膀胱过度充盈，水电解质紊乱等因素，均可导致原发性宫缩乏力。

4. 内分泌失调 临产后产妇体内雌激素、缩宫素、前列腺素合成及释放减少、缩宫素受体量减少以及子宫对宫缩物质的敏感性降低，胎儿、胎盘合成与分泌硫酸脱氢表雄酮量减少，致宫颈成熟度欠佳，从而直接或间接导致子宫收缩乏力。

5. 药物影响 产程早期或临产前后大剂量使用解痉、镇静、镇痛剂及宫缩抑制剂（如硫酸镁、哌替啶、吗啡等），可使宫缩受到抑制。

【临床表现】

1. 协调性子宫收缩乏力 又称低张性子宫收缩乏力（hypotonic uterine inertia），是指子宫收缩具有正常的节律性、对称性和极性，但收缩力弱，宫腔压力低于 180Montevideo 单位，宫缩<2 次/10min，持续时间短，间歇期较长。在宫缩的高峰期，宫体隆起不明显，用手指压宫底部肌壁仍可出现凹陷。协调性宫缩乏力多属于继发性宫缩乏力，可导致产程延长甚至停滞，对胎儿的影响并不大。根据宫缩乏力在产程中出现的时间可分为：

（1）原发性宫缩乏力：指产程开始即出现子宫收缩乏力，宫口不能如期扩张，胎先露不能如期下降，致产程延长。

（2）继发性宫缩乏力：指产程开始时子宫正常，在产程进行到某一阶段（多在活跃期后期或第二产程）减弱，常由于中骨盆与骨盆出口平面狭窄，胎先露下降受阻，持续性枕横位或枕后位等头盆不称，发生继发性宫缩乏力，表现为子宫收缩力较弱，产程进展缓慢，甚至停滞。

2. 不协调性子宫收缩乏力 又称高张性子宫收缩乏力（hypertonic uterine inertia），多见于初产妇，临床表现为子宫收缩失去正常的节律性、对称性和极性，宫缩的兴奋点来自子宫下段一处或多处，节律不协调，高频率的子宫收缩波自下而上扩散，不能产生向下的合力，致使宫缩时子宫底部较子宫下段弱，宫缩间歇期子宫不能很好地松弛，表现为子宫收缩不协调。这种使宫口扩张受限、不能使胎先露如期下降，属无效宫缩。此种宫缩乏力多属于原发性宫缩乏力，容易使产妇自觉宫缩强，持续性腹痛、拒按、精神紧张、烦躁不安、体力消耗、产程延长或停滞，严重者出现脱水、电解质紊乱、肠胀气、尿潴留，同时因胎儿-胎盘循环障碍及静息宫内压升高，出现胎心异常。

3. 产程异常 产程进展的标志是宫口扩张和胎先露部下降。宫缩乏力导致的产程异常有以下 7 种：

（1）潜伏期延长（prolonged latent phase）：从临产规律宫缩开始至活跃期起点 6cm 称为潜伏期。初产妇>20h、经产妇>14h 称为潜伏期延长。

（2）活跃期异常：包括活跃期延长、活跃期停滞。

1）活跃期延长（prolonged active phase）：从活跃期起点 6cm 至宫颈口开全称为活跃期。活跃期宫颈口扩张速度<0.5cm/h 称为活跃期延长。

2）活跃期停滞（protracted active phase）：当破膜且宫颈口扩张≥6cm 后，若宫缩正常，宫颈口停止扩张≥4h；若宫缩欠佳，宫颈口停止扩张≥6h 称为活跃期停滞。

（3）第二产程异常：包括胎头下降延缓、胎头下降停滞、第二产程延长。

1）胎头下降延缓（prolonged descent）：第二产程初产妇胎头下降速度<1cm/h，经产妇<2cm/h，称

为胎头下降延缓。

2）胎头下降停滞（protracted descent）：第二产程胎头先露停留在原处不下降>1h，称为胎头下降停滞。

3）第二产程延长（prolonged second stage）：初产妇>3h，经产妇>2h（硬膜外麻醉镇痛分娩时，初产妇>4h，经产妇>3h），产程无进展（胎头下降和旋转），称为第二产程延长。

【护理评估】

1. **健康史**　评估产前检查的一般资料，了解产妇的身体发育状况、身高与骨盆测量值、胎儿大小与头盆关系等；同时还要注意既往病史、妊娠及分娩史。

2. **身体状况**　评估产妇精神状态、神志、腹痛、休息、进食、皮肤弹性、大小便等。产程延长，产妇持续腹痛、休息不好、呻吟和过度换气、进食减少，可出现精神疲惫、乏力、腹胀气，严重者引起产妇水电解质紊乱，最终影响子宫收缩乏力，手术产率增加。第二产程延长可因产道受压过久，发生尿潴留，受压组织长期缺血，继发水肿、坏死、软产道损伤，形成生殖道瘘，易导致产后出血和产褥感染。

一方面不协调性子宫收缩乏力不能使子宫壁完全放松，胎盘-胎儿血液循环受阻，从而使胎盘供血、供氧不足；另一方面产程延长使胎头及脐带受压时间过久，增加手术助产机会；两者均可导致胎心音异常、胎儿宫内窘迫、新生儿窒息等。

可以利用Bishop宫颈成熟度评分法（表11-1），判断引产和加强宫缩的成功率。估计试产的成功率满分为13分，>9分均成功，7~9分的成功率约为80%，4~6分的成功率约为50%，≤3分均失败。

表 11-1　Bishop 宫颈成熟度评分

指标	分数			
	0	1	2	3
宫口开大/cm	0	1~2	3~4	≥5
宫颈管消退/%（未消退为3cm）	0~30	40~50	60~70	≥80
先露位置（坐骨棘水平=0）	-3	-2	-1~0	+1~+2
宫颈硬度	硬	中	软	
宫口位置	后	中	前	

3. **心理-社会状况**　由于产程延长，产妇可能出现焦虑状态，休息差，进食少，甚至出现肠胀气，排尿困难等状况。产妇和家属对阴道分娩方式失去信心，表现为焦虑、恐惧，担心母儿安危，通常会要求手术分娩。

4. **诊断要点**

（1）用手触摸产妇腹部，监测宫缩的节律性、对称性、极性、强度及频率的变化，初步判断宫缩乏力是协调性还是不协调性，再结合产妇临床表现以及宫口开大、先露下降情况，了解产程进展，对产程异常者及时查找原因，并进行进一步诊断，积极处理。

（2）多普勒胎心听诊仪监测可及时发现胎心率减慢、过快或心律不齐。

5. **治疗要点**　尽可能做到产前预测，产时及时、准确诊断，针对原因适时处理。协调性子宫收缩乏力者，应评估其无头盆不称或胎位异常或胎儿宫内窘迫，可从阴道分娩者，应加强宫缩；否则应及时行剖宫产术。不协调性子宫收缩乏力者，应将其调整为协调性子宫收缩，再按照协调性子宫收缩乏力处理（图11-2）。

Note:

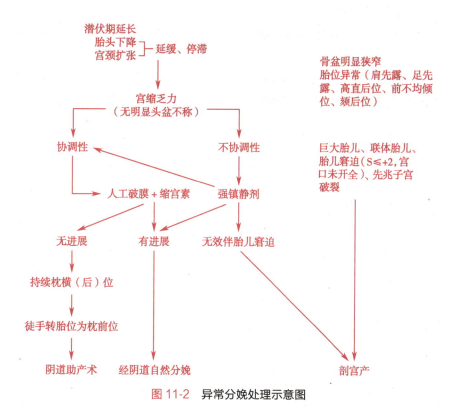

图 11-2　异常分娩处理示意图

【常见护理诊断/问题】

1. 焦虑　与担心母儿的安危有关。
2. 有体液不足的危险　与产程延长、孕妇体力消耗、过度疲乏影响摄入有关。

【护理目标】

1. 产妇情绪稳定,安全度过分娩期。
2. 产妇水、电解质达到平衡。

【护理措施】

1. 协调性子宫收缩乏力　无论是原发性还是继发性宫缩乏力,首先应寻找原因,检查有无头盆不称或胎位异常,阴道检查了解宫颈扩张和胎先露下降情况。若发现有头盆不称、胎位异常及骨盆狭窄等,估计不能经阴道分娩者,应及时做好剖宫产术前准备。估计可经阴道分娩者,应做好以下护理:

(1) 第一产程的护理

1) 改善全身情况:①保证休息,心理疏导。产妇进入产程后,护士/助产士要关心和安慰产妇、消除其精神紧张与恐惧心理,使其了解分娩的生理过程,增强对分娩的信心。对产程长、产妇过度疲劳或烦躁不安者按医嘱给予镇静剂,如地西泮(安定)10mg 缓慢静脉推注或哌替啶 100mg 肌内注射,使其休息后体力和子宫收缩力得以恢复。②补充营养、水分、电解质,同时注意纠正产妇电解质紊乱状态,鼓励产妇多进易消化、高热量饮食。不能进食者应静脉补充营养。按医嘱对酸中毒者根据二氧化碳结合力补充适量 5%碳酸氢钠;低钾血症时应给予 10%氯化钾缓慢静脉滴注;补充钙剂可提高子宫肌球蛋白及腺苷酶的活性,增加间隙连接蛋白的数量,增强子宫收缩。③开展陪伴分娩。通过医院设置的家庭病房或陪伴分娩室,让有经验护士/助产士陪伴指导,同时家属陪伴在产妇身边,给予精神鼓励,宫缩时家属辅助腰骶部按摩,有助于消除产妇紧张的情绪,减少因精神紧张所致的宫缩乏力。

④保持膀胱和直肠处于空虚状态。

2）加强子宫收缩：①人工破膜：宫颈扩张≥3cm，无头盆不称，胎头已衔接而产程延缓者，可行人工破膜，破膜后先露下降紧贴子宫下段及宫颈内口，引起宫缩加强，加速宫口扩张及产程进展。破膜前必须检查有无脐带先露，破膜应在宫缩间歇期进行；破膜后术者手指应停留在阴道内，经过1~2次宫缩待胎头入盆后，术者再将手指取出，便于查看和处理脐带脱垂。同时应观察羊水量、性状和胎心变化。②缩宫素静脉滴注：适用于协调性宫缩乏力、胎心良好、胎位正常、头盆相称者；有明显产道梗阻或伴瘢痕者不宜应用。原则以最小浓度获得最佳宫缩，一般将缩宫素2.5U加入0.9%的生理盐水500ml内，从4~5滴/min即1~2mU/min开始，根据宫缩强弱进行调整，调整间隔时间15~30min，每次增加1~2mU/min为宜，最大剂量通常不超过60滴/min（20mU/min），维持宫缩时宫腔内压力达50~60mmHg，子宫收缩持续40~60s，间隔2~3min。对不敏感者，可酌情增加缩宫素给药的剂量。应用缩宫素静脉滴注时，必须专人监护，监测宫缩、胎心、血压及产程进展等状况。通过触诊子宫、电子胎心监护和宫腔内导管测量子宫收缩力的方法，评估宫缩强度，随时调节剂量、浓度和滴速，若10min内宫缩>5次、宫缩持续1min以上或胎心率异常，应立即停止滴注缩宫素。避免因子宫收缩过强而发生子宫破裂或胎儿窘迫等严重并发症。③针刺穴位：通常针刺合谷、三阴交、太冲、关元、中极等穴位，增强宫缩的效果。④刺激乳头：可加强宫缩。⑤地西泮静脉推注：地西泮能使子宫颈平滑肌松弛，软化宫颈，促进宫口扩张，而不影响宫体肌纤维收缩，适用于宫口扩张缓慢及宫颈水肿时。常用剂量为10mg，缓慢静脉推注，与缩宫素联合应用效果更佳。

3）剖宫产术前准备：若经上述处理，试产2~4h产程仍无进展，甚至出现胎儿宫内窘迫、产妇体力衰竭等情况时，应立即做好剖宫产术前准备。

（2）第二产程的护理：应做好阴道助产和抢救新生儿的准备，密切观察胎心、宫缩与胎先露下降情况。若无头盆不称，于第二产程期间出现宫缩乏力时，也应加强宫缩，给予缩宫素静脉滴注以促进产程进展。若胎头下降至≥+3水平，等待自然分娩或行阴道助产（具体内容见第二十三章）结束分娩；若胎头还是未衔接或出现胎儿窘迫征象时，应行剖宫产术。

（3）第三产程的护理：预防产后出血及感染。遵医嘱于胎肩娩出后可立即将缩宫素10~20U加入25%葡萄糖20ml内静脉推注，加强子宫收缩，预防产后出血。凡破膜时间超过12h、总产程超过24h、多次行肛查或阴道助产操作者，应用抗生素预防感染。密切观察子宫收缩、阴道出血情况及生命体征各项指标。注意产后及时保暖及饮用一些高热量饮品，以利于产妇在产房的2h观察中得到休息与体能恢复。

2. 不协调性宫缩乏力　处理原则是调节子宫收缩，恢复正常节律性和极性。医护人员要关心产妇，耐心细致地向其解释疼痛的原因，指导产妇宫缩时做深呼吸、腹部按摩及放松，稳定其情绪，减轻疼痛，缓解其不适。遵医嘱给予哌替啶100mg或吗啡10mg肌内注射，确保产妇充分休息。充分休息后不协调性宫缩多能恢复为协调性子宫收缩，若此时宫缩仍较弱时，按协调性宫缩乏力处理。在协调性宫缩恢复之前，严禁应用缩宫剂。若经过处理后宫缩仍不协调，出现胎儿窘迫征象或伴有头盆不称、胎位异常等，应及时通知医师，并做好剖宫产术和抢救新生儿的准备。

3. 提供心理支持，减少焦虑与恐惧　产妇的心理状态是影响子宫收缩的重要因素，护士/助产士必须重视评估产妇的心理状况，及时给予解释和支持，防止精神紧张。可用语言和非语言性沟通技巧以示关心。指导产妇学会在宫缩间歇期休息，休息时行左侧卧位；适当的室内活动有助于加强宫缩；鼓励产妇及家属表达出他们的担心和不适感，护士/助产士随时向产妇及家属解答问题，不断对分娩进程作出判断并将产程的进展和护理计划告知产妇及家属，使产妇心中有数，对分娩有信心，并鼓励家属为产妇提供持续性心理支持。

【护理评价】

通过治疗与护理，产妇是否：

1. 能客观应对分娩过程,焦虑情绪明显缓解。
2. 水、电解质紊乱得到纠正。

二、子宫收缩过强

【病因】

目前尚不十分明确,与产妇精神过度紧张、产程延长、极度疲劳、缩宫剂应用不当及或被粗暴地实施阴道内操作等因素有关。

【临床表现】

1. **协调性子宫收缩过强** 是指子宫收缩的节律性、对称性和极性均正常,仅子宫收缩力过强(宫腔压力≥60mmHg)、过频(10min 内宫缩大于 5 次)。若产道无阻力、无头盆不称及胎位异常情况,往往产程进展很快,分娩在短时间内结束,造成急产(precipitate delivery),即初产妇总产程小于 3h。若存在产道梗阻或瘢痕子宫,宫缩过强可能出现病理性缩复环(pathologic retraction ring)(详见第十二章第二节子宫破裂),甚至子宫破裂。产妇往往有痛苦面容,大声叫喊。宫缩过强、过频易致产道损伤、胎儿缺氧、胎死宫内或新生儿外伤等。

2. **不协调性子宫收缩过强**

(1)强直性子宫收缩(tetanic contraction of uterus):其特点是子宫强烈收缩,失去节律性,宫缩无间歇。常见于缩宫药物使用不当时,如缩宫素静滴剂量过大、肌内注射缩宫素或米索前列醇引产等。产妇表现为烦躁不安、持续腹痛、拒按。胎方位触诊不清,胎心音听不清。若合并产道梗阻,亦可出现病理性缩复环、血尿等先兆子宫破裂征象。

(2)子宫痉挛性狭窄环(constriction ring of uterus):子宫局部平滑肌呈痉挛性不协调性收缩形成的环状狭窄,持续不放松,称为子宫痉挛性狭窄环。多因精神紧张、过度疲劳和不适当的使用缩宫剂或粗暴地进行阴道内操作所致。狭窄环在子宫上下段交界处,也可在胎体某一狭窄部,以胎颈、胎腰处多见(图 11-3)。产妇有持续性腹痛、烦躁、宫颈扩张缓慢、胎先露下降停滞、胎心时快时慢的表现。此环与病理缩复环不同,其特点是不随宫缩上升,常导致胎盘嵌顿,手取胎盘时在宫腔内可触及较硬而无弹性的狭窄环。

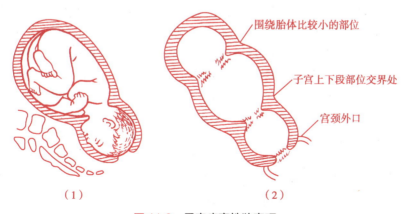

围绕胎体比较小的部位
子宫上下段部位交界处
宫颈外口

(1) (2)

图 11-3 子宫痉挛性狭窄环
(1)狭窄环围绕胎颈;(2)狭窄环容易发生的部位。

【护理评估】

1. **健康史** 认真阅读产前检查记录,包括骨盆测量值、胎儿情况及妊娠并发症等有关资料。经产妇需了解有无急产史。重点评估临产时间、宫缩频率、强度及胎心、胎动情况。

2. **身体状况** 协调性子宫收缩过强,可致产妇宫颈、阴道以及会阴撕裂伤,甚至发生子宫破裂危及产妇生命,同时增加羊水栓塞的风险。接产时来不及消毒可致产褥感染。不协调性子宫收缩过强形成子宫痉挛性狭窄环或强直性子宫收缩时,可导致产程异常,产妇极度痛苦、疲乏无力、衰竭等。

此外,宫缩过强、过频使子宫胎盘的血液减少,胎儿在子宫内缺氧,易发生胎儿窘迫甚至胎死宫内及新生儿窒息。胎儿娩出过快,胎头在产道内受到的压力突然解除可致新生儿颅内出血。如果来不及消毒即分娩,新生儿易发生感染,若坠地可致骨折、外伤等。

3. **心理-社会状况** 由于产妇临产后腹部宫缩阵痛难忍,子宫收缩过频、过强,无喘息之机,产程进展很快,产妇毫无思想准备,产妇有恐惧和极度无助感,同时担心胎儿与自身的安危。

4. **诊断要点** 观察胎心、血压等的变化,评估宫缩强度及产程进展。发现待产妇宫缩持续时间长、宫缩时宫内压高,宫体硬,间歇时间短,触诊胎方位不清,需进一步判断产道有无梗阻。若产道无梗阻,则产程进展快,胎头下降迅速;若遇产道梗阻,可在腹部见到病理性缩复环,此时子宫下段很薄,压痛明显,膀胱充盈或有血尿等先兆子宫破裂的征象。

5. **治疗要点** 预防为主,早期识别子宫收缩过强异常状况,给予吸氧及宫缩抑制剂,根据胎儿和孕妇状况采取阴道助产或剖宫产,若胎死宫内,以不损害孕妇为原则,阴道助产处理死胎。

【常见护理诊断/问题】

1. **急性疼痛** 与过频过强子宫收缩有关。
2. **焦虑** 与担心自身及胎儿安危有关。

【护理目标】

1. 分娩过程中能应用减轻疼痛的常用技巧。
2. 产妇能描述自己的焦虑和应对方法。

【护理措施】

1. **分娩前护理** 有急产或异常分娩史的孕妇在预产期前1~2周不宜外出,以免发生意外,宜提前2周住院待产,以防院外分娩,造成损伤和意外。经常巡视住院的待产妇,反复告知勿远离病房。应卧床休息,最好左侧卧位。待产妇主诉有便意时,先判断宫口开大情况及胎先露下降情况,以防分娩在厕所造成意外伤害。做好与待产妇的沟通,让其了解分娩过程,减轻其焦虑与紧张等不良情绪。

2. **分娩期护理** 密切观察产程进展及产妇状况,发现异常及时通知医师并配合处理。为产妇提供缓解疼痛、减轻焦虑的支持性措施。鼓励产妇做深呼吸,为其背部按摩,嘱其不要向下屏气,以减慢分娩进程。发生强直性子宫收缩或子宫痉挛性狭窄环时,按医嘱给予吸氧的同时应用宫缩抑制剂,如25%硫酸镁20ml加入5%葡萄糖液20ml内缓慢静脉推注(不少于5min),应当停止阴道内操作及缩宫剂使用,密切观察胎心变化,等待自然分娩或经阴道手术助产。接生时注意保护会阴,遇有宫颈、阴道及会阴撕裂伤,应及时发现并给予缝合。新生儿按医嘱给予维生素K_1肌内注射,以预防颅内出血。

经上述处理不能缓解,出现病理缩复环而宫口未开全、胎先露较高、或伴有胎儿窘迫征象者,应立即行剖宫产术。

3. **产后护理** 除观察宫体复旧、会阴伤口、阴道出血、生命体征等情况外,应向产妇进行健康教育及出院指导。若新生儿出现意外,需协助产妇及家属顺利度过哀伤期,并为产妇提供出院后的避孕指导。

【护理评价】

通过治疗与护理,产妇是否:

1. 能应用减轻疼痛的技巧,舒适感增加。
2. 能正确面对分娩结果,身心健康。

第二节 产道异常

产道包括骨产道(骨盆腔)及软产道(子宫、宫颈、阴道及盆底软组织),是胎儿娩出的通道。产道异常包括骨产道异常及软产道异常,临床上以骨产道异常多见,可使胎儿娩出受阻。由于骨盆径线过短或形态异常,致使骨盆腔小于胎先露可通过的限度,阻碍胎先露下降,影响产程顺利进展,称为狭窄骨盆(contracted pelvis)。狭窄骨盆可以为一个径线过短或多个径线过短,也可以一个平面狭窄或多个平面狭窄,骨盆三个平面狭窄可分为临界性、相对性和绝对性(表11-2),临床上需要综合分析,做出判断。常见的狭窄骨盆有扁平骨盆、漏斗骨盆、均小骨盆、畸形骨盆等。

表 11-2　骨盆三个平面狭窄的分级

| 分级 | 入口平面狭窄对角径 | 中骨盆平面狭窄 | | 出口平面狭窄 | |
		坐骨棘间径	坐骨棘间径+中骨盆后矢状径	坐骨结节间径	坐骨结节间径+出口后矢状径
Ⅰ级(临界性)	11.5cm	10cm	13.5cm	7.5cm	15.0cm
Ⅱ级(相对性)	10.0~11.0cm	8.5~9.5cm	12.0~13.0cm	6.0~7.0cm	12.0~14.0cm
Ⅲ级(绝对性)	≤9.5cm	≤8.0cm	≤11.5cm	≤5.5cm	≤11.0cm

【骨产道异常及临床表现】

(一)骨盆入口平面狭窄

骨盆入口平面狭窄(contracted pelvic inlet)在扁平骨盆中最常见,以骨盆入口平面前后径狭窄为主,其形态呈横扁圆形。扁平型骨盆常见有单纯扁平骨盆(simple flat pelvis)(图11-4)和佝偻病性扁平骨盆(rachitic flat pelvis)(图11-5)两种。由于骨盆入口平面狭窄,于妊娠末期或临产后影响胎头衔接,不能入盆。一般情况下初产妇在预产期前1~2周胎头已衔接,若骨盆入口狭窄时,即使已经临产,胎头如未入盆,初产妇腹部多呈尖腹,经产妇多呈悬垂腹,经检查胎头跨耻征阳性;若已经临产,骨盆入口临界狭窄时,临床表现为潜伏期及活跃早期延长,活跃晚期产程进展顺利;若胎头迟迟不入盆,此时常出现胎膜破裂及脐带脱垂,其发生率为正常骨盆的4~6倍。胎头不能紧贴宫颈内口诱发反射性宫缩,常出现继发性宫缩乏力;若已经临产,骨盆入口绝对狭窄,即使产力、胎儿大小及胎位均正常,胎头仍不能入盆,常发生梗阻性难产。产妇出现腹痛拒按、排尿困难,甚至尿潴留等症状。检查可见产妇下腹部压痛明显、耻骨联合分离、宫颈水肿,甚至出现病理性缩复环、肉眼血尿等先兆子宫破裂征象,若未及时处理可发生子宫破裂。如胎先露长时间嵌入骨盆入口平面,血液循环障碍,可形成泌尿生殖道瘘。在强大的宫缩压力下,胎头颅骨重叠,严重时可出现颅骨骨折及颅内出血。

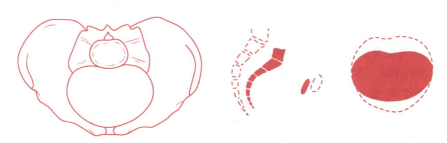

图 11-4　单纯扁平骨盆

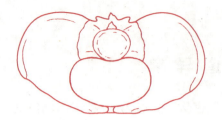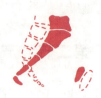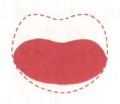

图 11-5　佝偻病性扁平骨盆

（二）中骨盆平面狭窄

中骨盆平面狭窄（contracted midpelvis）较入口平面狭窄更常见,主要见于男性骨盆及类人猿型骨盆,以坐骨棘间径及中骨盆后矢状径狭窄为主。中骨盆平面狭窄可分为 3 级（见表 11-2）。临产后先露入盆不困难,胎头能正常衔接,但胎头下降至中骨盆时,由于内旋转受阻,胎头双顶径被阻于中骨盆狭窄部位以上,常出现持续性枕横位或枕后位（图 11-6）,同时出现继发性宫缩乏力,产程进入活跃晚期及第二产程后进展缓慢,甚至停滞。胎头受阻于中骨盆,有一定可塑性的胎头开始发生变形,颅骨重叠,胎头受压,使软组织水肿,产瘤较大,严重时可发生颅内出血及胎儿宫内窘迫。若中骨盆狭窄程度严重,宫缩又较强,可发生先兆子宫破裂及子宫破裂。强行阴道助产,可导致严重软产道裂伤及新生儿产伤。

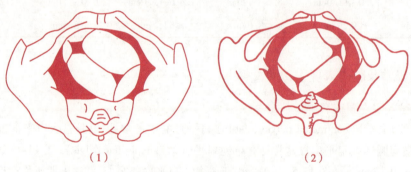

（1）　　　　　　　　　　　　（2）

图 11-6　持续性枕后位
（1）枕左后位；（2）枕右后位。

（三）骨盆出口平面狭窄

骨盆出口平面狭窄（contracted pelvic outlet）常与中骨盆平面狭窄相伴行,主要见于男型骨盆,以坐骨结节间径及骨盆出口后矢状径狭窄为主。骨盆出口狭窄的程度可分为 3 级（见表 11-2）。若单纯骨盆出口平面狭窄者,第一产程进展顺利,胎头达盆底受阻,第二产程停滞,继发宫缩乏力,胎头双顶径不能通过出口横径。若强行产道助产,可导致严重软产道裂伤及新生儿产伤。

中骨盆平面和出口平面的狭窄常见于以下两种类型：

1. 漏斗型骨盆（funnel shaped pelvis）　骨盆入口平面各径线正常,两侧骨盆壁向内收,状似漏斗,其特点是中骨盆及骨盆出口平面明显狭窄,使坐骨棘间径和坐骨结节间径缩短,坐骨切迹宽度（骶棘韧带宽度）<2 横指,耻骨

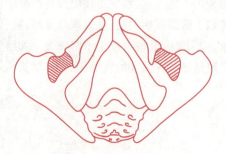

图 11-7　漏斗型骨盆

弓角度<90°,坐骨结节间径与出口后矢状径之和小于 15cm,常见于男型骨盆（图 11-7）。

2. 横径狭窄骨盆（transversely contracted pelvis）　与类人猿型骨盆类似。骨盆各平面横径均缩短,入口平面呈纵椭圆形。常因中骨盆及骨盆出口平面横径狭窄导致难产。

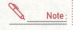
Note:

（四）骨盆三个平面狭窄

骨盆外形属正常女性骨盆，但骨盆三个平面各径线均比正常值小 2cm 或更多，称为均小骨盆（generally contracted pelvis）（图 11-8）。多见于身材矮小、体形匀称的妇女。

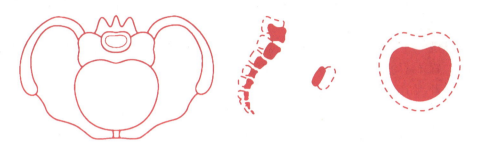

图 11-8　均小骨盆

（五）畸形骨盆

骨盆失去正常形态及对称性，包括跛行及脊柱侧凹凸所致的偏斜骨盆和骨盆骨折所致的畸形骨盆。偏斜骨盆的特征是骨盆两侧的侧斜径（一侧髂后上棘与对侧髂前上棘间径）或侧直径（同侧髂后上棘与髂前上棘间径）之差>1cm（图 11-9）。骨盆骨折常见于尾骨骨折使尾骨尖前翘或骶骨关节融合使骨盆出口前后径缩短，导致骨盆出口狭窄而影响分娩。

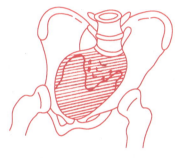

图 11-9　偏斜骨盆

【软产道异常及临床表现】

软产道包括阴道、宫颈、子宫及盆底软组织。软产道异常可由先天发育异常及后天疾病引起。软产道异常所致的难产少见，容易被忽视。应在妊娠早期常规行妇科检查，了解软产道有无异常。

（一）阴道异常

临床上常见的阴道异常有阴道横隔、阴道纵隔和阴道包块。

1. **阴道横隔**　多位于阴道上、中段，胎先露部下降可致横隔被撑薄，此时可在直视下自小孔处将横隔做 X 形切开。若横隔高且坚厚，阻碍胎先露部下降，则需行剖宫产结束分娩。

2. **阴道纵隔**　若伴有双子宫、双宫颈，位于一侧子宫内的胎儿下降，通过该侧阴道分娩时，纵隔被推向对侧，分娩多无阻碍。当阴道纵隔发生于单宫颈时，有时纵隔位于胎先露部的前方，胎先露部继续下降，若纵隔薄可自行断裂，分娩无阻碍。若纵隔厚阻碍胎先露部下降时，须在纵隔中间剪断才能分娩，待分娩结束后再剪除剩余的隔，用可吸收线间断或连续锁边缝合残端。

3. **阴道包块**　包括阴道囊肿、阴道肿瘤和阴道尖锐湿疣。若阴道壁囊肿较大时，阻碍胎先露下降，可行囊肿穿刺抽出其内容物，待产后再选择时机进行处理。阴道内肿瘤影响胎先露部下降而又不能经阴道切除者，应行剖宫产，原有病变产后再行处理。较大或者范围广的尖锐湿疣可阻塞产道，阴道分娩可造成严重的阴道裂伤，以行剖宫产术为宜。

（二）宫颈异常

1. **宫颈粘连和瘢痕**　可因损伤性刮宫、感染、手术和物理治疗所致。宫颈粘连和瘢痕易致宫颈性难产。

2. **宫颈坚韧**　常见于高龄初产妇、宫颈成熟不良、缺乏弹性或精神过度紧张使宫颈挛缩，致宫颈不易扩张。分娩时可于宫颈两侧各注入 0.5% 利多卡因 5~10ml，若不见缓解，应行剖宫产术。

3. **宫颈水肿**　多见于扁平骨盆、持续性枕后位或潜伏期延长，宫口未开全时过早使用腹压，致使宫颈前唇长时间被压于胎头与耻骨联合之间,血液回流受阻引起水肿,影响宫颈扩张。轻者可抬高产妇臀部,减轻胎头对宫颈压力,也可于宫颈两侧各注入 0.5% 利多卡因 5~10ml,待宫口近开全,用手将水肿的宫颈前唇上推,使其逐渐越过胎头,即可经阴道分娩。若上述处理无明显效果,可行剖宫产术。

4. **宫颈癌** 癌肿质地硬而脆,经阴道分娩易致宫颈裂伤、出血及癌肿扩散,应行剖宫产术。

（三）子宫异常

1. **子宫畸形** 子宫畸形包括纵隔子宫、双子宫、双角子宫等,子宫畸形时难产发生率明显增加,胎位和胎盘位置异常的发生率增加。易出现子宫收缩乏力、产程异常、宫颈扩张慢和子宫破裂。子宫畸形合并妊娠者,临产后应严密观察,适当放宽剖宫产手术指征。

2. **瘢痕子宫** 包括曾经行剖宫产、穿过子宫内膜的肌瘤切除术、输卵管间质部及宫角切除术、子宫成形等手术后形成的瘢痕子宫,若再孕分娩时子宫破裂的风险增加。但是并非所有曾行剖宫产妇女再孕都必须剖宫产,应注重病史的询问,充分评估前次剖宫产及子宫手术的术式、指征、术后有无感染、再孕间隔时间、既往剖宫产次数及本次妊娠临产后产力、产道及胎儿相互适应情况,进行综合分析,决定是否进行既往剖宫产术后妊娠阴道试产(trial of labor after cesarean section,TOLAC)。若只有一次剖宫产史、切口为子宫下段横切口、术后无感染、两次分娩间隔时间超过 18 个月,且胎儿体重适中时,剖宫产术后再次妊娠阴道试产的成功率较高。试产时应具备迅速实施剖宫产的条件,团队应急能力力强,血源充足,待产过程应当严格监控。

（四）盆腔肿瘤

1. **子宫肌瘤** 子宫肌瘤对分娩的影响主要取决于肌瘤大小、数量和生长部位。肌壁间肌瘤可引起子宫收缩乏力,产程延长。宫颈部位和子宫下段较大的肌瘤可占据盆腔或阻塞骨盆入口,均可阻碍胎先露部衔接及下降,宜行剖宫产术。

2. **卵巢肿瘤** 妊娠合并卵巢囊肿时,由于卵巢随子宫提升,子宫收缩的激惹和胎儿先露部下降的挤压,卵巢肿瘤容易发生蒂扭转、破裂。卵巢肿瘤位于骨盆入口阻碍胎先露衔接者,宜行剖宫产术,并同时切除卵巢肿瘤。

【护理评估】

1. **健康史** 重点了解既往分娩史,内、外科疾病史,询问产妇有无佝偻病、脊髓灰质炎、脊柱和髋关节结核以及外伤史。若为经产妇,应了解既往有无难产史及新生儿有无产伤等。

2. **身体状况**

（1）一般状况:观察腹部形态,尖腹及悬垂腹者提示可能有盆腔入口平面狭窄。产妇的体型、步态有无跛足,有无脊柱及髋关节畸形,米氏菱形窝是否对称等。身高低于 145cm 者,应警惕均小骨盆。

（2）骨产道:主要评估骨盆大小与形态、骨产道异常的类型和程度。骨盆测量评估时应考虑对角径、中骨盆前后径、骨盆出口前后径、出口后矢状径、坐骨结节间径及耻骨弓角度,同时检查骶岬是否突出,坐骨切迹宽度、坐骨棘凸出程度、骶凹曲度及骶尾关节活动度。

（3）软产道:评估产妇阴道的通畅程度,是否合并阴道横隔、纵隔及阴道壁包块;评估产妇宫颈的软硬程度,是否合并宫颈粘连、瘢痕和水肿,有无局部出血及癌肿;评估产妇有无子宫畸形及子宫手术史;评估产妇有无合并盆腔肿瘤如子宫肌瘤和卵巢肿瘤。

3. **心理-社会状况** 评估产妇对产道异常的认知及配合程度,向其做好详细的解释工作,选择较适合的方式分娩。了解产妇情绪,妊娠早、中、晚期的经过,是否有病理妊娠问题与妊娠并发症的发生,以及产妇的心理状态及社会支持系统等情况。

4. **诊断要点**

（1）测量子宫底高度和腹围:协助判断胎儿与骨盆的相对关系。

（2）腹部四步触诊:了解胎先露、胎方位及胎先露是否衔接。

（3）骨盆测量:具体测量方法见第四章。

（4）评估头盆关系：若已临产，胎头仍未入盆，则应充分估计头盆关系。检查头盆是否相称的具体方法：产妇排空膀胱后仰卧，两腿伸直。检查者将一手放于耻骨联合上方，另一手将胎头向骨盆腔方向推压。若胎头低于耻骨联合平面，称胎头跨耻征阴性，提示头盆相称［图 11-10（1）］；若胎头与耻骨联合在同一平面，表示可疑头盆不称，为跨耻征可疑阳性［图 11-10（2）］；若胎头高于耻骨联合平面，则表示头盆明显不称，为跨耻征阳性［图 11-10（3）］。对出现跨耻征阳性的孕妇，应让其取两腿屈曲半卧位，再次检查胎头跨耻征，若转为阴性，提示为骨盆倾斜度异常，而不是头盆不称。头盆不称提示可能有骨盆相对性或绝对性狭窄，但不能单凭胎头跨耻征阳性轻易做出临床诊断，需要观察产程进展或试产后方可做出最终诊断。此项检查在初产妇预产期前两周或经产妇临产后胎头尚未入盆时有一定的临床意义。

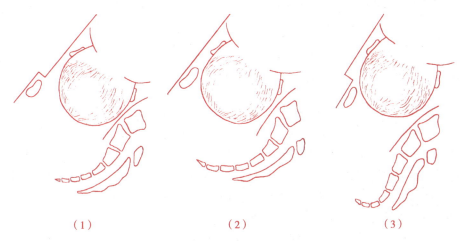

图 11-10　检查头盆相称程度
（1）头盆相称；（2）可疑头盆不称；（3）头盆明显不称。

（5）超声检查：观察胎先露与骨盆的关系，测量胎头双顶径、胸径、腹径、股骨长度，预测胎儿体重，判断胎儿能否通过骨产道。

（6）胎位及产程监测：初产妇临产后胎头仍未衔接或呈臀先露、肩先露等异常胎先露；胎头内旋转受阻，呈持续枕横位，枕后位等；产力和胎位正常而产程进展缓慢时，均提示狭窄骨盆的可能，应及时行产科检查，明确狭窄骨盆的诊断。

5. **治疗要点**　应明确骨盆狭窄的类型和程度，了解产力、胎方位、胎儿大小、胎心率、宫口扩张程度、胎先露下降程度、破膜与否，同时结合年龄、产次、既往史进行综合分析、判断，决定分娩方式。

【常见护理诊断/问题】

1. **有感染的危险**　与胎膜早破、产程延长、手术操作有关。
2. **有新生儿窒息的危险**　与产道异常、产程延长有关。
3. **潜在并发症**：子宫破裂、胎儿窘迫等。

【护理目标】

1. 预防和控制产妇感染。
2. 新生儿出生状况良好，1min 的 Apgar 评分>7 分。
3. 产妇能平安分娩，无并发症发生。

【护理措施】

1. 有明显头盆不称、不能从阴道分娩者，做好剖宫产术的围手术期护理。

2. 阴道试产的护理

（1）心理护理：为产妇及其家属提供心理支持做好产妇心理护理。向产妇及家属讲解清楚阴道分娩的可能性及优点，增强其自信心；认真解答产妇及家属提出的疑问，使其了解目前产程进展状况；向产妇及家属讲明产道异常对母儿的影响，使产妇及家属解除对未知的焦虑，以取得良好的合作；提供人文关怀护理，使他们建立对医护人员的信任感，缓解恐惧，安全度过分娩期。

（2）保证良好的产力：关心产妇饮食、营养、休息。必要时按医嘱补充水、电解质、维生素 C。

（3）观察产程进展：护士用手放于产妇腹部或用胎心电子监护仪监测子宫收缩及胎心率变化，发现异常时，及时通知医师及早处理。轻度头盆不称者在严密监护下可以试产，试产充分与否的判断，除参考宫缩强度外，应以宫口扩张的程度为衡量标准。骨盆入口狭窄的试产可等到宫口扩张 3～4cm。胎膜未破者可在宫口扩张≥3cm 时行人工破膜。若破膜后宫缩较强，产程进展顺利，多数能经阴道分娩。试产过程中若出现宫缩乏力，可用缩宫素静脉滴注加强宫缩。试产过程一般不用镇静、镇痛药、少肛查、禁灌肠。试产 2～4h，胎头仍未入盆，宫口扩张缓慢，并伴胎儿窘迫者，则应停止试产，及时行剖宫产术结束分娩。

（4）协助处理：中骨盆狭窄者，若宫口已开全，胎头双顶径达坐骨棘水平或更低，可经阴道徒手旋转将枕后位或枕横位的胎头为枕前位，待其自然分娩，或用胎头吸引、产钳等阴道助产术，并做好抢救新生儿的准备；若胎头双顶径未达坐骨棘水平，或出现胎儿窘迫征象，应做好剖宫产术前准备。临床上常用坐骨结节间径与后矢状径之和估计出口大小。若出口横径与后矢状径之和>15cm，多数可经阴道分娩，有时需行产钳或胎头吸引助产术，应做较大的会阴后-侧切开，以免会阴严重撕裂；两者之和为≤15cm 者，足月胎儿不易经阴道分娩，应行剖宫产术前准备。

3. 预防产后出血和感染　胎儿娩出后，及时按医嘱使用宫缩剂、抗生素，预防产后出血及感染。保持外阴清洁，每日冲（擦）洗会阴，使用消毒会阴垫。胎先露长时间压迫阴道或出现血尿时，应及时留置导尿管，必须保证导尿管通畅，以防止发生生殖道瘘。做好留置尿管产妇的管道护理，防止感染。

4. 新生儿护理　胎头在产道压迫时间过长或经手术助产的新生儿，应严密观察其有无颅内出血或其他损伤的症状。

【护理评价】

通过治疗与护理，产妇是否：

1. 无感染征象，产后体温、恶露、白细胞计数均正常，伤口愈合良好。

2. 能配合实施处理方案，平安度过分娩过程。

通过治疗与护理，胎儿/新生儿是否：

1. 未出现窒息、颅内出血及其他损伤。

2. 及时发现并处理胎儿宫内窘迫、新生儿窒息及颅内出血等。

第三节　胎儿异常

胎儿异常包括胎位异常和胎儿发育异常。胎位异常（abnormal fetal position）是造成难产的主要因素，包括头先露、臀先露等胎位异常。以胎头为先露的难产，又称为头位难产，是最常见的胎位异常。

【胎位异常及临床表现】

胎位异常包括胎头位置异常、臀先露及肩先露，其中以头先露的胎头位置异常最常见。

（一）持续性枕后位或持续性枕横位

当胎头以枕后位或枕横位衔接，枕部在下降过程中，向前旋转成枕前位，以最小径线通过产道自然分娩。若经充分试产，胎头枕部不能转向前方，直至临产后位于母体骨盆后方或侧方，致使分娩发

Note:

生困难者,称为持续性枕后位(persistent occiput posterior position,POPP)或持续性枕横位(persistent occipitotransverse position)。

1. 病因

(1) 骨盆异常、胎头俯屈不良:多见于男性骨盆和类人猿型骨盆。这类骨盆多伴有中骨盆狭窄,阻碍胎头内旋转,容易发生持续性枕后位和枕横位。扁平骨盆及均小骨盆容易使胎头以枕横位衔接,胎先露部不易紧贴宫颈及子宫下段,常导致协调性子宫收缩乏力而致内旋转受阻,而子宫收缩乏力,影响胎头下降、俯屈及内旋转容易造成持续性枕横位或枕后位。

(2) 其他:头盆不称、前置胎盘、膀胱充盈、子宫下段肌瘤、胎儿过大或过小、胎儿发育异常等均可影响胎头俯屈及内旋转,形成持续性枕横位或枕后位。

2. 临床表现　产程延长,尤其胎儿枕骨持续位于母体骨盆后方,直接压迫直肠,产妇自觉肛门坠胀及排便感,子宫颈口尚未开全时,过早用力屏气使用腹压,使产妇疲劳,宫颈前唇水肿,胎头水肿,影响产程进展。持续性枕后(横)位常致活跃晚期及第二产程延长。若阴道口已见到胎头,但历经多次宫缩、屏气却不见胎头继续下降时,应考虑持续性枕后位。

(二) 胎头高直位

胎头以不屈不仰姿势衔接入盆,其矢状缝与骨盆入口前后径相一致,称为胎头高直位(sincipital presentation)。包括高直前位(胎头枕骨向前靠近耻骨联合者,又称枕耻位)和高直后位(胎头枕骨向后靠近骶岬者,又称枕骶位)。胎头高直位占分娩总数的1%,对母儿危害比较大,应妥善处理。

(三) 前不均倾位

枕横位入盆的胎头侧屈以其前顶骨先入盆的一种异常胎位,称为前不均倾位(anterior asynelitism)。发生率为0.5%~0.8%,易发生在头盆不称、骨盆倾斜度过大、腹壁松弛时。前不均倾位时,因耻骨联合后面直而无凹陷,前顶骨紧紧嵌顿于耻骨联合后,使后顶骨无法越过骶岬而入盆,需行剖宫产术。

(四) 面先露

胎头以颜面为先露称为面先露(face presentation),多于临产后发现,发病率为0.8‰~2.7‰。常由额先露继续仰伸形成,以颏骨为指示点,有6种胎位,颏左(右)前、颏左(右)横、颏左(右)后,以颏左前和颏右后较多见。临床表现为颏前位时,胎儿颜面部不能紧贴子宫下段及宫颈,引起子宫收缩乏力,产程延长。由于颜面部骨质不易变形,容易发生会阴裂伤。颏后位可发生梗阻性难产,处理不及时,可致子宫破裂。

(五) 臀先露

臀先露(breech presentation)占足月分娩总数的3%~4%。为最常见且容易诊断的异常胎位。臀先露以骶骨为指示点,有6种胎方位(骶左前、骶左横、骶左后;骶右前、骶右横、骶右后)。根据胎儿两下肢所取姿势将臀先露分为3类:单臀先露、完全臀先露及不完全臀先露。

1. 单臀先露(frank breech presentation)　又称腿直臀先露。胎儿双髋关节屈曲以及双膝关节伸直,先露部位为胎儿臀部。

2. 完全臀先露(complete breech presentation)　又称混合臀先露(mixed breech presentation),较多见。胎儿双髋关节以及双膝关节均屈曲,先露部位为胎儿臀部及双足。

3. 不完全臀先露(incomplete breech presentation)　较少见。胎儿以一足或双足、一膝或双膝或一足一膝为先露。膝先露(knee presentation)一般是暂时的,产程开始后常转为足先露(footling presentation)。

单臀先露最多见,因胎臀周径小于胎头,不能紧贴子宫下段及宫颈内口,影响宫颈扩张进展。较小且柔软的臀部先娩出,较大的胎头常娩出困难,常导致难产。胎臀形状不规则,前羊膜囊压力不均匀,易致胎膜早破。胎膜早破易致早产,脐带脱垂发生率是头先露的10倍。临床表现为孕妇常感觉肋下或上腹部有圆而硬的胎头,由于胎臀不能紧贴子宫下段及子宫颈,常导致子宫收缩乏力,产程延长,手术产机会增多。

Note:

（六）肩先露

先露为肩称肩先露（shoulder presentation），占分娩总数的 0.25%，为对母儿最不利的胎位。胎儿横卧于骨盆入口以上，其纵轴与母体纵轴垂直，称为横产式（俗称横位）。临产后由于先露部不能紧贴子宫下段，常出现宫缩乏力和胎膜早破，破膜后可伴有脐带和上肢脱出，随着宫缩不断加强，可形成先兆子宫破裂的病理缩复环等情况，可导致胎儿窘迫甚至死亡。嵌顿性肩先露时，妊娠足月无论是活胎或死胎均无法经阴道娩出，增加手术产及术中术后出血、感染的机会。

（七）复合先露

胎头或胎臀伴有肢体（上肢或下肢）作为先露部同时进入骨盆入口，称为复合先露（compound presentation），发生率为 0.08%~0.1%。常见早产时，以胎头与一手或一前臂的复合先露多见。

【胎儿发育异常及临床表现】

（一）巨大胎儿

巨大胎儿（fetal macrosomia）指任何孕周胎儿体重超过 4 000g。多见于父母身材高大、孕妇患轻型糖尿病、经产妇、过期妊娠等。临床表现为妊娠期子宫增大较快，妊娠后期孕妇可出现呼吸困难，自觉腹部及肋两侧胀痛等症状。常引起头盆不称、肩性难产、软产道损伤、新生儿产伤等不良后果。

知识拓展

巨大胎儿的临床预测

目前巨大胎儿的筛查和预估尚无最优，但是可以通过临床预测和超声预测进行排除诊断。国内有研究提示，产前对巨大胎儿的临床判断，可综合考虑以下指标为宜：①宫高+腹围≥135cm；②宫高≥38cm；③B超胎儿双顶径≥9.5cm；④孕妇身高≥165cm；⑤妊娠延期≥7d；⑥孕期体重增加≥20kg；⑦孕前体重≥68kg。符合以上 3 项者可诊断为巨大胎儿，该标准正确诊断率为72.73%，错判率为 2.62%，此方法简便易行。

（二）胎儿畸形

1. **脑积水（hydrocephalus）** 指胎头颅腔内、脑室内外有大量脑脊液（500~3 000ml）潴留，使头颅体积增大，头周径大于 50cm，颅缝明显增宽，囟门增大。临床表现为明显头盆不称，跨耻征阳性，若不及时处理，可致子宫破裂。

2. **联体儿** 极罕见。有不同形式的联体儿，如寄生胎、两个胎儿共一个胸腔或共一个头部等。

3. **其他** 无脑儿、脊柱裂、腹壁裂等胎儿畸形。胎儿颈、胸、腹等处发生肿瘤，使局部体积增大致难产。

【护理评估】

1. **健康史** 仔细阅读产前检查的资料，如身高、骨盆测量值、胎方位，估计胎儿大小、羊水量、有无前置胎盘及盆腔肿瘤等。询问既往分娩史，注意有无头盆不称、糖尿病史。了解是否有分娩巨大胎儿、畸形儿等家族史。评估待产过程中产程进展、胎头下降等情况。

2. **身体状况** 胎位异常可使手术助产、软产道损伤以及产褥期感染、产后出血的风险增加。胎儿异常可导致胎膜早破、脐带先露、脐带脱垂，从而引起胎儿窘迫甚至死亡。分娩时由于后出胎头，娩出困难，可发生新生儿窒息、外伤、臂丛神经损伤以及颅内出血。

3. **心理-社会状况** 产妇因产程时间过长，极度疲乏失去信心而产生急躁情绪，同时也十分担心自身及胎儿的安危。

4. **诊断要点**

（1）腹部检查：持续性枕后位、臀位时胎体纵轴与母体纵轴一致，子宫呈纵椭圆形。如在宫底部触及胎臀,胎背偏向母体后方或侧方,前腹壁触及胎体,胎心在脐下偏外侧处听得最清楚时,一般为枕后位。臀位可在宫底部触到圆而硬、按压时有浮球感的胎头,在耻骨联合上方触及软而宽、不规则的胎臀,在母体脐上左/右侧可听到胎心音。

(2)肛门检查或阴道检查:当宫颈口部分开大或开全时,行肛查或阴道检查若感到盆腔后部空虚,胎头矢状缝在骨盆斜径上,前囟在骨盆的右(左)前方,后囟在骨盆的右(左)后方,提示为持续性枕后位;若触及软而宽且不规则的胎臀、胎足或生殖器等可确定为臀位;若感胎头很大,颅缝宽,囟门大且紧张,颅骨骨质薄而软,如乒乓球的感觉,则考虑脑积水。无论肛查或阴道检查,次数不宜过多,以防感染。

(3)超声检查:于产前检查则可估计头盆是否相称,探测胎头的位置、大小及形态,作出胎位及胎儿发育异常的诊断。

(4)实验室检查:可疑为巨大胎儿的孕妇,产前应做血糖、尿糖检查,孕晚期抽羊水做胎儿肺成熟度检查和胎盘功能检查。疑为脑积水合并脊柱裂者,妊娠期可查孕妇血清或羊水中的甲胎蛋白水平。

5. **治疗要点** 定期产前检查,根据产妇及胎儿具体情况综合分析,以对产妇和胎儿造成最少的损伤为原则,采用阴道助产或剖宫产术。各种畸形儿一经确诊,结合临床及时终止妊娠。

(1)胎位异常者:妊娠30周以内不用处置;妊娠30周以上胎位仍不正常者,则根据不同情况予以矫治。若矫治失败,提前1周住院待产,以决定分娩方式。持续性枕后/横位,若骨盆无异常,胎儿不大时可以试产。试产时应严密观察产程,注意胎头下降、宫口扩张程度、宫缩强弱及胎心有无变化。

(2)胎儿发育异常:一旦发现为巨大胎儿,应及时查明原因,若为妊娠合并糖尿病孕妇则需积极治疗。孕36周后根据胎儿成熟度、胎盘功能及血糖控制情况择期引产或行剖宫产。

【常见护理诊断/问题】

1. **有新生儿窒息的危险** 与分娩因素异常有关。
2. **恐惧** 与担心难产及胎儿发育异常的结果有关。

【护理目标】

1. 新生儿未发生窒息。
2. 产妇能正视异常分娩,与医护合作,分娩过程顺利,无并发症。

【护理措施】

1. **加强孕期保健** 通过产前检查及时发现并处理异常情况。臀先露者于30周前多能自行转为头先露,若30周后仍不纠正,可指导孕妇行膝胸卧位,孕妇排空膀胱,松解裤带,姿势如图11-11所示,每日2次,15min/次,连做1周后复查;还可以采用激光或艾灸"至阴穴"(足小趾外侧,距趾甲角1分)等。

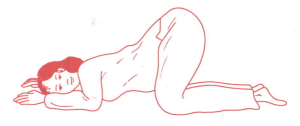

图11-11 膝胸卧位

2. **做好剖宫产围手术期护理** 有明显头盆不称、胎位异常或确诊为巨大胎儿的产妇积极应对,应做好术前术后的护理。

3. **阴道分娩的护理**

(1)鼓励待产妇进食,保持良好的营养状况,必要时按医嘱给予补液,维持水、电解质平衡;指导产妇合理用力,避免体力消耗;枕后位者,嘱其不要过早屏气用力,以防宫颈水肿,身体疲乏。

(2)防止胎膜早破:孕妇在待产过程中应少活动,尽量少做肛查,禁灌肠。一旦胎膜早破,立即观察胎心,抬高床尾,预防脐带脱垂。若胎心有改变,及时报告医师,并立即行阴道检查,及早发现脐带脱垂情况。

(3)协助医师做好阴道助产及新生儿抢救的准备,必要时为缩短第二产程可行阴道助产。新生儿出生后应仔细检查有无产伤。第三产程应仔细检查胎盘、胎膜的完整性及母体产道的损伤情况。按医嘱及时应用宫缩剂与抗生素,预防产后出血与感染。

4. 心理护理　针对产妇及家属的疑问、焦虑与恐惧,护士在执行医嘱及提供护理照顾时,应给予充分解释,消除产妇与家属的精神紧张状态,并将产妇及胎儿状况及时告诉本人及家属。为待产妇提供分娩过程中增加舒适感的措施,如松弛身心、抚摸腹部等。鼓励产妇更好地与医护配合,以增强其对分娩的自信心,安全度过分娩期。

【护理评价】

通过治疗与护理,新生儿是否:

出生后 1min 的 Apgar 评分>7 分。

通过治疗与护理,产妇是否:

能与医护配合,顺利度过分娩期。

本 章 小 结

　　在分娩过程中产力、产道、胎儿及产妇精神心理因素,任何一个或一个以上因素发生异常,都可导致难产。护士应需熟练掌握产力、产道、胎儿的异常分类和临床表现及护理要点,在阴道分娩过程中密切观察产程进展,判断分娩过程是否正常。做到早期识别,积极查找异常分娩原因,及时做出正确判断,医护协作共同做好阴道助产、抢救新生儿和剖宫产的准备,减少并发症,促进母婴健康,恰当处理,以保证分娩母儿安全。

(耿　力)

思 考 题

1. 某初产妇,26 岁,G_1P_0,孕 39 周,因不规律腹痛 4h 于 9:00 入院待产。自诉入院前 1d 晚上 10 点出现少许阴道流血,今晨 5 点起感下腹阵痛,间歇 10~20min。入院后检查:骨盆测量值正常,头位,已衔接,胎膜未破,宫口未开,宫颈管长约 1cm,胎先露 S^{-1},胎心率 145 次/min。9:00 遵医嘱给予哌替啶 50mg 注射后入睡。11:30 出现规律宫缩,阴道检查宫口开大 1cm,无明显头盆不称,16:00 胎膜自然破裂,宫缩渐弱,持续 20~25s,间歇每 7~8min。2h 后再次阴道检查,宫口开大仍为 1cm,给予缩宫素静脉滴注加强宫缩。21:00 阴道检查宫口开大 2cm,胎先露 S^{-1},胎心率 136 次/min。

问题:

(1) 该产妇入院时是否已临产?

(2) 该产程是否为产程异常?

(3) 该产妇可能出现的护理问题有哪些?

(4) 对该产妇应采取哪些护理措施?

2. 某初产妇,28 岁,G_1P_0,妊娠 40 周,规律宫缩 4h 入院。宫高 38cm,腹围 98cm,胎心率 145 次/min,头先露,宫缩持续时间 25s,间歇 6min。阴道检查可见头先露,S^{-2},宫口开大 6cm,胎膜未破。胎头矢状缝位于母体骨盆斜径上,前囟位于右前方,后囟位于左后方。

问题:

(1) 请说出该胎儿的胎方位并判断是否正常?

(2) 该产妇处于第一产程什么期?依据是什么?

(3) 该产妇应采取哪些护理措施?

URSING

第十二章

分娩期并发症妇女的护理

12章 数字内容

学习目标

- 知识目标:
  1. 掌握产后出血、子宫破裂及羊水栓塞的定义、临床表现、护理措施。
  2. 熟悉产后出血、子宫破裂的病因及各分娩期并发症的护理评估内容。
  3. 了解羊水栓塞的病因及病理生理。
- 能力目标:
  1. 能对分娩期并发症妇女进行护理评估并提出可能的护理诊断/问题。
  2. 能估测产后出血量并早期发现产后出血,能早期识别先兆子宫破裂及羊水栓塞。
  3. 能制订出针对产后出血、子宫破裂及羊水栓塞产妇的科学合理的护理措施。
- 素质目标:
  1. 具有较强的责任心,善于与孕产妇及家属沟通,能耐心细致地对待工作。
  2. 善于与其他医务人员合作、沟通,有协作意识。
  3. 拥有独立分析问题和解决问题的能力。

分娩过程中,可能会出现一些严重威胁母婴生命安全的并发症,如产后出血、子宫破裂、羊水栓塞,可不同程度地对母儿造成影响甚至威胁其生命。

 ————————————— 案例导入与思考 —————————————

某女士,35岁,G_3P_1,足月分娩,分娩过程中潜伏期延长,第二产程时产妇疲惫,宫缩乏力,予缩宫素2.5U加0.9%生理盐水500ml静脉滴注。宫口开全30min时因胎儿宫内窘迫行会阴侧切助产娩出一男婴,重4050g。其后胎盘胎膜自然完整娩出,胎盘娩出后子宫收缩欠佳,行子宫按摩后好转,会阴侧切伤口予以及时缝合,该过程出血约380ml。继续予产房留观。30min后,产妇会阴垫大面积血液浸湿,阴道流血色暗红,挤压宫腔排出凝血块,会阴垫血液浸湿后重量增加525g,子宫软,轮廓不清,产妇诉心慌、口渴、眩晕。

请思考:

1. 如何正确评估该产妇的产后出血量?

2. 该产妇的产后出血量是多少?是否正常?

3. 该产妇的主要护理诊断/问题有哪些?

4. 针对该产妇,应立即采取哪些护理措施?

第一节　产后出血

产后出血(postpartum hemorrhage,PPH)是指胎儿娩出后24h内阴道分娩者出血量≥500ml,剖宫产者≥1000ml。产后出血是分娩期的严重并发症,居我国孕产妇死亡原因首位,发生率占分娩总数的5%~10%,其预后随失血量、失血速度及孕产妇的体质不同而异。短时间内大量失血可迅速发生失血性休克、死亡,存活者可因休克时间过长引起垂体缺血坏死,继发严重的腺垂体功能减退——希恩综合征(Sheehan syndrome)。精确的测量和收集产后失血量有一定困难,主观因素较大,造成估计的失血量往往低于实际出血量,故实际发病率可能更高。因此,应特别重视产后出血的防治与护理,以降低其发生率及孕产妇死亡率。

【病因】

子宫收缩乏力、胎盘因素、软产道裂伤及凝血功能障碍是产后出血的主要原因,这些原因可共存、相互影响或互为因果。

1. **子宫收缩乏力**　是产后出血最常见的原因。正常情况下,胎儿胎盘娩出后,子宫平滑肌的收缩和缩复可使胎盘剥离面迅速缩小、子宫平滑肌肌束间血管受压闭合,出血可以得到控制。因此,任何影响子宫平滑肌收缩及缩复功能的因素,均可导致子宫收缩乏力性产后出血。常见的因素有:

(1) 全身因素:产妇精神过度紧张,对分娩恐惧、对阴道分娩缺乏信心;产妇体质虚弱、高龄或合并慢性全身性疾病等。

(2) 产程因素:产程过长或难产,造成产妇体力消耗过多。

(3) 药物因素:临产后过多使用镇静剂、麻醉剂或子宫收缩抑制剂。

(4) 子宫因素:①子宫过度膨胀,如多胎妊娠、巨大胎儿、羊水过多,使子宫肌纤维过度伸展失去弹性;②子宫病变,如子宫畸形、子宫肌瘤,可影响子宫平滑肌的正常收缩;③子宫肌壁损伤,如剖宫产史、子宫肌瘤切除术后、产次过多等均可造成子宫肌纤维受损;④子宫肌壁水肿或渗血,如妊娠期高血压疾病、严重贫血、宫腔感染等产科并发症使子宫平滑肌层水肿或渗血,引起子宫收缩乏力;⑤胎盘早剥所致子宫胎盘卒中以及胎盘前置等均可导致子宫收缩乏力性产后出血。

Note:

2. 胎盘因素

（1）胎盘滞留（retained placenta）：胎儿娩出后，胎盘多在 15min 内排出。若超过 30min 仍未排出，影响子宫收缩，胎盘剥离面血窦不能正常关闭，将导致出血过多。导致胎盘滞留的常见原因有：

1）膀胱充盈：充盈的膀胱阻碍已剥离胎盘的下降，使其滞留于宫腔。

2）胎盘嵌顿：使用宫缩剂不当，宫颈内口附近子宫平滑肌会出现环形收缩，使已剥离的胎盘嵌顿于宫腔内。

3）胎盘剥离不全：第三产程如果在胎盘完全剥离前过早牵拉脐带或按压子宫，将影响胎盘正常剥离，可导致胎盘剥离不全。

（2）胎盘植入：指胎盘组织不同程度地侵入子宫肌层。根据胎盘绒毛侵入子宫肌层的深度可分为胎盘粘连、胎盘植入和穿透性胎盘植入三种类型。胎盘绒毛黏附于子宫肌层表面，不能自行剥离者称为胎盘粘连（placenta accreta）。绒毛深入子宫肌层者称为胎盘植入（placenta increta）。绒毛穿透子宫肌层到达或超过子宫浆膜面为穿透性胎盘植入（placenta percreta）。胎盘植入根据其植入面积又可分为完全性和部分性。完全性胎盘粘连或植入者因胎盘全部未剥离而出血不多；部分性胎盘粘连或植入者因胎盘部分未剥离致子宫收缩不良，已剥离面血窦开放，可发生严重出血。胎盘植入可引起产时出血、产后出血、子宫破裂和感染等并发症，穿透性胎盘植入还可导致膀胱或直肠损伤。引起胎盘植入的常见原因有：①子宫内膜损伤，如多次人工流产史、宫腔感染等；②胎盘附着部位异常，如胎盘附着于内膜菲薄的子宫下段、子宫颈或子宫角部，绒毛容易侵入子宫肌壁；③存在子宫手术史，如剖宫产史、子宫肌瘤切除术；④高龄妊娠。

（3）胎盘部分残留（retained placenta fragment）：当部分胎盘小叶、副胎盘或胎膜残留于宫腔时会影响子宫收缩导致产后出血。

3. 软产道裂伤　软产道裂伤包括会阴、阴道、宫颈裂伤，严重者裂伤可深达阴道穹窿、子宫下段甚至盆壁，形成腹膜后血肿、阔韧带内血肿而致大量出血。分娩过程中的软产道裂伤常与下列因素有关：①软产道弹性差、急产致软产道未经充分扩张、软产道静脉曲张、外阴水肿；②巨大胎儿；③阴道手术助产（如产钳、胎吸、臀牵引术）操作不规范等。

4. 凝血功能障碍（coagulation defects）　任何原发或继发的凝血功能异常均可引起产后出血。包括两种情况：①妊娠合并凝血功能障碍性疾病，如原发性血小板减少、白血病、再生障碍性贫血、重症肝炎等，因凝血功能障碍可引起手术创面及子宫剥离面出血；②妊娠并发症所致凝血功能障碍，如重度子痫前期、重度胎盘早剥、羊水栓塞、死胎滞留过久等均可影响凝血功能，引起弥散性血管内凝血（DIC）。凝血功能障碍所致的产后出血常为难以控制的大量出血，特征为血液不凝。

【临床表现】

产后出血主要表现为胎儿娩出后阴道流血量过多，可伴有因失血过多而引起的低血压表现。

1. 阴道流血　不同病因所致产后出血，其阴道流血发生的时间早晚不同，并且有一些特殊的伴随症状与体征。①子宫收缩乏力所致出血：常表现为胎盘娩出后阴道大量出血，色暗红，子宫软，轮廓不清，若有宫腔积血可表现为宫底升高；②胎盘因素所致出血：多在胎儿娩出数分钟后出现大量阴道流血，色暗红，若是胎盘胎膜残留所致出血多者，在产后检查胎盘胎膜时会发现娩出不完整；③软产道裂伤所致出血：多表现为胎儿娩出后即刻出现阴道流血，色鲜红。隐匿性软产道损伤时，常伴阴道疼痛或肛门坠胀感，而阴道流血不多；④凝血功能障碍所致出血：表现为胎儿或胎盘娩出后持续性阴道流血，且血液不凝。

2. 低血压表现　阴道流血量多时，产妇可出现面色苍白、出冷汗、诉口渴、心慌、头晕，出现脉搏细数、血压下降等低血压甚至休克的表现。

【护理评估】

1. 健康史　应尤其注意收集与产后出血病因相关的健康史，如孕前是否患有出血性疾病、重症肝炎;是否存在子宫肌壁损伤史;有无多次人工流产史及产后出血史;有无妊娠期高血压疾病、前置胎盘、胎盘早剥、多胎妊娠、羊水过多;分娩期是否精神过度紧张、是否体力消耗过多;产妇镇静剂、麻醉剂、宫缩抑制药物的使用情况;有无产程过长、急产以及软产道裂伤等导致产后出血的相关因素。

2. **身体状况** 注意评估产后出血量、出血速度、低血压表现及不同病因产后出血的伴随症状,初步判断其出血原因。

(1) 评估产后出血量和出血速度:正确地估测出血量有助于产后出血的判断。此外,应注意出血速度,这也是反映病情轻重的重要指标,若出血速度>150ml/min、3h 内出血量超过总血容量的50%、24h 内出血量超过全身总血容量,均为重症产后出血。目前临床常用的测量产后出血量的方法有以下几种:

1) 称重法:失血量(ml)=[胎儿娩出后接血敷料湿重(g)-接血前敷料干重(g)]/1.05(血液比重 g/ml)。此法可较准确地评估出血量,但操作烦琐,分娩过程中操作可行性小,而且当敷料被羊水浸湿时无法准确估计。对于产后妇女,通过称量会阴垫的干湿重量变化评估出血量是方便可行的。

2) 容积法:用专用的带有容积刻度的容器收集测量阴道流血,或用普通容器收集后放入量杯测量。阴道分娩第二产程结束后可在产妇臀下置接血容器,计量第三产程出血量。此法可简便准确地了解出血量,但与称重法一样,当容器中混入羊水时,其测量值不准确。

3) 面积法:根据接血纱布血液浸湿面积粗略估计,该法简便易行,但不同个体对于纱布浸湿程度的掌握不尽相同,可能导致估计的出血量不准确。

4) 休克指数(shock index,SI)法:休克指数=脉率/收缩压(mmHg)。休克指数与估计出血量间的关系如表 12-1 所示。当 SI 在 2.0 以上,提示为重度休克,估计失血量达到或超过 2 500ml。此法方便、快捷,可第一时间粗略估计出血量。

表 12-1　休克指数与估计出血量

休克指数	估计出血量/ml	占总血容量的百分比/%
<0.9	<500	<20
1.0	1 000	20
1.5	1 500	30
2.0	≥2 500	≥50

(2) 评估低血压表现:一般情况下,出血早期,由于机体自身的代偿功能,失血的症状、体征可不明显。若出现失代偿状况,则很快进入休克,表现出相应的症状和体征。值得注意的是,当产妇全身状况较差如合并贫血、脱水或身材矮小等血容量本身储备不足的情况时,对失血的耐受性差,即使出血量未达产后出血的诊断标准,也可能发生严重的病理生理改变。

(3) 初步判断产后出血原因:护士可结合阴道流血的发生时间及伴随症状、体征,做出出血原因的初步判断。

1) 子宫收缩乏力:若胎盘完整娩出后阴道流血多,且存在宫缩乏力的体征,在按摩子宫及应用宫缩剂后子宫变硬、阴道流血减少或停止,可考虑其为宫缩乏力性产后出血。

2) 胎盘因素:若阴道大量流血发生在胎儿娩出数分钟后胎盘尚未娩出时,应考虑胎盘因素。胎盘娩出后应常规检查胎盘胎膜完整性,确定有无残留。徒手剥离胎盘时若发现胎盘与宫壁关系紧密、难以剥离,牵拉脐带时子宫壁内陷,应考虑胎盘植入,此时应立即停止徒手剥离。

3) 软产道裂伤:胎儿娩出后即刻阴道流血应怀疑有软产道裂伤,需立即仔细检查宫颈、阴道及会阴是否存在裂伤。

4) 凝血功能障碍:若产后持续性阴道流血、血液不凝,并存在全身多部位出血、瘀斑,应考虑为凝血功能障碍。

3. **心理-社会状况** 评估产妇的心理压力和社会支持系统。发生产后出血时,产妇和家属常常表现出惊慌、焦虑、恐惧,产妇更是担心自己的生命安危,迫切希望能得到医护人员的全力救治。应注意密切观察产妇的表现并倾听其主诉。

4. **诊断要点**

(1)临床表现:通过估测产后出血量,观察产妇出血速度、低血压表现及不同病因产后出血的伴随症状,可以明确产后出血及其原因。

(2)辅助检查

1)实验室检查:查血常规,出、凝血时间,纤维蛋白原,凝血酶原时间等。血红蛋白每下降 10g/L,估计失血量 400~500ml。但需注意在产后出血早期,由于血液浓缩,血红蛋白值常不能准确反映实际出血量。

2)测量中心静脉压:中心静脉压低于 $2cmH_2O$,常提示右心房充盈压力不足,即静脉回流不足,血容量不足。

5. **治疗要点** 针对出血原因,迅速止血;补充血容量,纠正失血性休克;预防感染。

【常见护理诊断/问题】

1. **恐惧** 与大量失血、担心自身安危有关。
2. **潜在并发症**:出血性休克。
3. **有感染的危险** 与失血后抵抗力降低及手术操作有关。

【护理目标】

1. 产妇情绪稳定,积极配合治疗和护理。
2. 产妇出血性休克迹象及时被发现,血容量尽快得到恢复,血压、脉搏、尿量正常。
3. 产妇体温正常,恶露、伤口无异常,血常规正常,无感染症状。

【护理措施】

1. **积极预防产后出血**

(1)妊娠期

1)加强孕期保健,定期产前检查:及早发现孕妇是否存在高危因素,如妊娠期高血压疾病、妊娠合并血液系统疾病、妊娠合并肝病、多胎妊娠、巨大胎儿、羊水过多、子宫手术史等;及时治疗高危妊娠,必要时可终止妊娠。

2)提供心理支持:精神因素是影响分娩的四大要素之一,为孕妇提供积极的心理和情感支持,让其了解分娩相关知识,帮助孕妇树立分娩自信,可促进分娩过程。

3)高危孕妇尤其是凶险性前置胎盘、胎盘植入者应于分娩前转诊到有输血和抢救条件的医院分娩。

(2)分娩期

1)第一产程:密切观察产程进展;合理使用子宫收缩药物,防止产程延长;注意水和营养的补充,防止产妇疲劳;消除产妇紧张情绪,必要时给予镇静剂以保证良好的休息。

2)第二产程:对于有高危因素的产妇,应建立静脉通道;正确掌握会阴切开指征并熟练助产;指导产妇正确使用腹压,避免胎儿娩出过急过快;行阴道检查及手术助产时动作应轻柔、规范。

3)第三产程:①预防性使用宫缩剂:头位胎儿前肩娩出后、胎位异常胎儿全身娩出后、多胎妊娠最后 1 个胎儿娩出后,予缩宫素 10U 加入 500ml 液体中以 100~150ml/h 静脉滴注或缩宫素 10U 肌内注射,可加强子宫收缩,减少出血;预防剖宫产产后出血还可应用卡贝缩宫素,其半衰期长,给药简便,予 $100\mu g$ 静脉推注。②正确处理胎盘娩出:胎盘未剥离前,不可过早牵拉脐带或粗暴按摩、挤压子宫,见胎盘剥离征象后应及时协助胎盘胎膜娩出并仔细检查是否完整,若有残留及时处理。③仔细检查软产道有无裂伤及血肿并予以处理。

（3）产褥期

1）产后 2h 是发生产后出血的高峰期,约 80% 的产后出血发生在这一时期。因此分娩结束后,产妇应留在产房,严密观察其子宫收缩、宫底高度、阴道出血及会阴伤口、膀胱充盈情况,定时测量生命体征,发现异常及时处理。

2）鼓励产妇及时排空膀胱;尽早实施母乳喂养,协助新生儿早接触、早吸吮,以反射性加强子宫收缩,减少阴道流血。

3）对可能发生大出血的高危产妇,注意保持静脉通道,做好输血和急救准备,并为产妇做好保暖。

2. 对产后出血者,应针对其原因迅速止血,纠正失血性休克,防止感染。

（1）子宫收缩乏力所致出血的止血方法:加强宫缩是最迅速、有效的止血方法。

1）按摩子宫:①腹壁按摩宫底:是最常用的方法,胎盘娩出后,操作者一手置于产妇腹部（拇指在子宫前壁,其余 4 指在子宫后壁）,握住子宫底部,均匀而有节律地按摩并按压宫底,加强子宫收缩,使积存在子宫腔内的血块及时排出（图 12-1）。若此法效果不佳,可采用腹部-阴道双手按摩子宫法。②腹部-阴道双手按摩子宫:操作者一手戴无菌手套伸入阴道,握拳置于阴道前穹窿处顶住子宫前壁,另一手在腹部按压子宫后壁使宫体前屈,两手相对紧压子宫,均匀有节律地进行按摩,此法不仅可刺激子宫收缩,还可压迫子宫内血窦,减少出血（图 12-2）。子宫按摩有效的标准是子宫轮廓逐渐清楚且收缩呈球状、质硬,阴道或子宫切口出血减少。按摩时间以子宫恢复正常收缩并能保持收缩状态为止,按摩过程中应配合应用宫缩剂。

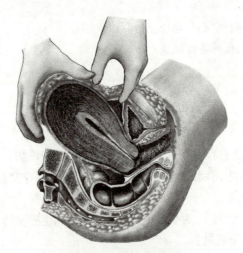

图 12-1 腹壁按摩宫底

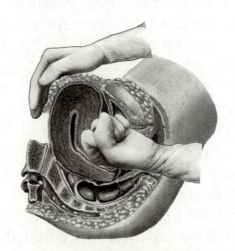

图 12-2 腹部-阴道双手按摩子宫

2）应用宫缩剂:①缩宫素:预防和治疗产后出血的一线药物,治疗时可将缩宫素 10~20U 加入 0.9% 生理盐水 500ml 中静脉滴注（常规速度 250ml/h）,也可以用缩宫素 10U 肌内注射或子宫肌层或子宫颈注射,缩宫素 24h 总量应控制在 60U 内。②麦角新碱:宫缩乏力性产后出血者可尽早应用马来酸麦角新碱 0.2~0.4mg 肌内注射或静脉推注,但高血压、心脏病病人禁用该药。③前列腺素类药物:当缩宫素及麦角新碱无效时,应尽早使用前列腺素类药物,如卡前列素氨丁三醇（该药起效快,作用可维持 2h,但哮喘、心脏病和青光眼病人禁用）250μg 深部肌内注射或子宫肌层注射、米索前列醇（该药副反应较大,恶心、呕吐、腹泻、寒战和体温升高较常见）200~600μg 顿服或舌下给药。

3）宫腔填塞:适用于子宫松弛无力,经按摩及应用宫缩剂处理仍无效者,有宫腔球囊填塞（图 12-3）和宫腔纱条填塞（图 12-4）两种方法。阴道分娩后宜选用球囊填塞,剖宫产术中可选用球囊或纱

Note:

条填塞。球囊或纱条填塞时应注意无菌操作;填塞术后应密切观察出血量、子宫底高度及生命体征变化,动态监测血常规、凝血功能状况,警惕因填塞不紧,宫腔内继续出血、积血而阴道不出血的止血假象;宫腔填塞后 24~48h 取出,取出前应先使用宫缩剂,并可给予抗生素预防感染。

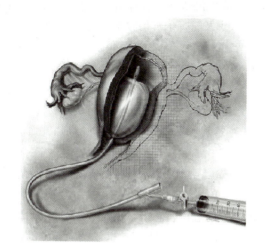
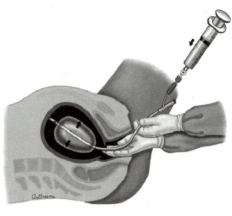

图 12-3　宫腔球囊填塞

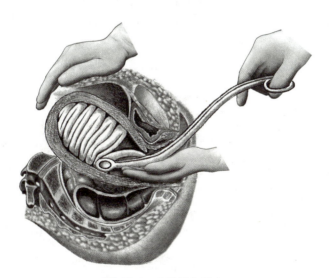

图 12-4　宫腔纱条填塞

4) 子宫压缩缝合术:适用于子宫按摩和应用宫缩剂无效并有可能切除子宫的病人,常用 B-Lynch 缝合术。

5) 结扎盆腔血管:经上述积极处理无效,仍出血不止时,为抢救产妇生命,可行子宫动脉结扎,必要时行髂内动脉结扎。

6) 经导管动脉栓塞术:适用于经保守治疗无效的难治性产后出血,需在产妇生命体征稳定时进行。行股动脉穿刺插入导管至髂内动脉或子宫动脉,注入明胶海绵颗粒栓塞动脉。通常栓塞剂可于 2~3 周后吸收,血管复通。

7) 切除子宫:经积极抢救无效、危及产妇生命时,应行子宫次全切除或子宫全切除术,护士应按医嘱做好术前准备。

(2) 胎盘因素所致出血的止血方法

1) 胎盘滞留:疑有胎盘滞留时应立即行宫腔检查。若胎盘已剥离,可协助产妇排空膀胱,然后牵拉脐带、按压宫底协助胎盘娩出;若为子宫狭窄环所致胎盘嵌顿,应配合麻醉师使用麻醉剂,待环松解后徒手协助胎盘娩出;对胎盘未完全剥离伴活动性出血者可立即行人工剥离胎盘术,并加用强效宫缩剂。

2)胎盘植入:胎盘粘连者,可徒手剥离胎盘后协助娩出。胎盘植入肌壁者应停止徒手剥离,根据病人出血情况及剥离面积行保守治疗或子宫切除,保守治疗包括盆腔血管结扎、子宫局部楔形切除、经导管动脉栓塞术等,如果保守治疗不能有效止血,应考虑及时行子宫切除术。

3)胎盘残留:对胎盘、胎膜残留者应用手或器械清理,动作要轻柔,避免子宫穿孔。

(3)软产道损伤所致出血的止血方法:应缝合裂伤,彻底止血。宫颈裂伤<1cm且无活动性出血者,通常无须缝合;若裂伤>1cm且有活动性出血,应立即予以缝合。宫颈裂伤缝合时第一针需超过裂口顶端0.5cm,避免止血不彻底造成继续出血。缝合阴道及会阴裂伤时,需对齐解剖层次,逐层缝合,第一针需超过裂伤顶端,不留死腔,同时注意避免缝线穿透直肠黏膜。软产道血肿应切开血肿、清除积血,彻底止血、缝合,必要时可放置橡皮条引流。

(4)凝血功能障碍所致出血的止血方法:应尽快补充凝血因子,常用的血液制品包括新鲜冰冻血浆、冷沉淀、血小板、纤维蛋白原等。若发生DIC,则按DIC处理。

(5)失血性休克的护理:应严密观察并详细记录产妇的意识状态、皮肤颜色、生命体征、尿量,及早发现休克;发现异常应及时向有经验的助产士、产科医师、麻醉医师及重症医学医师等求助;保持气道通畅、给予吸氧;迅速建立双静脉通道,及时补充血容量;血压低时可应用升压药物及肾上腺皮质激素,改善心、肾功能;抢救过程中随时配合做好血气检查,及时纠正酸中毒;防治肾衰,如尿量少于25ml/h,应积极快速补充液体,观察尿量是否增加;保护心脏,出现心衰时应用强心药并可同时加用利尿剂;为产妇提供安静的休养环境,注意保暖。

(6)防治感染的护理:抢救过程中,注意无菌操作,遵医嘱给予抗生素防治感染。

知 识 拓 展

产后出血防治流程

产后出血预防与处理指南(2014年)将产后出血的处理分为预警期、处理期和危重期。产后2h出血量达到400ml且出血尚未控制者为预警线,应迅速启动一级急救处理,包括迅速建立两条静脉通道、吸氧、监测生命体征和尿量、向上级医护人员求助、交叉配血,同时积极寻找出血原因并进行处理;若继续出血,出血量为500~1 500ml就达到了处理线,需启动二级急救处理方案;出血量≥1 500ml为危重线,应启动三级急救处理方案。

3. **心理护理与健康教育**　积极做好产妇及家属的安慰、解释工作,避免精神紧张,主动关心产妇并提供帮助,增加其安全感。鼓励产妇进食营养丰富易消化饮食,多进食富含铁、蛋白质、维生素的食物。做好产褥期卫生指导及产后避孕指导,告知产妇产褥期禁止盆浴及性生活。做好产后复查指导,告知产后复查的时间、目的和意义,使产妇能按时接受检查。告知产妇出院后应继续观察子宫复旧及恶露的情况,发现异常及时就诊。部分产妇分娩24h后,于产褥期内会发生子宫大量出血,称晚期产后出血(late postpartum hemorrhage),以产后1~2周发病最常见,也有迟至产后2月余发病者,应予以高度警惕。

【护理评价】

经过治疗与护理,病人是否:

1. 焦虑、疲劳感减轻,情绪稳定。
2. 生命体征稳定,尿量、血红蛋白正常,全身状况改善。
3. 体温、白细胞计数正常,无感染征象。

Note:

第二节　子宫破裂

子宫破裂(rupture of uterus)是指妊娠晚期或分娩期发生的子宫体部或子宫下段的破裂。子宫破裂直接危及产妇及胎儿生命,是导致母婴死亡的严重产科并发症。子宫破裂多发生于经产妇,尤其是瘢痕子宫的女性。随着剖宫产率的增加及我国人口政策的调整,子宫破裂的发生率有上升的趋势。

【病因】

1. **瘢痕子宫**　是近年来导致子宫破裂的常见原因。如产妇有剖宫产史、子宫肌瘤切除术史、子宫穿孔史、宫角切除术等病史,因子宫肌壁留有瘢痕,当妊娠晚期或分娩期宫腔内压力升高时可致瘢痕破裂。若存在前次手术后伴感染或伤口愈合不良、剖宫产后间隔时间过短等情况,妊娠晚期或临产后发生子宫破裂的危险性更大。宫体部瘢痕破裂多为完全性,子宫下段瘢痕破裂多为不完全性。

2. **胎先露部下降受阻**　常见于骨盆狭窄、头盆不称、软产道阻塞(宫颈瘢痕、肿瘤或阴道横隔等)、胎位异常、胎儿畸形时。由于胎先露部下降受阻,子宫为克服阻力而强烈收缩,使子宫下段过度伸展变薄而致子宫破裂。

3. **子宫收缩药物使用不当**　胎儿娩出前缩宫素或其他宫缩剂的使用剂量及方法不当、违规使用宫缩剂或孕妇对药物的个体敏感性高均会导致子宫收缩过强,致使子宫下段过度变薄、宫腔内压力增高而造成子宫破裂。

4. **产科手术创伤**　不恰当或粗暴的阴道助产手术,如宫口未开全行产钳助产、中-高位产钳牵引或臀牵引术等均可发生宫颈撕裂,严重时延及子宫下段,发生子宫下段破裂;穿颅术、毁胎术中可因器械、胎儿骨片损伤子宫而导致破裂;肩先露行内倒转术或强行剥离植入性胎盘或严重粘连胎盘时,若操作不慎也可造成子宫破裂。

5. **其他**　子宫发育异常或曾有多次宫腔操作者,因子宫局部肌层菲薄也易发生子宫破裂。

【临床表现】

子宫破裂按发生时间分为妊娠期破裂和分娩期破裂;按破裂部位分为子宫体部破裂和子宫下段破裂;按不同原因分为自然破裂和损伤性破裂;按破裂程度分为完全性破裂和不完全性破裂。子宫破裂多发生于分娩期,也可发生在妊娠晚期,通常是渐进的过程,多数可分为先兆子宫破裂和子宫破裂两个阶段。

1. **先兆子宫破裂**　下腹部疼痛、子宫病理性缩复环伴子宫压痛、胎心率改变及血尿是先兆子宫破裂的主要临床表现。常见于产程长、胎先露部下降受阻的产妇。

(1) 下腹部疼痛:子宫呈强直性或痉挛性过强收缩,产妇下腹剧痛难忍、烦躁不安、呼吸急促、心率加快。

(2) 子宫病理性缩复环形成:当胎先露部下降受阻、子宫收缩过强时,强有力的宫缩使子宫下段肌肉极度拉长变薄,而子宫体部肌肉极度增厚变短,两者间形成明显的环状凹陷,称为病理性缩复环(图 12-5),此时子宫压痛明显。随产程进展,该环可逐渐上升达脐部或脐部以上。

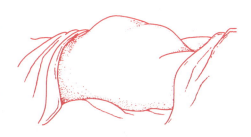

图 12-5　子宫病理性缩复环

(3) 排尿困难及血尿:当产程受阻,胎先露部紧压膀胱使其充血,产妇可出现排尿困难及血尿。

(4) 胎心率改变:宫缩过强、过频,胎儿氧供受阻,胎心率可加快、减慢或听不清。

2. 子宫破裂

（1）不完全性子宫破裂：子宫肌层部分或全层破裂但浆膜层完整,宫腔与腹腔不相通,胎儿及其附属物位于宫腔内,称不完全性子宫破裂。多见于子宫下段剖宫产切口瘢痕破裂,产妇常无先兆子宫破裂症状,体征不明显,仅在子宫不全破裂口处有压痛。若破裂口累及两侧子宫血管可导致急性大出血,若破裂发生在子宫侧壁阔韧带两叶之间可形成阔韧带内血肿,常伴胎心率异常。

（2）完全性子宫破裂：当子宫壁全层破裂,宫腔与腹腔相通时,称完全性子宫破裂。完全性子宫破裂可继发于先兆子宫破裂后,常发生于瞬间。破裂时产妇突感下腹部一阵撕裂样剧痛,继而子宫收缩骤然停止,腹痛短暂缓解;待羊水、血液进入腹腔,又出现持续性全腹疼痛,伴面色苍白、出冷汗、脉搏细数、呼吸急促、血压下降等休克征象。腹部检查示全腹压痛明显、有反跳痛,腹壁可清楚扪及胎体,子宫缩小位于侧方,胎心胎动消失。阴道检查可见鲜血流出,曾扩张的宫颈口缩小,胎先露部升高甚至消失(胎儿进入腹腔内),部分产妇可扪及宫颈及子宫下段裂口。子宫体部瘢痕破裂多为完全性破裂,但常无先兆破裂典型症状。

【护理评估】

1. **健康史** 注意收集与子宫破裂相关的既往史与现病史,如是否有既往剖宫产史、子宫肌瘤切除术史、子宫穿孔史;是否有骨盆狭窄、头盆不称、胎位异常;是否有宫缩剂使用不当或阴道助产手术操作等。

2. **身体状况** 评估产妇宫缩强度、持续时间、间隔时间;腹部疼痛的部位、性质、程度;有无排尿困难、血尿、病理性缩复环;监测胎心、胎动情况,评估有无胎儿宫内窘迫;腹部检查可发现子宫破裂不同阶段相应的体征;完全性子宫破裂者阴道检查还可发现宫颈口缩小、胎先露部上升等表现。

3. **心理-社会状况** 评估产妇的心理情况,子宫破裂情况紧急、疼痛剧烈,产妇往往会烦躁不安、恐惧、焦虑。面对这样的急症,家属也会表现出紧张不安、不知所措。

4. **诊断要点**

（1）病史和临床表现：子宫破裂者常有瘢痕子宫、梗阻性难产、宫缩剂使用不当等病史,结合其腹部疼痛、病理性缩复环、压痛、反跳痛以及阴道检查体征、血尿、胎儿窘迫等表现容易判断。

（2）辅助检查：症状体征不明显时可结合以下检查结果协助判断。

1）实验室检查：子宫破裂者血常规检查可见血红蛋白值下降,白细胞计数增加;尿常规检查可见红细胞或肉眼血尿。

2）其他：B型超声检查可协助确定子宫破裂的部位及胎儿与子宫的关系;腹腔穿刺可证实有无腹腔内出血;电子胎心监护结果异常可提示胎儿宫内缺氧、胎儿宫内窘迫。

5. **治疗要点**

（1）先兆子宫破裂：立即采取有效措施抑制子宫收缩,如静脉全身麻醉或肌内注射哌替啶100mg,宫缩抑制后尽快剖宫产结束分娩。

（2）子宫破裂：在积极输液、输血、吸氧、抢救休克的同时,无论胎儿是否存活均应尽快手术。手术方式包括破口修补术、次子宫全切术和子宫全切术,应根据产妇全身情况、破裂部位及程度、有无严重感染选择手术方式。手术前后需给予足量足疗程广谱抗生素控制感染。

【常见护理诊断/问题】

1. **急性疼痛** 与强直性子宫收缩或子宫破裂血液刺激腹膜有关。
2. **有心排血量减少的危险** 与子宫破裂后大量出血有关。
3. **有感染的危险** 与多次阴道检查、子宫完整性受损、大量出血等有关。

【护理目标】

1. 强直性子宫收缩得到抑制,产妇疼痛减轻。

2. 产妇血容量得到补充,器官组织得到充分灌注。

3. 产妇无感染症状,白细胞总数和中性粒细胞分类正常。

【护理措施】

1. **预防子宫破裂** 建立健全三级保健网,宣传孕妇保健知识,加强产前检查;有瘢痕子宫、产道异常等子宫破裂高危因素者应提前入院待产;有子宫手术史的孕妇,应详细了解其手术情况,如手术原因、方式及术中、术后情况等;严密观察产程进展,警惕并尽早发现先兆子宫破裂征象,一旦发现应及时处理;严格掌握缩宫素、前列腺素制剂等子宫收缩剂的使用指征和方法,避免滥用,用药期间应有专人守护、严密观察;正确掌握产科手术助产的指征及操作常规,阴道助产术后应仔细检查软产道,及时发现损伤并予修补。

2. **先兆子宫破裂产妇的护理**

(1) 密切观察产程进展,及时发现导致难产的诱因,监测胎心变化。

(2) 待产过程中,当出现宫缩过强、下腹部压痛或腹部出现病理性缩复环时,应立即报告医师并停止宫缩剂使用,同时密切监测产妇生命体征,遵医嘱抑制宫缩、给予吸氧并做好剖宫产的术前准备。

3. **子宫破裂产妇的护理**

(1) 遵医嘱迅速给予输液、输血、吸氧;适时补充电解质及碱性药物,纠正酸中毒和电解质紊乱;积极抗休克。

(2) 快速做好术前准备,手术前后遵医嘱应用足量抗生素控制感染。

(3) 严密观察并记录生命体征和液体出入量。

4. **心理支持**

(1) 安抚产妇及家属,减轻其紧张、恐惧情绪,向产妇及家属解释子宫破裂的治疗计划及对再次妊娠的影响。

(2) 对胎儿已死亡的产妇,认真倾听其诉说内心感受,帮助产妇尽快调整情绪,接受现实,度过悲伤阶段。

(3) 为产妇提供舒适的环境,给予生活护理和更多的陪伴,鼓励其进食以恢复体力。

(4) 为产妇提供产褥期休养计划,做好避孕指导。

【护理评价】

通过治疗与护理,病人是否:

1. 过强宫缩得到抑制、腹痛减轻。

2. 低血容量状态得到及时纠正和控制,脉率、血压平稳。

3. 白细胞计数恢复正常,伤口愈合良好,无感染征象。

第三节 羊水栓塞

羊水栓塞(amniotic fluid embolism,AFE)是指羊水进入母体血液循环引起肺动脉高压、低氧血症、循环衰竭、弥散性血管内凝血(DIC)、多器官功能衰竭等一系列病理生理变化的分娩期并发症,是产科特有的罕见并发症。其发病急、病情凶险、难以预测、病死率高,是导致孕产妇死亡的重要原因之一。发病率为$(1.9\sim7.7)/10$万,死亡率为$19\%\sim86\%$。多发生于分娩过程中,尤其是胎儿娩出前后的短时间内,极少数发生在中期妊娠引产、羊膜腔穿刺术中和外伤时。

【病因】

羊水栓塞的病因尚不清楚,目前认为与下列因素有关:

1. **羊膜腔内压力过高**　临产后,尤其是第二产程子宫收缩时,羊膜腔内压力升高可达 100～175mmHg,当羊膜腔内压力明显高于静脉压时,羊水就有可能被挤入破损的微血管而进入母体血液循环。

2. **血窦开放**　分娩过程中各种原因引起的宫颈或宫体损伤导致血管开放、血窦破裂,羊水即可进入母体血液循环。

3. **胎膜破裂**　大部分羊水栓塞发生于胎膜破裂之后。胎膜破裂后,羊水即可从子宫蜕膜或宫颈管破损的小血管进入母体血液循环。

高龄初产、多产(易发生子宫损伤)、子宫收缩过强、急产、胎膜早破、前置胎盘、胎盘早剥、剖宫产术、子宫不全破裂等可能是羊水栓塞的诱发因素。

【病理生理】

1. **过敏性反应**　羊水中有形成分作为致敏原,作用于母体可引起 I 型变态反应,导致肥大细胞脱颗粒,异常的花生四烯酸代谢产物如白三烯、前列腺素、血栓素等进入母体血液循环,出现过敏性反应。

2. **肺动脉高压**　羊水进入母体血液循环后,有形成分如胎儿毳毛、上皮细胞、胎脂、胎粪等直接形成小栓子进入肺循环,阻塞肺小血管,引起肺动脉高压;羊水成分会刺激肺组织产生和释放 5-羟色胺等血管活性物质,引起肺小血管痉挛,致使肺动脉高压;同时,羊水中有形物质还可激活凝血过程,使肺毛细血管内形成广泛的血栓,进一步阻塞肺小血管,加重肺动脉高压。肺动脉高压可致右心负荷加重、急性右心扩张及充血性右心衰竭;继而可使左心房回心血量减少,左心室排出量因此减少,引起周围循环功能衰竭,出现休克,甚至重要脏器缺血而导致死亡。

3. **炎症损伤**　羊水栓塞时,易感母体会发生炎性介质系统的突然激活,引起类似全身炎症反应综合征,导致严重低氧血症、呼吸循环衰竭等一系列临床表现。

4. **弥散性血管内凝血(DIC)**　妊娠时母体血液呈高凝状态,多种凝血因子及纤维蛋白原增加,羊水中所含大量促凝物质可激活母体凝血系统,在血管内产生大量的微血栓,消耗大量凝血因子及纤维蛋白原而发生 DIC;同时类似全身炎症反应综合征的发生也可能会激活凝血级联反应而发生 DIC。DIC 时,由于大量凝血物质的消耗和纤溶系统的激活,产妇血液系统由高凝状态迅速转变为纤溶亢进,血液不凝,极易发生严重产后出血及失血性休克。

【临床表现】

羊水栓塞起病急骤,来势凶险,临床表现复杂,大多发生在胎儿娩出前2h 至胎盘娩出后30min。70% 的羊水栓塞发生在阴道分娩过程中,11% 发生在经阴道分娩后,19% 发生在剖宫产术中或术后。典型的羊水栓塞以骤然血压下降(血压下降程度与失血量不符)、低氧血症和凝血功能障碍为特征,称羊水栓塞三联征。

1. **前驱症状**　30%～40% 的病人会出现前驱症状,表现为憋气、呛咳、气急、心慌、胸痛、头晕、烦躁不安、恶心、呕吐等非特异性症状。胎儿娩出前发生的羊水栓塞,还可出现胎心减速、胎心基线变异消失等。识别前驱症状有利于及早发现羊水栓塞。

2. **心肺功能衰竭和休克**　出现突发呼吸困难、发绀、抽搐、昏迷、低血压、心动过速、血氧饱和度下降、肺底湿啰音,心电图示 ST 段改变及右心受损,病人短时间内可迅即进入休克状态,严重者可在数分钟内死亡。

3. **凝血功能障碍**　表现出以子宫出血为主的全身出血倾向,如切口渗血、全身皮肤黏膜出血、针眼渗血、血尿及消化道大出血等。

4. **急性肾衰竭等脏器受损**　羊水栓塞时全身器官都可受损,除心肺功能衰竭及凝血功能障碍外,肾脏和中枢神经系统是最常受损的器官和系统。

以上典型临床表现有时按顺序出现,有时也可不按顺序。有些不典型羊水栓塞病例病情发展缓慢,症状隐匿。因此当出现其他原因不能解释的急性孕产妇心肺功能衰竭伴以下1种或几种情况(低血压、心律失常、呼吸短促、抽搐、急性胎儿窘迫、心脏骤停、凝血功能障碍、孕产妇出血、前驱症状等)的,可考虑为羊水栓塞。

【护理评估】

1. **健康史**　评估是否存在羊水栓塞的各种诱因,如胎膜是否破裂(胎膜早破或人工破膜)、有无宫缩过强或强直性子宫收缩、有无前置胎盘或胎盘早剥、是否行中期妊娠引产或钳刮术、有无羊膜腔穿刺术等病史。

2. **身体状况**　不同临床阶段的羊水栓塞,临床表现特点不同。常见于破膜后、第一产程末、第二产程宫缩较强时或在胎儿娩出后的短时间内,突然出现烦躁不安、呛咳、气促、呼吸困难、发绀、面色苍白、四肢厥冷、心率加快,并迅速出现循环衰竭,进入休克及昏迷状态;还可能表现为全身皮肤黏膜出血点及瘀斑,切口、针眼渗血,消化道出血,阴道大量流血且不凝等难以控制的出血倾向,继而出现少尿、无尿等肾功能衰竭表现。少数可无任何前驱症状,产妇惊叫一声或打一哈欠后即进入昏迷状态,呼吸心跳停止。

3. **心理-社会状况**　羊水栓塞起病急、死亡率高,产妇和其家属都易产生恐惧不安、焦虑紧张的情绪。

4. **诊断要点**　羊水栓塞是临床诊断,目前尚无国际统一的诊断标准和有效的实验室诊断指标。在排除其他疾病后,羊水栓塞应基于临床表现及诱发因素进行诊断。在母体血中找到羊水成分不是诊断的必需依据。即使在母血中找到了羊水的有形成分,如果临床表现不支持,也不能诊断羊水栓塞。血常规、凝血功能、血气分析、心肌酶谱、心电图、X线胸片、超声心动图、血流动力学监测等有助于羊水栓塞的诊断及病情监测。

5. **治疗要点**　一旦怀疑或确诊羊水栓塞,应立即抢救,推荐多学科密切协作参与抢救处理。治疗要点是维持生命体征和保护器官功能。

【常见护理诊断/问题】

1. **气体交换受损**　与肺动脉高压致肺血管阻力增加及肺水肿有关。
2. **外周组织灌注无效**　与心肺功能衰竭、弥散性血管内凝血及失血有关。
3. **恐惧**　与病情危重、生命受到威胁有关。

【护理目标】

1. 产妇胸闷、呼吸困难症状有所改善。
2. 产妇能维持体液平衡,各器官组织得到充分灌注并维持良好功能。
3. 产妇病情平稳,恐惧感减轻。

【护理措施】

1. **羊水栓塞的预防**
(1) 密切观察产程进展,严格掌握子宫收缩药物的使用指征及方法,防止宫缩过强。

（2）人工破膜时不兼行剥膜，以减少子宫颈管部位的小血管破损；不在宫缩时行人工破膜。

（3）剖宫产术中刺破羊膜前保护好子宫切口，避免羊水进入切口处开放性血管。

（4）及早发现前置胎盘、胎盘早剥等并发症并及时处理，对死胎、胎盘早剥的孕产妇，应密切观察出凝血情况。

（5）中期妊娠引产者，羊膜穿刺次数不应超过 3 次；行钳刮术时应先刺破胎膜，待羊水流尽后再钳夹胎块。

2. 羊水栓塞的处理与配合　一旦怀疑羊水栓塞，应紧急处理。

（1）增加氧合：保持呼吸道通畅，根据情况可选择面罩给氧、气管插管正压给氧或人工辅助呼吸，维持氧供。

（2）循环支持治疗：羊水栓塞初始治疗时就应根据病人血流动力学状况及时使用药物保证心排血量和血压稳定。

1）维持血流动力学稳定：多巴酚丁胺、磷酸二酯酶抑制剂兼具强心和扩张肺动脉的作用，可首选，如多巴酚丁胺 $5\mu g/(kg \cdot min)$，静脉泵入。低血压者，可使用去甲肾上腺素或血管升压素等维持血压，如去甲肾上腺素 $0.05 \sim 0.1\mu g/(kg \cdot min)$，静脉泵入。

2）解除肺动脉高压：推荐使用西地那非、前列环素、一氧化氮及内皮素受体拮抗剂等特异性扩张肺血管平滑肌的药物，如西地那非 20mg/次，口服，3 次/d；前列环素 $1 \sim 2ng/(kg \cdot h)$，静脉泵入。也可使用阿托品、罂粟碱、氨茶碱等药物。

3）液体管理：需注意管理液体出入量，避免引起心力衰竭、肺水肿等。

4）心脏骤停时的处理：一旦出现，应立即进行高质量的心肺复苏，对未分娩的孕妇应左倾 30°平卧位防止负重子宫压迫下腔静脉。

（3）抗过敏：糖皮质激素用于羊水栓塞的治疗存在争议。基于临床实践，尽早使用大剂量糖皮质激素可作为有益的尝试。如氢化可的松 $500 \sim 1\,000mg/d$，静脉滴注；或地塞米松 20mg 加 25% 葡萄糖注射液静脉推注，随后 20mg 加 5% ~ 10% 葡萄糖注射液静脉滴注。

（4）纠正凝血功能障碍：推荐早期进行凝血状态的评估，积极处理凝血功能障碍；积极处理产后出血；快速补充红细胞和凝血因子（新鲜冰冻血浆、冷沉淀、纤维蛋白原等），同时可静脉输入氨甲环酸抗纤溶。临床上对于肝素治疗羊水栓塞所致 DIC 有很大的争议，因为羊水栓塞进展迅速，其 DIC 早期高凝阶段难以把握，使用肝素弊大于利，因此不常规推荐。

（5）病情监测：抢救过程中需严密监测血压、心率、呼吸、尿量、电解质、肝肾功能、凝血功能、血氧饱和度、动脉血气、心电图、中心静脉压等。

（6）产科处理：分娩前发生羊水栓塞者应考虑立即终止妊娠；出现凝血功能障碍时应配合医师快速实施子宫切除术。

（7）器官功能支持与保护：急救成功后病人往往会发生多器官功能衰竭，因此应继续做好呼吸循环支持、保护神经系统、稳定血流动力学及足够的血氧饱和度、控制血糖水平、适时应用血液透析、积极防治感染、维护胃肠功能等。

3. 提供心理支持　对于神志清醒的病人，应给予安慰和鼓励，使其放松心情，配合治疗和护理。对于家属的恐惧情绪应表示理解和安慰，适当的时候允许家属陪伴病人。待病情稳定后与病人共同制订康复计划，针对其具体情况提供健康教育与出院指导。

【护理评价】

通过治疗与护理，病人是否：

1. 呼吸频率和深度逐渐恢复正常，胸闷症状得到改善。

2. 血压稳定、尿量正常，出血逐渐停止，无器官功能严重受损。

3. 情绪稳定。

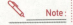
Note：

羊水栓塞临床诊断与处理专家共识

羊水栓塞属临床诊断；推荐多学科协作参与抢救处理，特别是有经验的麻醉科医师参与抢救；高质量的心肺复苏至为重要，初始治疗主要是辅助呼吸和升压强心，应避免过度输液；使用前列环素、西地那非等药物解除肺动脉高压，也可给予罂粟碱等；基于临床实践经验，尽早使用大剂量糖皮质激素或有价值；常出现凝血功能障碍，应及早评估凝血功能，积极纠正凝血功能紊乱，肝素治疗 DIC 弊大于利，不常规推荐使用；疑似和/或诊断羊水栓塞，抢救的同时应尽快终止妊娠；积极治疗宫缩乏力，必要时使用宫缩剂，例如缩宫素、麦角新碱和前列腺素等；子宫切除不是治疗的必要措施，不应实施预防性切除，若产后出血危及产妇生命时，果断、快速地切除子宫是必要的。

本 章 小 结

产后出血是指胎儿娩出后24h内阴道分娩者出血量≥500ml或剖宫产者≥1 000ml，居我国产妇死亡原因首位，80%以上的产后出血发生在产后2h内。常见原因有子宫收缩乏力、胎盘因素、软产道裂伤、凝血功能障碍。

子宫破裂是指妊娠晚期或分娩期发生的子宫体部或子宫下段的破裂，是最严重的产科并发症之一。瘢痕子宫、胎先露部下降受阻、宫缩剂使用不当及产科手术创伤是导致子宫破裂的主要原因。随着孕期保健的加强及产时管理的规范，子宫破裂发生率会相应下降，但由于我国近年的高剖宫产率及人口政策的调整，瘢痕子宫所致的子宫破裂应引起关注。

羊水栓塞是指羊水进入母体血液循环引起肺动脉高压、低氧血症、循环衰竭、弥散性血管内凝血(DIC)、多器官功能衰竭等一系列病理生理变化的极严重的分娩期并发症，发生在足月妊娠分娩者，产妇死亡率高。因其病因不明，难以预测，需注意早期识别并立即启动抢救流程。

（康　健）

思 考 题

1. 某女士，39岁，G₂P₁，羊水过多，足月分娩。产程共40h，行会阴侧切娩出一男婴，重3 800g。胎盘胎膜完整自然娩出后，行会阴侧切缝合，第三产程出血约200ml。产房留观期间产妇出现间歇性阴道出血，量较多，有血凝块，2h出血达600ml，检查子宫体柔软，宫底脐上2指，按压子宫能挤出大量积血。产妇自诉情绪紧张。

问题：

（1）该产妇发生产后出血的主要病因是什么？本病例存在哪些容易导致产后出血的高危因素？

（2）该产妇的主要护理诊断/问题有哪些？

（3）对该产妇应采取哪些护理措施？

2. 某女士，36岁，G₄P₃，孕37⁺¹周，因部分性前置胎盘阴道少量出血入院，入院查体：P 82次/min，R 20次/min，BP 128/78mmHg，胎心102次/min，考虑胎儿宫内窘迫立即行剖宫产术。破膜后见羊水Ⅱ度污染，量约1 000ml。胎儿娩出后约3min，产妇出现呛咳、抽搐、颜面青紫，血压下降为70/40mmHg，心率40次/min，子宫切口边缘广泛渗血，色暗红，不凝。

问题：

（1）该产妇最可能发生了什么情况？

（2）主要护理诊断/问题有哪些？

（3）对该产妇应采取哪些护理措施？

3. 某女士,28 岁,G_4P_1,孕 39 周,2 年前剖宫产分娩一活女婴。因妊娠 39 周、规律性下腹疼痛 6h、疼痛加重 2h 入院。查体:P 82 次/min,R 18 次/min,BP 120/75mmHg,宫高 32cm,腹围 97cm,宫缩强且频,持续 60s,间歇 10~15s,腹部平脐处可见一环状凹陷,下腹部压痛明显,阴道检查:宫口开大 3cm,胎膜未破,S=-1。急诊超声显示:单活胎,LOP;电子胎心监护:胎心 110 次/min。孕妇自诉下腹疼痛难忍。医生初步诊断后,医嘱立即肌内注射哌替啶 100mg、吸氧并做好急诊剖宫产术的术前准备。

问题:

（1）该产妇发生了什么情况？

（2）主要护理诊断/问题有哪些？

（3）针对该产妇,还应采取哪些护理措施？

第十三章

产褥期疾病妇女的护理

13章　数字内容

- 知识目标：
  1. 掌握产褥感染、产褥病率和产后抑郁症的定义；产褥感染的护理要点；产后抑郁症的 EPDS 量表筛查及其护理要点。
  2. 熟悉产褥感染及产后抑郁症的病因、临床表现、诊断要点和预防措施。
  3. 了解产后抑郁症的其他筛查量表。
- 能力目标：
  1. 能够运用所学知识对产褥感染和产后抑郁症的妇女进行护理及健康教育指导；对产褥期妇女进行疾病预防的健康宣教。
  2. 正确运用 EPDS 量表对产后抑郁症的妇女进行筛查。
- 素质目标：
  具有人文关怀的理念和较强的责任心，对产褥期疾病妇女的护理有爱心、耐心和细心。

产褥期是产妇身体和心理恢复的关键时期。由于个体因素或其他原因而发生产褥期疾病,可严重影响母婴健康。因此,护士应该掌握产褥期常见疾病的知识,为产褥期妇女提供整体护理,保证产褥期妇女的康复。

案例导入与思考

某女士,29 岁,初产妇,G_1P_0,孕 39 周,因胎膜早破入院。分娩过程中出现潜伏期延长,阴道分娩一活女婴,会阴Ⅱ度裂伤常规行修补缝合术。产后第 3d,出现下腹痛,恶露血性、增多且有臭味。查体:T 39℃,P 95 次/min,宫底平脐,宫体压痛明显,会阴伤口红肿且压痛明显,白细胞 $16.8×10^9$/L,中性粒细胞 0.8,C-反应蛋白 15mg/L,其他无明显异常。产妇情绪低落,拒绝母婴同室和哺乳。该产妇平时性格较内向、敏感。

请思考:

1. 该产妇可能的诊断是什么? 诊断依据是什么?

2. 该产妇存在的护理问题有哪些?

3. 如何对该产妇进行护理?

第一节 产褥感染

产褥感染(puerperal infection)是指分娩及产褥期内生殖道受病原体侵袭引起的局部和全身感染。产褥感染是常见的产褥期并发症,其发病率约为 6%,与产后出血、妊娠合并心脏病和严重的妊娠高血压疾病构成了目前导致孕产妇死亡的四大原因。产褥病率(puerperal morbidity)是指分娩 24h 以后的 10d 内,每日测量体温 4 次,间隔时间 4h,有 2 次体温≥38℃(口表)。产褥病率的常见原因是产褥感染,也可由生殖道以外感染所致,如急性乳腺炎、上呼吸道感染、泌尿系统感染、血栓静脉炎等。

【病因】

1. 诱发因素 正常女性生殖道对外界致病因子的侵入有一定的防御功能。引起产妇生殖道防御功能和全身抵抗力下降的因素均可成为产褥感染的诱因,如胎膜早破、产程延长、产道损伤、产科手术操作、产前产后出血、慢性疾病、孕期贫血等。

2. 病原体 引起产褥感染的病原体常见的有需氧菌和厌氧菌等,其中内源性需氧菌和厌氧菌混合感染的发生率呈上升趋势。

(1)需氧菌

1)链球菌:是外源性感染的主要致病菌,以 β-溶血性链球菌致病性最强,产生的致热外毒素与溶组织酶,有极强的致病力、毒力和播散力,可致严重感染。链球菌可以寄生在女性生殖道内,也可以通过医务人员或产妇其他部位感染进入生殖道。

2)杆菌:包括大肠埃希菌、变形杆菌、克雷伯菌属等。这些杆菌平时寄生在阴道、会阴、尿道口周围,能产生内毒素,是引起菌血症或感染性休克的最常见致病菌。

3)葡萄球菌:主要包括金黄色葡萄球菌和表皮葡萄球菌。金黄色葡萄球菌多为外源性感染,容易引起伤口严重的化脓性感染;因其能产生青霉素酶,易对青霉素产生耐药性。后者存在于阴道菌群中,所致的感染较轻。

(2)厌氧菌

1)革兰氏阳性球菌:存在于阴道中,当产道损伤、胎盘残留、机体抵抗力下降时,可迅速繁殖引起感染。若与大肠埃希菌混合感染,有异常恶臭味。

2)杆菌属:常见有脆弱类杆菌,多与需氧菌和厌氧性链球菌混合感染,形成局部脓肿,产生大量脓液,有恶臭味,可引起化脓性血栓性静脉炎。

3）芽孢梭菌：主要是产气荚膜梭菌，产生外毒素可引起子宫内膜炎、腹膜炎、败血症等。

（3）支原体与衣原体：解脲支原体、人型支原体及沙眼衣原体均可寄生在女性生殖道内，引起生殖道感染，其临床表现轻微。

3. 感染途径

（1）外源性感染：指外界病原体侵入生殖道所致的感染。可通过被污染的衣物、用具、各种手术器械，医务人员消毒不严格，临产前性生活等途径侵入机体。

（2）内源性感染：寄生于正常孕妇生殖道内的微生物多数不致病，当机体抵抗力降低和/或病原体数量、毒力增加时，非致病微生物转化为致病微生物引起感染。研究表明，内源性感染更重要，孕妇生殖道内的病原体不仅可致产褥感染，还可通过胎盘、胎膜、羊水间接感染胎儿，引起流产、早产、胎儿生长受限、胎膜早破及死胎等。

【临床表现】

发热、疼痛、异常恶露为产褥感染的三大主要症状。由于病原体及数量不同，感染部位和扩散范围不同，其临床表现也不同。

1. 会阴、阴道、宫颈感染　会阴裂伤或会阴伤口感染时，会阴部可出现疼痛，排尿困难，活动受限，坐位困难。局部伤口红肿、发硬、伤口裂开，有脓性分泌物流出、压痛明显。阴道感染可由会阴感染而来，或由阴道裂伤直接所致。表现为阴道黏膜充血、水肿、溃疡，脓性分泌物增多。感染部位较深时，可以引起阴道旁结缔组织炎。宫颈裂伤感染向深部蔓延达宫旁组织，引起盆腔结缔组织炎。

2. 子宫感染　包括子宫内膜炎和子宫肌炎。病原体经胎盘剥离面侵入至子宫蜕膜层称子宫内膜炎，侵入至子宫肌层称子宫肌炎，两者常伴发。子宫内膜炎表现为子宫内膜充血、坏死，阴道内有大量脓性分泌物，而且有臭味。子宫肌炎表现为腹痛，恶露量多、呈脓性，子宫压痛明显，子宫复旧不良，可以伴有高热、寒战、头痛、心率增快、白细胞增多等全身感染的症状。

3. 急性盆腔结缔组织炎、急性输卵管炎　多继发于子宫内膜炎或宫颈深度裂伤。病原体沿淋巴或血行达宫旁组织引起盆腔结缔组织炎，并累及输卵管。表现为一侧或双侧下腹持续性剧痛，常伴有高热和寒战。下腹部明显压痛、反跳痛、肌紧张，子宫复旧差，宫旁一侧或两侧结缔组织增厚、触及炎性包块，严重者累及整个盆腔形成"冰冻骨盆"。

4. 急性盆腔腹膜炎及弥漫性腹膜炎　炎症扩散至子宫浆膜层，形成盆腔腹膜炎，继而发展成弥漫性腹膜炎。全身中毒症状明显，如寒战、高热、恶心、腹胀等，下腹部明显压痛、反跳痛。腹膜炎性渗出液及纤维蛋白覆盖引起肠粘连，常在直肠子宫陷凹形成局限性脓肿，刺激肠管和膀胱，可导致腹泻、里急后重和排尿困难。若不能彻底控制，可发展为慢性盆腔炎性疾病后遗症而导致不孕。

5. 血栓性静脉炎　分为盆腔内血栓性静脉炎和下肢血栓性静脉炎。胎盘剥离处的感染性栓子经血行播散可引起盆腔内血栓性静脉炎，可累及子宫静脉、卵巢静脉、髂内静脉、髂总静脉及阴道静脉。表现为反复高热、寒战，一侧或双侧下腹部疼痛。子宫活动受限，可扪及增粗及触痛明显的静脉丛。下肢血栓性静脉炎常继发于盆腔静脉炎或周围结缔组织炎。临床表现随静脉血栓形成的部位不同而有所不同。病变多在股静脉、腘静脉及大隐静脉处，当髂总静脉或股静脉栓塞时影响下肢静脉回流，出现下肢水肿、皮肤发白和疼痛，统称为股白肿。小腿深静脉栓塞时可出现腓肠肌及足底部疼痛和压痛。

6. 脓毒血症及败血症　当感染血栓脱落进入血液循环时可引起脓毒血症。若侵入血液循环的细菌大量繁殖引起败血症时，可出现持续高热、寒战和全身中毒症状，甚至危及生命。

【护理评估】

1. 健康史　评估产褥感染的诱发因素，了解本次妊娠及分娩经过，如是否有孕期生殖道感染、贫血、胎膜早破、产道损伤、产前产后出血、手术助产等。

2. 身体状况　严密观察产妇的体温变化；评估子宫复旧、腹部或会阴部伤口情况；评估下肢有无疼痛、肿胀、皮肤发白、局部温度升高及局部压痛等下肢血栓性静脉炎征象。

3. **心理-社会状况** 评估产妇的情绪与心理状态,了解其是否存在心理沮丧、烦躁与焦虑情绪;此外,还需评估产妇的社会支持系统情况。

4. **诊断要点**

(1) 病史:详细询问病史及分娩全过程,对产后发热者,首先考虑为产褥感染,再排除引起产褥病率的其他疾病。

(2) 全身及局部检查:仔细检查腹部及会阴伤口,确定感染部位和严重程度。

(3) 实验室检查:白细胞计数增高,尤其是中性粒细胞计数升高明显;血沉加快。血清 C-反应蛋白>8mg/L 有助于早期感染的诊断。

(4) 影像学检查:超声检查、CT 及磁共振成像等检查手段能够对产褥感染形成的炎性包块、脓肿做出定位及定性诊断。

5. **治疗要点** 积极控制感染,并纠正全身状况。遵医嘱给予广谱、足量、有效抗生素控制感染。对脓肿形成或宫内残留感染者,应积极进行感染灶的处理。血栓性静脉炎应用抗生素治疗的同时遵医嘱加用肝素治疗。

【常见护理诊断/问题】

1. **体温过高** 与感染的发生有关。
2. **疼痛** 与生殖道局部发生感染有关。
3. **焦虑** 与疾病及母子分离或产妇照护婴儿的能力不足或家庭支持程度不够有关。

【护理目标】

1. 产妇感染得到控制,体温正常,舒适感增加。
2. 产妇疼痛减轻至缓解。
3. 产妇焦虑减轻或消失。

【护理措施】

1. **一般护理** 注意保暖,保持病室安静、清洁、空气新鲜。保持床单、衣物及用物清洁。保证产妇休息。加强营养,增强机体抵抗力。鼓励产妇多饮水,保证足够的液体摄入。做好症状护理,减轻或解除不适。产妇取半卧位或抬高床头,促进恶露引流,防止感染扩散。

2. **心理护理** 耐心解答产妇及其家属的疑虑,让其了解病情和治疗方案,鼓励家属参与产妇与新生儿的照护,增加产妇治疗信心,缓解焦虑情绪。

3. **病情观察** 密切观察产妇生命体征的变化,每 4h 测 1 次体温,并观察有无寒战、乏力等症状。若发现异常,及时记录并通知医师。观察产妇腹部或会阴伤口是否出现红、肿、热、痛等感染征象。同时观察记录子宫复旧及恶露情况,了解子宫底的高度、硬度、有无压痛,恶露的量、颜色、性状与气味等情况。

4. **治疗配合** 根据医嘱进行支持治疗,纠正贫血和水、电解质紊乱。遵医嘱合理使用抗生素。注意抗生素使用的间隔时间,维持血液中有效浓度。密切监测生命体征并及时采取措施,产妇高热时,可行物理降温,降温期间密切观察体温变化,并记录降温效果。应用肝素、尿激酶等药物治疗期间要注意监测凝血功能。配合做好脓肿引流术、清宫术、后穹窿穿刺术、子宫切除术的术前准备及护理。应积极配合抢救感染性休克或肾功能衰竭病人。

5. **健康教育与出院指导** 加强孕期卫生,临产前 2 个月避免性生活及盆浴,治疗期间可采用淋浴。消除引起产褥感染的诱因。鼓励产妇产后早期下床活动,保持会阴部清洁。指导合理膳食、营养均衡,增强体质。必要时应用广谱抗生素预防感染。产褥期结束后返院复查。

【护理评价】

通过治疗和护理,产妇是否:

1. 体温正常、疼痛减轻、舒适感增加。
2. 产褥感染症状消失,无并发症发生。
3. 无焦虑表现。

第二节　产后抑郁症

产后抑郁症(postpartum depression,PPD)是指产妇在分娩后出现抑郁症状,是产褥期精神综合征中最常见的一种类型。流行病学资料显示:西方发达国家 PPD 的患病率为 7%~40%。亚洲国家 PPD 患病率为 3.5%~63.3%。我国报道的 PPD 患病率为 1.1%~52.1%,平均为 14.7%,与目前国际上比较公认的发生率为 10%~15% 基本一致。

【病因】

病因不明,可能与下列因素有关:

1. **产科因素**　非计划妊娠、流产、妊娠并发症、难产、滞产、手术产等增加了产后抑郁症发生的风险。
2. **心理因素**　具有敏感(神经质)、自我为中心、情绪不稳定、社交能力不良、好强求全、固执、内向性格等个性特点的产妇容易发生产后心理障碍。
3. **神经内分泌因素**　各种神经递质及神经功能活动异常可能是产后抑郁症的发病原因之一。
4. **社会因素**　孕期发生不良生活事件,如失业、夫妻分离、亲人病丧、家庭不和睦、家庭经济条件差、缺少家庭和社会的支持与帮助(特别是丈夫与长辈的支持与帮助)等,是影响产后抑郁症发生和恢复的重要因素。
5. **遗传因素**　有精神病家族史,特别是有产后抑郁症家族史的产妇,患该病的概率比正常人群高。

【临床表现】

产后抑郁症多在产后 2 周内发病,产后 4~6 周症状明显,病程可持续 3~6 个月。主要表现:

1. **情绪改变**　突出症状是持久的情绪低落,表现为心情压抑、情绪淡漠,甚至焦虑、恐惧、易怒,夜间加重;有时表现为孤独、不愿见人或伤心、流泪。
2. **自我评价降低**　对事物缺乏兴趣,自卑、自责、内疚。自暴自弃、自罪感、对身边的人充满敌意,与丈夫及其他家庭成员关系不协调。
3. 创新性思维受损,主动性降低。思维和反应迟钝,思考问题困难。
4. 对生活缺乏信心,觉得生活无意义,出现厌食、睡眠障碍、易疲倦、性欲减退。严重者出现绝望、自杀或杀婴倾向,有时陷于错乱或昏迷状态。

【护理评估】

1. **健康史**　询问产妇有无抑郁症、精神病个人史和家族史,有无重大精神创伤史。了解围产期有无负性生活事件的发生。了解本次妊娠过程及分娩情况。评估产后母乳喂养和婴儿健康状况等。
2. **身体状况**　评估产妇的情绪变化、食欲、睡眠、疲劳程度及集中能力。观察产妇的日常活动和行为,如自我照顾能力与照顾婴儿的能力。母婴之间接触和交流的情况。了解产妇对婴儿的喜恶程度及对分娩的体验与感受等。
3. **心理-社会状况**　评估产妇的个性特征与心理状态,是否存在心理沮丧、烦躁与焦虑的情绪。评估产妇的人际交往能力和社会支持系统。
4. **诊断要点**

(1) 产后抑郁症至今尚无统一的诊断标准。目前应用较多的是美国精神病学会在《精神疾病的诊断与统计 DSM-V》(2013 年)中制定的标准:①情绪抑郁;②对全部或多数活动明显缺乏兴趣或愉悦;③体重显著下降或增加;④失眠或睡眠过度;⑤精神运动性兴奋或阻滞;⑥疲劳或乏力;⑦遇事皆

Note:

感毫无意义或自罪感;⑧思维力减退或注意力不集中;⑨反复出现死亡或自杀的想法。在产后 2 周内出现上述 5 条或 5 条以上症状,但必须具备①、②两条,才可诊断为产后抑郁症。

（2）利用产后问卷调查有助于早期发现和诊断:爱丁堡产后抑郁量表（Edinburgh postnatal depression scale,EPDS）是目前常用的筛选工具,包括 10 项内容,4 级评分。最佳筛查时间在产后 2~6 周。当产妇总分≥13 时需要进一步确诊（表 13-1）。

表 13-1　Edinburgh 产后抑郁量表（EPDS）

序号	测评项目及评分标准			
	在过去的 7 日			
1	我能够笑并观看事物有趣的方面			
	如我总能做到那样多	0 分	现在不是那样多	1 分
	现在肯定不多	2 分	根本不	3 分
2	我期待着享受事态			
	如我做到那样多	0 分	较我原来做得少	1 分
	肯定较原来做得少	2 分	全然难得有	3 分
3	当事情做错,我多会责备自己			
	是,大多时间如此	3 分	是,有时如此	2 分
	并不经常	1 分	不,永远不	0 分
4	没有充分的原因我会焦虑或苦恼			
	不,总不	0 分	极难得	1 分
	是,有时	2 分	是,非常多	3 分
5	没有充分理由我感到惊吓或恐慌			
	是,相当多	3 分	是,有时	2 分
	不,不多	1 分	不,总不	0 分
6	事情对我来说总是发展到顶点			
	是,大多情况下我全然不能应付	3 分	是,有时我不能像平时那样应付	2 分
	不,大多数时间我应付得相当好	1 分	我应付与过去一样好	0 分
7	我难以入睡,很不愉快			
	是,大多数时间如此	3 分	是,有时	2 分
	并不经常	1 分	不,全然不	0 分
8	我感到悲伤或痛苦			
	是,大多数时间如此	3 分	是,相当经常	2 分
	并不经常	1 分	不,根本不	0 分
9	我很不愉快,我哭泣			
	是,大多数时间	3 分	是,相当常见	2 分
	偶然有	1 分	不,根本不	0 分
10	出现自伤想法			
	是,相当经常	3 分	有时	2 分
	极难得	1 分	永不	0 分

知识拓展

产后抑郁障碍筛查流程

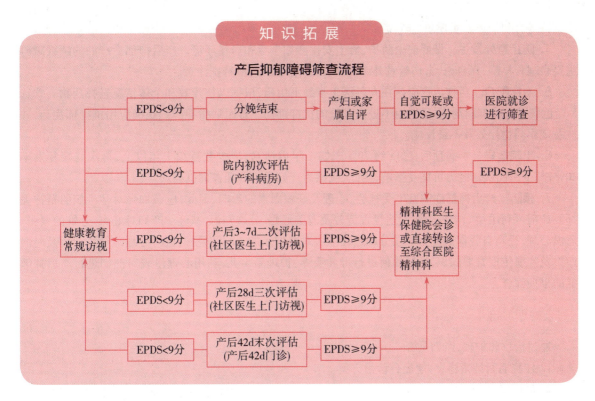

此外，还可应用产后抑郁筛查量表（postpartum depression screening scale，PDSS），包括睡眠/饮食失调、焦虑/担心、情绪不稳定、精神错乱、丢失自我、内疚/羞耻及自杀想法 7 个因素，共 35 个条目，分 5 级评分，一般以总分≥60 分作为筛查产后抑郁症的临界值。

5. **治疗要点**　心理治疗是产后抑郁症的重要治疗手段，包括心理支持与咨询、人际心理治疗、音乐治疗、社会干预等。药物治疗适用于中度抑郁症及心理治疗无效者。

【常见护理诊断/问题】

1. **家庭运作过程失常**　与抑郁所致的家庭功能改变有关。
2. **有对自己实行暴力的危险**　与产后严重的心理障碍有关。
3. **个人应对无效**　与产后抑郁有关。

【护理目标】

1. 产妇情绪稳定，能配合护理人员与家人采取有效应对措施。
2. 产妇能适应角色转换，积极参与婴儿护理。
3. 产妇的生理、心理行为正常。

【护理措施】

1. **一般护理**　提供温馨、舒适的环境。保证足够的睡眠。合理安排饮食，保证产妇的营养摄入。鼓励、协助母乳喂养，白天可从事多次短暂的轻体力活动。

2. **心理护理**　让产妇感到被支持、尊重、理解，增强信心、自我控制能力和良好交流的能力，激发内在动力去应对自身问题。护理人员要具备温和、接受的态度，鼓励产妇宣泄和抒发自身的感受，耐心倾听产妇诉说感受和困难，做好心理疏通工作。同时，鼓励和指导家属给予更多的关心和爱护，减少或避免不良的精神刺激和压力。

3. **协助并促进角色转换**　帮助产妇适应角色的转换，实施母婴同室，指导母乳喂养，鼓励产妇与婴儿多交流、多接触，并多参与照顾婴儿，培养产妇的自信心。此外，丈夫及家庭成员的情感支持、物质支持等有利于产妇实现角色转换。

4. 防止意外发生　做好安全防护,恰当安排产妇生活和居住环境。产后抑郁症产妇的睡眠障碍主要表现为早醒,而自杀、自伤等意外事件多在此期间发生,应特别注意。

5. 治疗配合　药物治疗应该在专科医生指导下用药,根据以往疗效和个体情况选择药物。首选5-羟色胺再吸收抑制剂,尽量选用不进入乳汁的抗抑郁药。遵医嘱指导产妇正确应用抗抑郁症药,并注意观察药物疗效及不良反应。

6. 出院指导　本病预后良好,约70%产妇1年内治愈,极少数持续1年以上,再次妊娠复发率20%,其下一代认知能力可能受影响,因此,应该为产妇提供心理咨询机会。

7. 预防　产后抑郁症的发生受社会、心理及妊娠因素的影响,因此,应该加强对孕产妇的精神关怀。产前可利用孕妇学校等多种途径宣传普及有关妊娠、分娩知识,减轻孕产妇对妊娠、分娩的紧张、恐惧心理,提高自我保健能力。在分娩过程中应对产妇多加关心和爱护,进行心理疏导。产后及时向产妇及家属传授育婴知识,指导如何进行母乳喂养、护理新生儿,利用心理量表对产妇进行产后抑郁症的早期筛查。

【护理评价】

通过治疗和护理,产妇是否:

1. 住院期间情绪稳定,能配合诊治方案。
2. 健康安全。
3. 能示范正确护理新生儿的技巧。

本章小结

产褥感染是导致产妇死亡的四大原因之一,以β-溶血性链球菌感染最常见;临床分为会阴、阴道、宫颈感染,子宫感染,急性盆腔结缔组织炎、急性输卵管炎,急性盆腔腹膜炎及弥漫性腹膜炎,血栓静脉炎,脓毒血症及败血症。产后抑郁症是产褥期精神综合征的一种常见类型,主要表现为持续和严重的情绪低落及一系列症状,严重者可出现自杀,甚至伤害新生儿,预防、心理护理及家庭支持对降低或治疗产后抑郁症非常重要。

(张英艳)

思考题

某女士,26岁,G_1P_0。1周前,因胎儿较大行会阴侧切+产钳术助娩一活女婴。母乳喂养正常。产后4d出现发热和下腹部疼痛。查体:T 39.3℃,下腹部压痛明显,子宫底在脐耻之间,压痛,右侧附件区明显压痛,且触及一边界不清的囊性肿物,大约5.2cm×6.3cm×4.4cm。血红蛋白110g/L,白细胞17.2×10⁹/L。

问题:

(1) 该女士出现发热的原因是什么?

(2) 该女士存在的护理问题有哪些?

(3) 如何为该女士提供护理和健康教育?

Note:

URSING

第十四章

女性生殖系统炎症病人的护理

14章 数字内容

学习目标

- 知识目标：
  1. 掌握外阴部炎症、阴道炎症、子宫颈炎、盆腔炎性疾病的临床表现、处理原则和护理要点。
  2. 熟悉阴道微生态、女性生殖系统的自然防御功能；生殖系统炎症的病原体、传染途径、发展与转归；阴道炎症、子宫颈炎、盆腔炎性疾病常用检查项目及其临床意义。
  3. 了解淋病、尖锐湿疣、梅毒对妊娠、分娩及胎儿、新生儿的影响。
- 能力目标：
  1. 运用所学知识，识别女性生殖系统炎症病人的临床表现，解释处理原则，分析做出常见护理诊断/问题，制订护理措施。
  2. 能够结合盆腔炎性疾病的发病机制和高危因素，开展预防为主的健康教育。
- 素质目标：
  尊重病人，善于与病人沟通和交流，具有较强的责任心，能够耐心细致地对待病人和工作。

女性生殖系统炎症是指来自外阴、阴道、宫颈、子宫、输卵管、卵巢、盆腔腹膜和盆腔结缔组织的炎症。炎症可局限于一个部位或多个部位同时受累。临床表现多样,轻者无症状,重者可引起败血症甚至感染性休克、死亡。女性生殖系统炎症不仅危害病人,还可危害胎儿及新生儿。

案例导入与思考

某女士,33 岁。因持续性下腹痛伴尿急、尿痛 4d,高热 1d 入院。既往月经规则,周期 30d,经期 5d。已婚,G_1P_1。入院后查体:T 39℃,P 96 次/min,急性面容。下腹有压痛及反跳痛。妇科检查:外阴正常,阴道可见脓性臭味分泌物,子宫颈充血,子宫颈口见脓性分泌物流出,宫颈举痛;子宫后倾,宫体稍大,有压痛,活动受限,左附件区可触及一边界不清的囊实相间的包块,活动欠佳,有压痛。B 型超声提示子宫左侧有一个 6cm×7cm×5cm 液性包块,回声不均,边界不清,与子宫关系不明。

请思考:

1. 该病人可能患了什么疾病?

2. 该病人的主要护理问题有哪些?

3. 对该病人应采取的护理措施是什么?

第一节　概　　述

【阴道微生态】

正常阴道内有多种微生物存在,包括:①革兰氏阳性需氧菌和兼性厌氧菌:乳杆菌、棒状杆菌、非溶血性链球菌、肠球菌和表皮葡萄球菌;②革兰氏阴性需氧菌和兼性厌氧菌:加德纳菌(此菌革兰氏染色变异,有时呈革兰氏阳性)、大肠埃希菌及摩根菌;③专性厌氧菌:消化球菌、消化链球菌、类杆菌、动弯杆菌、梭杆菌及普雷沃菌;④其他:包括支原体、假丝酵母菌等。正常阴道内虽然有多种微生物存在,但这些微生物与宿主阴道之间相互依赖、相互制约、达到动态的平衡,并不致病。

阴道微生态是由阴道微生物群、宿主的内分泌系统、阴道解剖结构及阴道局部免疫系统共同组成。在维持阴道微生态平衡的因素中,雌激素、阴道局部 pH、乳杆菌和阴道黏膜免疫系统起重要作用。雌激素可使阴道鳞状上皮增厚,并增加糖原含量,糖原在乳杆菌的作用下转化为乳酸,维持阴道正常的酸性环境(pH≤4.5,多在 3.8~4.4)。此外,雌激素还可维持阴道黏膜免疫功能,尤其是 T 细胞功能。阴道的酸性环境有利于阴道乳杆菌的生长,却可以抑制其他病原体生长。正常情况下,阴道微生物群中以乳杆菌为优势菌,乳杆菌除了维持阴道的酸性环境外,还可分泌 H_2O_2、细菌素及其他抗微生物因子,抑制或杀灭致病微生物,同时通过竞争排斥机制阻止致病微生物黏附于阴道上皮细胞,维持阴道微生态平衡。阴道黏膜免疫系统除具有黏膜屏障作用外,免疫细胞及其分泌的细胞因子还可发挥免疫调节作用,具有免疫功能的主要细胞类型是上皮细胞、间质成纤维细胞和淋巴细胞;阴道分泌物中的黏液包含多种免疫调节分子,包括细胞因子、化学因子、抗菌蛋白酶等,在防御阴道感染中起主要作用。若阴道微生态平衡被打破,则可能导致阴道感染的发生。

【女性生殖系统的自然防御功能】

女性生殖器的解剖、生理、生化和免疫学特点具有比较完善的自然防御功能,以抵御感染的发生。若防御功能下降或遭到破坏,阴道内源性菌群会发生变化或外源性致病菌侵入,即可发生生殖系统炎症。

1. **外阴**　外阴皮肤为鳞状上皮,两侧大阴唇自然合拢,遮掩阴道口和尿道口,防止外界微生物污染。

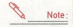

2. **阴道**　自然状态下,由于盆底肌的作用,阴道口闭合,阴道前、后壁紧贴,可防止外界污染。雌激素、局部 pH、乳杆菌和阴道黏膜免疫系统使阴道微生态平衡,并不引起炎症。

3. **子宫颈**　子宫颈内口紧闭,宫颈管黏膜分泌大量黏液,形成胶冻状黏液栓,成为预防上生殖道感染的机械屏障;宫颈管黏液栓内含乳铁蛋白、溶菌酶等,可抑制病原体侵入子宫内膜。

4. **子宫内膜**　育龄妇女子宫内膜周期性剥脱,是预防宫腔感染的有利条件。此外,子宫内膜分泌液也含有乳铁蛋白、溶菌酶,可清除少量进入宫腔的病原体。

5. **输卵管**　输卵管黏膜上皮细胞的纤毛向子宫腔方向摆动以及输卵管的蠕动,均有利于阻止病原体的侵入。输卵管分泌液与子宫内膜分泌液一样,含有乳铁蛋白、溶菌酶,清除偶尔进入输卵管的病原体。

6. **生殖道的免疫系统**　生殖道黏膜聚集有不同数量的淋巴组织及散在的淋巴细胞,包括 T 细胞、B 细胞。此外,中性粒细胞、巨噬细胞、补体以及一些细胞因子,均在局部有重要的免疫功能,发挥抗感染作用。

女性生殖系统虽具有自然防御功能,但是外阴阴道与尿道口和肛门邻近,易受污染;外阴与阴道又是性交、分娩及宫腔操作的必经之道,容易受到损伤及外界病原体的感染。此外,妇女在特殊生理时期,如月经期、妊娠期、分娩期和产褥期,防御功能受到破坏,机体免疫功能下降,病原体容易侵入生殖道而形成炎症。

【病原体及其传染途径】

1. **病原体**　病原体有外源性和内源性两个来源,两种病原体可单独存在,但通常是混合感染。外源性病原体主要为性传播疾病的病原体,如沙眼衣原体、淋病奈瑟菌、阴道毛滴虫,其他支原体包括人型支原体、生殖支原体以及解脲支原体,其中以生殖支原体为主。

内源性病原体是来自原寄居于阴道内的微生物群,包括需氧菌及厌氧菌,可以仅为需氧菌或仅为厌氧菌,但以需氧菌及厌氧菌混合感染多见。主要的需氧菌及兼性厌氧菌有葡萄球菌、溶血性链球菌、大肠埃希菌。葡萄球菌为革兰氏阳性球菌,是产后、手术后生殖器炎症及伤口感染常见的病原菌,其中金黄色葡萄球菌致病力最强。革兰氏阳性链球菌的种类很多,乙型溶血性链球菌的致病力强,可使感染扩散,并引起败血症。大肠埃希菌为革兰氏阴性杆菌,是肠道及阴道的正常寄生菌,一般不致病,但当机体极度衰弱时,可引起严重感染,甚至产生内毒素。厌氧菌主要有革兰氏阴性脆弱类杆菌及革兰氏阳性消化链球菌、消化球菌等,脆弱类杆菌致病力最强,感染的特点是容易形成盆腔脓肿、感染性血栓性静脉炎,脓液有粪臭并有气泡。消化链球菌和消化球菌多见于产褥感染、感染性流产及输卵管炎。

2. **感染途径**

(1) 沿生殖器黏膜上行蔓延:病原体侵入外阴、阴道后,或阴道内的菌群沿阴道黏膜经宫颈、子宫内膜、输卵管黏膜蔓延至卵巢及腹腔,是非妊娠期、非产褥期盆腔炎性疾病的主要感染途径。淋病奈瑟菌、沙眼衣原体及葡萄球菌等沿此途径扩散(图 14-1)。

(2) 经血液循环蔓延:病原体先侵入人体的其他系统,再经过血液循环感染生殖器,为结核菌感染的主要途径(图 14-2)。

(3) 经淋巴系统蔓延:细菌经外阴、阴道、宫颈及宫体创伤处的淋巴管侵入盆腔结缔组织及内生殖器其他部分,是产褥感染、流产后感染及放置宫内节育器后感染的主要传播途径,多见于链球菌、大肠埃希菌、厌氧菌感染(图 14-3)。

(4) 直接蔓延:腹腔其他脏器感染后直接蔓延到内生殖器,如阑尾炎可引起右侧输卵管炎。

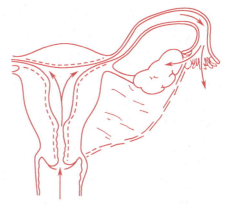

图 14-1　炎症经黏膜上行蔓延

Note:

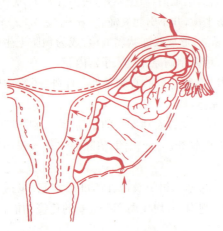

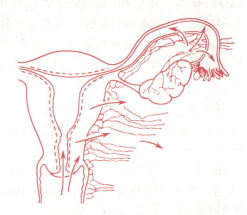

图 14-2 炎症经血行蔓延   图 14-3 炎症经淋巴系统蔓延

【炎症的发展与转归】

1. **痊愈** 病人抵抗力强、病原体致病力弱或治疗及时、抗生素使用恰当,病原体完全被消灭,炎症很快被控制,炎性渗出物完全被吸收,病人痊愈。一般情况下,痊愈后组织结构、功能都可以恢复正常,不留痕迹。但如果坏死组织、炎性渗出物机化形成瘢痕或粘连,则组织结构和功能不能完全恢复。

2. **转为慢性** 炎症治疗不彻底、不及时或病原体对抗生素不敏感,身体防御功能和病原体的作用处于相持状态,炎症长期持续存在。机体抵抗力强时,炎症可以被控制并逐渐好转,一旦机体抵抗力降低,慢性炎症可急性发作。

3. **扩散与蔓延** 病人抵抗力低下而病原体数量多及致病力强时,炎症可经淋巴和血行扩散或蔓延到邻近器官。严重时可形成败血症,危及生命,此种情况目前已不多见。

【临床表现】

1. **阴道分泌物异常** 女性阴道内常有少量分泌物,主要是由阴道黏膜渗出物、宫颈管及子宫内膜腺体分泌物等混合而成,又称白带。白带的形成与雌激素的作用有关。正常白带呈白色稀糊状或蛋清样,黏稠,无腥臭味,量少,称为生理性白带。若生殖道出现炎症,特别是阴道炎和宫颈炎时,白带量显著增多,有臭味,性状亦有改变,称为病理性白带。

2. **外阴不适** 外阴受到异常阴道分泌物刺激,常出现瘙痒、灼热或疼痛。外阴瘙痒常为阵发性发作,也可为持续性,通常夜间加重。瘙痒程度因不同疾病和不同个体而有明显差异。因长期搔抓,外阴可见抓痕、血痂或继发毛囊炎;由于外阴皮肤完整性受损,病人常感到局部灼热或疼痛。

3. **下腹不适** 依据炎症侵及的部位、范围及程度不同,临床表现有所不同。常表现为下腹痛,通常分为急性下腹痛与慢性下腹痛两种。急性下腹痛,起病急剧,疼痛剧烈,常伴有恶心、呕吐、出汗及发热等症状,盆腔炎性疾病、子宫内膜炎或输卵管卵巢脓肿病人常有急性下腹痛伴发热;慢性下腹痛,起病缓慢,多为隐痛或钝痛,病程长,慢性输卵管炎常有非周期性慢性下腹痛,盆腔炎性疾病常有月经期慢性下腹痛。

4. **不孕** 阴道及宫颈管炎症不利于精子穿过;输卵管炎症所致管腔狭窄或子宫内膜炎症,妨碍受精卵到达宫腔并顺利着床。

【处理原则】

1. **加强预防** 注意个人卫生,经常更换内裤,穿纯棉内裤,保持外阴清洁、干燥。增加营养,增强体质,提高机体抵抗力。避免私自滥用抗生素。

2. **控制炎症** 一旦发生生殖系统炎症,应及时就医并遵医嘱治疗。针对病原体选用敏感的抗生素进行治疗,要求及时、足量、规范、有效地使用。可口服全身用药,也可局部药物治疗,或局部热敷、坐浴、冲洗或熏洗,以改善症状。

3. **病因治疗** 积极寻找病因,针对病因进行治疗或手术修补。

4. **物理或手术治疗** 物理治疗有微波、短波、超短波、激光、冷冻、离子透入(可加入各种药物)等,促进局部血液循环,改善组织营养状态,提高新陈代谢,以利炎症吸收和消退。手术治疗可根据情况选择经阴道、经腹部手术或腹腔镜手术,手术以彻底治愈为原则,避免遗留病灶而复发。

5. **中药治疗** 根据具体情况,可选用清热解毒、清热利湿或活血化瘀的中药。

【护理要点】

1. **一般护理** 嘱病人多休息,避免劳累。急性炎症期应卧床休息。指导病人增加营养,进食高热量、高蛋白、高维生素饮食。发热时多饮水。

2. **缓解症状,促进舒适** 指导病人定时更换消毒会阴垫,便后冲洗、擦洗会阴时遵循由前向后、从尿道口到阴道口,最后达肛门的原则,以保持会阴部清洁。炎症急性期,病人宜采取半卧位,以利于盆腔分泌物积聚于直肠子宫陷凹,使炎症局限或便于引流。为发热病人做好物理降温并及时为其更换衣服、床单。疼痛症状明显者,按照医嘱给予止痛剂。若病人局部奇痒难忍,酌情给予止痒药膏,并嘱咐病人避免搔抓。

3. **执行医嘱,配合治疗** 评估病人对诊疗方案的了解程度及执行能力后,帮助病人了解妇科诊疗时的体位、方法及各种治疗措施,护士应尽可能陪伴病人并注意保护病人隐私,解除病人不安、恐惧的情绪。执行医嘱时应尽量使用通俗易懂的语言与病人及家属沟通,认真回答其问题,准确执行医嘱。及时、正确收集各种送检标本,协助医师完成诊疗过程。

4. **心理护理,精神支持** 由于炎症部位处于病人的隐私处,病人往往有害羞心理,不愿及时就医,护理人员应耐心向病人进行解释,告知及时就医的重要性,并鼓励坚持治疗和随访。对待慢性病人要及时了解其心理问题,尊重病人,耐心倾听其诉说,主动向病人解释各种诊疗的目的、作用、方法、不良反应和注意事项,与病人及家属共同讨论治疗、护理方案,减轻病人的恐惧和焦虑,争取家人的理解和支持,必要时提供直接帮助。

5. **病情观察,做好记录** 巡视病人过程中,认真对待病人的主诉,注意观察生命体征、阴道分泌物的量和性状、用药反应等情况,详细记录,若有异常情况,及时与医师取得联系。

6. **健康教育,出院指导**

(1) **卫生宣教**:指导妇女穿棉制品内裤,以减少局部刺激。告知治疗期间勿去公共浴池、游泳池,浴盆、浴巾等用具应消毒,并避免性生活。注意经期、孕期、分娩期和产褥期的卫生。

(2) **普查普治**:积极开展普查普治,指导护理对象定期进行妇科检查,及早发现异常,并积极治疗。

(3) **指导用药**:对需局部用药治疗者,要耐心教会病人会阴区清洁、自我用药的方法及注意事项,请病人独立操作至确定其完全理解并掌握为止。此外,向病人讲解有关药物的作用、不良反应,使病人明确不同剂型药物的用药途径,以保证疗程和疗效。

(4) **传授知识**:向病人及家属讲解常见生殖系统炎症的病因、诱发因素、预防措施,并与病人及家人共同讨论适用于个人、家庭的防治措施。同时向病人及家属告知相关诊断检查可能出现的不适。如腹腔镜检查术后出现上腹部不适及肩痛,是 CO_2 对膈肌刺激所致,术后数日内可自然消失。

第二节 外阴部炎症

一、非特异性外阴炎

非特异性外阴炎(non-specific vulvitis)是由物理、化学因素而非病原体所致的外阴皮肤或黏膜的炎症。

【病因】

外阴暴露于外,若不注意皮肤清洁,经血、产后恶露、阴道分泌物、尿液、粪便等刺激均可引起外阴不同程度的炎症;尤其是糖尿病病人的糖尿刺激、粪瘘病人的粪便刺激、尿瘘病人尿液长期浸渍等。此外,穿紧身化纤内裤、月经垫通透性差、外阴局部潮湿等均可引起外阴部炎症。

【临床表现】

外阴皮肤黏膜瘙痒、疼痛、红肿、灼热感,于性交、活动、排尿、排便时加重。急性炎症者检查见外阴局部充血、肿胀、糜烂,常有抓痕,严重者形成溃疡或湿疹。慢性炎症者,外阴局部皮肤增厚、粗糙、皲裂等,甚至苔藓样变。

【处理原则】

保持外阴局部清洁、干燥,积极病因治疗和对症治疗。寻找并积极消除病因,若发现糖尿病应及时治疗;若有尿瘘、粪瘘,应及时行修补术。局部治疗可用0.1%聚维酮碘液或1:5 000高锰酸钾液坐浴,坐浴后涂抗生素软膏或中成药软膏,也可用中药水煎熏洗外阴部。

【护理要点】

1. **治疗指导** 非特异性外阴炎病人的局部治疗可用0.1%聚维酮碘液或1:5 000高锰酸钾液坐浴,每日2次,每次15~30min,5~10次为一个疗程。护士应教会病人坐浴的方法,包括溶液的配制、温度、坐浴的时间及注意事项。注意提醒病人溶液浓度不宜过浓,以免灼伤皮肤。坐浴时要使会阴部浸没于溶液中,经期停止坐浴。坐浴后,局部涂抗生素软膏或紫草油。也可用中药水煎熏洗外阴部,每日1~2次。急性期病人还可选用微波或红外线进行局部物理治疗。

2. **健康教育** 指导护理对象注意保持外阴的清洁、干燥,穿纯棉内裤并经常更换,做好经期、孕期、分娩期及产褥期卫生。勿饮酒,少食辛辣食物。外阴部严禁搔抓,勿用刺激性药物或肥皂擦洗。外阴破溃者要预防继发感染,使用柔软无菌会阴垫,减少摩擦和感染的机会。

二、前庭大腺炎

病原体侵入前庭大腺引起的炎症,称为前庭大腺炎(bartholinitis)。前庭大腺位于两侧大阴唇后1/3深部,腺管开口于处女膜与小阴唇之间的沟内。外阴部受污染时,易发生炎症。育龄妇女多见,幼女及绝经后期妇女少见。

【病因】

多为混合性细菌感染。主要病原体为葡萄球菌、链球菌、大肠埃希菌、肠球菌等,随着性传播疾病发病率的增加,淋病奈瑟菌及沙眼衣原体已成为常见病原体。急性炎症发作时,病原体首先侵犯腺管,导致前庭大腺导管炎,腺管开口往往因肿胀或渗出物凝聚而阻塞,脓液不能外流、积存而形成脓

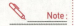
Note:

肿,称为前庭大腺脓肿(abscess of bartholin gland)。

【临床表现】

炎症多发生于一侧。起病急,初起时局部肿胀、疼痛、有灼烧感。检查见局部皮肤红肿、发热、压痛明显,患侧前庭大腺开口处有时可见白色脓点。当脓肿形成时,脓肿直径可达 3~6cm,病人疼痛加剧,行走不便;脓肿成熟时局部可触及波动感。当脓肿内压力增大时,表面皮肤发红、变薄,脓肿可自行破溃;若破孔大,可自行引流,炎症较快消退而痊愈;若破孔小,引流不畅,则炎症持续不消退,并反复急性发作。少数病人可能出现发热等全身症状,腹股沟淋巴结可呈不同程度增大。

【处理原则】

根据病原体选择敏感的抗生素控制急性炎症,常选择使用喹诺酮或头孢菌素与甲硝唑联合抗感染。脓肿形成后应尽早切开引流并作造口术。

【护理要点】

1. 急性期病人应卧床休息,保持局部清洁;由前庭大腺开口处取分泌物进行细菌培养和药敏试验,按医嘱给予抗生素及止痛剂。也可口服清热、解毒中药;或选用蒲公英、紫花地丁、金银花、连翘等局部热敷或坐浴。

2. 脓肿切开术后,局部放置引流条引流,引流条需每日更换。外阴用消毒液常规擦洗,伤口愈合后,可改用坐浴。

三、前庭大腺囊肿

前庭大腺囊肿(bartholin cyst)系因前庭大腺腺管开口部阻塞、分泌物积聚于腺腔而形成。前庭大腺囊肿可继发感染,形成脓肿并反复发作。

【病因】

引起前庭大腺腺管阻塞的原因有:①前庭大腺脓肿消退后,腺管口粘连闭塞,腺管阻塞,分泌物不能排出,脓液吸收后由黏液分泌物所代替。②先天性腺管狭窄或腺腔内黏液浓稠,分泌物排出不畅,导致囊肿形成。③前庭大腺腺管损伤,如分娩时会阴与阴道裂伤后瘢痕阻塞腺管口,或会阴后-侧切开术损伤腺管。

【临床表现】

前庭大腺囊肿多由小逐渐增大,囊肿多为单侧,也可为双侧。若囊肿小且无感染,病人可无自觉症状,往往于妇科检查时被发现;若囊肿大,可有外阴坠胀感或性交不适。检查见囊肿多呈椭圆形,大小不等,位于外阴部后下方,可向大阴唇外侧突起。

【处理原则】

行前庭大腺囊肿造口术,造口术方法简单、损伤小,术后还能保留腺体功能。还可采用 CO_2 激光或微波行囊肿造口术。

【护理要点】

同前庭大腺炎病人的护理。

第三节　阴道炎症

一、滴虫阴道炎

滴虫阴道炎(trichomonal vaginitis)是由阴道毛滴虫引起的阴道炎,也是常见的性传播疾病。

【病因】

滴虫呈梨形,体积约为多核白细胞的 2~3 倍,其顶端有 4 根鞭毛,体侧有波动膜,后端尖并有轴柱凸出,无色透明如水滴(图 14-4)。鞭毛随波动膜的波动而活动。滴虫生存力较强,适宜在温度 25~40℃、pH 为 5.2~6.6 的潮湿环境中生长,在 pH 5.0 以下环境中其生长受到抑制。滴虫能在 3~5℃ 环境中生存 21d,在 46℃ 环境中生存 20~60min,在半干燥环境中生存约 10h;在普通肥皂水中也能生存 45~120min。月经前、后阴道 pH 发生变化,接近中性,故隐藏在腺体及阴道皱襞中的滴虫于月经前、后常得以繁殖,引起炎症的发作。另外,妊娠期、产后阴道环境也发生改变,适于滴虫生长繁殖。滴虫能消耗或吞噬阴道上皮细胞内的糖原,也可吞噬乳杆菌,阻碍乳酸生成,使阴道 pH 升高而有利于繁殖。滴虫阴道炎病人的阴道 pH 一般在 5.0~6.5,多数>6.0。滴虫不仅寄生于阴道,还常侵入尿道或尿道旁腺,甚至膀胱、肾盂以及男性的包皮皱襞、尿道或前列腺中。滴虫能消耗氧,使阴道成为厌氧环境,利于厌氧菌繁殖,约 60% 病人合并细菌性阴道病。

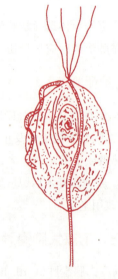

图 14-4　阴道毛滴虫

【传播方式】

1. **经性交直接传播**　是主要的传播方式。由于男性感染滴虫后常无症状,易成为感染源。
2. **间接传播**　经公共浴池、浴盆、浴巾、游泳池、坐式便器、衣物等间接传播,还可通过污染的器械及敷料传播。

【临床表现】

潜伏期 4~28d,25%~50% 的病人感染初期无症状,主要症状是阴道分泌物增多及外阴瘙痒,间或有灼热、疼痛、性交痛等。典型分泌物呈稀薄脓性、黄绿色、泡沫状伴有臭味。分泌物呈脓性是因分泌物中含有白细胞,若合并其他感染则呈黄绿色;泡沫状、有臭味是因滴虫无氧酵解碳水化合物,产生腐臭气体。瘙痒部位主要为阴道口及外阴。若合并尿道口感染,可有尿频、尿痛,有时可见血尿。阴道毛滴虫能吞噬精子,影响精子在阴道内存活,可致不孕。妇科检查可见病人阴道黏膜充血,严重者有散在出血点,甚至宫颈有出血点,形成"草莓样"宫颈,后穹窿有多量白带,呈泡沫状灰黄色、黄白色稀薄液体或黄绿色脓性分泌物。少数病人阴道内有滴虫存在而无炎症反应,阴道黏膜无异常,称为带虫者。

【处理原则】

全身用药,主要治疗药物是硝基咪唑类药物,如甲硝唑和替硝唑。初次治疗可选择甲硝唑 2g,单次口服;或替硝唑 2g,单次口服;或甲硝唑 400mg,每日 2 次,连服 7d。口服药物的治愈率达 90%~95%。

【护理要点】

1. **指导病人自我护理**　注意个人卫生,保持外阴部的清洁、干燥。勤换内裤,内裤、坐浴及洗涤用物应高温消毒以消灭病原体,避免交叉和重复感染的机会。避免搔抓外阴部以免皮肤破损。治疗期间禁止性生活。

2. **指导病人配合检查**　阴道分泌物中找到滴虫可确诊滴虫阴道炎。最简便的方法是湿片法,即取 0.9% 氯化钠溶液 1 滴放于玻片上,在阴道侧壁取典型分泌物混于其中,立即在低倍光镜下寻找滴虫。显微镜下见到呈波状运动的滴虫及增多的白细胞被推移。此方法的敏感性为 60%～70%,阴道分泌物智能化检测系统及分子诊断技术可提高滴虫检出率。告知病人取分泌物前 24～48h 避免性交、阴道灌洗或局部用药。分泌物取出后应及时送检并注意保暖,否则滴虫活动力减弱,辨认困难。

3. **告知全身用药注意事项**　甲硝唑口服后偶见胃肠道反应,如食欲减退、恶心、呕吐。此外,偶见头痛、皮疹、白细胞减少等,一旦发现应报告医师并停药。由于药物可抑制乙醇在体内氧化而产生有毒的中间代谢产物,因此,甲硝唑用药期间及停药 24h 内、替硝唑用药期间及停药 72h 内禁止饮酒。甲硝唑能通过乳汁排泄,用药期间及用药后 12～24h 内不宜哺乳;替硝唑服药后 3d 内不宜哺乳。

4. **要求性伴侣同时治疗**　滴虫阴道炎主要由性行为传播,性伴侣应同时进行治疗,治愈前避免无保护性性交。

5. **随访及治疗失败者的处理**　滴虫阴道炎病人再感染率高,最初感染的 3 个月内需要追踪、复查。若初次治疗失败,对甲硝唑单次口服者,可重复应用甲硝唑 400mg,每日 2 次,连服 7d;或替硝唑 2g,单次口服。若再次治疗仍失败,给予甲硝唑 2g,每日 1 次,连服 5d 或替硝唑 2g,每日 1 次,连服 5d。

6. **说明妊娠期治疗的注意事项**　滴虫阴道炎可致胎膜早破、早产及低出生体重儿,治疗可采用甲硝唑 2g 顿服,或甲硝唑 400mg,每日 2 次,连服 7d。治疗有症状的滴虫阴道炎孕妇可以减轻症状,减少传播,防止新生儿呼吸道和生殖道感染。甲硝唑虽可透过胎盘,但未发现妊娠期应用甲硝唑会增加胎儿畸形或机体细胞突变的风险,而替硝唑在妊娠期应用的安全性尚未确定,应避免应用。

二、外阴阴道假丝酵母菌病

外阴阴道假丝酵母菌病(vulvovaginal candidiasis,VVC)是由假丝酵母菌引起的外阴阴道炎症,曾称为念珠菌性阴道病。发生率高,国外资料显示,约 75% 妇女一生中至少患过 1 次外阴阴道假丝酵母菌病,其中 45% 妇女经历过 2 次或以上的发病。

【病因】

80%～90% 的病原体为白假丝酵母菌,10%～20% 为非白假丝酵母菌(光滑假丝酵母菌、近平滑假丝酵母菌、热带假丝酵母菌等)引起。酸性环境适宜假丝酵母菌生长,假丝酵母菌感染的病人阴道 pH 多在 4.0～4.7,通常<4.5。假丝酵母菌对热的抵抗力不强,加热至 60℃后 1h 即可死亡,但对于干燥、日光、紫外线及化学制剂等抵抗力较强。

白假丝酵母菌是有酵母相和菌丝相的双相菌。酵母相为芽生孢子,在无症状寄居和传播中起作用;菌丝相为芽生孢子伸长形成假菌丝,侵袭组织能力强。白假丝酵母菌为条件致病菌,10%～20% 非孕妇女及 30%～40% 孕妇阴道中寄生此菌,但数量极少,且呈酵母相,并不引起症状。只有在全身及阴道局部免疫能力下降、假丝酵母菌大量繁殖并转变为菌丝相才出现症状。常见发病诱因有:①长期应用抗生素,抑制了乳杆菌生长,有利于假丝酵母菌繁殖;②妊娠时机体免疫力下降,雌激素水平高,阴道组织内糖原增加,酸度增高,有利于假丝酵母菌生长;③糖尿病病人机体免疫力下降,阴道内糖原增加,适合假丝酵母菌繁殖;④大量应用免疫抑制剂,如类固醇皮质激素或免疫缺陷综合征,使机体的抵抗力降低;⑤其他诱因有胃肠道假丝酵母菌感染者粪便污染阴道、应用含高剂量雌激素的避孕药、穿紧身化纤内裤和肥胖等,后者可使会阴局部的温度及湿度增加,易于假丝酵母菌繁殖。

Note:

【传播方式】

1. **内源性感染**　为主要感染途径,假丝酵母菌除作为条件致病菌寄生于阴道外,还可寄生于人的口腔、肠道,当局部环境条件适合时易发病,这3个部位的假丝酵母菌可互相传染。

2. **性交传染**　部分病人可通过性交直接传染。

3. **间接传染**　少数病人通过接触感染的衣物而间接传染。

【临床表现】

主要为外阴瘙痒、烧灼痛、性交痛以及尿痛,部分病人阴道分泌物增多。尿痛特点是排尿时尿液刺激水肿的外阴及前庭导致疼痛。阴道分泌物的特征是白色稠厚呈凝乳或豆腐渣样。妇科检查可见外阴红斑、水肿,常伴有皮肤抓痕,严重者可见皮肤皲裂、表皮脱落。阴道黏膜红肿,小阴唇内侧及阴道黏膜附有白色块状物,擦除后露出红肿黏膜面,急性期还可见到糜烂及浅表溃疡。

目前根据其流行情况、临床表现、微生物学、宿主情况分为单纯性VVC和复杂性VVC,见表14-1。10%~20%的妇女表现为复杂性VVC。一年内有症状并经真菌学证实的VVC发作4次或以上,称为复发性外阴阴道假丝酵母菌病(recurrent vulvovaginal candidiasis,RVVC),发生率约为5%。VVC临床评分标准见表14-2,评分≥7分为重度VVC,而<7分为轻、中度VVC。

表14-1　VVC临床分类

	单纯性VVC	复杂性VVC
发生频率	散发或非经常发作	复发性
临床表现	轻到中度	重度
真菌种类	白假丝酵母菌	非白假丝酵母菌
宿主情况	免疫功能正常	免疫功能低下、应用免疫抑制剂、未控制的糖尿病、妊娠

表14-2　VVC临床评分标准

评分项目	0分	1分	2分	3分
瘙痒	无	偶有发作,可被忽略	能引起重视	持续发作,坐立不安
疼痛	无	轻	中	重
阴道黏膜充血、水肿	无	轻	中	重
外阴抓痕、皲裂、糜烂	无	/	/	有
分泌物量	无	较正常稍多	量多,无溢出	量多,有溢出

【处理原则】

消除诱因,包括积极治疗糖尿病,及时停用广谱抗生素、雌激素及类固醇皮质激素。根据病人具体情况选择局部或全身应用抗真菌药物。单纯性VVC主要以局部短疗程抗真菌药物为主,常用唑类抗真菌药物。复杂性VVC病人可采用强化治疗及巩固治疗。严重VVC者,外阴局部可应用低浓度糖皮质激素软膏或唑类霜剂。

【护理要点】

1. **健康指导**　与病人讨论发病因素及治疗原则,使其积极配合治疗;培养健康的卫生习惯,保持局部清洁;避免交叉感染。勤换内裤,用过的内裤、盆及毛巾均用开水烫洗。

2. **指导病人配合检查**　在阴道分泌物中找到假丝酵母菌的芽生孢子或假菌丝即可确诊 VVC。可用湿片法或革兰氏染色检查分泌物中的芽生孢子和假菌丝。湿片法多采用 10% 氢氧化钾溶液,可溶解其他细胞成分,提高假丝酵母菌检出率。对于有症状而多次湿片法检查结果阴性或难治性 VCC 病人,可采用培养法同时行药敏试验。

3. **用药护理**　向病人说明用药目的与方法,取得配合,按医嘱完成正规疗程。指导病人正确用药。需要阴道用药的病人应洗手后戴手套,用示指将药沿阴道后壁推进达阴道深部(详见第二十二章第三节阴道或宫颈上药),为保证药物局部作用时间,宜在晚上睡前放置。为提高用药效果,可用 2%~4% 碳酸氢钠液坐浴或阴道冲洗后用药。对 RVVC 病人,治疗期间应定期复查监测疗效及药物副作用,一旦发现副作用,立即停药。妊娠期合并感染者以局部治疗为主,以小剂量长疗程为佳,禁止口服唑类抗真菌药物。

(1) **单纯性 VVC**:主要以局部短疗程抗真菌药物为主,可选用下列药物之一放置于阴道深部:①克霉唑栓剂,1 粒(500mg),单次用药;或每晚 1 粒(150mg),连用 7d;②咪康唑栓剂,每晚 1 粒(200mg),连用 7d;或每晚 1 粒(400mg),连用 3d;或 1 粒(1 200mg),单次用药;③制霉菌素制剂,每晚 1 粒(10 万 U),连用 10~14d。单纯性 VVC 病人若不能耐受局部用药、未婚妇女及不宜采用局部用药者,可选用口服药物。常用药物是氟康唑 150mg,顿服。重度 VVC 病人在单纯性 VCC 治疗的基础上延长多一个疗程的治疗时间。若为口服或局部用药一日疗法的方案,则在 72h 后加用 1 次;若为局部用药 3~7d 的方案,则延长为 7~14d。

(2) **RVVC**:治疗分为强化治疗及巩固治疗。根据真菌培养和药物敏感试验选择药物。在强化治疗达到真菌培养阴性后,给予巩固治疗至半年。强化治疗方案即在单纯性 VVC 治疗的基础上延长多 1~2 个疗程的治疗时间。巩固治疗方案目前国内外尚无成熟方案,可口服氟康唑 150mg,每周 1 次,连续 6 个月,也可根据复发规律,每月给予一个疗程局部用药,连续 6 个月。

4. **性伴侣治疗**　无须对性伴侣进行常规治疗。但约 15% 男性与女性病人接触后会患有龟头炎,需要进行假丝酵母菌检查及治疗,以预防女性重复感染。

5. **随访**　在治疗结束后的 7~14d,建议追踪复查。若症状持续存在或治疗后复发,可做真菌培养同时行药敏试验。对 RVVC 病人在巩固治疗的第 3 个月及 6 个月时,建议进行真菌培养。

三、萎缩性阴道炎

萎缩性阴道炎(atrophic vaginitis)常见于自然绝经或人工绝经后妇女,也可见于产后闭经或药物假绝经治疗的妇女,是雌激素水平降低、局部抵抗力下降引起的,以需氧菌感染为主的阴道炎症。

【病因】

绝经后妇女因卵巢功能衰退,雌激素水平降低,阴道壁萎缩,黏膜变薄,上皮细胞内糖原含量减少,阴道内 pH 增高,多为 5.0~7.0,局部抵抗力降低,嗜酸性的乳杆菌不再为优势菌,以需氧菌为主的其他致病菌过度繁殖,从而引起炎症。

【临床表现】

主要症状为外阴灼热不适、瘙痒及阴道分泌物增多。阴道分泌物稀薄,呈淡黄色,感染严重者呈血样脓性白带。由于阴道黏膜萎缩,可伴有性交痛。妇科检查可见阴道呈萎缩性改变,上皮皱襞消失、萎缩、菲薄。阴道黏膜充血,常伴有散在小出血点或点状出血斑,有时见浅表溃疡。溃疡面可与对侧粘连,严重时造成阴道狭窄甚至闭锁,若炎症分泌物引流不畅,可形成阴道积脓或宫腔积脓。

【处理原则】

应用抗生素抑制细菌生长;补充雌激素增强阴道抵抗力。

Note:

【护理要点】

1. **加强健康教育** 注意保持会阴部清洁,勤换内裤,出现症状应及时到医院就诊。

2. **指导病人配合阴道分泌物检查** 萎缩性阴道炎病人阴道分泌物镜检见大量白细胞而未见滴虫、假丝酵母菌等致病菌。

3. **用药护理** 使病人理解用药的目的、方法与注意事项,主动配合治疗过程。阴道局部应用抗生素,如诺氟沙星 100mg,放入阴道深部,每日 1 次,7~10d 为 1 个疗程。对于阴道局部干涩明显者,可用润滑剂。通常在阴道冲洗后进行阴道局部用药。病人可采用 1% 乳酸或 0.5% 醋酸冲洗阴道,1 次/d,以增加阴道酸度,抑制细菌生长繁殖。

雌激素制剂可局部给药,也可全身给药。局部用雌三醇软膏涂抹,每日 1~2 次,14d 为 1 个疗程。全身用药,口服替勃龙 2.5mg,每日 1 次。也可选用其他雌孕激素制剂连续联合用药。

四、细菌性阴道病

细菌性阴道病(bacterial vaginosis,BV)是阴道内正常菌群失调引起的一种混合感染,但临床及病理特征无炎症改变。

【病因】

正常阴道微生物群中以乳杆菌为优势菌,乳杆菌不但能够维持阴道的酸性环境,还能产生 H_2O_2、细菌素等抗微生物因子,可抑制致病菌微生物的生长;同时,通过竞争排斥机制阻止致病微生物黏附于阴道上皮细胞,维持阴道微生态平衡。频繁性交、多个性伴侣或阴道灌洗等情况下,乳杆菌减少,导致其他微生物大量繁殖,主要有加德纳菌、厌氧菌(动弯杆菌、普雷沃菌、紫单胞菌、类杆菌、消化链球菌等)以及人型支原体,其中以厌氧菌居多,这些微生物的数量可增加 100~1 000 倍。随着这些微生物的繁殖,其代谢产物使阴道分泌物的生化成分发生相应改变,pH 升高,胺类物质(尸胺、腐胺、三甲胺)、有机酸以及一些酶类(黏多糖酶、唾液酸酶、IgA 蛋白酶等)增加。胺类物质可使阴道分泌物增多并有臭味。酶和有机酸可破坏宿主的防御机制,如溶解宫颈黏液,致使病微生物更易进入上生殖道,引起炎症。

【临床表现】

多发生在性活跃期妇女。10%~40% 病人无临床症状。有症状者表现为阴道分泌物增多,伴有鱼腥臭味,可出现轻度外阴瘙痒或烧灼感,性交后加重。检查可见阴道分泌物呈灰白色,均匀一致,稀薄,常黏附于阴道壁,容易将其从阴道壁拭去,阴道黏膜无明显充血等炎症表现。

细菌性阴道病还可引起子宫内膜炎、盆腔炎性疾病、子宫切除术后阴道残端感染,妊娠期细菌性阴道病可导致绒毛膜羊膜炎、胎膜早破、早产。

【处理原则】

有症状者均需治疗,无症状者除有早产高风险孕妇外,一般不需治疗。治疗选用抗厌氧菌药物,主要药物有甲硝唑、替硝唑、克林霉素。

【护理要点】

1. **指导病人自我护理** 注意个人卫生,保持外阴清洁、干燥,避免搔抓致皮肤破损。勤换内裤,出现症状应及时诊断并治疗。

2. **指导病人配合阴道分泌物检查** 细菌性阴道病可通过线索细胞(clue cell)阳性或胺试验(whiff test)阳性协助诊断。线索细胞检查是取少许阴道分泌物放在玻片上,加 1 滴 0.9% 氯化钠溶液

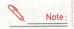

混合,于高倍显微镜下寻找线索细胞。镜下线索细胞数量占鳞状上皮细胞比例大于 20%,可以诊断细菌性阴道病。线索细胞为表面黏附了大量细小颗粒的阴道脱落鳞状上皮细胞,这些细小颗粒为加德纳菌及其他厌氧菌,使高倍显微镜下所见的鳞状上皮细胞表面毛糙、模糊、边界不清,边缘呈锯齿状。胺试验是取阴道分泌物少许放在玻片上,加入 10% 氢氧化钾溶液 1~2 滴,产生烂鱼、烂肉样腥臭气味,系因胺遇碱释放氨所致。此外,细菌性阴道病还可应用 Nugent 革兰氏染色评分,即根据阴道分泌物的各种细菌相对浓度进行诊断。目前还有研究显示厌氧菌预成酶的检测有助于细菌性阴道病的辅助诊断,大部分病人唾液酸苷酶阳性。

3. 用药护理　向病人说明药物治疗的目的、方法,指导病人正确用药。口服药物首选甲硝唑 400mg,每日 2 次,共 7d。其次为:替硝唑 2g,每日 1 次,连服 3d;或替硝唑 1g,每日 1 次,连服 5d;或克林霉素 300mg,每日 2 次,连服 7d。阴道局部用药,如甲硝唑栓剂 200mg,每晚 1 次,连用 7d;或 2% 克林霉素软膏阴道涂抹,每次 5g,每晚 1 次,连用 7d。哺乳期以局部用药为宜。有症状的细菌性阴道病孕妇接受治疗,用药为甲硝唑或克林霉素,剂量及用药时间同非孕妇女。准备进行宫腔手术操作或子宫切除的病人即使无症状也需要接受治疗。

4. 随访指导　治疗后无症状者不需常规随访。对妊娠合并 BV 需要随访治疗效果。细菌性阴道病复发较常见,对症状持续或反复出现者,应告知病人复诊,接受治疗。

第四节　子宫颈炎症

子宫颈炎症(cervicitis)是妇科常见的疾病之一,包括宫颈阴道部炎症及宫颈管黏膜炎症。临床上多见的是急性子宫颈管黏膜炎,若急性子宫颈炎未经及时诊治或病原体持续存在,可导致慢性子宫颈炎症。

一、急性子宫颈炎

急性子宫颈炎(acute cervicitis),指子宫颈发生急性炎症,以宫颈管黏膜柱状上皮感染为主,局部充血、水肿,上皮变性、坏死,黏膜、黏膜下组织、腺体周围见大量中性粒细胞浸润,腺腔中可有脓性分泌物。急性子宫颈炎可由多种病原体引起,也可由物理因素、化学因素刺激或机械性子宫颈损伤、子宫颈异物伴发感染所致。

【病因】

正常情况下,宫颈具有多种防御功能,是阻止病原菌进入上生殖道的重要防线。但宫颈容易受性交、分娩、流产或手术操作而发生损伤;同时,宫颈管单层柱状上皮抗感染能力较差,因而容易发生感染。因宫颈阴道部鳞状上皮与阴道鳞状上皮相延续,阴道炎症可引起宫颈阴道部炎症。

急性子宫颈炎的病原体包括性传播疾病病原体和内源性病原体。性传播疾病病原体,如沙眼衣原体、淋病奈瑟菌,主要见于性传播疾病的高危人群。沙眼衣原体及淋病奈瑟菌可感染子宫颈管柱状上皮,沿黏膜面扩散引起浅层感染,病变以子宫颈管明显。除子宫颈管柱状上皮外,淋病奈瑟菌还常侵袭尿道移行上皮、尿道旁腺及前庭大腺。内源性病原体主要包括需氧菌和厌氧菌,部分子宫颈炎发病与细菌性阴道病病原体、生殖支原体感染有关,也有部分病人的病原体不明。

【临床表现】

大部分病人无症状。有症状者主要表现为阴道分泌物增多,呈黏液脓性,阴道分泌物刺激可引起外阴瘙痒及灼热感。此外,可出现经间期出血、性交后出血等症状。若合并尿路感染,可出现尿频、尿急、尿痛等症状。妇科检查可见宫颈充血、水肿、黏膜外翻,有黏液脓性分泌物附着,甚至从宫颈管流出,子宫颈管黏膜质脆,容易诱发出血。若为淋病奈瑟菌感染,因尿道旁腺、前庭大腺受累,可见尿道口、阴道口黏膜充血、水肿以及大量脓性分泌物。

【处理原则】

主要为抗生素药物治疗。对有性传播疾病高危因素的病人,即使未获得病原体检测结果,也可立即给予经验性抗生素治疗;有病原体检测结果者,则选择针对病原体的抗生素。

【护理要点】

1. **一般护理**　加强会阴部护理,保持外阴清洁、干燥,减少局部摩擦。

2. **指导病人配合白细胞检测和病原体检测**　急性子宫颈炎病人子宫颈管分泌物或阴道分泌物白细胞增多:①子宫颈管脓性分泌物涂片做革兰氏染色,中性粒细胞>30/高倍视野;②阴道分泌物湿片检查白细胞>10/高倍视野。

子宫颈炎病人确诊后,还需进一步做沙眼衣原体和淋病奈瑟菌的检测,以及有无细菌性阴道病及滴虫阴道炎。检测淋病奈瑟菌常用的方法有:①淋病奈瑟菌培养是诊断淋病的"金标准"方法;②核酸检测,包括核酸杂交及核酸扩增,尤其是核酸扩增方法诊断淋病奈瑟菌感染的敏感性、特异性高;③分泌物涂片革兰氏染色,查找中性粒细胞中有无革兰氏阴性双球菌,由于子宫颈分泌物涂片的敏感性、特异性差,不推荐用于女性淋病的诊断方法。检测沙眼衣原体常用的方法有:①酶联免疫吸附试验检测沙眼衣原体抗原,是临床常用的方法;②核酸检测,包括核酸杂交及核酸扩增,尤其以后者为检测沙眼衣原体感染敏感、特异的方法;③衣原体培养,因方法复杂,目前临床少用。

3. **抗生素用药指导**　指导病人按医嘱及时、足量、规范的应用抗生素。

(1) 对于有性传播疾病高危因素的病人(年龄<25 岁,有多个性伴侣或新性伴侣,并且为无保护性性交或性伴患性传播疾病),未获得病原体检测结果前,可采用经验性抗生素治疗,方案为阿奇霉素1g,单次口服;或多西环素 100mg,每日 2 次,连服 7d。

(2) 对于获得病原体者,选择针对病原体的抗生素。单纯急性淋病奈瑟菌性子宫颈炎病人,主张大剂量、单次给药,常用药物有头孢菌素及头孢霉素类药物,如头孢曲松钠 250mg,单次肌内注射;或头孢克肟 400mg,单次口服;也可选择头孢唑肟 500mg,肌内注射;头孢噻肟钠 500mg,肌内注射;头孢西丁 2g,肌内注射,加用丙磺舒 1g 口服;对不能接受头孢菌素者,可选择氨基糖苷类抗生素中的大观霉素 4g,单次肌内注射。

沙眼衣原体感染所致子宫颈炎病人,治疗药物主要有:①四环素类,如多西环素 100mg,每日 2 次,连服 7d;米诺环素 0.1g,每日 2 次,连服 7~10d;②大环内脂类,如阿奇霉素 1g,单次顿服;克拉霉素 0.25g,每日 2 次,连服 7~10d;红霉素 500mg,每日 4 次,连服 7d;③氟喹诺酮类,主要有氧氟沙星 300mg,每日 2 次,连服 7d;左氧氟沙星 500mg,每日 1 次,连服 7d;莫西沙星 400mg,每日 1 次,连服 7d。

由于淋病奈瑟菌感染常伴有衣原体感染,因此,淋菌性子宫颈炎治疗时除选用抗淋病奈瑟菌药物外,同时应用抗衣原体感染药物。

合并细菌性阴道病的病人,应同时治疗细菌性阴道病,否则将导致子宫颈炎持续存在。

4. **性伴侣的处理**　告知病原体为沙眼衣原体及淋病奈瑟菌的子宫颈炎病人,其性伴侣应进行相应的检查及治疗。

5. **随访症状持续存在者**　应告知治疗后症状持续存在者随诊。对持续性宫颈炎症病人,协同医生对其进行全面评估,分析原因,调整治疗方案。包括了解有无再次感染性传播疾病,性伴侣是否已进行治疗,阴道菌群失调是否持续存在等。

二、慢性子宫颈炎

慢性子宫颈炎(chronic cervicitis)指子宫颈间质内有大量淋巴细胞、浆细胞等慢性炎细胞浸润,可伴有子宫颈腺上皮及间质的增生和鳞状上皮化生。慢性子宫颈炎症可由急性子宫颈炎症迁延而来,也可为病原体持续感染所致,病原体与急性子宫颈炎相似。

【病理】

1. **慢性子宫颈管黏膜炎**　宫颈管黏膜皱襞较多,柱状上皮抵抗力弱,感染后容易形成持续性子宫颈黏膜炎,表现为子宫颈管黏液及脓性分泌物增多,反复发作。

2. **子宫颈息肉（cervical polyp）**　是子宫颈管腺体和间质的局限性增生,并向子宫颈外口突出形成息肉。息肉可为一个或多个不等,色红,呈舌型,质软而脆,可有蒂,蒂宽窄不一,根部可附在子宫颈外口,也可在子宫颈管内。光镜下见息肉表面覆盖高柱状上皮,间质水肿、血管丰富以及慢性炎性细胞浸润。子宫颈息肉极少恶变,但切除的子宫颈息肉应送病理组织学检查,以便与子宫恶性肿瘤鉴别。

3. **子宫颈肥大**　慢性炎症的长期刺激可导致子宫颈腺体及间质增生。此外,子宫颈深部的腺囊肿也可使子宫颈呈不同程度肥大,质地变硬。

【临床表现】

慢性子宫颈炎多无症状,少数病人可有阴道分泌物增多,呈淡黄色或脓性,偶有分泌物刺激引起外阴瘙痒或不适,或有性交后出血,经间期出血。妇科检查可见黄色分泌物覆盖子宫颈口或从子宫颈口流出,或在糜烂样改变的基础上同时伴有子宫颈充血、水肿、脓性分泌物增多或接触性出血,也可表现为子宫颈息肉或子宫颈肥大。

子宫颈糜烂样改变是一个临床征象,可由生理原因引起,即子宫颈的生理性柱状上皮异位,多见于青春期、生育年龄妇女雌激素分泌旺盛者、口服避孕药或妊娠期。由于雌激素的作用,鳞柱交界部外移,子宫颈局部呈糜烂样改变。也可为病理性改变,除慢性子宫颈炎外,子宫颈鳞状上皮内病变甚至早期子宫颈癌也可呈现子宫颈糜烂性改变。因此,对于子宫颈糜烂样改变者需进行子宫颈细胞学检查和/或 HPV 检测,必要时行阴道镜及活组织检查,以除外子宫颈鳞状上皮内病变或子宫颈癌。

【处理原则】

先筛查排除子宫颈鳞状上皮内病变和子宫颈癌;后针对不同病变采取不同的治疗方法。对持续性子宫颈管黏膜炎症者,需了解有无沙眼衣原体及淋病奈瑟菌的再次感染、性伴侣是否已进行治疗、阴道微生物群是否平衡,针对病因给予治疗。对病原体不明者,尚无有效治疗方法。对子宫颈糜烂样改变者,若为无症状的生理性柱状上皮异位,则无须处理。对子宫颈糜烂样改变、有接触性出血者且反复药物治疗无效者,可给予局部物理治疗,包括激光、冷冻、微波等方法,也可给予中药保妇康栓治疗或将其作为物理治疗前后的辅助治疗。子宫颈息肉可行息肉摘除术。子宫颈肥大一般无须治疗。

【护理要点】

1. **一般护理**　加强会阴部护理,保持外阴清洁、干燥,减少局部摩擦。

2. **物理治疗注意事项**　临床常用的物理治疗方法有激光、冷冻、红外线凝结及微波疗法等。其原理是将宫颈糜烂面的单层柱状上皮破坏,结痂脱落后新的鳞状上皮覆盖创面,需 3~4 周,病变较深者,需 6~8 周,宫颈恢复光滑外观。接受物理治疗的病人应注意:①治疗前应常规行宫颈癌筛查;②有急性生殖器炎症者为禁忌证;③治疗时间选择在月经干净后 3~7d 内进行;④物理治疗后应每日清洗外阴 2 次,保持外阴清洁,在创面尚未愈合期间(4~8 周)禁盆浴、性交和阴道冲洗;⑤病人治疗后有阴道分泌物增多,在宫颈创面痂皮脱落前,阴道有大量水样排液,在术后 1~2 周脱痂时可有少量出血,若出血量多,需急诊处理,局部用止血粉或压迫止血,必要时加用抗生素;⑥一般于两次月经干净后 3~7d 复查,了解创面愈合情况,同时注意观察有无宫颈管狭窄。未痊愈者可择期再进行第二次治疗。

3. 采取预防措施 具体包括:①积极治疗急性宫颈炎;②定期做妇科检查,发现急性宫颈炎症者及时治疗并达到痊愈;③提高助产技术,避免分娩或器械损伤宫颈;④产后发现宫颈裂伤应及时正确缝合。

第五节 盆腔炎性疾病

盆腔炎性疾病(pelvic inflammatory disease,PID)是指女性上生殖道的一组感染性疾病,主要包括子宫内膜炎(endometritis)、输卵管炎(salpingitis)、输卵管卵巢脓肿(tubo-ovarian abscess,TOA)、盆腔腹膜炎(peritonitis)。炎症可局限于一个部位,也可同时累及几个部位,最常见的是输卵管炎及输卵管卵巢炎,单纯的子宫内膜炎或卵巢炎较少见。盆腔炎性疾病多发生在性活跃期、有月经的妇女,初潮前、绝经后或无性生活者很少发生盆腔炎性疾病,若发生盆腔炎性疾病,往往由邻近器官炎症扩散所致。若盆腔炎性疾病被延误诊断或未能得到有效治疗,有可能导致上生殖道感染后遗症(不孕、输卵管妊娠、慢性盆腔痛、炎症反复发作等),称为盆腔炎性疾病后遗症(sequelae of PID),从而影响妇女的生殖健康,增加家庭与社会的经济负担。

【病因】

女性生殖系统有较完整的自然防御功能,但当机体免疫力下降、内分泌发生变化及病原体侵入时,可导致炎症的发生。年轻妇女、不良性行为、不注意性卫生保健、下生殖道感染、宫腔内操作、邻近器官炎症等是发生盆腔炎性疾病的高危因素。年轻妇女容易发生盆腔炎性疾病,可能与频繁性活动、宫颈柱状上皮生理性异位、宫颈黏液机械防御功能较差有关。此外,不注意性卫生保健,如使用不洁的月经垫、经期性交或不恰当阴道冲洗,均可引起病原体侵入而导致炎症。

引起盆腔炎症性疾病的病原体有:①内源性病原体,来自寄居于阴道内的菌群,包括需氧菌及兼性厌氧菌(金黄色葡萄球菌、溶血性链球菌、大肠埃希菌等)和厌氧菌(脆弱类杆菌、消化球菌、消化链球菌等)。需氧菌或厌氧菌可以单独引起感染,但以需氧菌及厌氧菌混合感染多见。②外源性病原体,主要是性传播疾病的病原体,如淋病奈瑟菌、沙眼衣原体、支原体等。外源性和内源性病原体可单独存在,但通常为混合感染,可能是外源性的衣原体或淋病奈瑟菌感染造成输卵管损伤后,容易继发内源性的需氧菌及厌氧菌感染。

病原体可经生殖道黏膜上行蔓延,如刮宫术、输卵管通液术、子宫输卵管造影术、宫腔镜检查等,由于手术消毒不严格或手术所致生殖道黏膜损伤等,可导致下生殖道内源性菌群的病原体上行感染。病原体也可经外阴、阴道、宫颈及宫体创伤处的淋巴管经淋巴系统蔓延;或病原体先侵入人体的其他系统再经血液循环传播(结核),或因腹腔内其他脏器感染后直接蔓延到内生殖器,如阑尾炎、腹膜炎等蔓延至盆腔,导致炎症发作,病原体以大肠埃希菌为主。

盆腔炎性疾病所致的盆腔广泛粘连、输卵管损伤、输卵管防御能力下降,容易造成再次感染,导致急性发作。

【病理】

1. 急性子宫内膜炎及子宫肌炎 内膜充血、水肿,有炎性渗出物,严重者子宫内膜坏死、脱落形成溃疡。镜下见大量白细胞浸润,炎症向深部侵入形成子宫肌炎。

2. 急性输卵管炎、输卵管积脓、输卵管卵巢脓肿 急性输卵管炎症因病原体传播途径不同而有不同的病变特点:①炎症经子宫内膜向上蔓延者,首先引起输卵管黏膜炎,严重者引起输卵管黏膜粘连,导致输卵管管腔及伞端闭锁,若有脓液积聚于管腔内,则形成输卵管积脓。淋病奈瑟菌及大肠埃希菌、类杆菌及普雷沃菌除直接引起输卵管上皮损伤外,其细胞壁脂多糖等内毒素引起输卵管纤毛大量脱落,导致输卵管运输功能减退、丧失。衣原体感染后引起交叉免疫反应可损伤输卵管,导致严重输卵管黏膜结构及功能破坏,并引起盆腔广泛粘连。②病原菌经过宫颈的淋巴播散到宫旁结缔组织,首先侵及浆膜层发生输卵管周围炎,然后累及肌层,而输卵管黏膜层可不受累或受累极轻,病变以输卵管间质炎为主,其管腔常可因肌壁增厚受压变窄,但仍能保持通畅。轻者输卵管仅有轻度充血、肿胀、略增粗,严重者输卵管明显增粗、弯曲,与周围组织粘连。

卵巢白膜是良好的防御屏障,因此卵巢很少单独发炎,常与发炎的输卵管伞端粘连而发生卵巢周围炎,称为输卵管卵巢炎,又称附件炎。炎症可通过卵巢排卵的破孔侵入卵巢实质形成卵巢脓肿,脓肿壁与输卵管积脓粘连并穿通,形成输卵管卵巢脓肿,多位于子宫后方或子宫、阔韧带后叶及肠管间粘连处,可破入直肠或阴道,若破入腹腔则引起弥漫性腹膜炎。

3. **急性盆腔腹膜炎** 盆腔内器官发生严重感染时往往蔓延到盆腔腹膜,发炎的腹膜充血、水肿,并有少量含纤维素的渗出液,形成盆腔脏器粘连。当有大量脓性渗出液积聚于粘连的间隙内,可形成散在小脓肿,积聚于直肠子宫陷凹处形成盆腔脓肿,脓肿可破入直肠而使症状突然减轻,也可破入腹腔引起弥漫性腹膜炎。

4. **急性盆腔结缔组织炎** 病原体经淋巴管进入盆腔结缔组织而引起结缔组织充血、水肿及中性粒细胞浸润,以宫旁结缔组织炎最常见。若形成盆腔腹膜外脓肿,可自发破入直肠或阴道。

5. **败血症及脓毒血症** 当病原体毒性强、数量多、病人抵抗力降低时常发生败血症。发生盆腔炎性疾病后,若身体其他部位发现多处炎症病灶或脓肿者,应考虑有脓毒血症存在,但需要经血培养证实。

6. **肝周围炎(Fitz-Hugh-Curtis 综合征)** 5%~10%输卵管炎病人可出现肝周围炎,临床表现为继下腹痛后出现右上腹痛,或下腹疼痛与右上腹疼痛同时出现。肝周围炎是指无肝实质损害的肝包膜炎症,可由淋病奈瑟菌或衣原体感染引起。由于肝包膜水肿,吸气时病人的右上腹疼痛。肝包膜上有脓性或纤维渗出物,早期在肝包膜与前腹壁腹膜之间形成松软粘连,晚期形成琴弦样粘连。

7. **盆腔炎性疾病后遗症** 是指盆腔炎性疾病未得到及时正确的治疗,可能会发生的一系列后遗症。主要病理改变为组织破坏、广泛粘连、增生及瘢痕形成,导致输卵管阻塞、输卵管增粗、输卵管卵巢肿块、输卵管积水或输卵管卵巢囊肿,盆腔结缔组织炎的遗留改变表现为主韧带、骶韧带增生、变厚,若病变广泛,可使子宫固定。

【临床表现】

1. **盆腔炎性疾病** 因炎症轻重及范围不同,症状与体征表现也不尽相同。轻者无症状或症状轻微。常见症状为下腹痛、阴道分泌物增多。腹痛为持续性、活动或性交后加重。重者可有寒战、高热、头痛、食欲缺乏等。月经期发病者可出现经量增多、经期延长。腹膜炎者出现消化系统症状,如恶心、呕吐、腹胀、腹泻等。若有脓肿形成,可有下腹包块及局部压迫刺激症状。包块位于子宫前方可出现排尿困难、尿频等膀胱刺激症状,若引起膀胱肌炎还可有尿痛等;包块位于子宫后方可有直肠压迫或刺激症状,如腹泻、里急后重感和排便困难;若包块在腹膜外,可破溃入直肠或阴道,流出脓性液体。病人若有输卵管炎的症状及体征并同时伴有右上腹疼痛者,应怀疑有肝周围炎。

轻者检查无明显异常发现,或妇科检查仅发现宫颈举痛或宫体压痛或附件区压痛等。重者,病人呈急性病容,体温升高,心率加快,下腹部有压痛、反跳痛及肌紧张,叩诊鼓音明显,肠鸣音减弱或消失。盆腔检查:阴道充血,可见大量脓性臭味分泌物从宫颈口流出;穹窿有明显触痛,宫颈充血、水肿,举痛明显;宫体增大,有压痛,活动受限;子宫两侧压痛明显。若为单纯输卵管炎,可触及增粗的输卵管,压痛明显;若为输卵管积脓或输卵管卵巢脓肿,可触及包块且压痛明显,活动受限或粘连固定;宫旁结缔组织炎时可扪及宫旁一侧或两侧片状增厚,或两侧宫骶韧带高度水肿、增粗,压痛明显;若有盆腔脓肿形成且位置较低时,可扪及后穹窿或侧穹窿有肿块且有波动感。三合诊常能协助进一步了解盆腔情况。

2. **盆腔炎性疾病后遗症** 病人有时出现低热、乏力等,临床多表现为不孕、异位妊娠、慢性盆腔痛或盆腔炎性疾病反复发作等症状。根据病变涉及部位,妇科检查可呈现不同特点:通常发现子宫大小正常或稍大、常呈后位、活动受限或粘连固定、触痛;宫旁组织增厚,骶韧带增粗,触痛;或在附件区可触及条索状物、囊性或质韧包块、活动受限,有触痛。如果子宫被固定或封闭于周围瘢痕化组织中,则呈"冰冻骨盆"状态。

【处理原则】

主要为抗生素治疗,必要时手术治疗。抗生素应用原则是经验性、广谱、及时及个体化。对于盆腔炎性疾病后遗症者,多采用综合性治疗方案控制炎症,缓解症状,增加受孕机会,包括中西药治疗、物理治疗、手术治疗等,同时注意增强机体抵抗力。

【护理要点】

1. **健康教育** 做好经期、孕期及产褥期的卫生宣教;指导性生活卫生,减少性传播疾病,经期禁止性交。对淋病奈瑟菌及沙眼衣原体感染的高危妇女进行筛查和治疗,可减少盆腔炎性疾病发生率。若有盆腔炎性疾病者,需及时接受正规治疗,防止发生盆腔炎性疾病后遗症。

2. **对症护理** 病情严重者或经门诊治疗无效者应住院治疗,并提供相应的护理:①卧床休息,给予半卧位,有利于脓液积聚于直肠子宫陷凹,使炎症局限;②给予高热量、高蛋白、高维生素饮食,并遵医嘱纠正电解质紊乱和酸碱失衡;③高热时采用物理降温,若有腹胀,应遵医嘱行胃肠减压;④减少不必要的盆腔检查,避免炎症扩散。

3. **遵医嘱给药** 通常根据病原体的特点及时选择高效的抗生素,诊断48h内及时用药将明显降低PID后遗症的发生。应配合医生选择给药途径:①若病人一般状况好,症状轻,能耐受口服抗生素,并有随访条件,可给予口服或肌内注射抗生素。常用药物有头孢曲松钠、头孢西丁钠、多西环素、氧氟沙星等。②若病人一般状况差,病情重,不能耐受口服抗生素,或门诊治疗无效等,可给予静脉给药。常用的静脉给药方案有头霉素或头孢菌素类药物、克林霉素与氨基糖苷类联合方案;青霉素类与四环素类联合方案和氟喹诺酮类药物与甲硝唑联合方案。护士应经常巡视病人,保证药液在体内的有效浓度,并观察病人的用药反应。对于药物治疗无效、脓肿持续存在或脓肿破裂者,需要手术切除病灶,根据病人情况选择经腹手术或腹腔镜手术。需要手术治疗者,为其提供相应的护理措施。

4. **心理护理** 关心病人的疾苦,耐心倾听病人的诉说,鼓励病人表达不适,尽可能满足病人的需求,解除病人思想顾虑。使病人了解及时、足量抗生素治疗的重要性在于清除病原体,改善症状及体征,减少后遗症,使其建立信心,积极配合治疗。与病人及其家属共同探讨适于个人的治疗方案,取得家人的理解和帮助,减轻病人的心理压力。

5. **防治PID后遗症** ①严格掌握手术指征,严格遵循无菌操作规程,为病人提供高质量的围手术期护理;②及时诊断并积极正确治疗PID;③注意性生活卫生,减少性传播疾病。对于被确诊为PID后遗症的病人,要使其了解中、西医结合的综合性治疗方案可缓解症状,以减轻病人的焦虑情绪。综合治疗包括:①物理疗法,能促进盆腔局部血液循环,改善组织营养状态,提高新陈代谢,有利于炎症吸收和消退,常用的有激光、短波、超短波、微波、离子透入等;②中药治疗:结合病人特点,通过清热利湿、活血化瘀或温经散寒、行气活血,达到治疗目的;③西药治疗:针对病原菌选择有效抗生素控制炎症,还可用透明质酸酶等使炎症吸收;④不孕妇女可选择辅助生育技术达到受孕目的。

6. **指导随访** 对于接受抗生素治疗的病人,应在72h内随诊,以确定疗效,包括评估有无临床症状的改善,如体温下降,腹部压痛、反跳痛减轻,宫颈举痛、子宫压痛、附件区压痛减轻。若此期间症状无改善,则需进一步检查,重新进行评估,必要时行腹腔镜或手术探查。对沙眼衣原体及淋病奈瑟菌感染者,可在治疗后4~6周复查病原体。

知 识 拓 展

盆腔炎性疾病的诊断标准（美国CDC诊断标准，2015年）

最低标准(minimum criteria)

宫颈举痛或子宫压痛或附件区压痛

附加标准(additional criteria)

体温超过38.3℃(口表)

宫颈异常黏液脓性分泌物或宫颈脆性增加

阴道分泌物湿片出现大量白细胞

红细胞沉降率升高

血C-反应蛋白升高

实验室证实的宫颈淋病奈瑟菌或衣原体阳性

特异标准(specific criteria)

子宫内膜活检组织学证实子宫内膜炎

阴道超声或磁共振检查显示输卵管增粗,输卵管积液,伴或不伴有盆腔积液、输卵管卵巢肿块,或腹腔镜检查发现盆腔炎性疾病征象

第六节 性传播疾病

性传播疾病(sexually transmitted diseases,STD)是指主要通过性接触、类似性行为及间接接触传播的一组传染病。常见的妊娠期性传播疾病包括淋病、梅毒、尖锐湿疣、生殖器疱疹、沙眼衣原体感染、支原体感染和艾滋病等。

传播方式包括以下6种:①性行为传播:性交是STD主要传播方式,占95%以上。由于性行为的多样化,如口与生殖器接触、肛交、触摸、接吻等,增加了STD传播的机会;②间接接触传播:接触污染的衣物、共用浴具,可感染滴虫、假丝酵母菌,导致股癣、疥疮等;③医源性传播:使用污染的医疗器械,可使STD交叉感染,如梅毒、艾滋病、乙肝等可通过输血或血液制品、器官移植、人工授精等传播;④职业性传播:由于防护措施不严,医务人员或防疫人员工作时可被污染的器械误伤而感染;⑤母儿传播:感染性传播疾病的孕妇,若未能及时诊治,妊娠时可通过垂直传播(母婴传播)使胎儿感染,导致流产、早产、死胎、死产,或分娩经产道传播。乙肝、HIV还可通过母乳传播,感染新生儿;⑥其他:不注意饮食卫生,食用污染的食物;环境卫生不良、昆虫叮咬等可也导致STD的传播。

一、淋病

淋病(gonorrhea)是由淋病奈瑟菌(简称淋菌)引起的以泌尿生殖系统化脓性感染为主要表现的性传播疾病。近年其发病率居我国性传播性疾病首位。

【病因】

淋菌为革兰氏阴性双球菌,人是其唯一天然宿主,淋菌离开人体不易生存,一般消毒剂易将其杀灭。淋菌易侵袭生殖、泌尿系统黏膜的柱状上皮和移行上皮。淋菌外膜有菌毛,黏附于宫颈管柱状上皮而被上皮细胞吞饮,传染性强。若急性淋病治疗不当,可迁延不愈或反复急性发作。成人淋病绝大多数是通过性交直接接触传播,多为男性先感染淋菌后再传播给女性,少数病人通过接触染菌衣物、毛巾、床单、浴盆等物品及消毒不彻底的检查器械等感染。新生儿多在分娩通过软产道时接触污染的

Note:

阴道分泌物传染。

【临床表现】

潜伏期短，通常1~10d，平均3~5d。50%~70%的病人感染淋病奈瑟菌后无症状，易被忽视或致他人感染。感染初期病变局限于下生殖道、泌尿道，引起宫颈管黏膜炎、尿道炎、前庭大腺炎，称为女性无并发症淋病；若未经及时治疗随病情发展，可累及上生殖道，引起子宫内膜炎、输卵管炎、输卵管积脓、盆腔腹膜炎、输卵管卵巢脓肿、盆腔脓肿等，导致淋菌性盆腔炎，称为女性有并发症淋病。按病理过程分为急性和慢性两种。

1. **急性淋病**　在感染淋病后1~14d出现尿频、尿急、尿痛等急性尿道炎的症状，白带增多呈黄色、脓性，外阴部红肿、有烧灼样痛，继而出现前庭大腺炎、急性宫颈炎的表现。如病变发展至上生殖道，可发生子宫内膜炎、急性输卵管炎及积脓、输卵管卵巢囊肿、盆腔脓肿、弥漫性腹膜炎，甚至中毒性休克。病人表现为发热、寒战、恶心、呕吐、下腹两侧疼痛等。

2. **慢性淋病**　急性淋病未经治疗或治疗不彻底可逐渐转为慢性淋病。病人表现为慢性尿道炎、尿道旁腺炎、前庭大腺炎、慢性宫颈炎、慢性输卵管炎、输卵管积水等。淋菌可长期潜伏在尿道旁腺、前庭大腺或宫颈黏膜腺体深处，引起反复急性发作。

【对妊娠、胎儿及新生儿的影响】

妊娠期任何阶段感染淋菌对妊娠均有不良影响。妊娠早期，淋菌性宫颈管黏膜炎可致感染性流产、人工流产后感染；妊娠中晚期，淋菌性宫颈管黏膜炎使胎膜脆性增加，易发生绒毛膜羊膜炎、胎膜早破。分娩后产妇抵抗力低，易发生淋病播散，引起子宫内膜炎、输卵管炎等产褥感染，严重者可致淋菌性盆腔炎。对胎儿的威胁则是早产和胎儿宫内感染，早产发病率约为17%，胎儿感染易发生胎儿宫内生长受限、胎儿窘迫，甚至导致死胎、死产。

约1/3新生儿通过未治疗产妇软产道时感染淋菌，发生新生儿淋菌性结膜炎、肺炎，甚至出现淋菌败血症，使围生儿死亡率明显增加。淋菌感染潜伏期为1~10d，因此新生儿淋菌结膜炎多在生后1~2周内发病，可见双眼睑肿胀，结膜发红，有脓性分泌物流出。若未能及时治疗，结膜炎继续发展，引起淋菌眼眶蜂窝织炎，累及角膜可形成角膜溃疡、云翳，甚至发生角膜穿孔或发展成虹膜睫状体炎、全眼球炎，导致失明。

【处理原则】

治疗应遵循及时、足量、规范用药的原则。由于耐青霉素菌株增多，推荐联合使用头孢菌素和阿奇霉素。20%~40%淋病同时合并沙眼衣原体感染，可同时应用抗衣原体药物。妊娠期禁用喹诺酮类及四环素类药物，性伴侣应同时治疗。

【护理要点】

1. **急性淋病病人护理**　嘱病人卧床休息，做好严密的床边隔离。将病人接触过的生活用品进行严格的消毒灭菌，污染的手需经消毒液浸泡消毒，防止交叉感染等。

2. **用药护理**　指导病人正确用药。首选头孢曲松钠250mg，单次肌内注射加阿奇霉素1g顿服。播散性淋病引起的关节炎综合征推荐使用头孢曲松钠1g，肌内注射或静脉注射，每日1次，加阿奇霉素1g顿服，至症状改善1~2d，再根据药敏试验选择口服药物，疗程至少7d。播散性淋病引起的心内膜炎及脑膜炎建议使用头孢曲松钠1~2g，静脉注射，每12~24h注射1次，加阿奇霉素1g顿服，心内膜炎疗程至少4周，脑膜炎疗程10~14d。

3. **孕产妇护理**　在淋病高发地区，孕妇应于首次产前检查时筛查淋菌，宫颈分泌物涂片检查的检出率低，核酸扩增试验敏感性及特异性高，我国规定核酸检测须在通过相关机构认定的实验室开

Note:

展,此外,可做淋病奈瑟菌培养,以便及早确诊并得到彻底治疗。对孕产妇做好解释工作,妊娠期淋病不是剖宫产指征,减轻孕产妇及家属的焦虑。

4. **新生儿护理**　所有淋病产妇娩出的新生儿,应尽快使用 0.5% 红霉素眼膏预防淋菌性眼炎,并预防使用头孢曲松钠 25～50mg/kg(总剂量不超过 125mg),单次肌内注射或静脉注射,预防新生儿淋病。

5. **健康教育**　治疗期间严禁性交。因为淋病病人有同时感染滴虫和梅毒的可能,所以同时监测阴道滴虫、梅毒血清反应。此外,教会病人自行消毒隔离的方法,病人的内裤、浴盆、毛巾应煮沸消毒5～10min,病人所接触的物品及器具用 1% 苯酚溶液浸泡。

6. **心理护理**　尊重病人,给予其关心、安慰,解除病人的顾虑。向病人强调急性期及时、彻底治疗的重要性和必要性,解释抗生素治疗的作用和效果,以防疾病转为慢性,帮助病人树立治愈的信心。

7. **指导随访**　无并发症淋病治疗后无须随访,治疗后症状持续存在者,应行淋病奈瑟菌培养及药物敏感性试验。病人于治疗结束后 2 周内,在无性接触史情况下符合下列标准为治愈:①临床症状和体征全部消失;②治疗结束后 4～7d 取宫颈管分泌物作涂片及细菌培养,连续 3 次均为阴性,方能确定治愈。

二、尖锐湿疣

尖锐湿疣(condyloma acuminate,CA)是由人乳头瘤病毒(HPV)感染生殖器官及附近表皮引起的鳞状上皮疣状增生病变。CA 是常见的性传播性疾病。发病率仅次于淋病,常与多种性传播疾病同时存在。

【病因】

HPV 是环状双链 DNA 病毒,目前共发现 100 多个型别,其中 40 余个型别与生殖道感染有关。约90% 的生殖道尖锐湿疣与低危型 HPV6 型和 HPV11 有关。初次性交时年龄小、多个性伴侣、免疫力低下、吸烟以及高性激素水平等是发病高危因素。温暖、潮湿的外阴皮肤易于 HPV 的生长。糖尿病病人和免疫功能低下或受抑制者,尖锐湿疣生长迅速,且不易控制。少部分病人的尖锐湿疣可自行消退,但机制不明。

HPV 主要的传播途径是经性交直接传播,病人性伴侣中约 60% 发生 HPV 感染;不排除间接传播可能。孕妇感染 HPV 可传染给新生儿,但其传播途径是经胎盘感染、分娩过程中感染还是出生后感染尚无定论,一般认为胎儿通过患病母亲的软产道时吞咽含 HPV 的羊水、血或分泌物而感染。

【临床表现】

潜伏期 3 周～8 个月,平均 3 个月,病人以 20～29 岁年轻妇女居多。临床症状常不明显,部分病人有外阴瘙痒、烧灼痛或性交后疼痛不适。典型体征是初起为微小散在或呈簇状增生的粉色或白色小乳头状疣,柔软,其上有细小的指样突起,或为小而尖的丘疹,质地稍硬。病灶逐渐增大、增多,互相融合成鸡冠状、桑葚状或菜花状,顶端可有角化或感染溃烂。病变多发生在外阴性交时易受损的部位,如阴唇后联合、小阴唇内侧、阴道前庭、尿道口等部位,也可累及阴道和子宫颈。

【对妊娠、胎儿及新生儿的影响】

妊娠期细胞免疫功能降低,甾体激素水平增高,会阴局部血液循环丰富,致使尖锐湿疣生长迅速,数目多,体积大,形态多样,巨大尖锐湿疣可阻塞产道。此外,妊娠期尖锐湿疣组织脆弱,阴道分娩时容易导致大出血。产后部分尖锐湿疣可迅速缩小,甚至可能自然消退。

胎儿宫内感染极罕见,有报道个别胎儿出现畸胎或死胎。新生儿有患喉乳头瘤及眼结膜乳头瘤的可能。

【处理原则】

妊娠期常不必切除病灶。治疗主要目的是缓解症状。

外阴较小病灶,可用 80%~90% 三氯醋酸涂擦病灶局部,每周 1 次。若病灶大、有蒂,可行物理(如激光、微波、冷冻、电灼等)治疗。巨大尖锐湿疣可直接手术切除疣体,待愈合后再行局部药物治疗。妊娠期间禁用足叶草碱、咪喹莫特乳膏和干扰素。若病灶局限于外阴部,病人可经阴道分娩。若病灶广泛,易发生软产道裂伤引起大出血或巨大病灶堵塞软产道时,应行剖宫产术结束分娩。

【护理要点】

1. **尊重病人** 尊重病人的人格和隐私,以耐心、热情、诚恳的态度对待病人,了解并解除其思想顾虑、负担,使病人做到患病后及早到医院接受正规诊断和治疗。

2. **患病孕妇护理** 指导孕妇按医嘱正确用药。行物理或手术切除病灶的孕妇,术后要及时观察宫缩、胎心情况。疣体切除后每天用络合碘棉球擦洗外阴及阴道,擦洗时注意观察创面有无渗出、出血等。为行剖宫产术的孕妇提供相应的手术护理。

3. **健康教育** 杜绝混乱的性关系,强调预防为主的重要性。孕前接种四价或九价 HPV 疫苗可预防 HPV 感染和尖锐湿疣的发生。孕妇不推荐使用 HPV 疫苗,哺乳期可注射 HPV 疫苗。

保持外阴清洁卫生,被污染的衣裤、生活用品要及时消毒。生殖器尖锐湿疣的病人不适合坐浴,以免上行感染。WHO 推荐性伴侣应进行尖锐湿疣的检查,强调配偶或性伴侣同时治疗,告知病人尖锐湿疣具有传染性,推荐使用避孕套阻断传播途径。

4. **随访指导** 尖锐湿疣病人的治愈率高,但有复发可能,病人需要遵循医嘱随访接受指导。对反复发作的顽固病例,应取活检排除恶变。

三、梅毒

梅毒(syphilis)是由苍白密螺旋体引起的慢性全身性的性传播疾病。病变范围广泛,临床表现复杂,危害极大。根据其病程分为早期梅毒与晚期梅毒,早期梅毒指病程在两年以内,晚期梅毒指病程在两年以上。根据其传播途径梅毒又可分为胎传梅毒(先天梅毒)与后天梅毒。

【病因】

苍白密螺旋体在体外干燥条件下不易生存,一般消毒剂及肥皂水均可杀灭。但其耐寒力强,4℃存活 3d,-78℃可存活数年,仍具有传染性。95% 的梅毒病人是通过性接触感染。未经治疗的病人在感染后 1 年内最具传染性。随病程延长,传染性逐渐减弱,病程超过 4 年者基本无传染性。少数病人可因医源性途径、接吻、哺乳、或污染的衣裤、被褥、浴具等间接感染,个别病人可通过输入有传染性梅毒病人的血液而感染。患梅毒的孕妇即使病期超过 4 年,病原体仍可通过胎盘感染给胎儿,引起胎传梅毒,一般胎传梅毒儿占死胎 30% 左右。若孕妇软产道有梅毒病灶,新生儿可通过软产道感染,但不属于胎传梅毒。

【临床表现】

梅毒的潜伏期 2~4 周。早期主要表现为硬下疳、硬化性淋巴结炎、全身皮肤黏膜损害,晚期表现为永久性皮肤黏膜损害,并可侵犯心血管、神经系统等多种组织器官而危及生命。

【对胎儿及婴幼儿的影响】

梅毒能通过胎盘传给胎儿,引起晚期流产、早产、死产或分娩胎传梅毒儿。若娩出胎传梅毒儿,病情较重。早期表现有皮肤大疱、皮疹、鼻炎及鼻塞、肝脾肿大、淋巴结肿大等;晚期胎传梅毒多出现在 2 岁以后,表现为楔状齿、鞍鼻、间质性角膜炎、骨膜炎、神经性耳聋等,病死率及致残率均明显升高。

Note:

【处理原则】

首选青霉素药物治疗,治疗原则是早期明确诊断,及时治疗,用药足量,疗程规范。对于妊娠合并梅毒者,一是要治疗孕妇梅毒,二是要预防和治疗胎传梅毒。性伴侣应同时进行检查及治疗。

【护理要点】

1. **孕妇护理**　建议所有孕妇在首次产前检查时做梅毒血清学筛查,必要时在妊娠末期或临产前重复检查,以明确诊断及时治疗。目前,首选青霉素治疗,青霉素过敏者,首选脱敏和脱敏后青霉素治疗。对用药的孕妇提供相应护理,使患有梅毒的孕妇了解治疗方案,用药目的、原则及注意事项,取得配合,严格按医嘱及时、足量、规范完成治疗方案。青霉素用药前,应特别告知孕妇及家属青霉素治疗可能出现妊娠期吉-海反应,表现为:发热、子宫收缩、胎动减少、胎心监护出现暂时性晚期胎心率减速等。所有已确诊为胎传梅毒的新生儿均需要按医嘱接受治疗。

2. **健康教育**　治疗期间禁止性生活,性伴侣应同时进行检查及治疗,治疗后接受随访。治愈标准为临床治愈及血清学治愈。各种损害消退及症状消失为临床治愈。抗梅毒治疗2年内,梅毒血清学试验由阳性转为阴性,脑脊液检查阴性,为血清学治愈。治疗后至少2年内不妊娠。

3. **心理护理**　正确对待病人,尊重病人,帮助其建立治愈的信心和生活的勇气。

4. **随访指导**　经充分治疗后,应随访2~3年。第1年每3个月复查1次,以后每半年复查1次,包括临床及非密螺旋体抗原血清试验。若在治疗后6个月内血清滴度未下降4倍,应视为治疗失败或再感染,除需重新加倍治疗剂量外,还应行脑脊液检查,观察有无神经梅毒。多数一期梅毒在1年内、二期梅毒在2年内血清学试验转阴。少数晚期梅毒血清非密螺旋体抗体滴度低水平持续3年以上,可判为血清固定。

本 章 小 结

当女性生殖系统自然防御功能遭到破坏、机体免疫功能降低、内分泌发生变化或外源性病原体侵入时,可导致生殖系统炎症发生。阴道乳杆菌及pH对维持阴道生态平衡十分重要。女性生殖系统炎症病人的护理特别要注意尊重病人隐私,进行性行为及性卫生的健康教育、病人心理护理。对于妊娠合并生殖系统炎症的孕妇,还应注意疾病对妊娠及母儿的影响。

前庭大腺炎的主要症状是局部肿胀和疼痛,可发展为前庭大腺脓肿;前庭大腺囊肿采取前庭大腺囊肿造口术。滴虫阴道炎由阴道毛滴虫引起,阴道分泌物呈稀薄脓性、黄绿色、泡沫状、有臭味。外阴阴道假丝酵母菌病由假丝酵母菌引起,阴道分泌物呈白色稠厚呈凝乳或豆渣样,外阴瘙痒、灼痛。萎缩性阴道炎是雌激素水平降低、局部抵抗力下降引起。细菌性阴道病阴道检查无炎症改变,但稀薄阴道分泌物增加,有鱼腥臭味。滴虫阴道炎主张全身用药,VVC和BV可选择局部或全身用药。

急性子宫颈炎表现为阴道分泌物增多、经间期出血或伴泌尿系统感染等;慢性子宫颈炎病人多数无症状,物理治疗前必须除外子宫颈鳞状上皮内病变和子宫颈癌。

盆腔炎性疾病常为混合感染,最常见病理类型为输卵管炎及输卵管卵巢炎。轻者可无症状,重者有发热伴消化和泌尿系统症状,甚至危及生命。使用抗生素是主要治疗手段。治疗不及时,可导致PID后遗症。

淋病由淋病奈瑟菌引起,易导致感染性流产,甚至发生播散性淋病,胎儿易发生宫内感染和早产。尖锐湿疣由低危型HPV感染引起,可通过产道感染引起新生儿呼吸道乳头状瘤。梅毒是由苍白密螺旋体感染引起的慢性全身性传染病,可通过胎盘感染胎儿引起先天性梅毒。

(高玲玲)

思 考 题

1. 某女士,32岁,已婚,近3个月外阴部发现肿块,两天前出现外阴疼痛,伴发热,体温38℃,检查发现大阴唇后有一囊性肿物,直径约5cm大小,表面红、肿,触痛明显,有波动感。

问题:

(1) 该病人最可能患什么疾病?

(2) 该病人最恰当的处理措施是什么?

2. 某女士,38岁,已婚。阴道分泌物增多、外阴瘙痒6d就诊。查外阴黏膜充血并且有皲裂,阴道内分泌物呈白色豆渣样,擦除后露出红肿黏膜面。拟诊为外阴阴道假丝酵母菌病。

问题:

(1) 对该病人明确诊断最有价值的辅助检查方法是什么?

(2) 若辅助检查未发现真菌的芽孢及假菌丝,进一步应如何处理?

(3) 该病人的主要护理措施有哪些?

3. 某女士,25岁,结婚半年。因停经2个月伴外阴痛、白带多、尿频、尿痛3d就诊。妇科检查外阴部充血,阴道内大量脓性白带有臭味,挤压尿道口有脓性物溢出,宫颈充血水肿,子宫妊娠2个月大小。

问题:

(1) 该病人最可能患了什么疾病?

(2) 为明确诊断,首选的检查方法是什么?

(3) 该病人主要的护理措施有哪些?

URSING

第十五章

女性生殖内分泌疾病病人的护理

15章　数字内容

─── 学 习 目 标 ───

- 知识目标：
1. 掌握排卵障碍性异常子宫出血的临床表现、处理原则，并列举护理措施；掌握闭经的概念、常见病因。
2. 熟悉痛经、经前期综合征、绝经综合征的临床表现、处理原则和护理措施。
3. 了解排卵障碍性异常子宫出血的病因。
- 能力目标：
能运用所学知识对排卵障碍性异常子宫出血、闭经、痛经、经前期综合征、绝经综合征的病人进行护理及健康教育。
- 素质目标：
具有较好的沟通能力，能理解排卵障碍性异常子宫出血、闭经、痛经、经前期综合征、绝经综合征病人的心理状况，并给予人文关怀。

女性生殖内分泌疾病是妇科常见病,通常由下丘脑-垂体-卵巢轴功能异常或靶器官效应异常所致,部分还涉及遗传因素、女性生殖器官发育异常等。女性生殖内分泌疾病包括排卵障碍性异常子宫出血、闭经、痛经、经前期综合征和绝经综合征等。这类疾病临床主要表现为月经周期、经期、经量的异常或伴发某些异常的症状。护士的主要任务是帮助病人和家属正确认识生殖内分泌疾病的发病原因,并采取积极措施,改善相关症状,提高病人的生活质量。

案例导入与思考

小刘,14 岁,因初潮后月经不规律就诊。病人初潮年龄 12 岁,平素月经不规律,周期 15~90d,经期 7~15d,经量中,无痛经,末次月经 2021 年 4 月 8 日,前 5d 经量较多,随后经量减少,淋漓不尽,至今已行经 15d,仍有少量阴道出血。实验室检查:红细胞 3.5×10^{12}/L,血红蛋白 105g/L,凝血酶原时间 11.1s,活化部分凝血活酶时间 31.1s。直肠腹部诊:子宫体发育正常、质中、活动、无压痛;两侧附件未见异常。

请思考:

1. 护士接诊病人后,还需要收集哪些资料?
2. 引起该病人阴道出血的病因是什么?
3. 病人目前主要的护理诊断、处理原则和治疗方法是什么?
4. 针对该病人的病情,护士要采取哪些主要的护理措施?

第一节 排卵障碍性异常子宫出血

异常子宫出血(abnormal uterine bleeding,AUB)是妇科常见的症状及体征,是一种总的术语,指与正常月经周期的频率、规律性、经期长度、经期出血量中的任何 1 项不符、源自子宫腔的异常出血。导致 AUB 的原因可以是单一因素,也可多因素并存,有时还存在原发病导致的其他临床表现。根据中华医学会妇产科学分会内分泌学组 2014 年发布的异常子宫出血诊断与治疗指南,不再使用"功能失调性子宫出血(dysfunctional uterine bleeding,DUB)",推荐使用 AUB 的相关概念及病因新分类系统。本节内容仅限定于生育期非妊娠妇女,不包括妊娠期、产褥期、青春期前和绝经后出血。

知 识 拓 展

异常子宫出血的病因分类

2011 年国际妇产科联盟发表了"育龄期非妊娠妇女 AUB 病因新分类系统 PALM-COEIN",用于指导临床治疗和研究。该分类系统将 AUB 病因分为两大类,9 个类型,具体为:子宫内膜息肉(polyp)、子宫腺肌病(adenomyosis)、子宫平滑肌瘤(leiomyoma)、子宫内膜恶变和不典型增生(malignancy and hyperplasia)、全身凝血相关疾病(coagulopathy)、排卵障碍相关(ovulatory dysfunction)、子宫内膜局部异常(endometrial)、医源性(iatrogenic)、未分类(not yet classified)的 AUB。按英语首字母缩写为"PALM-COEIN",其中"PALM"引起的异常子宫出血存在结构性改变,可采用影像学技术和/或组织病理学方法明确诊断;"COEIN"引起的异常子宫出血无子宫结构性改变,其中排卵障碍的 AUB 最为常见,约占 50%。

排卵障碍性异常子宫出血包括稀发排卵、无排卵及黄体功能不足,主要由于下丘脑-垂体-卵巢轴功能异常引起,常见于青春期、绝经过渡期,生育期也可因多囊卵巢综合征、肥胖、高催乳素血症、甲状腺疾病等引起。常表现为不规律的月经,周期频率、规律性、经期长度、经量均可异常,有时会引起大

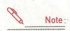

出血和重度贫血。既往所称的"功能失调性子宫出血",包括"无排卵功血"和"排卵性月经失调"两类,前者属于排卵障碍相关的 AUB;后者包括黄体功能不足(luteal phase defect,LPD)和子宫内膜不规则脱落(irregular shedding of endometrium)等。子宫内膜不规则脱落涉及排卵障碍相关和子宫内膜局部异常的 AUB。

【病因】

（一）无排卵性异常子宫出血

无排卵性异常子宫出血好发于青春期和绝经过渡期,生育期也可发生。

1. **青春期** 青春期时下丘脑-垂体-卵巢轴激素间的反馈调节尚未成熟,未建立稳定的周期性调节,大脑中枢对雌激素的正反馈作用存在缺陷,FSH 持续低水平,无促排卵性 LH 峰形成,而无排卵。

2. **绝经过渡期** 因卵巢功能下降,卵巢内剩余卵泡对垂体促性腺激素的反应低下,雌激素分泌量锐减,以致促性腺激素水平升高,FSH 常比 LH 更高,不形成排卵前期 LH 高峰,故不排卵。

3. **生育期** 有时因内、外环境刺激,如劳累、应激、流产、手术和疾病等引起短暂的无排卵,也可因肥胖、多囊卵巢综合征、高催乳素血症等引起持续无排卵。

各种因素造成的无排卵,均导致子宫内膜受单一的雌激素刺激,无孕激素拮抗,发生雌激素突破性出血(breakthrough bleeding)。雌激素突破性出血有两种类型:一种是低水平雌激素维持在阈值水平,可发生间断性少量出血,出血时间延长;另一种是高水平雌激素维持在较高水平,子宫内膜持续增厚,但因无孕激素作用,脆弱脱落而局部修复困难,可出现少量出血淋漓不断或一段时间闭经后的大量出血。雌激素撤退性出血(withdrawal bleeding)是在单一雌激素的刺激下子宫内膜持续增生,因大量雌激素对 FSH 的负反馈作用,或若有一批卵泡退化闭锁,导致雌激素水平突然急剧下降,内膜失去激素支持而剥脱出血。

无排卵性异常子宫出血与子宫内膜出血的自限性机制缺陷有关,如子宫内膜组织脆性增加、子宫内膜脱落不全、血管结构与功能异常、凝血与纤溶异常、血管舒缩因子异常。

（二）排卵性异常子宫出血

1. **黄体功能不足** 可由多种因素造成,如卵泡期 FSH 缺乏、LH 脉冲峰值不高、排卵峰后 LH 低脉冲缺陷、卵巢本身发育不良等。

2. **子宫内膜不规则脱落** 由于下丘脑-垂体-卵巢轴调节功能紊乱,或溶黄体机制失常,引起黄体萎缩不全,内膜持续受孕激素影响,以致不能如期完整脱落。

3. **子宫内膜局部异常所致异常子宫出血** 因子宫内膜局部凝血纤溶调节机制异常、子宫内膜修复机制异常、子宫内膜血管生成异常等原因引起。

【病理】

（一）无排卵性异常子宫出血

根据体内雌激素水平的高低和持续作用时间长短,以及子宫内膜对雌激素反应的敏感性,子宫内膜可发生不同程度的增生性改变,少数亦可呈萎缩性改变。

1. **增殖期子宫内膜** 与正常月经周期的增殖期内膜形态一致,只是在月经周期后半期甚至月经期,仍表现为增殖期形态。

2. **子宫内膜增生（endometrial hyperplasia）**

（1）不伴有不典型的增生(hyperplasia without atypia):指子宫内膜腺体过度增生,大小和形态不规则,腺体和间质比例高于增殖期子宫内膜,但无明显的细胞不典型。包括既往所称的单纯型增生(simple hyperplasia)和复杂性增生(complex hyperplasia),是长期雌激素作用而无孕激素拮抗所致,发生子宫内膜癌的风险极低。

（2）不典型增生(atypical hyperplasia,AH)/子宫内膜上皮内瘤变(endometrioid intraepithelial neoplasia,EIN）：指子宫内膜增生伴有细胞不典型。管状或分支腺体排列拥挤，并伴有细胞不典型（包括细胞核增大、多形性、极性丧失等）。病变区域内腺体比例超过间质，腺体拥挤，仅有少量间质分隔，发生子宫内膜癌的风险较高，属于癌前病变。

3. **萎缩性子宫内膜** 子宫内膜萎缩菲薄。

（二）排卵性异常子宫出血

1. **黄体功能不足** 子宫内膜形态一般表现为分泌期内膜，腺体分泌不良，间质水肿不明显或腺体与间质发育不同步，或在内膜各个部位显示分泌反应不均。内膜活检显示分泌反应较实际周期日至少落后 2d。

2. **子宫内膜不规则脱落** 黄体萎缩不全时，月经周期第 5~6d 仍能见到呈分泌反应的子宫内膜。常表现为混合型子宫内膜，即残留的分泌期内膜与出血坏死组织及新增生的内膜混合共存。

【临床表现】

（一）无排卵性异常子宫出血

多数无排卵性 AUB 表现为月经紊乱，即失去正常周期和出血自限性，出血间隔长短不一，短者几日，长者数月；出血量多少不一，出血量少者仅为点滴出血，多者大量出血，不能自止，可导致贫血或休克。出血的类型取决于血雌激素水平及其下降速度、雌激素对子宫内膜持续作用的时间及子宫内膜的厚度。少数无排卵性 AUB 可有规律的月经周期，临床上称"无排卵月经"。

（二）排卵性异常子宫出血

1. **黄体功能不足** 月经周期缩短，表现为月经频发（周期<21d）。有时月经周期虽在正常范围内，但卵泡期延长、黄体期缩短（<11d），以致病人不易受孕或在妊娠早期流产。

2. **子宫内膜不规则脱落** 表现为月经周期正常，经期延长，可达 9~10d，出血量可多可少。

3. **子宫内膜局部异常所致异常子宫出血** 表现为月经过多（>80ml）、经间期出血或经期延长，而周期持续时间正常。

【护理评估】

1. **健康史** 询问病人年龄、月经史、婚育史，以及性生活情况、避孕措施等，以排除妊娠或产褥相关的出血；是否存在引起异常子宫出血的器质性疾病（如生殖器肿瘤、感染、血液系统及肝、肾、甲状腺疾病等）。了解病人发病前有无精神紧张、情绪打击、过度劳累及环境改变等引起月经紊乱的诱发因素。回顾发病经过如发病时间、目前阴道出血情况、出血前有无停经史及诊治经历，包括所用激素名称、剂量和效果、诊刮的病理结果。询问有无贫血和感染征象。

2. **身体状况** 观察病人的精神和营养状态，有无肥胖、贫血貌、出血点、紫癜、黄疸和其他病态。进行全身体格检查，了解淋巴结、甲状腺、乳房发育情况。妇科检查一般无异常发现。

3. **心理-社会状况** 随着病程延长并发感染或止血效果不佳引起大量出血，病人易产生焦虑和恐惧。绝经过渡期者常常担心疾病严重程度，疑有肿瘤而不安。黄体功能不足常可引起不孕、妊娠早期流产，病人常感焦虑。

4. **诊断要点** 排卵障碍性 AUB 的诊断需要排除生殖道或全身器质性病变所致的出血。需详细评估病人健康史，并进行系统的体格检查，明确出血来源，也可通过以下辅助检查明确诊断或判断病情严重程度及是否存在合并症。

（1）实验室检查

1）凝血功能检查：排除凝血功能障碍性疾病。可检查凝血酶原时间、活化部分凝血活酶时间、血小板计数等。

2）全血细胞计数：确定有无贫血及血小板减少。

3）尿妊娠试验或血 hCG 检测：有性生活史者，应除外妊娠及妊娠相关疾病。

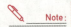

4）血清激素测定：可在下次月经前5~9d测定血清孕酮水平，了解黄体功能，确定有无排卵（孕酮浓度<3ng/ml提示无排卵），但因出血频繁，常难以选择测定孕酮的时间。可于早卵泡期测定血清E_2、FSH、LH、T、PRL及TSH等，以排除其他内分泌疾病。

5）宫颈黏液结晶检查：经前检查出现宫颈黏液羊齿植物叶状结晶提示无排卵，目前已较少应用。

（2）盆腔超声检查：了解子宫内膜厚度及回声，以明确有无宫腔占位病变及其他生殖道器质性病变。

（3）其他检查

1）基础体温测定（basal body temperature, BBT）：是测定有无排卵的简易可行方法，该法不仅有助于判断有无排卵，还可了解黄体功能的情况。无排卵性异常子宫出血者BBT无上升改变而呈单相曲线（图15-1），提示无排卵。黄体功能不足者BBT呈双相型，但高温相<11d（图15-2）。子宫内膜不规则脱落者BBT呈双相型，但下降缓慢（图15-3）。

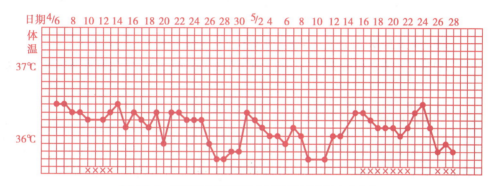

图15-1　基础体温单相型（无排卵异常子宫出血）

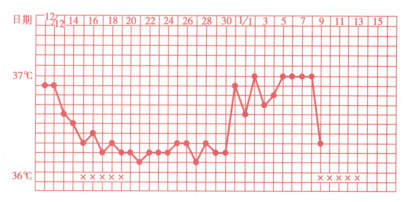

图15-2　基础体温双相型（黄体期短）

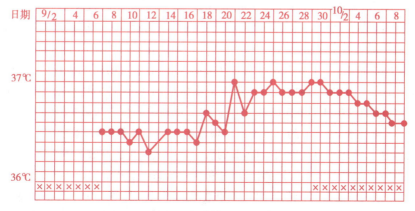

图15-3　基础体温双相型（黄体萎缩不全）

2）诊断性刮宫：简称诊刮，其目的是止血和明确子宫内膜病理诊断。年龄>35岁、药物治疗无效或存在子宫内膜癌高危因素的异常子宫出血病人，应行分段诊刮，以排除宫颈管病变。不规则阴道流血或大量出血时，可随时刮宫。拟确定卵巢排卵功能或了解子宫内膜增生程度时，宜在月经前1~2d或月经来潮6h内刮宫。子宫内膜不规则脱落者在月经第5~7d诊刮。无性生活史的病人，若激素治疗失败或疑有器质性病变，应经病人或其家属知情同意后行诊刮。

3）宫腔镜检查：直接观察子宫内膜情况，表面是否光滑，有无组织突起及充血。

5. 治疗要点

（1）无排卵性异常子宫出血：青春期以止血、调整周期为主；生育期有生育要求需促排卵治疗；绝经过渡期以止血、调整周期、减少经量，防止子宫内膜病变为主。常用性激素药物止血和调整月经周期，必要时可手术治疗。

（2）排卵性异常子宫出血

1）黄体功能不足：针对发生原因，调整性腺轴功能，促使卵泡发育和排卵，以利于正常黄体的形成。

2）子宫内膜不规则脱落：促进黄体功能，使黄体及时萎缩，内膜按时完整脱落。

3）子宫内膜局部异常所致异常子宫出血：使用药物，减少经量。无生育要求者可考虑保守性手术。

【常见护理诊断/问题】

1. **疲乏** 与子宫异常出血导致的贫血有关。
2. **有感染的危险** 与子宫不规则出血、出血量多导致贫血，机体抵抗力下降有关。

【护理目标】

1. 病人的异常阴道出血停止，疲乏的感觉减弱或消失。
2. 病人无感染发生。

【护理措施】

1. **补充营养** 病人机体抵抗力较低，应加强营养，改善全身情况，可补充铁剂、维生素C和蛋白质。成人体内大约每100ml血中含50mg铁，经量多者应额外补铁。行经期妇女每日从食物中吸收铁0.7~2.0mg，应向病人推荐含铁较多的食物如猪肝、豆角、蛋黄、胡萝卜、葡萄干等。按照病人的饮食习惯，为病人制订适合于个人的饮食计划，保证病人获得足够的营养。

2. **诊疗配合**

（1）无排卵性异常子宫出血

1）止血：需根据出血量选择合适的制剂和使用方法。对少量出血病人，使用最低有效量激素，减少药物副作用。对大量出血病人，为尽快止血应用性激素剂量较大，应及时合理调整剂量，并严密观察用药后反应，避免因性激素应用不当而引起医源性出血。止血可使用以下药物或方法：①孕激素：可使雌激素作用下持续增生的子宫内膜转化为分泌期，停药后子宫内膜脱落较完全，故称"子宫内膜脱落法"或"药物刮宫"。适用于体内已有一定水平雌激素、血红蛋白>80g/L、生命体征稳定的病人。常用药物包括地屈孕酮、17α-羟孕酮衍生物（甲羟孕酮、甲地孕酮）、左炔诺孕酮和19-去甲基睾酮衍生物（炔诺酮）等。②雌激素：应用大剂量雌激素可促使子宫内膜迅速生长，短期内修复创面而止血，也称"子宫内膜修复法"，适用于血红蛋白<80g/L的青春期病人。止血有效剂量与病人内源性雌激素水平有关，具体用量按出血量多少决定，根据出血量和病人状态决定初治用药间隔和用药剂量。常用药物有：戊酸雌二醇、结合雌激素（片剂、针剂）、苯甲酸雌二醇（针剂）等。对于大量出血病人，应在雌激素治疗的6h内见效，24~48h内出血基本停止。若96h仍不止血，应考虑有器质性病变存在的可能。

雌激素治疗期间,应给予补血药物,或适当输血,使病人血红蛋白尽快上升。所有雌激素疗法在病人血红蛋白计数增加至 80~90g/L 以上后均必须加用孕激素撤退出血。对存在血液高凝状态或血栓性疾病史的病人,禁忌应用大剂量雌激素止血。③复方短效口服避孕药:适用于长期而严重的无排卵性异常子宫出血。目前使用第 3 代短效口服避孕药,如去氧孕烯-炔雌醇片、孕二烯酮-炔雌醇片或复方醋酸环丙孕酮片。严重持续无规律出血建议连续使用复方短效口服避孕药 3 个月等待贫血纠正。④孕激素内膜萎缩法:高效合成孕激素可使内膜萎缩,达到止血目的,此法不适用于青春期病人。常用药物有炔诺酮、左炔诺孕酮。⑤刮宫术:可迅速止血,并具有诊断价值,适用于大量出血且药物治疗无效需立即止血,或需要子宫内膜组织学检查的病人。对于病程长的生育期病人和绝经过渡期病人应首先考虑刮宫术。对无性生活史的青少年,除非需要排除子宫内膜癌,否则不行刮宫术。⑥辅助治疗:使用氨甲环酸、巴曲酶、酚磺乙胺、维生素 K 等一般止血药。可使用丙酸睾酮等雄激素,对抗雌激素的作用,增强子宫平滑肌及子宫血管张力,减少盆腔充血而减少子宫出血量。雄激素单独应用止血效果不佳,也可用 GnRH-α 止血,但应用该药治疗超过 3 个月,推荐应用雌激素反向添加治疗。出血严重时可补充凝血因子,如纤维蛋白原、血小板、新鲜冻干血浆或新鲜血。对中重度贫血病人在上述治疗的同时给予铁剂和叶酸治疗,必要时输血。出血时间长、贫血严重、机体抵抗力低下,或有合并感染的临床征象时应及时使用抗生素。

2) 调整月经周期:应用性激素止血后,必须调整月经周期。调整周期是治疗的根本,也是巩固疗效、避免复发的关键。调整周期的方法根据病人的年龄、激素水平、生育要求而有所不同。可使用以下药物或方法:①孕激素法:适用于体内有一定水平内源性雌激素的各年龄段病人。可于撤退性出血第 15d 起口服地屈孕酮、微粒化孕酮、醋酸甲羟孕酮等孕激素,酌情应用 3~6 个周期。②口服避孕药:尤其适用于有避孕需求的生育期病人。一般自周期撤退性出血第 5d 起,每日 1 片,连服 21d,1 周为药物撤退性出血间隔,连续 3 个周期为一个疗程。病情反复者酌情延至 6 个周期。有血栓性疾病、心脑血管疾病等高危因素及 35 岁以上吸烟的女性不宜使用口服避孕药。③雌、孕激素序贯法:如孕激素治疗后不出现撤退性出血,考虑是否为内源性雌激素水平不足,可用雌孕激素序贯法,常用于青春期病人。从撤退性出血第 5d 开始,口服戊酸雌二醇或结合雌激素片,每晚 1 次,连服 21d,服雌激素第 11~16d 起加用孕激素,如醋酸甲羟孕酮或地屈孕酮,连用 10~14d,连续 3 个周期为一疗程。若正常月经仍未建立,应重复上述序贯疗法(图 15-4)。④左炔诺孕酮宫内缓释系统(levonorgestrel-releasing intrauterine system,LNG-IUS):放置含左炔诺孕酮缓释系统的宫内节育器,每日释放左炔诺孕酮 20μg,能在宫腔内局部抑制子宫内膜生长,减少经量 80%~90%,甚至出现闭经,有效期 4~5 年,适用于生育期或绝经过渡期,无生育要求的病人。

3) 促排卵:适用于生育期有生育要求,尤其是不孕症的病人。常用药物有氯米芬、人绒毛膜促性腺激素(hCG)、尿促性素(hMG)。

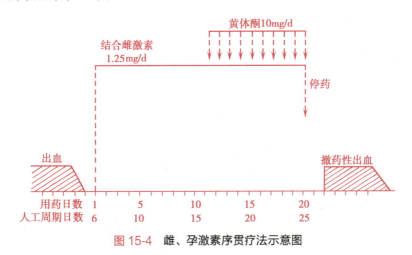

图 15-4 雌、孕激素序贯疗法示意图

4）手术治疗：对于药物治疗效果不佳或不宜用药、无生育要求的病人，尤其是不易随访的年龄较大病人，应考虑子宫内膜切除术或子宫切除术等手术治疗。

（2）黄体功能不足

1）月经第5d起每日口服妊马雌酮或戊酸雌二醇，连续5~7d，或口服氯米芬，促进卵泡发育和诱发排卵，促使正常黄体形成。

2）肌内注射绒毛膜促性腺激素，可促进黄体形成，并提高孕酮的分泌，延长黄体期。

3）选用天然黄体酮制剂，补充黄体分泌孕酮的不足。

4）有避孕需求的病人一般使用口服避孕药3个周期，病情反复者酌情延至6个周期。

（3）子宫内膜不规则脱落：可口服甲羟孕酮、天然微粒化孕酮，或肌内注射黄体酮等孕激素，使黄体及时萎缩，内膜按时完整脱落，也可肌内注射绒毛膜促性腺激素。对于无生育要求者，可口服避孕药，调整周期。

（4）子宫内膜局部异常所致异常子宫出血：可采用左炔诺孕酮宫内缓释系统、氨甲环酸抗纤溶治疗或非甾体抗炎药、短效口服避孕药、孕激素子宫内膜萎缩治疗等。对于无生育要求者，可考虑子宫内膜切除术。

3. 指导合理用药

（1）指导病人按时、按量正确服用性激素，保持药物在血中的稳定水平，不得随意停服、漏服。

（2）药物减量必须按医嘱规定在血止后才能开始，每3d减量一次，每次减量不得超过原剂量的1/3，直至维持量，一般维持至血止后第20d及以上。

（3）告知病人在治疗期间如出现不规则阴道出血应及时就诊。

4. 维持正常血容量
观察并记录病人的生命体征，嘱病人保留出血期间使用的会阴垫及内裤，以便更准确地估计出血量。出血量较多者，督促其卧床休息，避免过度疲劳和剧烈活动。贫血严重者，遵医嘱做好配血、输血、止血等措施，以维持病人正常血容量。

5. 预防感染
严密观察与感染有关的征象，如体温、子宫体压痛等，监测白细胞计数和分类，同时做好会阴部护理，保持局部清洁、干燥。如有感染征象，及时与医师联系并遵医嘱进行抗生素治疗。

6. 加强心理护理
鼓励病人表达内心感受，耐心倾听病人诉说，了解病人的疑虑。向病人解释病情，提供相关信息，帮助病人澄清问题，解除思想顾虑，摆脱焦虑。可通过看电视、听广播、看书等方式分散病人的注意力。

7. 需要接受手术治疗的病人，按手术常规护理。

【护理评价】

通过治疗与护理，病人是否：

1. 异常阴道出血停止，疲乏的感觉减弱或消失。

2. 未发生感染，体温正常、血白细胞正常、血红蛋白正常。

第二节 闭 经

闭经（amenorrhea）是常见的妇科症状，表现为无月经或月经停止。根据既往有无月经来潮，分为原发性闭经和继发性闭经两类。原发性闭经（primary amenorrhea）指年龄超过14岁，第二性征未发育；或年龄超过16岁，第二性征已发育，月经还未来潮。继发性闭经（secondary amenorrhea）指正常月经建立后，月经停止6个月，或按自身原有月经周期计算停止3个周期以上。青春期前、妊娠期、哺乳期及绝经后的无月经来潮属生理现象，本节不讨论。

【病因】

正常月经的建立和维持，有赖于下丘脑-垂体-卵巢轴的神经内分泌调节，靶器官子宫内膜对性激素的周期性反应和下生殖道的通畅,其中任何一个环节发生障碍均可导致闭经。

(一)原发性闭经

较少见,多为遗传因素或先天性发育缺陷引起。约30%病人伴有生殖道异常,根据第二性征的发育情况,分为第二性征存在和第二性征缺乏两类。

1. 第二性征存在的原发性闭经 包括:MRKH综合征(Mayer-Rokitansky-Kuster-Hauser syndrome)、雄激素不敏感综合征、对抗性卵巢综合征、生殖道闭锁、真两性畸形。

2. 第二性征缺乏的原发性闭经 包括:①低促性腺激素性腺功能减退(hypogonadotropic hypogonadism),最常见为体质性青春发育延迟,其次为嗅觉缺失综合征。②高促性腺激素性腺功能减退(hypergonadotropic hypogonadism):包括性腺先天性发育不全,如特纳综合征、46,XX单纯性腺发育不全、46,XY单纯性腺发育不全(又称Swyer综合征)等。

(二)继发性闭经

继发性闭经的发生率明显高于原发性闭经。按生殖轴病变和功能失调的部位分为下丘脑性闭经、垂体性闭经、卵巢性闭经、子宫性闭经以及其他内分泌功能异常引起的闭经。

1. 下丘脑性闭经 最常见,指中枢神经系统及下丘脑各种功能和器质性疾病引起的闭经,以功能性原因为主。此类闭经的特点是下丘脑合成和分泌GnRH缺陷或下降导致垂体促性腺激素,即FSH,特别是LH的分泌功能低下,故属低促性腺激素性闭经,治疗及时尚可逆。

(1)精神应激:突然或长期精神压抑、紧张、忧虑、环境改变、过度劳累、情感创伤、寒冷等,均可能引起神经内分泌障碍而导致闭经,其机制可能与应激状态下,下丘脑分泌的促肾上腺皮质激素释放激素和皮质素分泌增加,进而刺激内源性阿片肽和多巴胺分泌,抑制下丘脑分泌GnRH和垂体分泌促性腺激素有关。

(2)体重下降和神经性厌食:中枢神经对体重急剧下降极敏感,若体重减轻10%~15%,或体脂丢失30%时将出现闭经。当内在情感剧烈矛盾或为保持体型强迫节食时,易发生严重的神经性厌食。因过度节食,体重急剧下降,导致下丘脑多种神经激素分泌降低,引起垂体前叶多种促激素包括LH、FSH、促肾上腺皮质激素等分泌下降。临床表现为厌食、极度消瘦、低促性腺激素性闭经、皮肤干燥、低体温、低血压、各种血细胞计数及血浆蛋白低下,重症可危及生命。

(3)运动性闭经:长期剧烈运动或芭蕾舞、现代舞等训练易致闭经,与病人的心理、应激反应程度及体脂下降有关。初潮的发生和月经的维持有赖于一定比例(17%~22%)的机体脂肪,肌肉/脂肪比率增加或总体脂肪减少,均可使月经异常。运动剧增后,GnRH释放受抑制,使LH释放受抑制,也可引起闭经。目前认为体内脂肪减少和营养不良引起瘦素水平下降,是生殖轴功能受抑制的机制之一。

(4)药物性闭经:长期应用甾体类避孕药,因药物抑制下丘脑GnRH的分泌,引起闭经。吩噻嗪衍生物(奋乃静、氯丙嗪)、利血平等,通过抑制下丘脑多巴胺,使垂体分泌催乳素增多,引起闭经。药物性闭经通常是可逆的,停药后3~6个月月经多能自然恢复。

(5)颅咽管瘤:瘤体增大可压迫下丘脑和垂体柄引起闭经、生殖器萎缩、肥胖、颅内压增高、视力障碍等症状,也称肥胖生殖无能营养不良症。

2. 垂体性闭经 主要病变在垂体。腺垂体器质性病变或功能失调,均可影响促性腺激素分泌,继而影响卵巢功能引起闭经。常见的有:垂体梗死如希恩综合征,垂体肿瘤如分泌催乳素的腺瘤以及空蝶鞍综合征。

3. 卵巢性闭经 闭经的原因在卵巢。卵巢分泌的性激素水平低下,子宫内膜不发生周期性变化而导致闭经。常见于卵巢早衰、卵巢功能性肿瘤如卵巢支持-间质细胞瘤、卵巢颗粒-卵泡膜细胞瘤以及多囊卵巢综合征。

4. 子宫性闭经 闭经原因在子宫。可因感染、创伤导致宫腔粘连引起闭经。月经调节功能正常,第二性征发育也正常,如Asherman综合征,也可因手术切除子宫或放疗破坏子宫内膜所致。

Note:

5. **其他**　内分泌功能异常,如甲状腺、肾上腺、胰腺等功能紊乱也可引起闭经。常见的疾病有甲状腺功能减退或亢进、肾上腺皮质功能亢进、肾上腺皮质肿瘤等。

【护理评估】

1. **健康史**　详细询问病人月经史,包括初潮年龄、月经周期、经期、经量和闭经时间长短及伴随症状等。了解发病前有无导致闭经的诱因,如精神因素、环境改变、体重变化、有无剧烈运动以及各种疾病、用药情况等。已婚妇女需询问生育史及产后并发症史。原发性闭经病人应询问第二性征发育情况,了解生长发育史,有无先天缺陷或其他疾病及家族史。

2. **身体状况**　注意观察病人精神状态、营养、全身发育状况,测量身高、体重、智力情况、躯干和四肢的比例,检查五官生长特征及第二性征发育情况,有无多毛、溢乳等。妇科检查应注意内、外生殖器发育,有无先天缺陷、畸形等。

3. **心理-社会状况**　闭经对病人的自我概念有较大影响,病人会担心闭经对自己的健康、性生活和生育能力有影响。病程过长及反复治疗效果不佳时会加重病人和家属的心理压力,表现为情绪低落,对治疗和护理丧失信心,这反过来又会加重闭经。

4. **诊断要点**　生育期妇女闭经首先需排除妊娠。通过病史及体格检查,对闭经病因及病变部位有初步了解,再通过以下辅助检查明确诊断:

(1) 功能试验

1) 药物撤退试验:用于评估体内雌激素水平,以确定闭经程度。包括:①孕激素试验:口服孕激素,如甲羟孕酮、地屈孕酮、微粒化黄体酮,或肌内注射黄体酮注射液。停药后出现撤退性出血(阳性反应),提示子宫内膜已受一定水平雌激素影响。停药后无撤退性出血(阴性反应),应进一步行雌孕激素序贯试验。②雌孕激素序贯试验:适用于孕激素试验阴性的闭经病人。服用足够量的雌激素,如戊酸雌二醇、17β-雌二醇或结合雌激素,连服20d,最后10d加用地屈孕酮或醋酸甲羟孕酮,两药停药后发生撤退性出血为阳性,提示子宫内膜功能正常,可排除子宫性闭经,引起闭经的原因是病人体内雌激素水平低落,应进一步寻找原因。无撤退性出血为阴性,应重复一次试验,若仍无出血,提示子宫内膜有缺陷或被破坏,可诊断为子宫性闭经。

2) 垂体兴奋试验:又称 GnRH 刺激试验,了解垂体对 GnRH 的反应性。注射黄体生成素释放激素后LH值升高,说明垂体功能正常,病变在下丘脑。经多次重复试验,LH值无升高或升高不显著,说明垂体功能减退,如希恩综合征。

(2) 血清激素测定:应停用雌、孕激素药物至少两周后行 E_2、P、T、FSH、LH、PRL、TSH、胰岛素等激素测定,以协助诊断。

(3) 影像学检查

1) 盆腔超声检查:观察盆腔有无子宫,子宫形态、大小及内膜厚度,卵巢大小、形态、卵泡数目等。

2) 子宫输卵管造影:了解有无宫腔病变和宫腔粘连。

3) CT 或磁共振显像(MRI):用于盆腔及头部蝶鞍区检查,了解盆腔肿块和中枢神经系统病变性质,诊断卵巢肿瘤、下丘脑病变、垂体微腺瘤、空蝶鞍等。

4) 静脉肾盂造影:怀疑米勒管发育不全综合征时,用以确定有无肾脏畸形。

(4) 宫腔镜检查:能精确诊断宫腔粘连。

(5) 腹腔镜检查:可直视下观察卵巢形态、子宫大小。

(6) 染色体检查:对原发性闭经病因诊断、鉴别性腺发育不全的病因及指导临床处理有重要意义。

(7) 其他检查:如靶器官反应检查,包括基础体温测定、子宫内膜取样等。怀疑结核或血吸虫病,应行内膜培养。

5. **治疗要点**　明确病变环节及病因后,针对病因给予治疗,改善全身健康情况,进行心理治疗,

Note:

给予相应激素治疗,达到治疗目的。

【常见护理诊断/问题】

1. **长期低自尊**　与长期闭经,治疗效果不明显,月经不能正常来潮而出现自我否定等有关。
2. **焦虑**　与担心疾病对健康、性生活、生育的影响有关。
3. **持续性悲伤**　与担心丧失女性形象有关。

【护理目标】

1. 病人能够接受闭经的事实,客观地评价自己。
2. 病人能够主动诉说病情及担心。
3. 病人能够配合治疗,女性形象得以维持。

【护理措施】

1. **减轻或消除诱发闭经的原因**　积极治疗全身性疾病,提高机体体质。应激或精神因素所致闭经,应进行耐心的心理治疗,消除精神紧张和焦虑。因体重下降引起闭经,应供给足够营养,保持标准体重。运动性闭经者应适当减少运动量。因肿瘤、多囊卵巢综合征等引起的闭经,应对因治疗。

2. **诊疗配合**

（1）激素治疗

1）性激素补充治疗:可以维持女性全身健康及生殖健康,包括心血管系统、骨骼及骨代谢、神经系统等,也可以促进和维持第二性征和月经。主要治疗方法有:①雌激素补充治疗:适用于无子宫者。②雌、孕激素序贯法:适用于有子宫者。③孕激素法:适用于体内有一定内源性雌激素水平者。

2）促排卵:适用于有生育要求的病人。治疗方法包括:①对于低促性腺激素性闭经者及氯米芬促排卵失败者,在雌激素治疗促进生殖器发育,子宫内膜已获得对雌孕激素的反应后,可采用hMG-hCG疗法促进卵泡发育及诱发排卵。上述用药须由有经验的医师在有超声和激素水平监测的条件下进行,防止发生卵巢过度刺激综合征(OHSS),危及病人生命。②对于FSH和PRL正常的闭经者,体内有一定内源性雌激素,可首选氯米芬作为促排卵药物。③对于FSH升高的病人,由于其卵巢功能衰竭,不建议采用促排卵治疗。④下丘脑性闭经的病人可给予促性腺激素释放激素(GnRH)。

（2）其他治疗

1）溴隐亭:为多巴胺受体激动剂。通过与垂体多巴胺受体结合,直接抑制垂体PRL分泌,恢复排卵,还可直接抑制分泌PRL的垂体肿瘤细胞生长。

2）肾上腺皮质激素:适用于先天性肾上腺皮质增生所致的闭经,一般用泼尼松或地塞米松。

3）甲状腺素:适用于甲状腺功能减退引起的闭经,如甲状腺片。

4）辅助生殖技术:适用于有生育要求,诱发排卵后未成功妊娠,合并输卵管问题的闭经者或男方因素不孕者。

5）手术治疗:适用于生殖器畸形、Asherman综合征、肿瘤等。

3. **指导合理用药**　说明性激素的作用、不良反应、剂量,具体用药方法、用药时间等,并监测用药效果。嘱病人严格遵医嘱用药,不随意更改药量,不得擅自停服、漏服。

4. **加强心理护理**　建立良好的护患关系,鼓励病人表达自己的感受,对治疗和预后等提出问题。向病人提供正确的诊疗信息,缓解病人的心理压力。鼓励病人与同伴、亲人交往,参与社会活动,减轻心理压力。

【护理评价】

通过治疗与护理,病人是否:

Note:

1. 能够积极自我肯定,自尊水平得到提高。
2. 正确认识疾病,焦虑减轻或消失。
3. 持续性悲伤的心理减轻或消失。

第三节 痛　经

痛经(dysmenorrhea)是妇科最常见的症状之一,是指行经前后或月经期出现的子宫痉挛性疼痛,可伴下腹坠痛、腰酸或合并头痛、乏力、头晕、恶心等其他不适,严重者可影响工作和生活质量。痛经分为原发性和继发性两类,前者指生殖器官无器质性病变的痛经,占痛经90%以上,后者指由盆腔器质性疾病如子宫内膜异位症、盆腔炎等引起的痛经。本节只叙述原发性痛经。

【病因】

原发性痛经的发生主要与月经时子宫内膜前列腺素(prostaglandin,PG)含量增高有关。痛经病人子宫内膜和月经血中$PGF_{2\alpha}$和PGE_2含量均较正常妇女明显升高,尤其是$PGF_{2\alpha}$含量升高是造成痛经的主要原因。在月经周期中,分泌期子宫内膜前列腺素浓度较增殖期子宫内膜高。月经期因溶酶体酶溶解子宫内膜,使$PGF_{2\alpha}$和PGE_2含量增高。$PGF_{2\alpha}$含量高可引起子宫平滑肌过强收缩,血管挛缩,造成子宫缺血、缺氧状态而出现痛经。增多的前列腺素进入血液循环,还可引起心血管和消化道等症状。血管升压素、内源性缩宫素以及β-内啡肽等物质的增加也与原发性痛经有关。此外,原发性痛经还受精神、神经因素影响,疼痛的主观感受也与个体痛阈有关。无排卵的增殖期子宫内膜因无孕酮刺激,所含前列腺素浓度很低,通常不发生痛经。

【临床表现】

原发性痛经在青春期多见,常在初潮后1~2年内发病,下腹部疼痛是主要症状。疼痛多自月经来潮后开始,最早出现在经前12h,以行经第1d疼痛最剧烈。疼痛常呈痉挛性,通常位于下腹部耻骨上,可放射至腰骶部和大腿内侧,持续2~3d后缓解。可伴有恶心、呕吐、腹泻、头晕、乏力等症状,严重时面色发白、出冷汗。妇科检查无异常发现。

【护理评估】

1. **健康史**　了解病人的年龄、月经史与婚育史,询问诱发痛经的相关因素,疼痛与月经的关系,疼痛发生的时间、部位、性质及程度,是否服用止痛药、用药量及持续时间,疼痛时伴随的症状以及自觉最能缓解疼痛的方法。

2. **身体状况**　评估下腹痛严重程度及伴随症状,注意与其他原因造成的下腹部疼痛症状相鉴别。妇科检查无阳性体征。

3. **心理-社会状况**　因反复疼痛,病人常常会感到焦虑。

4. **诊断要点**　原发性痛经病人的盆腔超声、腹腔镜、宫腔镜、子宫输卵管造影等辅助检查通常无异常表现。在诊断过程中要注意排除子宫内膜异位、子宫腺肌症、黏膜下子宫肌瘤、宫腔粘连、盆腔炎性疾病等引起的继发性痛经和其他原因造成的疼痛。

5. **治疗要点**　避免精神刺激和过度疲劳,以对症治疗为主。

【常见护理诊断/问题】

1. **急性疼痛**　与月经期子宫收缩,子宫缺血缺氧有关。
2. **焦虑**　与反复痛经造成的精神紧张有关。

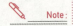

【护理目标】

1. 病人的疼痛症状缓解。
2. 病人月经来潮前及月经期无焦虑。

【护理措施】

1. **加强保健**　进行月经期保健的教育工作,注意经期清洁卫生,经期禁止性生活。足够的休息和睡眠、充分的营养摄入、规律而适度的锻炼、戒烟等均对缓解疼痛有一定的帮助。

2. **加强心理护理**　讲解有关痛经的生理知识,阐明痛经是月经期常见的生理表现,关心并理解病人的不适和焦虑心理。

3. **缓解症状**　腹部局部热敷和进食热的饮料如热汤或热茶,可缓解疼痛。增加病人的自我控制感,使身体放松,以解除痛经。疼痛不能忍受时可遵医嘱服药。若每一次经期习惯服用止痛剂,则应防止成瘾。

4. **诊疗配合**

（1）前列腺素合成酶抑制剂:该类药物通过抑制前列腺素合成酶的活性,减少前列腺素产生,防止过强子宫收缩和痉挛,从而减轻或消除痛经。常用药物有布洛芬、酮洛芬、甲氯芬那酸、双氯芬酸、甲芬那酸、萘普生等。月经来潮即开始服用药物效果佳,连服 2~3d,治疗有效率可达 80%。

（2）口服避孕药:适用于有避孕要求的痛经妇女。通过抑制排卵,抑制子宫内膜生长,降低前列腺素水平,缓解疼痛。

【护理评价】

通过治疗与护理,病人是否:
1. 诉说疼痛减轻,并能说出减轻疼痛的措施。
2. 焦虑的行为或表现减少,舒适感增加。

第四节　经前期综合征

经前期综合征(premenstrual syndrome,PMS)是指黄体期周期性发生的影响妇女日常工作和生活,涉及躯体、精神及行为的综合征。月经来潮后,症状自然消失。伴有严重情绪不稳定者称为经前焦虑障碍(premenstrual dysphoric disorder,PMDD)。

【病因】

病因尚无定论,可能与精神社会因素、卵巢激素失调和神经递质异常有关。

1. **精神社会因素**　经前期综合征病人对安慰剂治疗的反应率高达 30%~50%。部分病人精神症状突出,且情绪紧张时常加重原有症状,提示社会环境与病人精神心理因素间的相互作用,参与经前期综合征的发生。

2. **卵巢激素失调**　可能与黄体后期雌、孕激素撤退有关。临床补充雌孕激素减少性激素周期性生理改变,能有效缓解症状。

3. **神经递质异常**　经前期综合征病人在黄体后期循环中类阿片肽浓度异常降低,表现为内源性类阿片肽撤退症状,影响精神、神经及行为方面的变化。其他还包括 5-羟色胺活性改变等。

【临床表现】

多见于 25~45 岁妇女,症状出现于月经前 1~2 周,逐渐加重,月经来潮前 2~3d 最为严重,月经来潮后迅速减轻直至消失,周期性反复出现为其临床表现特点。主要症状有:①躯体症状:头痛、背痛、乳房胀痛、腹部胀满、便秘、肢体水肿、体重增加、运动协调功能减退;②精神症状:易怒、焦虑、抑郁、情绪不稳定、疲乏以及饮食、睡眠、性欲改变,易怒是其主要症状;③行为改变:注意力不集中、工作效率低、记忆力减退、神经质、易激动等。

【护理评估】

1. **健康史** 了解经前期综合征持续的时间,每次发病的影响,是否治疗及治疗效果,了解近期有无诱发因素,处理压力的方法等,也要注意了解病人生理、心理方面的疾病史,既往妇科、产科等病史。

2. **身体状况** 评估经前期综合征的症状,症状出现的时间与月经的关系,以及对日常工作、生活的影响。观察水肿的体征,测量体重,并与之前体重比较。妇科检查常无异常。

3. **心理-社会状况** 经前期综合征病人如有较严重的精神症状,常常会影响其生活质量。

4. **诊断要点** 经前期出现周期性典型症状且对日常工作、学习产生负面影响,同时排除精神疾病以及其他器官器质性疾病引起的症状,多可诊断。心脏、腹部超声等检查可排除其他器官器质性疾病。

5. **治疗要点** 以心理治疗、调整生活状态为主,药物治疗为辅。

【常见护理诊断/问题】

1. **焦虑** 与月经前周期性出现不适症状有关。
2. **有体液过多的危险** 与雌、孕激素失调有关。

【护理目标】

1. 病人在月经来潮前两周及月经期焦虑减轻或消除。
2. 病人能够列举预防水肿的方法。

【护理措施】

1. **心理护理** 给予心理安慰与疏导,使精神放松,症状严重者可行认知-行为心理治疗。指导应对压力的技巧,如腹式呼吸、生物反馈训练、渐进性肌肉松弛。

2. **调整生活状态** 摄入高碳水化合物、低蛋白饮食,有水肿者限制摄入盐、糖、咖啡因、酒,多摄取富含维生素 E、维生素 B_6 和微量元素镁的食物,如猪肉、牛奶、蛋黄和豆类食物等。鼓励有氧运动如舞蹈、慢跑、游泳等,可协助缓解神经紧张和焦虑。

3. **指导用药** 药物治疗以解除症状为主,如利尿、镇静、止痛等。

(1)抗焦虑药如阿普唑仑,抗抑郁药如氟西汀,适用于有明显焦虑或抑郁症状者,但对躯体症状疗效不佳。

(2)利尿剂如螺内酯,可拮抗醛固酮而利尿,减轻水潴留,对改善精神症状也有效,适用于月经前体重增加明显者。

(3)维生素 B_6 调节自主神经系统与下丘脑-垂体-卵巢轴的关系,还可抑制催乳素的合成。

(4)口服避孕药通过抑制排卵缓解症状,并可减轻水钠潴留,抑制循环和内源性激素的波动。

(5)促性腺激素释放激素类似物(GnRH-α)抑制排卵,连用 4~6 个周期。

4. **健康教育** 向病人和家属讲解可能造成经前期综合征的原因和处理措施,指导病人记录月经周期及其症状,帮助病人获得家人的支持,增加自我控制的能力。

【护理评价】

通过治疗与护理,病人是否:

1. 焦虑感减轻或消失,月经来潮前没有明显的不适。
2. 没有水肿的体征或水肿减轻。

第五节　绝经综合征

绝经(menopause)指卵巢功能停止所致永久性无月经状态。绝经的判断是回顾性的,停经后 12 个月随诊方可判定绝经。绝经综合征(menopausal syndrome,MPS)指妇女绝经前后出现性激素波动或减少所致的一系列躯体及精神心理症状。绝经分为自然绝经和人工绝经。自然绝经指卵巢内卵泡生理性耗竭,或残余卵泡对促性腺激素失去反应,卵泡不再发育和分泌雌激素,导致绝经;人工绝经指手术切除双侧卵巢或放疗、化疗等损伤卵巢功能,人工绝经者更容易发生绝经综合征。绝经年龄与遗传、营养、地区、环境、吸烟等因素有关。

知 识 拓 展

生殖衰老分期

"生殖衰老研讨会分期+10"(Stages of Reproductive Aging Workshop+10,STRAW+10)是目前公认的生殖衰老分期金标准。该分期系统将女性生殖衰老分为 3 个阶段:生育期、绝经过渡期和绝经后期,每个阶段又进一步划分为早期和晚期。生育期增加了峰期,生育期晚期和绝经后期早期进一步细分为 2～3 个亚阶段,整个生殖衰老分期由 10 个特定阶段构成。生殖衰老分期系统的主要标准是月经周期长度改变。进入绝经过渡期早期的标志是月经周期长短不一(即月经紊乱),10 次月经周期中有 2 次或以上发生邻近月经周期改变≥7d;进入绝经过渡期晚期的标志是月经周期≥60d,且卵泡刺激素≥25U/L。绝经后期早期的阶段为最终月经后的 1 年。STRAW+10 分期适用于大多数女性,但不适用于多囊卵巢综合征、早发性卵巢功能不全、子宫内膜切除和子宫切除、慢性疾病及化疗影响了卵巢功能的女性。

【内分泌变化】

绝经前后最明显的变化是卵巢功能衰退,随后表现为下丘脑-垂体功能退化。卵泡闭锁导致雌激素和抑制素水平降低以及 FSH 水平升高,是绝经的主要信号。

（一）雌激素

卵巢功能衰退的最早征象是卵泡对 FSH 敏感性降低,FSH 水平升高。绝经过渡期早期雌激素水平波动很大,由于 FSH 升高对卵泡过度刺激引起 E_2 分泌过多,甚至可高于正常卵泡期水平,因此整个绝经过渡期雌激素水平并非逐渐下降,只是在卵泡完全停止生长发育后,雌激素水平才迅速下降。

（二）孕激素

绝经过渡期卵巢尚有排卵功能,但因卵泡发育的程度不足,可表现为孕激素相对不足,随着卵巢功能的进一步衰退,卵泡发育不充分的程度增强,可导致无排卵,发生孕激素绝对不足,直至绝经后无孕激素分泌。

（三）雄激素

绝经后雄激素来源于卵巢间质细胞及肾上腺,总体雄激素水平下降,其中雄烯二酮主要来源于肾上腺,量约为绝经前的一半。卵巢主要产生睾酮,由于升高的 LH 对卵巢间质细胞的刺激增加,使睾酮水平较绝经前增高。

（四）促性腺激素

绝经过渡期 FSH 水平升高,呈波动型,LH 仍在正常范围,FSH/LH 仍<1。绝经后雌激素水平降低,诱导下丘脑释放 GnRH 增加,刺激垂体释放更多的 FSH 和 LH,其中 FSH 升高较 LH 更显著,FSH/LH>1。

（五）抑制素

绝经后妇女血抑制素水平下降,较 E_2 下降早且明显,可能成为反映卵巢功能衰退更敏感的指标。

（六）促性腺激素释放激素

绝经后 GnRH 分泌增加,并与 LH 相平衡。

（七）抗米勒管激素

绝经后抗米勒管激素(anti-mullerian hormone,AMH)水平下降,较 FSH 升高、E_2 下降早,能较早反映卵巢功能衰退。

【临床表现】

（一）近期症状

1. **月经紊乱**　月经紊乱是绝经过渡期的常见症状,由于稀发排卵或无排卵,表现为月经周期不规则、经期持续时间长及经量增多或减少。症状的表现取决于卵巢功能的波动性变化。

2. **血管舒缩症状**　主要表现为潮热,为血管舒缩功能不稳定所致,是雌激素降低的特征性症状,其特点是反复出现短暂的面部、颈部及胸部皮肤阵阵发红,伴有轰热,继之出汗,一般持续 1～3min。症状轻者每日发作数次,严重者十余次或更多,夜间或应激状态易发作。该症状可持续 1～2 年,有时长达 5 年或更长。潮热严重时可影响妇女的睡眠,甚至工作和生活,是需要性激素治疗的主要原因。

3. **自主神经失调症状**　常出现心悸、眩晕、头痛、失眠、耳鸣等症状。

4. **精神神经症状**　常表现为注意力不易集中,并且情绪波动大,如激动易怒、焦虑不安或情绪低落、抑郁、不能自我控制等,记忆力减退也较常见。

（二）远期症状

1. **泌尿生殖器绝经后综合征**（genitourinary syndrome of menopause，GSM）　超过 50% 的绝经期女性会出现该综合征,主要表现为泌尿生殖道萎缩症状,如阴道干燥、性交困难及反复阴道感染,排尿困难、尿痛、尿频、尿急等反复发生的尿路感染。

2. **骨质疏松**　绝经后妇女缺乏雌激素使骨质吸收增加,导致骨量快速丢失而出现骨质疏松。50 岁以上妇女半数以上会发生绝经后骨质疏松,一般发生在绝经后 5～10 年内,最常发生在椎体。

3. **阿尔茨海默病**（Alzheimer's disease）　绝经后期妇女比老年男性患病风险高,可能与绝经后内源性雌激素水平降低有关。

4. **心血管疾病**　绝经后妇女糖、脂代谢异常增加,动脉硬化、冠心病的发病风险较绝经前明显增加,可能与雌激素水平低落有关。

【护理评估】

1. **健康史**　了解绝经综合征症状持续时间、严重程度及治疗、疗效等信息;了解月经史、生育史;了解既往健康状况,排除肝病、高血压、糖尿病、冠心病、其他内分泌腺体器质性疾病以及精神疾病;了解既往有无切除子宫、卵巢的手术,有无接受盆腔放疗等;注意收集乳腺癌、子宫内膜癌、动静脉血栓、骨折及骨质疏松等病史和家族史。

2. **身体状况**　评估病人因卵巢功能减退及雌激素不足引起的相关症状。对病人进行全身体格检查,包括精神状态、心血管、呼吸、血液、生殖及泌尿等系统检查,排除明显的器质性病变。妇科检查可见内、外生殖器呈现不同程度的萎缩性改变,如外阴萎缩,大、小阴唇变薄;阴道萎缩,如合并感染,阴道分泌物增多,味臭;子宫颈及子宫萎缩变小等。

3. 心理-社会状况　工作、家庭、社会环境变化可以加重病人身体和心理负担,可能诱发和加重绝经综合征的症状。要注意评估近期出现的引起病人不愉快、忧虑、多疑、孤独的生活事件。

4. 诊断要点　根据病史及临床表现综合判断,但需注意排除相关症状的器质性疾病及精神疾病,以下卵巢功能评价等有助于诊断。

（1）血清激素测定

1）FSH 及 E_2 测定:检查血清 FSH 及 E_2 了解卵巢功能。绝经过渡期血清 FSH>10U/L,提示卵巢储备功能下降。闭经、FSH>40U/L 且 E_2<10~20pg/ml,提示卵巢功能衰竭。

2）血清抑制素 B(inhibin B):血清抑制素 B≤45ng/L,是卵巢功能减退的最早标志,比 FSH 更敏感。

3）抗米勒管激素:抗米勒管激素低至 1.1ng/ml 提示卵巢储备下降;若低于 0.2ng/ml 提示即将绝经;绝经后 AMH 一般测不出。

（2）超声检查:基础状态卵巢的窦状卵泡数减少、卵巢容积缩小、子宫内膜变薄。

5. 治疗要点　缓解近期症状,早期发现,并有效预防骨质疏松症、动脉硬化等疾病。

【常见护理诊断/问题】

1. 焦虑　与绝经过渡期内分泌改变,或个性特点、精神因素等有关。

2. 知识缺乏：缺乏绝经过渡期生理、心理变化知识及应对技巧。

【护理目标】

1. 病人能够描述自己的焦虑心态和应对方法。

2. 病人能够正确描述绝经过渡期生理、心理变化。

【护理措施】

1. 调整生活状态　帮助病人建立适应绝经过渡期生理、心理变化的新生活形态,使其安全度过该阶段。帮助病人选择既有营养又符合饮食习惯的食物。多摄入奶制品,可补钙;多摄入豆制品,因为大豆中含有类雌激素物质。鼓励病人加强体育锻炼,保持一定运动量,如散步、打太极拳、骑自行车等,增强体质。鼓励病人增加社交和脑力活动,以促进正性心态。

2. 诊疗配合

（1）激素补充治疗(hormone replacement therapy,HRT):是针对绝经相关健康问题而采取的一种医疗措施,可有效缓解绝经相关症状,并会对骨骼、心血管和神经系统产生长期的保护作用。HRT 应在有适应证、无禁忌证的前提下使用。

1）适应证:①绝经相关症状:潮热出汗、睡眠障碍、疲倦、情绪障碍如易激动、烦躁、焦虑、紧张、或情绪低落等。②泌尿生殖道萎缩相关问题:阴道干涩、疼痛、排尿困难、性交痛、反复发作的阴道炎、反复泌尿系统感染、夜尿多、尿频和尿急。③低骨量及骨质疏松症:有骨质疏松症的危险因素(如低骨量)及绝经后骨质疏松症。

2）禁忌证:已知或可疑妊娠、原因不明的阴道流血、已知或可疑患有乳腺癌、已知或可疑患有性激素依赖性恶性肿瘤、最近 6 个月内患有活动性静脉或动脉血栓栓塞性疾病、严重肝肾功能障碍、血卟啉症、耳硬化症、脑膜瘤(禁用孕激素)等。

3）慎用情况:慎用情况并非禁忌证,但在应用前和应用过程中,应咨询相关专业的医师,共同确定应用的时机和方式,并采取比常规随诊更为严密的措施,监测病情的发展。慎用情况包括:子宫肌瘤、子宫内膜异位症、子宫内膜增生史、尚未控制的糖尿病及严重高血压、有血栓形成倾向、胆囊疾病、癫痫、偏头痛、哮喘、高催乳素血症、系统性红斑狼疮、乳腺良性疾病、乳腺癌家族史、已完全缓解的部分性性激素依赖性妇科恶性肿瘤,如子宫内膜癌、卵巢上皮性癌等。

　　4)制剂:主要药物为雌激素,辅以孕激素。包括:①雌激素制剂:原则上应选择天然制剂。常用雌激素有戊酸雌二醇、结合雌激素、17β-雌二醇、尼尔雌醇等。②组织选择性雌激素活性调节剂:如替勃龙,根据靶组织不同,其在体内的 3 种代谢物分别表现出雌激素、孕激素及弱雄激素活性。③孕激素制剂:近年来倾向于选用天然孕激素制剂,如微粒化黄体酮胶丸和黄体酮胶丸,或接近天然的孕激素,如地屈孕酮。

　　5)用药途径及方案:①口服:主要优点是血药浓度稳定,但对肝脏有一定损害,还可刺激产生肾素底物及凝血因子。用药方案有:单用雌激素:适用于已切除子宫者。雌、孕激素联合:适用于有完整子宫者,包括序贯用药和联合用药,两种用药方法又分周期性和连续性用药,前者每周期停用激素 5~7d,有周期性出血,也称为预期计划性出血,适用于年龄较轻、绝经早期或愿意有月经样定期出血者;后者连续用药,避免周期性出血,适用于年龄较大或不愿意有月经样出血的绝经后期妇女。单用孕激素:适用于绝经过渡期出现无排卵性异常子宫出血者。②胃肠道外途径:能缓解潮热,防止骨质疏松,避免肝脏首过效应,对血脂影响较小。包括经阴道给药:常用药物 E_3 栓、E_2 阴道环、结合雌激素霜,治疗下泌尿生殖道局部低雌激素症状。经皮肤给药:可使雌激素水平恒定,方法简便,包括皮肤贴膜及涂胶,主要药物为 17β-雌二醇,每周使用 1~2 次。

　　6)用药剂量与时间:HRT 需个体化用药,应在综合考虑具体症状、治疗目的和危险性的前提下,选择最小剂量和与治疗目的一致的最短时期,在卵巢功能开始减退并出现相关绝经症状时即开始应用。需定期评估,明确受益大于风险方可继续应用。停止雌激素治疗时,一般主张应缓慢减量或间歇用药,逐步停药,防止症状复发。

　　7)副作用及危险性:应注意观察服用性激素的副作用。性激素补充治疗时可能引起子宫异常出血,多为突破性出血,必须高度重视,查明原因,必要时行诊刮,排除子宫内膜病变。其他副作用包括:雌激素剂量过大可引起乳房胀、白带多、头痛、水肿、色素沉着等;孕激素的副作用包括抑郁、易怒、乳房痛和水肿,病人常不易耐受。长期 HRT 可增加病人子宫内膜癌、卵巢癌、乳腺癌的发病风险。督促长期使用性激素者接受定期随访。开始 HRT 后,用药后 1 个月、3 个月、半年、1 年复诊,主要了解 HRT 的疗效和副作用,并根据情况调整用药。长期 HRT 者每年应复诊 1 次,内容包括:①体格检查:如体重、身高、血压、乳腺及妇科检查等。②辅助检查:如盆腔 B 型超声、血糖、血脂及肝肾功能检查。每 3~5 年一次骨密度测定,可根据病人情况,酌情调整检查频率。

　　(2)非激素类药物:①选择性 5-羟色胺再摄取抑制剂:盐酸帕罗西汀,可有效改善血管舒缩症状及精神神经症状。②钙剂:氨基酸螯合钙胶囊,可减缓骨质丢失。③维生素 D:与钙剂合用有利于钙的完全吸收,适用于绝经过渡期妇女缺少户外活动者。

　　3.心理护理　与病人建立良好相互信任的关系,认真倾听,让病人表达自己的困惑和忧虑,帮助病人及其家属了解绝经过渡期的生理和心理变化,以减轻病人焦虑和恐惧的心理,并争取家人的理解和配合,护患双方共同努力,缓解病人的症状。

　　4.健康指导　介绍绝经前后减轻症状的方法,以及预防绝经综合征的措施。如规律的运动可以促进血液循环,维持肌肉良好的张力,延缓老化的速度,还可以刺激骨细胞的活动,延缓骨质疏松症的发生;正确对待性生活等。设立"妇女更年期门诊",提供系统的绝经过渡期咨询、指导和知识教育。

【护理评价】

通过治疗与护理,病人是否:

1.能以乐观、积极的态度对待绝经,焦虑感减轻或消失。

2.说出绝经过渡期生理、心理变化,认识到绝经是女性正常生理过程。

本章小结

无排卵性异常子宫出血主要由于下丘脑-垂体-卵巢轴功能异常引起,常见于青春期、绝经过渡期。无排卵性异常子宫出血主要采用性激素治疗,起到止血和调整月经周期的作用。要注意告知病人严格遵医嘱用药,不能随意停服、漏服性激素,要保持外阴清洁、干燥,防止发生感染。

闭经分为原发性闭经和继发性闭经,后者多见。继发性闭经又以下丘脑性闭经最为常见。主要针对病因治疗。

原发性痛经的发生与月经时子宫内膜前列腺素含量增高有关,主要表现为月经来潮后下腹部疼痛,要重视对病人的心理护理。经前期综合征是指黄体期周期性发生的影响妇女日常工作和生活,涉及躯体、精神及行为的综合征。月经来潮后,症状自然消失。治疗以心理治疗、调整生活状态为主,药物治疗为辅。

绝经综合征是由于卵巢功能衰退,雌激素低落引起的一系列躯体、精神和心理症状,包括近期症状如月经紊乱、血管舒缩症状、自主神经失调症状、精神神经症状和远期症状如泌尿生殖道萎缩、骨质疏松、阿尔茨海默病、心血管疾病。激素补充治疗可以有效改善相关症状,提高生活质量。HRT 应选择最小剂量和与治疗目的一致的最短时期,在卵巢功能开始减退并出现相关绝经症状时即开始应用。对长期服用激素的病人至少每年进行 1 次体检。

(王艳红)

思 考 题

1. 某女士,50 岁,近半年来自觉潮热、出汗加重。病人 1 年前无明显诱因出现月经周期延长为 45~90d,继而出现颈部、颜面部发热,随后出汗的症状,每日 3~5 次,未治疗。近半年来症状较前有所加重,每日可达 10 余次,今来就诊。月经史:11 岁初潮,周期 30~32d,经期 5~7d,经量中,无痛经。生育史:1-0-1-1,安全套避孕。既往无高血压、糖尿病等病史。妇科检查:外阴已婚已产型,宫颈有糜烂样改变,子宫前位,大小如常,质地软,活动度好,无压痛,双侧附件无异常。实验室检查:FSH 32U/L,E_2 15pg/ml。

问题:

(1) 病人可能患有何种疾病?

(2) 发生该疾病的主要原因是什么?

(3) 病人的治疗原则是什么?

(4) 护士在对病人健康教育时要注意什么?

2. 小胡,平素月经规律,周期 28~30d,经期 5~7d。3 个月前行人工流产后,月经不规律,经期延长达 10~12d。盆腔检查:子宫前位,大小正常,活动度好,无压痛,附件未发现异常,既往无特殊病史。

问题:

(1) 病人可能患有何种疾病?

(2) 病人的治疗原则是什么?

(3) 病人目前主要的护理诊断有哪些?

(4) 护士应如何对病人进行健康指导?

3. 小吴,在校大学生,半年前通过节食、大量运动等方式减重,体重 1 个月内下降 4kg,现在她已经 3 个月未行经。月经史:11 岁初潮,周期 25~30d,经期 6~7d,经量中,无痛经。既往健康。体格检查和盆腔检查未见异常。

问题:

(1) 病人发生闭经的可能原因是什么?

(2) 病人的治疗方法有哪些?

(3) 护士要如何对病人进行健康教育?

NURSING

第十六章

妊娠滋养细胞疾病病人的护理

16章　数字内容

学习目标

- **知识目标：**
  1. 掌握相关概念：妊娠滋养细胞疾病、葡萄胎、妊娠滋养细胞肿瘤。
  2. 熟悉葡萄胎、侵蚀性葡萄胎及绒毛膜癌的病理及临床表现。
  3. 了解妇产科常用化疗药物及毒副反应。
- **能力目标：**
  1. 能为葡萄胎术后病人介绍随访计划及内容。
  2. 运用所学知识为妊娠滋养细胞肿瘤病人制订护理计划、提供护理措施并进行有效的健康宣教。
- **素质目标：**
  1. 具有较强的责任心，善于与病人沟通交流，可为病人进行有效心理疏导。
  2. 对待病人耐心细致，在工作中能够做到病人防护和自我防护。

妊娠滋养细胞疾病（gestational trophoblastic disease，GTD）是一组来源于胎盘滋养细胞的疾病。根据组织学特征可分为：①妊娠滋养细胞肿瘤（gestational trophoblastic neoplasis，GTN），包括绒毛膜癌（简称绒癌）、胎盘部位滋养细胞肿瘤及上皮样滋养细胞肿瘤；②葡萄胎妊娠（molar pregnancy），包括完全性葡萄胎、部分性葡萄胎和侵蚀性葡萄胎；③非肿瘤病变，包括超常胎盘部位反应和胎盘部位结节；④异常（非葡萄胎）绒毛病变。

虽然侵蚀性葡萄胎在组织学分类中属于交界性或不确定行为肿瘤，但其临床表现、诊断及处理原则与绒癌有相似性，临床上仍将其与绒癌一起合称为妊娠滋养细胞肿瘤。病变局限于子宫者称为无转移性滋养细胞肿瘤，病变出现在子宫以外部位者称为转移性滋养细胞肿瘤。

导入案例与思考

某女士，28岁，葡萄胎清宫术后6个月，现停经2个月，阴道不规则流血10d，咳嗽、痰中带有血丝1周，经抗炎治疗不见好转。检查子宫增大、质软，血hCG升高，B型超声显示子宫腔未见胚囊，肺部X线检查有棉球状阴影。

请思考：

1. 该病人最可能的诊断是什么？

2. 该病人的主要治疗原则是什么？

3. 针对该病人的护理要点是什么？

第一节 葡 萄 胎

葡萄胎是妊娠后胎盘绒毛滋养细胞增生、间质水肿变性，形成大小不一的水泡，水泡间借蒂相连成串，形如葡萄而得名，也称水泡状胎块（hydatidiform mole，HM），是一种滋养细胞的良性病变，可分为完全性葡萄胎和部分性葡萄胎两类。

完全性葡萄胎表现为宫腔内充满水泡状组织，没有胎儿及其附属物。发生完全性葡萄胎的相关因素包括地域差异、年龄、营养状况、社会经济因素等多种因素，还包括既往葡萄胎史、流产和不孕等因素。部分性葡萄胎表现为胎盘绒毛部分水泡状变性，合并胚胎或胎儿组织，伴有滋养细胞增生。目前对部分性葡萄胎发病高危因素的了解还比较少，可能相关的因素有口服避孕药和不规则月经等，但与饮食因素及母亲年龄无关。

【病理】

1. **完全性葡萄胎** 大体检查水泡状物形如串串葡萄，大小自直径数毫米至数厘米不等，其间由纤细的纤维素相连，常混有血块及蜕膜碎片。水泡状物占满整个宫腔，无胎儿及其附属物或胎儿痕迹。镜下为弥漫性滋养细胞增生，绒毛间质水肿呈水泡样，间质血管消失或极稀少。

2. **部分性葡萄胎** 仅部分绒毛变为水泡，常合并胚胎或胎儿组织，胎儿多已死亡，合并足月儿极少，且常伴发育迟缓或多发性畸形。镜下见部分绒毛水肿，绒毛大小及水肿程度明显不一，绒毛呈显著的扇贝样轮廓，局限性滋养细胞增生，间质内可见滋养细胞包涵体。

【临床表现】

1. **完全性葡萄胎** 由于诊断技术的进展，越来越多的病人在未出现症状或仅有少量阴道流血时已做出诊断并治疗，所以症状典型的葡萄胎病人已少见，完全性葡萄胎的典型症状有：

（1）停经后阴道流血：为最常见的症状。一般在停经8~12周左右开始出现不规则阴道流血，时出时停，量多少不定，若母体大血管破裂可造成大量出血，导致休克甚至死亡，有时在血中可发现水泡状物。若出血时间长又未及时治疗,可导致贫血和感染。

(2) 子宫异常增大、变软:约半数以上病人的子宫大于停经月份,质地极软,并伴血清绒毛膜促性腺激素(hCG)水平异常升高,其原因为葡萄胎迅速增长及宫腔内积血所致。约 1/3 病人的子宫大小与停经月份相符,子宫小于停经月份的只占少数,其原因可能与水泡退行性变有关。

(3) 妊娠呕吐:多发生于子宫异常增大和 hCG 水平异常升高者,出现时间较正常妊娠早,症状严重且持续时间长。发生严重呕吐未及时纠正者可导致水电解质紊乱。

(4) 子痫前期征象:多发生于子宫异常增大者,可在妊娠 24 周前出现高血压、蛋白尿和水肿,而且症状严重,但子痫罕见。

(5) 卵巢黄素化囊肿(theca lutein ovarian cyst):大量 hCG 刺激卵巢卵泡内膜细胞发生黄素化而形成囊肿,常为双侧性,也可单侧,大小不等,囊壁薄,表面光滑。黄素化囊肿一般无症状,偶可发生扭转,引起腹痛。黄素化囊肿常在葡萄胎清宫后 2~4 个月自行消退。

(6) 腹痛:由于葡萄胎增长迅速和子宫过度快速扩张所致,表现为阵发性下腹痛,常发生在阴道流血前,一般不剧烈,可忍受。如黄素化囊肿扭转或破裂时则可出现急腹痛。

(7) 甲状腺功能亢进征象:表现为心动过速、皮肤潮湿和震颤,但突眼少见。

2. 部分性葡萄胎 部分性葡萄胎也常表现为停经后阴道流血,有时与不全流产或过期流产过程相似,其他症状较少,程度也比完全性葡萄胎轻。

【护理评估】

1. 健康史 询问病人的月经史、生育史;本次妊娠早孕反应发生的时间及程度;有无阴道流血等。若有阴道流血,应询问阴道流血的量、性质、时间,是否伴有腹痛,并询问是否有水泡状物质排出。询问病人及其家族的既往疾病史,包括滋养细胞疾病史。

2. 身体状况 病人往往有停经后反复不规则阴道流血症状,出血多又未得到适当的处理者可有贫血和感染的症状,急性大出血可出现休克。多数病人子宫大于停经月份,质软,扪不到胎体,无自觉胎动。病人因子宫快速增大可有腹部不适或阵发性隐痛,发生黄素囊肿急性扭转时则有急腹痛。有些病人可伴有水肿、蛋白尿、高血压等子痫前期征象。

3. 心理-社会状况 一旦确诊,病人及家属可能会担心其安全、是否需进一步治疗、此次妊娠对今后生育的影响,并表现出对清宫手术的恐惧。对妊娠滋养细胞疾病知识的缺乏及预后的不确定性会增加病人的焦虑情绪。

4. 诊断要点 凡有停经后不规则阴道流血要考虑葡萄胎的可能,若阴道排出葡萄样水泡组织则支持诊断。常见的辅助检查如下:

(1) 超声检查:是常用的辅助检查,采用经阴道彩色多普勒超声效果更好。完全性葡萄胎的典型超声图像表现为子宫大于相应孕周,无妊娠囊或胎心搏动,宫腔内充满不均质密集状或短条状回声,呈"落雪状",若水泡较大形成大小不等的回声区,则呈"蜂窝状"。常可测到一侧或双侧卵巢囊肿。部分性葡萄胎宫腔内见水泡状胎块引起的超声图像改变,有时可见胎儿或羊膜腔,胎儿常合并畸形。

(2) 人绒毛膜促性腺激素(hCG)测定:血清 hCG 测定是诊断葡萄胎的另一项重要辅助检查。病人的血 hCG 明显高于正常孕周相应值且持续不降或超出正常妊娠水平。

(3) 其他检查:DNA 倍体分析、母源表达印迹基因检测、X 线胸片等。

5. 治疗要点 葡萄胎一经诊断应尽快予以清除,一般选用吸刮术。通常一次刮宫即可刮干净葡萄胎组织,若有持续子宫出血或超声提示有妊娠物残留,需要第二次刮宫。卵巢黄素化囊肿在葡萄胎清宫后会自行消退,一般不需处理。不常规推荐预防性化疗,仅适用于有高危因素和随访困难的完全性葡萄胎病人。单纯子宫切除术不能预防葡萄胎发生子宫外转移,所以极少应用,除非病人合并其他需要切除子宫的指征,绝经前妇女应保留两侧卵巢。手术后仍需随访。

【常见护理诊断/问题】

1. 有感染的危险　与阴道流血有关。
2. 焦虑　与担心清宫手术及预后有关。
3. 知识缺乏：缺乏疾病治疗及随访的相关知识。

【护理目标】

1. 病人住院期间未发生感染。
2. 病人能掌握减轻焦虑的技能,积极配合清宫手术。
3. 病人能陈述清宫及随访的重要性和具体方法。

【护理措施】

1. 心理护理　详细评估病人对疾病的心理承受能力,鼓励病人表达不能得到良好妊娠结局的悲伤,对疾病、治疗手段的认识,确定其主要的心理问题。向病人及家属讲解有关葡萄胎的疾病知识,说明尽快清宫手术的必要性,让病人以较平静的心理接受手术。

2. 严密观察病情　观察和评估腹痛及阴道流血情况,流血过多时,密切观察血压、脉搏、呼吸等生命体征。观察每次阴道排出物,一旦发现有水泡状组织要送病理检查,并保留会阴垫,以评估出血量及流出物的性质。

3. 做好术前准备及术中护理　清宫前首先完成全身检查,注意有无休克、子痫前期、甲状腺功能亢进及贫血表现,遵医嘱对症处理,稳定病情。做好细菌培养,以便一旦发生感染可以选择有效抗生素。术前嘱病人排空膀胱,配血,建立有效的静脉通路,准备好缩宫素、抢救药品及物品,以防大出血造成的休克。术中严密观察血压、脉搏、呼吸,有无休克征象,注意观察有无羊水栓塞的表现如呼吸困难、咳嗽等。术后注意观察阴道出血及腹痛情况;由于组织学诊断是葡萄胎的最重要和最终的诊断方法,所以每次刮宫的刮出物必须送组织学检查;对合并子痫前期者做好相应的治疗配合及护理。

4. 健康教育　让病人和家属了解坚持正规的治疗和随访是根治葡萄胎的基础,懂得监测 hCG 的意义。饮食中缺乏维生素 A 及其前体胡萝卜素和动物脂肪者发生完全性葡萄胎的概率明显增高,因此,指导病人摄取富含维生素 A、易消化饮食;适当活动,保证充足的睡眠时间和质量,以改善机体的免疫功能;保持外阴清洁和室内空气清新,每次刮宫手术后禁止性生活及盆浴 1 个月以防感染。

5. 随访指导　葡萄胎病人清宫后必须定期随访,可早期发现妊娠滋养细胞肿瘤并及时处理。随访内容包括:①血清 hCG 定量测定,葡萄胎清宫后,每周随访一次,直至连续 3 次阴性,以后每个月一次共 6 个月,然后再每 2 个月一次共 6 个月,自第一次阴性后共计 1 年;②询问病史,应注意月经是否规则,有无阴道异常流血,有无咳嗽、咯血及其他转移灶症状;③妇科检查,必要时行盆腔 B 型超声、胸部 X 线摄片或 CT 检查等。

6. 避孕指导　葡萄胎病人随访期间应可靠避孕。由于葡萄胎后滋养细胞肿瘤极少发生在 hCG 自然下降至正常以后,故葡萄胎后 6 个月若 hCG 已降至阴性可以妊娠。避孕方法可选用避孕套或口服避孕药,一般不选用宫内节育器,以免发生子宫穿孔或混淆子宫出血的原因。若再次妊娠,应在早孕期间做 B 型超声和 hCG 测定,以明确是否正常妊娠,产后也需随访 hCG 至正常。

【护理评价】

通过治疗与护理,病人是否:

1. 住院期间未发生感染。
2. 情绪稳定,焦虑减轻,治愈疾病的信心增加。
3. 理解清宫手术及随访的重要性,配合治疗,并正确地参与随访全过程。

Note:

第二节　妊娠滋养细胞肿瘤

妊娠滋养细胞肿瘤60%继发于葡萄胎,30%继发于流产,10%继发于足月妊娠或异位妊娠。其中,侵蚀性葡萄胎全部继发于葡萄胎妊娠,绒癌可继发于葡萄胎妊娠,也可继发于流产、足月妊娠、异位妊娠。侵蚀性葡萄胎恶性程度低于绒癌,预后较好。绒癌恶性程度极高,早期就可通过血运转移至全身,破坏组织或器官,在化疗药物问世以前死亡率高达90%。如今随着诊断技术的进展及化学治疗的发展,绒癌病人的预后已经得到极大的改善。

【病理】

1. **侵蚀性葡萄胎**　大体检查可见子宫肌壁内有大小不等、深浅不一的水泡状组织。当侵蚀病灶接近子宫浆膜层时,子宫表面可见紫蓝色结节,侵蚀较深时可穿透子宫浆膜层或阔韧带。镜下可见侵入子宫肌层的水泡状组织的形态与葡萄胎相似,可见绒毛结构及滋养细胞增生和分化不良,绒毛结构也可退化仅见绒毛阴影。

2. **绒毛膜癌**　肿瘤常位于子宫肌层内,也可突入宫腔或穿破浆膜,单个或多个,无固定形态,与周围组织分界清,质地软而脆,剖视可见癌组织呈暗红色,常伴出血、坏死及感染。镜下表现为滋养细胞不形成绒毛或水泡状结构,极度不规则增生,排列紊乱,广泛侵入子宫肌层及血管,周围大片出血、坏死。肿瘤不含间质和自身血管,瘤细胞靠侵蚀母体血管获取营养。

【临床表现】

1. **无转移滋养细胞肿瘤**　多数继发于葡萄胎妊娠后。

(1) 阴道流血:葡萄胎清除后、流产或足月产后出现持续不规则阴道流血,量多少不定,也可表现为一段时间的正常月经后再停经,然后又出现阴道流血。长期流血者可致继发贫血。

(2) 子宫复旧不全或不均匀增大:葡萄胎排空后4~6周子宫未恢复正常大小,质软,也可因子宫肌层内病灶部位和大小的影响而表现为子宫不均匀性增大。

(3) 卵巢黄素化囊肿:由于hCG持续作用,在葡萄胎排空、流产或足月后,卵巢黄素化囊肿可持续存在。

(4) 腹痛:一般无腹痛,若肿瘤组织穿破子宫,可引起急性腹痛和腹腔内出血症状。黄素化囊肿发生扭转或破裂时也可出现急性腹痛。

(5) 假孕症状:由于肿瘤分泌hCG及雌、孕激素的作用,表现为乳房增大,乳头、乳晕着色,甚至有初乳样分泌,外阴、阴道、宫颈着色,生殖道质地变软。

2. **转移性妊娠滋养细胞肿瘤**　更多见于非葡萄胎妊娠后,或为经组织学证实的绒毛膜癌。主要经血行播散,转移发生较早而且广泛。最常见的转移部位是肺(80%),其次是阴道(30%)、盆腔(20%)、肝(10%)、脑(10%)等。由于滋养细胞的生长特点之一是破坏血管,所以各转移部位症状的共同特点是局部出血。转移性滋养细胞肿瘤可以同时出现原发灶和继发灶症状,但也有不少病人原发灶消失而转移灶发展,仅表现为转移灶症状,容易造成误诊。

(1) 肺转移:常见症状为咳嗽、血痰或反复咯血、胸痛及呼吸困难。常急性发作,少数情况下,可因肺动脉滋养细胞瘤栓形成造成急性肺梗死,出现肺动脉高压、急性肺功能衰竭及右心衰竭。若转移灶较小,病人也可无任何症状。

(2) 阴道转移:转移灶常位于阴道前壁及穹窿。局部表现紫蓝色结节,破溃后引起不规则阴道流血,甚至大出血。

(3) 肝转移:预后不良,多同时伴有肺转移,表现为右上腹部或肝区疼痛、黄疸,若病灶穿破肝包膜可出现腹腔内出血,导致死亡。

（4）脑转移：预后凶险，为主要死亡原因。按病情进展可分为三期：①瘤栓期：表现为一过性脑缺血症状，如暂时性失语、失明、突然跌倒等；②脑瘤期：瘤组织增生侵入脑组织形成脑瘤，表现为头痛、喷射性呕吐、偏瘫、抽搐直至昏迷；③脑疝期：瘤组织增大及周围组织出血、水肿，表现为颅内压升高，脑疝形成压迫生命中枢而死亡。

（5）其他转移：包括脾、肾、膀胱、消化道、骨等，症状视转移部位而异。

知识拓展

妊娠滋养细胞疾病相关指南的比较与分析

2018 年 10 月，国际妇产科联盟（International Federation of Gynecology and Obstetrics，FIGO）发布了最新版的《妊娠滋养细胞疾病诊断与处理指南》。在此之前的 2018 年 8 月，美国国立综合癌症网络（National Comprehensive Cancer Network，NCCN）公布了《2019 NCCN 妊娠滋养细胞肿瘤临床实践指南（第 1 版）》。前后两版（FIGO 指南和 NCCN 指南）在妊娠滋养细胞疾病的组织学分类、FIGO 分期、WHO 预后评分系统等方面基本保持一致。但是在诊断标准、化疗方案的选择、治疗后随访等多个方面有不同程度的更新。

【临床分期】

目前采用 FIGO 妇科肿瘤委员会于 2000 年审定并通过的解剖学分期及预后评分系统（表 16-1、表 16-2）。预后评分客观地反映了 GTN 病人的实际情况，在疾病诊断的同时更加简明地指出了病人除分期之外的病情轻重及预后危险因素，规定≤6 分为低危，≥7 分为高危。一些期别较早的病人可能存在较高的高危因素，而一些期别较晚的病人可能仍属于低危组。预后评分是妊娠滋养细胞肿瘤治疗方案制订和预后评估的重要依据，而解剖学分期有助于明确肿瘤进展和各医疗单位之间比较治疗效果。

表 16-1　滋养细胞肿瘤解剖学分期（FIGO，2000 年）

分期	病变范围
Ⅰ期	病变局限于子宫
Ⅱ期	病变扩散，但局限于生殖器官（附件、阴道、阔韧带）
Ⅲ期	病变转移至肺，有或无生殖系统病变
Ⅳ期	所有其他转移

表 16-2　改良 FIGO 预后评分系统（FIGO，2000 年）

评分	0分	1分	2分	4分
年龄	<40 岁	≥40 岁	—	—
前次妊娠	葡萄胎	流产	足月产	—
距前次妊娠时间	<4 个月	4~<7 个月	7~12 个月	>12 个月
治疗前血 hCG	≤10^3 IU/L	>10^3~10^4 IU/L	>10^4~10^5 IU/L	>10^5 IU/L
最大肿瘤大小（包括子宫）	—	3~<5cm	≥5cm	—
转移部位	肺	脾、肾	胃肠道	肝、脑
转移病灶数目	—	1~4	5~8	>8
先前失败化疗	—	—	单药	两种或两种以上药物联合

【护理评估】

1. **健康史** 采集既往史和家族史,包括滋养细胞疾病史、药物使用史及药物过敏史;若既往曾患葡萄胎,应详细了解第一次清宫的时间、水泡大小、吸出组织物的量等;以后清宫次数及清宫后阴道流血的量、质、时间、子宫复旧情况;收集血 hCG 随访的资料、肺部 X 线检查结果。采集阴道不规则流血的病史,有无生殖道、肺部、脑等转移的相应症状,是否化疗过及化疗的时间、药物、剂量、疗效及用药后机体的反应情况。

2. **身体状况** 大多数病人有阴道不规则流血,应正确评估阴道出血量,若出血较多,病人可有休克表现。当滋养细胞穿破子宫浆膜层时则有腹腔内出血及腹痛;若发生转移,要评估转移灶症状,不同部位的转移病灶可出现相应的临床表现。

3. **心理-社会状况** 由于不规则阴道流血,病人会有不适感、恐惧感,若出现转移症状,病人和家属会担心疾病的预后,害怕化疗药物的毒副作用,对治疗和生活失去信心。有些病人会感到悲哀、情绪低落,不能接受现实,或因需要多次化疗而发生经济困难,表现出焦虑不安。若需要手术,生育过的病人可因为要切除子宫而担心女性特征的改变;未生育过的病人则因为生育无望而产生绝望,迫切希望得到丈夫及家人的理解、帮助。

4. **诊断要点**

(1) 临床诊断:血清 hCG 水平异常是妊娠滋养细胞肿瘤的主要诊断依据,影像学证据支持诊断,但不是必需的。

1) 血清 hCG 测定:对于葡萄胎后滋养细胞肿瘤,凡符合下列标准中的任何一项且排除妊娠物残留或再次妊娠即可诊断:血 hCG 测定 4 次呈平台状态(±10%),并持续 3 周或更长时间;血 hCG 水平连续上升达(>10%)3 次,并至少持续 2 周或更长时间;血 hCG 水平持续异常达 6 个月或更长。

非葡萄胎妊娠后滋养细胞肿瘤的诊断标准:足月产、流产和异位妊娠后 hCG 多在 4 周左右转为阴性,若超过 4 周血清 hCG 仍持续高水平,或一度下降后又上升,在除外妊娠物残留或再次妊娠后可做出诊断。

2) 影像学检查:B 型超声是诊断子宫原发病灶最常用的方法。胸部 X 线摄片是诊断肺转移的重要检查方法。肺转移的最初 X 线征象为肺纹理增粗,以后发展为片状或小结节阴影,典型表现为棉球状或团块状阴影。CT 主要用于发现肺部较小病灶和肝、脑部位转移灶。核磁共振主要用于脑和盆腔病灶诊断。

(2) 组织学诊断:组织学检查对滋养细胞肿瘤的诊断不是必需的,但有组织学证据时应根据组织学做出诊断。在子宫肌层内或子宫外转移灶组织中若见到绒毛或退化的绒毛阴影则诊断为侵蚀性葡萄胎;若仅见成片滋养细胞浸润及坏死出血,未见绒毛结构则诊断为绒癌。若原发灶和转移灶不一致,只要在任一组织切片中见有绒毛结构,均诊断为侵蚀性葡萄胎。

5. **治疗要点** 处理原则是以化疗为主,手术和放疗为辅的综合治疗。治疗方案的选择根据 FIGO 分期及预后评分、年龄、对生育的要求和经济情况综合考虑,实施分层或个体化治疗。

(1) 化疗:常用一线化疗药物有甲氨蝶呤(MTX)、氟尿嘧啶(5-Fu)、放线菌素 D(Act-D)、环磷酰胺(CTX)、长春新碱(VCR)、依托泊苷(VP-16)等。化疗方案的选择原则为低危病人可选择单药化疗,高危病人选择药物联合化疗。

(2) 手术:对控制大出血等各种并发症、切除耐药病灶、减少肿瘤负荷和缩短化疗疗程方面有一定的作用。

(3) 放射治疗:应用较少,主要用于肝、脑转移和肺部耐药病灶的治疗。

【常见护理诊断/问题】

1. **自我认同角色紊乱** 与较长时间住院和接受化疗有关。

2. **潜在并发症**：肺转移、阴道转移、脑转移。

【护理目标】

1. 病人能适应角色改变。
2. 病人住院期未发生或及时被发现有转移征象。

【护理措施】

1. **心理护理**　评估病人及家属对疾病的心理反应,让病人宣泄痛苦心理及失落感;对住院者做好环境、病友及医护人员的介绍,减轻病人的陌生感;向病人提供有关化学药物治疗及其护理的信息,以减少恐惧及无助感;帮助病人分析可利用的支持系统,纠正消极的应对方式;详细解释病人所担心的各种疑虑,减轻病人的心理压力,帮助病人和家属树立战胜疾病的信心。

2. **严密观察病情**　严密观察病人腹痛及阴道流血情况,准确记录出血量,出血多时除密切观察病人的血压、脉搏、呼吸外,配合医师做好抢救工作,及时做好手术准备。动态观察并记录血 β-hCG 的变化情况,识别转移灶症状,发现异常立即通知医师并配合处理。

3. **做好治疗配合**　接受化疗者按妇产科化疗病人的护理(见本章第三节)实施护理,手术治疗者按妇科手术病人的护理实施护理。

4. **有转移灶者,提供对症护理**

(1) 阴道转移病人的护理:禁止做不必要的阴道检查和阴道窥器检查,尽量卧床休息,密切观察阴道转移灶有无破溃出血。配血备用,准备好各种抢救器械和物品(输血、输液用物,无菌纱条,止血药物,照明灯及氧气等)。若发生破溃大出血时,应立即通知医师并配合抢救,用无菌纱条填塞阴道压迫止血。保持外阴清洁,严密观察阴道出血情况及生命体征,同时观察有无感染及休克。填塞的纱条必须于 24~48h 内如数取出,取出时必须做好输液、输血及抢救的准备。若出血未止,可用无菌纱条重新填塞,记录取出和再次填入纱条数量,给予输血、输液。按医嘱用抗生素预防感染。

(2) 肺转移病人的护理:卧床休息,有呼吸困难者给予半卧位并吸氧。按医嘱给予镇静剂及化疗药物。大量咯血时有窒息、休克甚至死亡的危险,应立即让病人取患侧卧位并保持呼吸道的通畅,轻击背部,排出积血。同时迅速通知医师,配合医师进行止血抗休克治疗。

(3) 脑转移病人的护理:让病人尽量卧床休息,起床时应有人陪伴,以防瘤栓期的一过性症状发生时造成意外损伤。观察颅内压增高的症状,记录出入量,观察有无电解质紊乱的症状,一旦发现异常情况立即通知医师并配合处理。按医嘱给予静脉补液,给予止血剂、脱水剂、吸氧、化疗等,严格控制补液总量和补液速度,防止颅内压升高。采取必要的护理措施预防跌倒、咬伤、吸入性肺炎、角膜炎、压疮等发生。做好 hCG 测定、腰穿等项目的检查配合。昏迷、偏瘫者按相应的护理常规实施护理,提供舒适环境,预防并发症的发生。

5. **健康教育**　鼓励病人进食,向其推荐高蛋白、高维生素、易消化的饮食,以增强机体的抵抗力。注意休息,不过分劳累,有转移灶症状出现时应卧床休息,待病情缓解后再适当活动。注意保持外阴清洁,防止感染,节制性生活,做好避孕指导。出院后严密随访,警惕复发。第一次在出院后 3 个月,然后每 6 个月 1 次至 3 年,此后每年 1 次至 5 年。随访内容同葡萄胎。随访期间需严格避孕,应于化疗停止≥12 个月方可妊娠。

【护理评价】

通过治疗与护理,病人能否:
1. 理解并信任所采取的治疗方案和护理措施,诊治过程中表现出积极的行为。
2. 及时被发现有肺转移、阴道转移或脑转移征象并进行相应的诊治与护理。

Note:

第三节　妇产科化疗病人的护理

化学药物治疗（简称化疗）恶性肿瘤已取得了肯定的功效，目前化疗已成为恶性肿瘤的主要治疗方法之一。滋养细胞肿瘤是所有肿瘤中对化疗最为敏感的一种，随着化疗的方法学和药物学的快速进展，绒毛膜癌病人的死亡率已大幅度下降。

【化疗药物作用机制】

化疗药物的主要作用机制为：①影响去氧核糖核酸（DNA）的合成；②直接干扰核糖核酸（RNA）的复制；③干扰转录、抑制信使核糖核酸（mRNA）的合成；④阻止纺锤丝的形成；⑤阻止蛋白质的合成。

【常用化疗药物种类】

1. **烷化剂**　是细胞周期非特异性药物。临床上常用邻脂苯芥（抗瘤新芥）和硝卡芥（消瘤芥），一般以静脉给药为主，副作用有骨髓抑制，白细胞下降。

2. **抗代谢药物**　能干扰核酸代谢，导致肿瘤死亡，属细胞周期特异性药物，常用的有甲氨蝶呤及氟尿嘧啶。

3. **抗肿瘤抗生素**　是由微生物产生的具有抗肿瘤活性的化学物质，属细胞周期非特异药物。常用的有放线菌素 D，即更生霉素。

4. **抗肿瘤植物药**　此类药物有长春碱及长春新碱。长春碱类属细胞周期特异性药物，一般经静脉给药。

5. **铂类化合物**　属细胞周期非特异性药物，妇科肿瘤化疗中常用的有顺铂和卡铂。顺铂的主要副作用有恶心、呕吐等胃肠道反应和肾毒性，还可导致神经毒性包括周围神经炎和高频区听力缺损；卡铂的主要副作用为骨髓抑制，为剂量限制性毒性。

【化疗药物的常见毒副反应】

1. **骨髓抑制**　主要表现为外周血白细胞和血小板计数减少，多数化疗药物骨髓抑制作用最强的时间约为化疗后 7~14d，恢复时间多为之后的 5~10d，但存在个体差异性。服药期间血细胞计数虽有下降，在停药后多可自然恢复。目前，化疗后骨髓抑制的分度普遍采用 WHO 抗癌药物急性及亚急性毒性反应分度标准。

2. **消化系统损害**　最常见的表现为恶心、呕吐，多数在用药后 2~3d 开始，5~6d 后达高峰，停药后逐步好转，一般不影响继续治疗。若呕吐过多可造成电解质紊乱，出现低钠、低钾或低钙症状，病人可有腹胀、乏力、精神淡漠及痉挛等。部分病人会有腹泻或便秘，甚至发生消化道溃疡，以口腔溃疡多见，多数是在用药后 7~8d 出现，一般于停药后能自然消失。氟尿嘧啶有明显的胃肠道反应，包括恶心、呕吐、腹泻和口腔溃疡，严重时可发生假膜性肠炎。

知 识 拓 展

化疗所致恶心、呕吐

化疗所致恶心、呕吐（chemotherapy-induced nausea and vomiting，CINV）是临床肿瘤化疗不容忽视的问题，是指由化疗药物引起或与化疗药物相关的恶心。按照发生时间，CINV 通常可分为急性、延迟性、预期性、爆发性及难治性 5 种类型。在使用致恶心呕吐化疗药物时，CINV 是一种常见且令人畏惧的伴随症状，是导致病人化疗依从性下降的主要原因，严重影响病人的生活质量、化疗的实施和疗效。

Note:

3. **神经系统损害**　长春新碱对神经系统有毒性作用,表现为指、趾端麻木,复视等。氟尿嘧啶大剂量用药可发生小脑共济失调。

4. **药物中毒性肝炎**　主要表现为用药后血转氨酶值升高,偶见黄疸。一般在停药后一定时期恢复正常,但未恢复时不能继续化疗。

5. **泌尿系统损伤**　环磷酰胺对膀胱有损害,某些药如顺铂、甲氨蝶呤对肾脏有一定的毒性,肾功能正常者才能应用。

6. **皮疹和脱发**　皮疹最常见于应用甲氨蝶呤后,严重者可引起剥脱性皮炎。脱发最常见于应用放线菌素 D(更生霉素)者,1 个疗程即可全脱,但停药后均可生长。

【**护理评估**】

1. **健康史**　采集病人既往用药史,尤其是化疗史及药物过敏史。记录既往接受化疗过程中出现的药物不良反应及应对情况。询问有关造血系统、肝脏、消化系统及肾脏疾病史,了解疾病的治疗经过及病程。采集病人的肿瘤疾病史、发病时间、治疗方法及效果,了解总体和本次治疗的化疗方案,目前的病情状况。

2. **身体状况**　测量体温、脉搏、呼吸、血压、体重,了解病人一般情况(意识状态、发育、营养、面容与表情);了解病人的日常生活规律(饮食形态、嗜好、睡眠形态、排泄状态及自理程度),观察皮肤、黏膜、淋巴结有无异常;了解原发肿瘤的症状和体征,了解每日进食情况;重点评估病人本次化疗可能出现的毒副反应及临床表现,例如:恶心呕吐、骨髓抑制等表现,以便为护理活动提供依据。

3. **心理-社会状况**　病人往往对化疗的不良反应有恐惧,尤其是具有化疗经历的病人更明显,了解病人对化疗的感受,病人通常会对疾病的预后及化疗效果产生焦虑、悲观情绪,也可因长期的治疗产生经济困难而显得闷闷不乐或烦躁。对化疗有充分思想准备的病人,一般能承受化疗的不适,因而增强了战胜疾病的信心;没有思想准备的病人,往往表现出畏惧、退缩的言行,丧失了与病魔斗争的决心。

4. **辅助检查**　测血常规、尿常规、肝肾功能等,若化疗前有异常,则暂缓治疗。密切观察血常规的变化趋势,每日或隔日检查,为用药提供依据。如果在用药前白细胞低于 $4.0 \times 10^9/L$,血小板低于 $50 \times 10^9/L$ 者不能用药;病人在用药过程中若白细胞低于 $3.0 \times 10^9/L$ 需考虑停药;用药后一周继续监测各项化验指标,若有异常及时处理。

【**常见护理诊断/问题**】

1. **营养失调:低于机体需要量**　与化疗所致的消化道反应有关。
2. **体像紊乱**　与化疗所致头发脱落有关。
3. **有感染的危险**　与化疗引起的白细胞减少有关。

【**护理目标**】

1. 病人能满足机体的营养需要。
2. 病人能接受自己形象的改变。
3. 病人未发生严重感染。

【**护理措施**】

1. **心理护理**　让病人和家属与同病种的、治疗效果满意的病人相互交流,认真倾听病人诉说恐惧、不适及疼痛,关心病人以取得信任。提供国内外及本科室治疗滋养细胞疾病的治愈率及相关信息,增强病人战胜疾病的信心。鼓励病人克服化疗不良反应,帮助病人度过脱发等所造成的心理危险期。

2. **健康教育**

(1)讲解化疗护理的常识:包括化疗药物的类别,不同药物对给药时间、剂量浓度、滴速、用法的不同要求;部分药物需要避光保存及使用;化疗药物可能发生的毒副作用的症状;出现口腔溃疡或恶心、呕吐等消化道不适时仍需坚持进食的重要性;化疗造成的脱发并不影响各器官功能,化疗结束后会逐步恢复。

（2）教会病人化疗时的自我护理:进食前后用生理盐水漱口,用软毛牙刷刷牙,若有牙龈出血,改用手指缠绕纱布清洁牙齿;化疗时和化疗后二周内是化疗反应较重的阶段,不宜进食易损伤口腔黏膜的坚果和油炸类食品;为减少恶心呕吐,避免进食油腻、过甜的食品,鼓励病人少量多餐,每次进食以不呕吐为度,间隔时间以下次进食不呕吐为准;与家属商量根据病人的口味提供高蛋白、高维生素、易消化饮食,保证所需营养的摄取及液体的摄入。对于化疗期间出现腹泻的病人,应进食低纤维素、高蛋白食物,避免进食对胃肠道有刺激的食物,同时补充足够的液体,维持水电解质平衡,必要时使用洛哌丁胺等止泻药。由于白细胞下降会引起免疫力下降,特别容易感染,指导病人应经常擦身更衣,保持皮肤干燥和清洁,在自觉乏力、头晕时以卧床休息为主,尽量避免去人群聚集的公共场所,如非去不可应戴口罩,加强保暖。若白细胞低于 $1.0 \times 10^9/L$,则需进行保护性隔离,告知病人和家属保护性隔离的重要性,使其理解并能配合治疗。

3. 用药护理

（1）准确测量并记录体重:化疗时应根据体重来正确计算和调整药量,一般在每个疗程的用药前及用药中各测一次体重,应在早上、空腹、排空大小便后进行测量,酌情减去衣服重量。若体重不准确,用药剂量过大,可发生中毒反应,过小则影响疗效。

（2）正确使用药物:根据医嘱严格三查七对,正确溶解和稀释药物,并做到现配现用,一般常温下不超过 1h。如果联合用药应根据药物的性质排出先后顺序。放线菌素 D（更生霉素）、顺铂等需要避光的药物,使用时要用避光罩或黑布包好;环磷酰胺等药物需快速进入,应选择静脉推注;氟尿嘧啶、阿霉素等药物需慢速进入,最好使用静脉注射泵或输液泵给药;顺铂对肾脏损害严重,需在给药前后给予水化,同时鼓励病人多饮水并监测尿量。腹腔内化疗时应注意变动体位以增强治疗效果。

（3）合理使用静脉血管并注意保护:遵循长期补液保护血管的原则,有计划地穿刺,用药前先注入少量生理盐水,确认针头在静脉中后再注入化疗药物。一旦怀疑或发现药物外渗应重新穿刺,遇到局部刺激较强的药物,如氮芥、长春新碱、放线菌素 D（更生霉素）等外渗,需立即停止滴入并给予局部冷敷,同时用生理盐水或普鲁卡因局部封闭,以后用金黄散外敷,防止局部组织坏死、减轻疼痛和肿胀。化疗结束前用生理盐水冲管,以降低穿刺部位拔针后的残留浓度,起到保护血管的作用。对经济条件允许的病人建议使用 PICC 及输液港等给药,以保护静脉减少反复穿刺的痛苦。

4. 病情观察 经常巡视病人,观察体温以判断有否感染;观察有无牙龈出血、鼻出血、皮下淤血或阴道活动性出血等倾向;观察有无上腹疼痛、恶心、腹泻等肝脏损害的症状和体征;如有腹痛、腹泻,要严密观察次数及性状,并正确收集大便标本;观察有无尿频、尿急、血尿等膀胱炎症状;观察有无皮疹等皮肤反应;观察有无如肢体麻木、肌肉软弱、偏瘫等神经系统的副作用。若有上述发现,应即刻报告医师。

5. 药物毒副反应护理

（1）口腔护理:应保持口腔清洁,预防口腔炎症。若发现口腔黏膜充血疼痛,可局部喷射西瓜霜等粉剂;若有黏膜溃疡,则做溃疡面分泌物培养,根据药敏试验结果选用抗生素和维生素 B_{12} 液混合涂于溃疡面促进愈合;使用软毛牙刷刷牙或用清洁水漱口,进食前后用消毒溶液漱口;给予温凉的流食或软食,避免刺激性食物;如因口腔溃疡疼痛难以进食时,可在进食前 15min 给予丁卡因（地卡因）溶液涂敷溃疡面;进食后漱口并用甲紫（龙胆紫）、锡类散或冰硼散等局部涂抹。鼓励病人进食促进咽部活动,减少咽部溃疡引起的充血、水肿、结痂。

（2）止吐护理:在化疗前后给予镇吐剂,合理安排用药时间以减少化疗所致的恶心、呕吐;选择适合病人口味的食物,鼓励进食清淡、易消化、高热量、高蛋白、富含维生素饮食,少吃甜食和油腻食物,少量多餐,同时避免在化疗前后2h 内进食、创造良好的进餐环境等;对不能自行进餐者主动提供帮助,按病人的进食习惯喂食;病人呕吐严重时应补充液体,以防电解质紊乱。护士还可采用指压按摩、音乐疗法、渐进性肌肉放松训练、催眠疗法等心理行为干预技术帮助病人缓解恶心、呕吐症状。

（3）骨髓抑制的护理:按医嘱定期测定白细胞计数,若低于 $3.0×10^9$/L,应与医师联系考虑停药。白细胞或中性粒细胞计数处于Ⅰ度骨髓抑制一般不予以处理,复测血常规;Ⅱ度和Ⅲ度骨髓抑制需进行治疗,遵医嘱皮下注射粒细胞集落刺激因子;Ⅳ度骨髓抑制除给予升白细胞治疗,还需使用抗生素预防感染,同时给予保护性隔离,尽量谢绝探视。血小板计数 $<50×10^9$/L,可引起皮肤或黏膜出血,应减少活动,增加卧床休息时间,可遵医嘱输入血小板浓缩液。

（4）动脉化疗并发症的护理:动脉灌注化疗后有些病人可出现穿刺局部血肿甚至大出血,主要是穿刺损伤动脉壁或病人凝血机制异常所造成。术后应密切观察穿刺点有无渗血及皮下淤血或大出血。用沙袋压迫穿刺部位 6h,穿刺肢体制动 8h,卧床休息 24h。若有渗出应及时更换敷料,出现血肿或大出血者立即对症处理。

【护理评价】

通过治疗与护理,病人是否:

1. 坚持进食,保证摄入量,未发生水电解质紊乱。
2. 以平和的心态接受自己形象的改变。
3. 住院期间未出现严重感染,病情好转或治愈。

本章小结

妊娠滋养细胞疾病是一组来源于胎盘滋养细胞的疾病,本章主要内容包括葡萄胎、妊娠滋养细胞肿瘤以及化疗相关的知识。葡萄胎是良性疾病,分为完全性葡萄胎和部分性葡萄胎,两者最重要的鉴别要点是前者缺失可确认的胚胎或胎儿组织,后者存在。葡萄胎最常见临床表现是停经后阴道流血,常用的辅助检查是超声检查和血清 hCG 测定,确诊依据是组织学诊断,治疗原则是及时清宫,治疗后必须定期随访。妊娠滋养细胞肿瘤包括侵蚀性葡萄胎和绒毛膜癌,两者在病理上有所不同,但在临床表现、诊断及处理原则上基本一致。侵蚀性葡萄胎病理特征为水泡状组织侵入子宫肌层,绒癌在镜下可见细胞滋养细胞和合体滋养细胞广泛侵入子宫肌层,但不形成绒毛或水泡样结构。无转移滋养细胞肿瘤主要表现为异常阴道流血,转移性滋养细胞肿瘤常经血行播散,肺转移最常见。妊娠滋养细胞肿瘤主要诊断依据是血 hCG 异常升高,治疗采用以化疗为主、手术和放疗为辅的综合治疗,护理重点包括心理护理和化疗药物毒副反应护理。

（朱　秀）

思 考 题

某女士,24 岁,有性生活 5 个月。2 个月前有间断少量阴道流血,少于月经量,持续约 1 周,未就医。近 1 周不规则阴道出血加重,出血量大于月经量。检查子宫底位于脐耻之间,质软,hCG 阳性,B型超声见密集雪片状亮点,无妊娠囊及胎心搏动。

问题:

（1）该病人最可能的临床诊断是什么?

（2）为该病人进行清宫术时,护士为其配血的主要原因是什么?

（3）该病人治疗后出院时,护士应告知其随访及避孕注意事项包括哪些?

Note:

URSING

第十七章

腹部手术病人的护理

17章　数字内容

学习目标

- 知识目标：
  1. 掌握子宫颈肿瘤、子宫肌瘤、子宫内膜癌、卵巢肿瘤的临床表现、诊断要点、可能存在的护理诊断及护理措施。
  2. 熟悉影响子宫颈肿瘤、子宫内膜癌、卵巢肿瘤的常见病因、病理分期和治疗要点；宫颈癌的筛查策略。
  3. 了解子宫内膜异位性疾病的临床表现、诊断与治疗要点及护理措施。
- 能力目标：
  1. 能识别妇产科腹部手术病人术后常见并发症，并提出相关预防及处理措施。
  2. 能运用所学知识对子宫颈肿瘤、子宫肌瘤、子宫内膜癌、卵巢肿瘤病人进行围手术期护理及健康教育。
- 素质目标：
  具有较强的责任心，善于与病人沟通、交流，能理解肿瘤病人的心理状况，并给予人文关怀。

子宫颈癌、子宫肌瘤、子宫内膜癌、卵巢肿瘤均为妇科常见疾病,手术是治疗这些疾病的重要手段,同时也是一个创伤的过程。为保证手术治疗的安全性,护理人员需认真为受术者做好术前准备并为其提供专业的术后护理。有关手术病人的护理已在《外科护理学》教材中详尽介绍,因此可在复习《外科护理学》相关内容的基础上进一步理解和掌握妇产科腹部手术病人的一般护理内容。这些疾病的预防、治疗和护理常常各有其特点,护理人员在掌握基本的围手术期护理的同时,必须对这些疾病的特殊性有全面的了解,才能在实践中应用护理程序为病人提供个性化的整体护理。

案例导入与思考

某女士,34 岁,平时月经规律,$14\dfrac{5-6}{28-30}$,经量多,伴有重度痛经。病人结婚 10 年至今未孕。妇科检查:子宫略增大,后倾固定,血 CA125:60U/ml。入院完善相关检查后,初步诊断为子宫内膜异位症,拟全麻下实施腹腔镜检查术。

请思考:

1. 责任护士应如何对该病人进行术前准备?

2. 该病人可能存在哪些护理问题?

3. 针对病人可能存在的护理问题,应采取哪些相应护理措施?

第一节　腹部手术病人的一般护理

手术既是治疗也是创伤的过程,始终存在风险。护士有责任做好护理工作,降低手术并发症发生的风险,促进病人术后快速康复。

【妇产科腹部手术种类】

按手术急缓程度可分为择期手术(如子宫肌瘤、子宫鳞状上皮内病变、子宫内膜异位性疾病)、限期手术(子宫颈癌、子宫内膜癌、卵巢恶性肿瘤)和急诊手术(卵巢肿瘤蒂扭转、肿瘤破裂)。按手术术式或目的可分为剖宫产术、剖腹探查术、全/次子宫切除术、附件切除术、广泛性子宫全切术及盆腔淋巴结清扫术、肿瘤细胞减灭术等。近年来,腹腔镜手术、宫腔镜手术大量开展,机器人手术也逐渐实施,手术更加微创和精准。护士需了解这些手术的术前、术中、术后护理要点,做好宣教和围手术期护理工作。

【手术适应证】

子宫及附件肿瘤、性质不明的盆腔肿块、急腹症探查以及难以经阴道分娩的难产等。

【手术前准备】

妇产科病人有其特殊性,这就需要护士为其提供专业性指导,使病人术前保持良好的身心状态。

(一)手术前常规准备

1. **术前健康教育**　要根据病人病情及手术方式,给予针对性的指导。可以采用口头、展板、宣传册、多媒体等多种形式。

(1)拟实施手术的介绍:向病人介绍手术名称及过程,解释术前准备的内容、必要的检查以及检查中可能出现的不适等。告知病人术后可能需要继续静脉输液、必要时吸氧、留置引流管、安置监护设备等。使病人了解子宫切除术后不再出现月经,卵巢切除后会出现停经、潮热、阴道分泌物减少等症状。

（2）预防术后并发症：嘱病人术前2～4周开始戒烟、戒酒，指导病人在床上使用便器，掌握深呼吸、咳嗽、翻身、收缩和放松四肢肌肉的技巧等，便于术后实施。让病人及其家属理解术后在护士指导下尽早下床活动，可促进肠功能恢复、预防坠积性肺炎和深静脉血栓等并发症的发生。

2. **心理支持** 当确定需要手术治疗时，受术者会担心住院影响日常生活习惯、手术引起的疼痛及恐惧手术有夺去生命的危险等。部分病人担心身体的过度暴露，更顾虑手术可能会使自己丧失生育功能或无法保持女性特征，术后可能影响夫妻性生活及情感关系，甚至错误地认为切除子宫会引起早衰等。针对这些情况，护士需要应用医学专业知识，采用通俗易懂的语言耐心解答病人的提问，为其提供相关的信息、资料等，使病人顺利度过手术全过程。部分受术者会因为丧失生育功能而失落，护士应协助她们度过哀伤过程。

术前接受过系统指导并有充分心理准备、表现镇静的受术者，更能耐受麻醉的诱导，可减少出现术后恶心、呕吐及其他并发症。

（二）手术前一日护理

手术前一日，护士应认真核对手术相关医嘱，规范完成术前准备内容。

1. **皮肤准备** 一般包括淋浴、剃毛等。术前沐浴有助于降低手术部位感染的发生率。目前尚未有明确证据表明剃除毛发可减少手术部位感染的发生。因此，应避免剃毛，若必须剃毛，应在手术当天实施。剃毛范围上自剑突下，下至两侧大腿上1/3处及外阴部，两侧至腋中线，操作应当轻柔，避免皮肤损伤。对于腹腔镜手术的病人，应注意脐部的清洁。

2. **肠道准备** 妇科手术虽涉及肠道不多，但由于手术部位位于盆腔，与肠道毗邻，肠道准备可以防止术中由于肠管膨胀而致误伤，也可以防止术中麻醉引起肛门括约肌松弛，导致病人排便而污染手术；还有一些手术直接涉及肠道。最理想的肠道准备应安全、有效，不良反应小，病人乐于接受。肠道准备分为机械性肠道准备和饮食管理，有时也会根据手术要求及个体情况给予肠道抑菌药物。

（1）机械性肠道准备：机械性肠道准备包括口服导泻剂（顺行）和灌肠（逆行）。常用的导泻剂有番泻叶、50%硫酸镁、20%甘露醇、复方聚乙二醇电解质散。灌肠常用溶液有0.1%～0.2%肥皂水、甘油灌肠剂、等渗盐水、清水。肠道准备对于病人是应激因素，特别是老年人，可致脱水及电解质失衡。因此，在未涉及肠道的妇科手术中，推荐取消术前肠道准备；若手术范围涉及肠道，如深部浸润型子宫内膜异位症及晚期卵巢恶性肿瘤，可遵医嘱给予肠道准备。

（2）饮食管理：饮食管理包括无渣饮食、流质饮食以及术前禁食禁饮。禁食禁饮的主要原因之一是为了防止麻醉插管引起逆流窒息，也使术后肠道得以休息，促使肠功能恢复。随着快速康复医学的发展，术前禁食禁饮的时间也有所改变。缩短术前禁食禁饮时间，有利于减少手术前病人的饥饿、口渴、烦躁、紧张等不良反应，有助于减少术后胰岛素抵抗，甚至可以缩短术后住院时间。除合并胃排空延迟、胃肠蠕动异常和急诊手术等病人外，建议术前2h禁饮，之前可口服清饮料，包括清水、糖水、无渣果汁、碳酸类饮料、清茶及黑咖啡，不包括含酒精类饮品；术前6h禁食，之前可进食淀粉类固体食物，但油炸、脂肪及肉类食物则需要更长的禁食时间。

3. **镇静剂使用** 术前12h应避免使用镇静药物，因其可延迟术后苏醒及活动的时间。对于患有严重焦虑症状的病人，为减轻其焦虑程度，保证充足睡眠，可遵医嘱使用短效镇静药物，如异戊巴比妥（阿米妥）、地西泮（安定）等。护理人员应做好用药安全指导，术后应注意观察病人的意识及活动情况。

4. **其他** 与外科手术病人一样，护士要认真核对受术者生命体征、药物敏感试验结果、交叉配血情况等；必要时应与血库取得联系，保证术中血源供给；全面复查各项辅助检查报告，发现异常及时与医师联系。确保病人术前处于最佳身心状态。

（三）手术日护理

1. 手术日晨，护士核查生命体征，询问病人的自我感受。一旦发现月经来潮、发热、表现出过度恐惧或忧郁的病人，需及时通知医师；若非急诊手术，应协商重新确定手术时间。

2. 手术前可允许家属及亲友短暂探视。取下病人活动的义齿、发夹、首饰及贵重物品。长发者

Note:

应梳成辫子,头戴布帽,以防更换体位时弄乱头发或被呕吐物污染。需认真核对病人姓名、住院号、床号等病历资料,正确无误后完成受术者由病房到手术室的交接过程,并签字确认。

3. 术前常规留置导尿管并保持引流通畅,以避免术中伤及膀胱、术后尿潴留等并发症。导尿时须严格执行无菌操作,合理固定导尿管,防止脱落。近年来,逐渐采用在病人实施麻醉后放置导尿管,此时病人全身松弛,无痛苦且便于操作。

4. 对于拟行子宫全切术、广泛性子宫全切术、卵巢癌肿瘤细胞减灭术的病人,为防止微生物经阴道侵入手术部位,需清洁和消毒阴道和宫颈。可于手术前一日行阴道冲洗,在手术室于手术前再次消毒宫颈、阴道,消毒时注意宫颈穹窿,消毒后用大棉签拭干。

【手术后护理】

(一)术后一般护理

1. **床边交班**　根据病人手术种类及麻醉方式铺好麻醉床,准备好术后监护用具及急救用物,等待病人术后返回病房。手术完毕病人被送至病室时,责任护士应详尽了解术中情况,包括麻醉类型、手术范围、用药情况、有无特殊护理注意事项等;观察病人的呼吸频率与深度,检查输液管路、腹部伤口、阴道流血情况等,认真做好床边交班,详尽记录观察资料。

2. **体位**　按手术及麻醉方式决定病人的术后体位。全身麻醉的病人在尚未清醒前应有专人守护,平卧,头偏向一侧,以免呕吐物、分泌物呛入气管,引起吸入性肺炎或窒息。麻醉清醒后可取低半卧位,头颈部垫枕并抬高头部15°～30°。硬膜外麻醉者,术后可睡软枕平卧,观察4～6h,生命体征平稳后即可采取半卧位。蛛网膜下腔麻醉者(又称腰麻),去枕平卧4～6h,以防头痛;由于腰麻穿刺留下的针孔约需2周方能愈合,蛛网膜下腔的压力较硬膜外间隙高,脑脊液有可能经穿刺孔不断流出,致使颅内压力降低而引起头痛;平卧时,封闭针孔的血凝块不易脱落,可减少脑脊液流失量减缓头痛。近年来,随着腰麻技术的提高、穿刺器具的改良以及麻醉药品的精纯,腰麻术后病人的头痛发生率明显降低,为了提高病人的舒适度,建议术后垫枕平卧。

3. **观察生命体征**　需依据手术大小、病情,认真观察并记录生命体征。通常术后每15～30min观察一次血压、脉搏、呼吸并记录,直到平稳后改为1次/4h,持续24h,病情稳定者可改为每日4次测量并记录,直至正常后3d。病人手术后1～2d体温稍有升高,但一般不超过38℃,此为手术后正常反应。术后持续高热,或体温正常后再次升高则提示可能有感染存在。

4. **观察尿量**　术中分离粘连时牵拉膀胱、输尿管将会影响术后排尿功能。为此,术后应注意保持尿管通畅,并认真观察尿量及性质。术后病人每小时尿量至少50ml以上,若每小时尿量少于30ml,伴血压逐渐下降、脉搏细数、病人烦躁不安或诉说腰背疼痛、肛门处下坠感等,应考虑有腹腔内出血可能,需及时通报医师。

5. **疼痛管理**　理想的术后镇痛目标包括:好的镇痛效果,运动相关性疼痛的视觉模拟评分(visual analogue scale,VAS)≤3分;减少止痛药物使用的相关不良反应;促进病人术后肠道功能恢复;促进术后早期经口进食及离床活动。

(1)疼痛评估:鼓励病人主动表达疼痛感受;根据实际情况综合选择"VAS评分法"以及"面部表情评分"等多种方法持续性动态评估;准确记录病人疼痛感受,为医生进行无痛治疗提供依据。病人使用止痛药物后,建议静脉给药后15～30min和口服用药1～2h后评估疼痛缓解情况。

(2)多模式镇痛:即多种镇痛方式、多种非阿片类药物联合使用,在达到理想术后镇痛的前提下,减少阿片类药物的使用,促进术后早期活动、早期进食,减少术后恶心与呕吐发生率。多模式镇痛的方法有:口服非甾体抗炎药、静脉用药、鞘内注射以及外周神经阻断等,前两种方法与护理相关。术后遵医嘱给予病人对乙酰氨基酚、非甾体抗炎药(如氟比洛芬酯)、加巴喷丁/普瑞巴林作为基础镇痛方案,若镇痛效果欠佳,可遵医嘱加用羟考酮/曲马多,当病人24h内阿片类药物静脉给药超过2次时,可使用自控式镇痛泵(patient control analgesia,PCA),预先设置镇痛药物的剂量与时间,根据

Note:

病人需求指导实施个体化镇痛。

6. **切口的观察与护理** 观察切口有无渗血、渗液,发现异常及时联系医师。开腹手术病人采用腹带包扎腹部,必要时用 1~2kg 沙袋压迫腹部伤口 6~8h,可以减轻切口疼痛,防止出血。

7. **导管护理** 术后部分病人需要留置导尿管,或腹腔、盆腔留置引流管。管路观察与维护是术后护理的重要内容。

(1)引流管护理:妥善固定引流管,避免受压、打折、弯曲。留置阴道引流管的病人应采取半卧位,留置腹腔引流管的病人应采取患侧卧位,以利于引流液的排出。注意观察引流液的颜色、量、性状等,准确记录 24h 引流量,并每日与医生一同评估引流管保留的必要性。

(2)尿管护理:除根治性子宫切除术外,应避免使用导尿管,或在术后 24h 内拔除尿管。妥善固定尿管,避免受压、打折、弯曲,防止逆行感染。保持引流装置密闭、通畅和完整,及时倾倒集尿袋。留置尿管期间,应当每日清洁或冲洗尿道口,鼓励病人多饮水,防止发生泌尿系统感染。宫颈癌、卵巢癌等疾病的手术范围较大,神经损伤难以短期恢复,影响膀胱功能,导尿管常需保留 7d 或更长时间。拔除导尿管后,应注意病人第一次排尿的时间和量,以观察膀胱功能恢复情况,必要时检查残余尿。若残余尿量超过 100ml,立即报告医生,必要时重新插入导尿管。

8. **会阴部护理** 子宫全切术后病人阴道残端有伤口,应注意观察阴道分泌物的性质、量、颜色,以便判断阴道残端伤口的愈合情况。由于受阴道残端缝线反应的影响,术后有少许浆液性阴道分泌物属正常现象。建议每日行会阴护理两次,既保证病人清洁、舒适,又预防感染的发生。

9. **活动指导** 术后早期下床活动有助于减少呼吸系统并发症、促进胃肠道功能恢复、减少肌肉萎缩、降低静脉血栓栓塞症(venous thromboembolism,VTE)风险、预防腹胀以及缩短住院时间。充分的术前宣教、理想的术后镇痛、适时拔除尿管和引流管等均有助于病人术后早期下床活动。鼓励病人在术后 24h 内尽早离床活动。护士应帮助病人制订合理的活动计划,记录每日累计活动时间及活动量,在医护人员的指导及家属的陪伴下,逐渐增加活动量。留置导尿管及引流管者,应妥善固定,必要时为其提供相应的辅助工具,保障病人安全。

(二)术后常见并发症及护理

无论手术大小都有发生术后并发症的危险,并发症可能在术后立即发生,也可能在稍后的时间发生,为预防术后并发症,护士必须熟知常见并发症的临床表现。

1. **腹胀** 术后腹胀多因术中肠管受到激惹,使肠蠕动减弱所致。病人呻吟、抽泣、憋气等可咽入大量不易被肠黏膜吸收的气体,加重腹胀。通常术后 48h 恢复正常肠蠕动,一经排气,腹胀即可缓解。如果术后 48h 肠蠕动仍未恢复正常,应排除麻痹性肠梗阻、机械性肠梗阻的可能。刺激肠蠕动、缓解腹胀的措施很多,如采用生理盐水低位灌肠,"1、2、3"灌肠,热敷下腹部等。若肠蠕动已恢复,但仍不能排气,可针刺足三里、肛管排气或遵医嘱皮下或肌内注射新斯的明等。术后早期下床活动可改善胃肠功能,预防或减轻腹胀。若腹胀因炎症所致,需按医嘱给予抗生素治疗,形成脓肿者则应尽早切开引流;若因缺钾引起,则按医嘱补钾。

2. **泌尿系统问题**

(1)尿潴留:是盆腔手术后常见的并发症之一,也是发生膀胱感染的重要原因之一。多数病人因不习惯于卧位排尿而致尿潴留,术后留置尿管的机械性刺激或因麻醉性止痛剂的使用减低了膀胱膨胀感等也是尿潴留的主要原因。为了预防尿潴留的发生,术后可鼓励病人定期坐起来排尿、增加液体入量、听流水声等方法,帮助病人建立排尿反射。若上述措施无效,则应导尿。一次导尿量不要超过 1 000ml,以免病人因腹压骤然下降引起虚脱;宜暂时留置尿管,每 3~4h 开放一次,逐渐恢复膀胱功能。若手术范围较大,膀胱功能恢复需更长时间,则要长期保留尿管。

(2)尿路感染:术后留置尿管、老年病人、长期卧床者以及过去有尿路感染史的病人都容易发生泌尿系统感染。护士需嘱病人多饮水,并保持会阴部清洁。术后出现尿频、尿痛并有高热等症状者,应按医嘱做尿培养,确定是否有泌尿道感染。

Note:

3. **切口血肿、感染、裂开**　妇科手术切口多数是清洁封闭创口，能迅速愈合，甚少形成瘢痕。如果切口没有渗出，直到拆线都无须更换敷料。切口出血多，或压痛明显、肿胀、检查有波动感，应考虑为切口血肿。血肿极易感染，常为伤口感染的重要原因。遇到异常情况，护士应及时报告医师，协助处理。少数病人，尤其年老体弱或过度肥胖者，可出现切口裂开的严重并发症，此时病人自觉切口部位轻度疼痛，有渗液从切口流出，更有甚者腹部敷料下可见大网膜、肠管脱出。护士在通知医师的同时应立即用无菌纱布覆盖包扎，并送手术室处理。

4. **下肢深静脉血栓**　妇科术后较为严重的并发症之一。静脉血流缓慢、血液呈高凝状态、血管内膜损伤是下肢深静脉血栓形成的三大重要因素。其中，高龄、肥胖、高血压或糖尿病及其他心脑血管疾病、既往有血栓史、盆腔恶性肿瘤手术时间长、口服避孕药及雌激素、应用止血药等是术后深静脉血栓形成的高危因素。血栓脱落，随血流运行，引起栓塞，最危险的是肺栓塞，可危及生命。因此，护士需通过评估筛查出高危病人，做好术前宣教，让病人了解深静脉血栓形成的相关因素、常见症状、危险性及预防措施。对于术前长期禁食、清洁灌肠、年老体弱排泄多者，应及时补充水分及电解质，防止体液丢失过多，血液浓缩。病人术后注意保暖，防止冷刺激引起静脉痉挛造成血液淤积。腹带应松紧适宜，避免过紧，增加下肢静脉回流阻力。术后尽早活动双下肢，病人感觉未恢复前，以被动运动为主；病人感觉恢复后，鼓励早期下床活动。对于高危病人，术后住院期间应继续穿着弹力袜，至术后1~2个月，或使用间歇性充气压缩泵，联合使用低分子肝素会增强抗凝效果。用药期间做好病人用药健康指导，密切观察病人注射部位皮肤状况以及有无出血倾向和寒战、发热、荨麻疹等过敏反应，同时，遵医嘱定期监测凝血、肝肾功能等。妇科恶性肿瘤腹部手术后预防 VTE 应延长至 28d。密切观察病人下肢皮肤情况，并观察病人有无呼吸急促、呼吸困难、胸痛、咯血、血压不稳定、血氧饱和度下降等症状，若有异常，及时报告医生，遵医嘱治疗。

（三）出院准备

出院前需要为病人提供详尽的出院计划，其目标是使个人自我照顾能力达到最大程度。为此，需要评估病人所拥有的支持系统，如亲属参与照顾的能力和程度、学习自我护理的能力，尽可能将家属纳入个案健康教育计划内。为了保证健康教育效果，宜列出具体项目清单。以子宫切除术病人的出院计划为例，主要内容包括：

1. 术后 2 个月内避免提举重物，并逐渐加强腹部肌肉的力量。
2. 因盆腔组织的愈合需要良好的血液循环，应避免会影响盆腔血运的活动，如跳舞、久站等。
3. 未经医师同意，避免阴道冲洗和性生活，否则会影响阴道伤口愈合并引起感染。
4. 出现阴道流血、异常分泌物时应及时报告医师。
5. 按医嘱如期返院接受检查。
6. 若有疑问，及时找医护人员澄清。

【急诊手术病人的护理要点】

遇到妇产科急诊手术，护士应动作敏捷，在最短时间内扼要、重点地评估病人，了解拟准备实施的手术类型，与医生密切配合，做好术前准备。

（一）提供安全环境

积极配合医师向病人及家属耐心解说病情，解答提问，并告知注意事项，让家属了解目前正进行的各种术前准备工作。在条件许可的情况下，术前允许家属陪伴，避免病人初到新环境的孤独感。

（二）迅速完成术前准备

急诊病人通常病情危重，处于极度痛苦、衰竭甚至休克状态。病人到来后，护士需立即观察病情，记录生命体征。遇到失血性休克病人，除抢救休克外，手术前准备力求快捷。若情况允许，刚进食者手术可推迟 2~3h 进行；阴道准备可与手术准备同时进行；麻醉前不必常规给药。

总之，要保证病人在舒适的环境中获得心理安全感，以熟练的专业技巧完成术前准备，做好术后并

Note:

发症的观察与护理,并取得病人和家属的信任和配合,使病人以良好的身心状态顺利度过围手术期。

第二节　子宫颈肿瘤

子宫颈肿瘤包括良性肿瘤与恶性肿瘤。子宫颈良性肿瘤以肌瘤为主,恶性肿瘤最常见的是宫颈癌,起源于宫颈上皮内瘤变。

一、子宫颈鳞状上皮内病变

子宫颈鳞状上皮内病变(cervical squamous intraepithelial lesion,SIL)是与子宫颈浸润癌密切相关的一组子宫颈病变。SIL 既往称为子宫颈上皮内瘤变(cervical intraepithelial neoplasia,CIN)。大部分低级别鳞状上皮内病变(low-grade squamous intraepithelial lesion,LSIL)可自然消退,但高级别鳞状上皮内病变(high-grade squamous intraepithelial lesion,HSIL)具有癌变潜能。通过筛查发现宫颈病变,及时治疗高级别病变,是预防宫颈癌的有效措施。

【病因】

一种或多种高危型人乳头瘤病毒(human papilloma virus,HPV)的持续感染是 SIL 和宫颈鳞癌的主要致病因素。HPV 是最常见的性传播病毒,分型很多,但大部分和宫颈癌及其癌前病变无关,属低危型,最常见的高危型为 HPV16 和 HPV18,流行病学调查显示 70% 的宫颈癌和这两种亚型有关。HPV 感染大部分是暂时的,一般两年内均可自然消失。少数妇女会有持续性的高危型 HPV 感染。

多个性伴侣、初次性生活年龄小于 16 岁、早年分娩、多次分娩史、与高危男子(阴茎癌、前列腺癌病人或其性伴侣曾患子宫颈癌)性接触的妇女患子宫颈癌的风险性增加。

【子宫颈上皮组织学特点】

子宫颈上皮由子宫颈阴道部鳞状上皮和子宫颈管柱状上皮组成。

1. **子宫颈阴道部鳞状上皮**　由深至浅依次为基底带、中间带及浅表带。基底带由基底细胞和旁基底细胞组成。基底细胞为储备细胞,无明显细胞增殖表现,在某些因素刺激下可以增生为不典型鳞状细胞或分化为成熟鳞状细胞。旁基底细胞为增生活跃的细胞,偶见核分裂象。中间带与浅表带为完全不增生的分化细胞。

2. **子宫颈管柱状上皮**　柱状上皮为分化良好细胞,而柱状上皮下细胞为储备细胞,具有分化或增殖能力。

3. **转化区(transformation zone)**　也称移行带,位于子宫颈鳞状上皮与柱状上皮交界部,又称为鳞-柱状交界部或鳞-柱交界。鳞-柱状交界部又分为原始鳞-柱状交界部和生理鳞-柱状交界部(图 17-1)。转化区成熟的化生鳞状上皮对致癌物的刺激相对不敏感,但未成熟的化生鳞状上皮却代

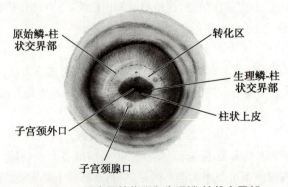

图 17-1　子宫颈转化区和生理鳞-柱状交界部

谢活跃,在 HPV 等作用下,发生细胞异常增生、分化不良、排列紊乱、细胞核异常、有丝分裂增加,最后形成 SIL。

【病理诊断及分级】

WHO 女性生殖器肿瘤分类(2014)建议采用与细胞学分类相同的二级分类法(即 LSIL 和 HSIL)(图 17-2),反映了 HPV 相关病变的生物学过程。

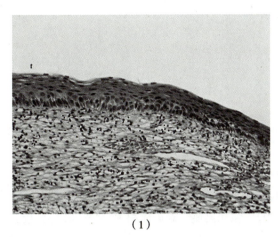
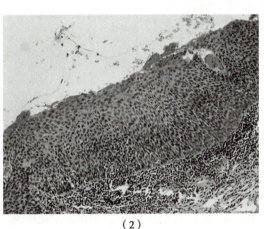

（1）　　　　　　　　　　　　　　　（2）

图 17-2　SIL 分级
（1）LSIL;（2）HSIL。

LSIL:鳞状上皮基底及副基底样细胞增生,局限于上皮下 1/3 层细胞核极性轻度紊乱,核分裂象少,轻度异型性。相当于 CIN1。

HSIL:异型细胞扩展到上皮下 2/3 层甚至全层,细胞核极性紊乱,核浆比例增大,核分裂象增多。包括 CIN3 和大部分 CIN2。

【宫颈癌的预防和筛查策略】

由于 HPV 的持续感染是导致宫颈癌发生的主要因素,目前全球范围内已在开展宫颈癌及其癌前病变的预防,包括一级预防和二级预防。一级预防的主要措施是对青少年女性接种预防性 HPV 疫苗,从源头控制宫颈癌的发生。二级预防即开展宫颈病变的筛查,目的是为了早期发现、及时治疗高级别病变,从而阻断子宫颈癌的发生。主要的筛查方法如下:

1. **宫颈细胞学检查**　是宫颈病变筛查的基本方法。相对 HPV 检测,细胞学检查特异性高,但敏感性较低。可选用传统巴氏涂片或液基细胞学(liquid-based cytology,LBC)。宫颈细胞学检查的报告形式主要有巴氏分类法和 TBS 分类系统(the Bethesda system,TBS)。近年来,更推荐应用 TBS 分类系统,该系统较好地结合了细胞学、病理学和临床处理方案。

2. **HPV 检测**　目前国内外已将高危型 HPV 检测作为常规的宫颈癌筛查手段,可与细胞学检查联合应用于宫颈癌筛查。相对于宫颈细胞学检查,HPV 检测敏感性较高,但特异性较低。

3. **阴道镜检查**　若宫颈细胞学检查结果为意义未明的不典型鳞状细胞(atypical squamous cells of unknown significance,ASC-US)时进行高危 HPV DNA 检测,阳性者应进一步行阴道镜检查。

4. **子宫颈活组织检查**　是确诊 SIL 和宫颈癌的可靠方法。任何肉眼可见病灶均应做单点或多点活检。阴道镜辅助可提高确诊率。若需要了解子宫颈管的病变情况,应行子宫颈管搔刮术。

通过筛查和对癌前病变及时有效的治疗可以预防大部分的宫颈癌。根据世界卫生组织推荐,30~65 岁的妇女应进行宫颈癌及其癌前病变的筛查,有 HIV 感染、器官移植、长期应用皮质醇激素的高危妇女筛查的起始年龄应提前。青春期女孩不推荐 HPV 检测作为筛查方法。在 30~65 岁无高危因素的妇女中,若细胞学及 HPV 检测均为阴性,筛查间隔时间可为 5 年,若仅行宫颈细胞学检查,则筛查间隔时间为 3 年。有高危因素的妇女则可根据具体情况增加筛查频次。妊娠期 SIL 仅作观察,产后复查后再处理。

二、子宫颈癌

子宫颈癌(cervical cancer)简称宫颈癌,在发展中国家是最常见的妇科恶性肿瘤。高发年龄 50 ~ 55 岁,近年来发病有年轻化趋势。

【病因】

同子宫颈鳞状上皮内病变。

【病理】

1. **浸润性鳞状细胞癌**　占宫颈癌的 75% ~ 80%,以具有鳞状上皮分化(即角化)、细胞间桥,而无腺体分化或黏液分泌为病理要点。

(1) 巨检:微小浸润癌经肉眼观察无明显异常,或类似宫颈柱状上皮异位。随着病程的发展,表现为以下 4 种类型(图 17-3)。①外生型:又称菜花型,最常见。癌组织向外生长,最初呈息肉样或乳头状隆起,继而发展为向阴道内突出的菜花样赘生物,质脆易出血。癌瘤体积大,常累及阴道,较少浸润宫颈深部组织及宫旁组织。②内生型:又称浸润型。癌组织向宫颈深部组织浸润,宫颈肥大、质硬、表面光滑或仅有表浅溃疡,整个宫颈段膨大如桶状;常累及宫旁组织。③溃疡型:不论外生型或内生型病变进一步发展,癌组织坏死脱落,可形成溃疡或空洞,形如火山口。④颈管型:癌灶发生在子宫颈管内,常侵入宫颈管及子宫峡部的供血层,并转移到盆腔淋巴结。

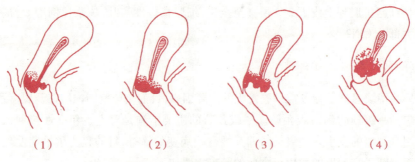

图 17-3　**子宫颈癌类型(巨检)**
(1)外生型;(2)内生型;(3)溃疡型;(4)颈管型。

(2) 显微镜检:①镜下早期浸润癌:也称为微小浸润癌,是指在原位癌的基础上镜检发现小滴状、锯齿状癌细胞团突破基底膜浸润间质。②宫颈浸润癌:癌灶浸润间质的范围已超过镜下早期浸润癌,多呈网状或团块浸润间质(图 17-4)。目前,最常见的两个亚型是角化型和非角化型,有助于肿瘤治疗和预后的判定。

2. **腺癌**　近年来腺癌的发病率有上升趋势,占宫颈癌的 20% ~ 25%。

(1) 巨检:来自宫颈管内,浸润管壁或自颈管内向颈管外口突出生长,常可侵犯宫旁组织。病灶向宫颈管内生长时宫颈外观可正常,但因宫颈管膨大形如桶状。

(2) 显微镜检:主要有两种组织学类型。①普通型宫颈腺癌:最常见,约 90% 的宫颈腺癌是普通型,来源于宫颈管柱状黏液细胞,镜下见腺体结构,腺上皮细胞增生呈多层,异型性明显,可见核分裂象,癌细胞呈乳突状突入腺腔。②黏液性腺癌:分为胃型、肠型等多种亚型,其中高分化的胃型腺癌又称微偏腺癌,虽然属于高分化腺癌,但是宫颈腺癌中预后最差的一种亚型。腺上皮细胞无明显异型性,细胞内有黏液,癌性腺体多,大小不一形态多变,常伴有淋巴结转移。

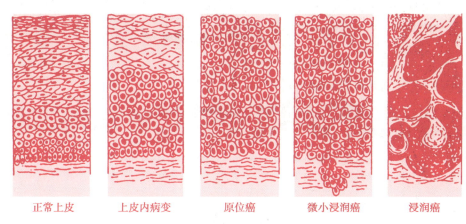

正常上皮　　上皮内病变　　原位癌　　微小浸润癌　　浸润癌

图 17-4　子宫颈正常上皮-上皮内病变-浸润癌

3. **腺鳞癌**　少见,占宫颈癌 3% ~ 5%,是由储备细胞同时向腺细胞和鳞状细胞分化发展而形成,癌组织中含有腺癌和鳞癌两种成分。

4. **其他**　非常少见,如神经内分泌癌、未分化癌、混合性上皮/间叶肿瘤等。

【临床表现】

早期病人常无明显症状和体征,随着病变发展可出现以下表现:

1. **阴道流血**　早期多为接触性出血,即性生活或妇科检查后阴道流血;后期则为不规则阴道流血。出血量多少与病灶大小、侵及间质内血管情况有关,若侵蚀大血管,可引起大出血。年轻病人也可表现为经期延长、周期缩短、经量增多等;老年病人常主诉绝经后不规则阴道流血;子宫颈癌合并妊娠者常因阴道流血而就医。一般外生型癌出血较早、量多;内生型癌出血较晚。

2. **阴道排液**　多数病人有白色或血性、稀薄如水样或米泔样、有腥臭味的阴道排液。晚期癌组织坏死继发感染时则出现大量脓性或米泔样恶臭白带。

3. **晚期症状**　根据癌灶累及范围出现不同的继发性症状。若病变累及盆壁、闭孔神经、腰骶神经等,可出现严重持续性腰骶部或坐骨神经痛;若侵犯膀胱或直肠,可出现尿频、尿急、便秘等;若癌肿压迫或累及输尿管,可引起输尿管梗阻、肾盂积水及肾功能衰竭;当盆腔病变广泛时,可因静脉和淋巴回流受阻,导致下肢肿痛。晚期还可有贫血、恶病质等全身衰竭症状。

【转移途径与临床分期】

1. **转移途径**　宫颈癌主要转移途径为直接蔓延和淋巴转移,其中直接蔓延最常见。

2. **临床分期**　根据国际妇产科联盟(federation international of gynecology and obstetrics,FIGO)2018 年的分期标准(表 17-1),临床分期应在治疗前进行,治疗后不再更改。

表 17-1　子宫颈癌的临床分期(FIGO,2018 年)

期别	肿瘤范围
Ⅰ期	癌灶局限在宫颈(是否扩散至宫体不予考虑)
ⅠA	仅在显微镜下可见浸润癌,最大浸润癌深度<5mm
ⅠA1	间质浸润深度<3mm
ⅠA2	间质浸润深度≥3mm,<5mm
ⅠB	浸润癌浸润深度≥5mm(超过ⅠA期),癌灶仍局限在子宫颈
ⅠB1	间质浸润深度≥5mm,病灶最大径线<2cm

续表

期别	肿瘤范围
ⅠB2	癌灶最大径线≥2cm,<4cm
ⅠB3	癌灶最大径线≥4cm
Ⅱ期	癌灶超越子宫,但未达阴道下1/3或未达骨盆壁
ⅡA	侵犯上2/3阴道,无宫旁浸润
ⅡA1	癌灶最大径线<4cm
ⅡA2	癌灶最大径线≥4cm
ⅡB	有宫旁浸润,未达盆壁
Ⅲ期	癌灶累及阴道下1/3和/或扩展到骨盆壁和/或引起肾盂积水或肾无功能和/或累及盆腔和/或主动脉旁淋巴结
ⅢA	癌灶累及阴道下1/3,没有扩展到骨盆壁
ⅢB	癌灶扩展到骨盆壁和/或引起肾盂积水或肾无功能
ⅢC	不论肿瘤大小和扩散程度,累及盆腔和/或主动脉旁淋巴结
ⅢC1	仅累及盆腔淋巴结
ⅢC2	主动脉旁淋巴结转移
Ⅳ期	肿瘤侵犯膀胱黏膜或直肠黏膜(活检证实)和/或超出真骨盆(泡状水肿不分为Ⅳ期)
ⅣA	转移至邻近器官
ⅣB	转移到远处器官

【护理评估】

在全面评估基础上,早期发现、早期诊断、早期治疗是提高病人5年存活率的关键。

1. **健康史**　在询问病史中应注意病人的婚育史、性生活史以及与高危男子性接触的病史。聆听有关主诉,如年轻病人可诉说月经期和经量异常;老年病人常主诉绝经后不规则阴道流血。注意识别与发病有关的高危因素及高危人群。详细记录既往妇科检查发现、子宫颈刮片细胞学检查结果及处理经过。

2. **身体状况**　早期病人一般无自觉症状,多因普查子宫颈刮片异常发现。病人随病程进展出现典型的临床症状,表现为点滴样出血或接触性出血。出血量增多或出血时间延长可致贫血;当恶性肿瘤穿透邻近器官壁时可形成瘘管;晚期病人则出现消瘦、贫血、发热等全身衰竭症状。

3. **心理-社会状况**　早期宫颈癌病人在普查中发现报告异常时会感到震惊和疑惑,常激发进一步确诊的多次就医行为。确诊后病人会产生恐惧感,害怕疼痛、被遗弃和死亡等。与其他恶性肿瘤病人一样会经历否认、愤怒、妥协、忧郁、接受期等心理反应阶段。

4. **诊断要点**　SIL的诊断方法和宫颈癌基本相同。早期病例的诊断应采用子宫颈细胞学检查和/或HPV检测、阴道镜检查、子宫颈活组织检查的"三阶梯"诊断程序,组织学诊断为确诊依据。宫颈癌的诊断还应根据病人具体情况进行胸部X线摄片、静脉肾盂造影、膀胱镜及直肠镜检查、超声检查以及CT、MRI、PET-CT等影像学检查评估病情。

5. **治疗要点**

(1) SIL治疗要点:若细胞学检查为LSIL及以下病变,可仅观察随访。HSIL可发展成浸润癌,需要治疗。阴道镜检查充分者可用物理治疗或子宫颈锥切术。阴道镜检查不充分者宜采用子宫锥切术。经子宫颈锥切确诊、年龄较大、无生育要求、合并其他手术指征的HSIL也可行子宫全切术。

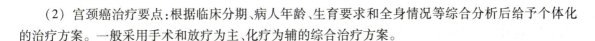

（2）宫颈癌治疗要点：根据临床分期、病人年龄、生育要求和全身情况等综合分析后给予个体化的治疗方案。一般采用手术和放疗为主、化疗为辅的综合治疗方案。

【**常见护理诊断/问题**】

1. **恐惧**　与确诊宫颈癌需要进行手术治疗及担心疾病预后有关。
2. **排尿障碍**　与宫颈癌根治术后影响膀胱正常张力有关。

【**护理目标**】

1. 病人住院期间恐惧感减轻。
2. 病人术后无排尿功能障碍。

【**护理措施**】

1. **心理护理**　评估病人目前的身心状况及接受诊治方案的反应。向病人介绍有关宫颈癌的医学常识、诊治过程、可能出现的不适及有效的应对措施。为病人提供安全、隐蔽的环境，与护理对象共同讨论健康问题，解除其疑虑，缓解其不安及恐惧情绪，使病人能以积极态度接受诊治过程。

2. **鼓励病人摄入足够的营养**　评估病人目前的营养状况、对营养的认知水平及饮食习惯。注意纠正病人不良的饮食习惯，兼顾病人的嗜好，必要时与营养师联系，以多样化食谱满足病人需要，维持体重不继续下降。

3. **指导病人配合术前准备**　让病人了解各种操作的目的、时间、可能的感受等，以取得主动配合。尤其注意于手术前3d选用消毒剂或氯己定等消毒宫颈及阴道。有活动性出血的病人，需要消毒纱条填塞止血，并认真交班、按医嘱及时取出或更换。手术前认真做好清洁灌肠，保证肠道呈清洁、空虚状态。

4. **协助术后康复**　宫颈癌根治术涉及范围广，病人术后反应也较一般腹部手术者大。为此，要求每15~30min观察并记录1次病人的生命体征及出入量，平稳后再改为每4h一次。注意保持导尿管、腹腔、阴道引流管通畅，认真观察引流液性状及量。通常按医嘱于术后48~72h取出引流管，术后7~14d拔除尿管。鼓励病人于拔管后1~2h自行排尿；若不能自解应及时处理，必要时重新留置尿管。拔尿管后4~6h测残余尿量，若超过100ml，则需继续留置尿管；少于100ml者，每日测1次残余尿量，若2次均在100ml以内，说明膀胱功能已基本恢复。有条件的医院可采用生物电反馈治疗仪预防和治疗宫颈癌术后尿潴留，促进膀胱功能恢复。指导卧床病人进行床上肢体活动，以预防长期卧床并发症的发生。注意渐进性增加活动量，包括参与生活自理。术后需接受放疗、化疗者按有关内容进行护理。

5. **放疗病人的护理**　使接受放射治疗的病人理解放疗的目的与意义，取得病人配合。放疗期间，保持皮肤红色定位线清晰可见，并保持放疗区皮肤清洁干燥，皮肤瘙痒时忌抓挠。接受盆腔内放疗者，事先灌肠并留置导尿管，以保持直肠、膀胱空虚状态，避免放射性损伤。腔内置入放射源期间，保证病人绝对卧床，但应进行床上肢体运动，以免出现因长期卧床而出现的并发症。取出放射源后，鼓励病人渐进性下床活动并承担生活自理项目。

6. **做好出院指导**　护士要鼓励病人及家属积极参与出院计划的制订过程，以保证计划的可行性。向出院病人说明按时随访的重要性，宫颈癌病人出院后1个月行首次随访，治疗后2年内每3个月复查1次；3~5年内每半年复查1次；第6年开始，每年复查1次。随访内容包括盆腔检查、阴道涂片细胞学检查、胸片、血常规及子宫颈鳞状细胞癌抗原（squamous cell carcinoma antigen，SCCA）等。护士注意协助病人重新评价自我能力，根据病人具体情况提供有关术后生活方式的指导，包括根据机体康复情况，逐渐增加活动量和强度，适当参加社会交往活动或恢复日常工作。性生活的恢复需依术后复查结果而定，护士应认真听取病人对性生活的看法和疑虑，提供针对性帮助。

Note:

【护理评价】

通过治疗与护理,病人是否:

1. 恐惧的行为表现和体征减少,在心理和生理上舒适感增加。

2. 术后在拔除尿管后能自主排尿,膀胱功能恢复。

第三节 子 宫 肌 瘤

子宫肌瘤(myoma of uterus)是女性生殖器官中最常见的良性肿瘤,多见于育龄妇女。30 岁以上的妇女约 20% 患有子宫肌瘤,但因病人多无或少有临床症状,所以临床报道的子宫肌瘤发病率远低于实际发病率。

【病因】

确切的发病因素尚不清楚,一般认为其发生和生长可能与女性性激素长期刺激有关。雌激素能使子宫肌细胞增生肥大、肌层变厚,子宫增大;雌激素还通过子宫肌内的雌激素受体起作用。有研究发现,孕激素也可以刺激子宫肌瘤细胞核分裂,促进肌瘤生长。细胞遗传学研究显示 25%～50% 子宫肌瘤存在细胞遗传学的异常,包括 12 号和 14 号染色体易位、7 号染色体部分缺失等。分子生物学研究结果提示,子宫肌瘤是由单克隆平滑肌细胞增殖而成,多发性子宫肌瘤是由不同克隆平滑肌细胞形成。此外,由于卵巢功能、激素代谢均受高级神经中枢的调节控制,故有人认为神经中枢活动对肌瘤的发病也可能起作用。

【病理】

1. **巨检** 子宫肌瘤多为球形实质性包块,表面光滑,质地较子宫肌层硬;单个或多个,大小不一。肌瘤外表有被压缩的肌纤维束和结缔组织构成的假包膜(pseudocapsule)覆盖。肌瘤切面呈灰白色,可见漩涡状或编织状结构。肌瘤的颜色和硬度则与所含纤维组织的多少有关。

2. **镜检** 可见肌瘤主要由梭形平滑肌细胞和不等量的纤维结缔组织相互交织而成,细胞大小均匀,排列成漩涡状或棚状,核为杆状。极少情况下有特殊的组织学类型,如富细胞性、奇异型、核分裂活跃、上皮样平滑肌瘤及静脉内和播散性腹膜平滑肌瘤。

【分类】

按肌瘤生长部位可分为子宫体部肌瘤和子宫颈部肌瘤,前者尤为常见,约占 90%。根据肌瘤与子宫肌壁的不同关系,可分为以下 3 类(图 17-5):

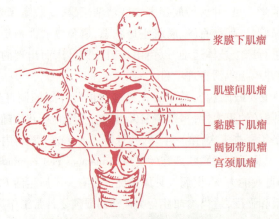

图 17-5 子宫肌瘤分类示意图

Note:

1. **肌壁间肌瘤（intramural myoma）**　肌瘤位于子宫肌壁间，周围均为肌层包绕，为最常见的类型，占总数的 60%～70%。

2. **浆膜下肌瘤（subserous myoma）**　肌瘤向子宫浆膜面生长，并突出于子宫表面，由浆膜层覆盖，约占总数的 20%。

3. **黏膜下肌瘤（submucous myoma）**　肌瘤向宫腔方向生长，突出于宫腔，表面由子宫黏膜层覆盖，称为黏膜下肌瘤，占总数 10%～15%。黏膜下肌瘤容易形成蒂，在宫腔内生长犹如异物刺激引起子宫收缩，肌瘤可被挤出宫颈外口而突入阴道。

子宫肌瘤常为多发性，有时几种类型的肌瘤可以同时发生在同一子宫上，称为多发性子宫肌瘤。

【肌瘤变性】

肌瘤变性是指肌瘤失去原有的典型结构。

1. **玻璃样变**　也称透明变性，最为常见。肌瘤剖面漩涡状结构消失，代之以均匀透明样物质。

2. **囊性变**　玻璃样变继续发展，肌细胞坏死液化即可发生囊性变。此时子宫肌瘤变软，内部出现大小不等的囊腔，腔内含清亮无色液体，也可凝固成胶冻状。

3. **红色变性**　常发生于妊娠期或产褥期，是一种特殊类型的坏死，发生机制不清，可能与肌瘤内小血管退行性变引起血栓和溶血、血红蛋白渗入肌瘤有关。病人可发生剧烈腹痛伴恶心呕吐、发热，白细胞计数升高，检查可发现肌瘤迅速增大，有压痛。

4. **肉瘤样变**　较少见，多见于绝经后子宫肌瘤伴疼痛和出血的病人。

5. **钙化**　多见于蒂部细小、血供不足的浆膜下肌瘤以及绝经后妇女的肌瘤。

【临床表现】

多数病人无明显症状，仅在体检时偶然发现。症状与肌瘤部位、大小、有无变性相关，与肌瘤数目关系不大。常见的症状和体征有：

1. **经量增多及经期延长**　是子宫肌瘤最常见的症状。多见于大的肌壁间肌瘤及黏膜下肌瘤，肌瘤使宫腔及内膜面积增大，影响子宫收缩可有经量增多、经期延长症状。黏膜下肌瘤位于宫腔内者子宫均匀增大，脱出于宫颈外口者，阴道窥器检查即可看到宫颈口处有肿物，粉红色，表面光滑，伴坏死感染时，可有不规则阴道流血或脓血性排液等。长期经量过多可继发贫血。

2. **下腹部肿块**　肌瘤较小时在腹部摸不到肿块，当肌瘤逐渐增大致使子宫超过 3 个月妊娠大小时，多可于下腹正中扪及肿块，实性、表面单个或多个结节状突起、无压痛。巨大的黏膜下肌瘤脱出阴道外时，病人会因外阴脱出肿物就医。

3. **白带增多**　肌壁间肌瘤使宫腔面积增大，内膜腺体分泌增加，并伴盆腔充血致白带增多；脱出于阴道内的黏膜下肌瘤表面极易感染、坏死，可产生大量脓血性排液或有腐肉样组织排出，伴有恶臭的阴道溢液。

4. **压迫症状**　子宫前壁下段肌瘤可压迫膀胱引起尿频、尿急；宫颈肌瘤可引起排尿困难、尿潴留；子宫后壁肌瘤可引起下腹坠胀、便秘等症状。阔韧带肌瘤或宫颈巨型肌瘤向侧方发展嵌入盆腔内压迫输尿管，可形成输尿管扩张甚至发生肾盂积水。

5. **其他**　子宫肌瘤病人还可出现腰酸背痛、下腹坠胀，经期加重。浆膜下肌瘤发生蒂扭转时可出现急性腹痛；肌瘤红色样变时有急性下腹痛，并伴发热、恶心；黏膜下肌瘤由宫腔向外排出时也可引起腹痛；黏膜下和引起宫腔变形的肌壁间肌瘤可引起不孕或流产。

【护理评估】

1. **健康史**　追溯病史应注意既往月经史、生育史，是否有（因子宫肌瘤所致的）不孕或自然流产史；评估并记录是否存在长期使用女性性激素的诱发因素；发病后月经变化情况；曾接受的治疗经过、疗效及用药后机体反应。同时,注意收集因子宫肌瘤压迫所伴随其他症状的主诉,并排除因妊娠、内分泌失调及癌症所致的子宫出血。虽然子宫肌瘤恶变的机会极少,但当肌瘤迅速增大或绝经后仍有症状出现者应排除其他可能。

2. **身体状况** 当肌瘤大到腹部扪及包块时,病人会有"压迫"感,清晨膀胱充盈时尤为显著。肌瘤增大向前方突起压迫膀胱可致排尿困难、尿潴留;向后方突起压迫直肠可致排便困难。病人因长期月经量过多导致继发性贫血,并伴有倦怠、虚弱和嗜睡等症状。

3. **心理-社会状况** 当病人得知患有子宫肌瘤时,首先害怕患了恶性肿瘤,随之会为如何选择处理方案而显得无助,或因接受手术治疗而恐惧、不安,迫切需要咨询指导。

4. **诊断要点** 结合病人的临床症状与体征,超声检查可区分子宫肌瘤与其他盆腔肿块;MRI可准确判断肌瘤大小、数目和位置;宫腔镜、腹腔镜等内镜检查以及子宫输卵管造影,可协助明确诊断。

5. **治疗要点** 根据病人的年龄、症状、肌瘤大小和数目、生长部位及对生育功能的要求等情况进行全面分析后选择治疗方案。

(1) 保守治疗:肌瘤小、症状不明显或已近绝经期的妇女可随访观察,若肌瘤明显增大或出现症状可考虑进一步治疗。药物治疗适用于症状较轻、近绝经期或全身情况不宜手术者,在排除子宫内膜癌的情况下,可采用药物对症治疗。常用促性腺激素释放激素类似物,通过抑制 FSH 和 LH 的分泌作用,降低体内雌激素水平,以缓解症状并抑制肌瘤生长使其萎缩。

(2) 手术治疗:手术是目前子宫肌瘤的主要治疗方法。适应证包括:月经过多致继发贫血,药物治疗无效;严重腹痛、性交痛或慢性腹痛、有蒂肌瘤扭转引起的急性腹痛;有膀胱、直肠压迫症状;能确定肌瘤是不孕或反复流产的唯一原因者;肌瘤生长较快,怀疑有恶变者。手术途径可经腹、经阴道或采用宫腔镜及腹腔镜进行。手术方式:①肌瘤切除术:年轻又希望保留生育功能的病人,术前排除子宫及宫颈的癌前病变后可考虑经腹或腹腔镜下切除肌瘤,保留子宫。②子宫切除术:无须保留生育功能或疑有恶变的病人可行子宫全切术或次子宫全切术。术前应行常规检查排除宫颈恶性病变,发生于围绝经期的子宫肌瘤需注意排除合并子宫内膜癌。随着医学科学的发展,出现了新的微创治疗手段,如高能聚焦超声、子宫动脉栓塞术等,各有优缺点,疗效还不确定。

【常见护理诊断/问题】

1. **知识缺乏**:缺乏子宫肌瘤术后保健知识。
2. **应对无效** 与选择子宫肌瘤治疗方案的无助感有关。

【护理目标】

1. 病人能陈述子宫肌瘤术后保健知识及生育注意事项。
2. 病人能确认可利用的资源及支持系统。

【护理措施】

1. **提供信息,增强信心** 通过连续性护理活动与病人建立良好的护患关系,讲解有关疾病知识,纠正其错误认识。使病人确信子宫肌瘤属于良性肿瘤,并非恶性肿瘤的先兆,消除其不必要的顾虑,增强康复信心。为病人提供表达内心顾虑、恐惧、感受和期望的机会与环境,帮助病人分析住院期间及出院后可被利用的资源及支持系统,减轻无助感。

2. **积极配合治疗,缓解病人不适** 出血多需住院治疗者,应观察并记录其生命体征,评估出血量。按医嘱给予止血药和子宫收缩剂,必要时输血,纠正贫血状态。出现局部压迫导致尿、便不畅时,应予导尿,或用缓泻剂软化粪便,或番泻叶 2~4g 冲饮,以缓解尿潴留、便秘症状。若肌瘤脱出阴道内,应保持局部清洁,防止感染。需接受手术治疗者,按腹部及阴道手术病人的护理常规进行护理。肌瘤切除术的病人术后常需要滴注缩宫素促进子宫收缩,需保证正确滴速,并告知病人及其家属缩宫素会引起宫缩痛,消除其疑虑和紧张情绪。

3. **提供随访及出院指导**　护士要使接受保守治疗的病人明确随访的时间、目的及联系方式,主动配合,按时接受随访。向接受药物治疗的病人讲明药物名称、用药目的、剂量、方法、可能出现的不良反应及应对措施。例如:选用促性腺激素释放激素类似物(亮丙瑞林或戈舍瑞林),一般应用长效制剂,每月皮下注射 1 次,用药 6 个月以上可产生绝经综合征、骨质疏松等副作用,故限制长期用药。使受术者了解术后 1 个月返院检查的内容、具体时间、地点及联系人等,病人的性生活、日常活动恢复均需通过术后复查、评估后确定。出现不适或异常症状需及时就诊。

4. **子宫肌瘤合并妊娠者的护理**　子宫肌瘤合并妊娠占肌瘤病人的 0.5%～1%,占妊娠妇女的 0.3%～0.5%,肌瘤小且无症状者常被忽略,因此,实际发生率高于报道。黏膜下肌瘤可影响受精卵着床、较大的肌壁间肌瘤因宫腔变形或内膜供血不足等可引起流产;较大肌瘤也可影响胎先露下降,导致产程异常和难产,应按医嘱做好剖宫产术前准备及术后护理。子宫肌瘤合并妊娠者应及时就诊,主动接受并配合医疗指导。子宫肌瘤合并中晚期妊娠者需要定期接受孕期检查,多能自然分娩,不需急于干预;但要警惕妊娠期及产褥期肌瘤容易发生红色变性,同时,应积极预防产后出血。

【护理评价】

通过治疗与护理,病人是否:

1. 掌握手术相关知识,积极配合诊疗。
2. 能列举可利用的资源及支持系统。

第四节　子宫内膜癌

子宫内膜癌(endometrial carcinoma)是发生于子宫体内膜层的一组上皮性恶性肿瘤,以来源于子宫内膜腺体的腺癌最为常见,其前驱病变为子宫内膜增生过长和子宫内膜不典型性增生。该病占女性生殖道恶性肿瘤的 20%～30%,占女性全身恶性肿瘤的 7%,是女性生殖道常见三大恶性肿瘤之一。平均发病年龄为 60 岁。近年来,我国该病的发生率明显上升。

【病因】

确切病因不明。目前认为可能有以下两种发病类型:

（一）雌激素依赖型（Ⅰ型）

雌激素依赖型(estrogen-dependent)(Ⅰ型)子宫内膜癌的主要病因可能是长期无孕激素拮抗的雌激素刺激导致子宫内膜增生症,继而发生癌变。该类型占子宫内膜癌的大多数,均为内膜样腺癌,肿瘤分化较好,雌、孕激素受体阳性率高,预后好。病人较年轻,常伴有肥胖、高血压、糖尿病、不孕或不育及绝经延迟。约 5% 的子宫内膜癌的发生与林奇综合征(Lynch syndrome)有关,也称遗传性非息肉结直肠癌综合征(hereditary non-polyposis colorectal cancer syndrome,HNPCC),是一种常染色体显性遗传病,由错配修复基因突变所引起。

（二）非雌激素依赖型（Ⅱ型）

非雌激素依赖型(estrogen-independent)(Ⅱ型)子宫内膜癌的发病与雌激素无明确关系。该类子宫内膜癌的病理形态属于少见类型,如透明细胞癌、黏液腺癌、腺鳞癌等,病人多为老年体瘦妇女。在癌灶的周围可以是萎缩的子宫内膜,肿瘤恶性程度高、分化差,雌孕激素受体多呈阴性,预后不良。

【病理】

（一）巨检

不同组织类型的内膜癌肉眼表现无明显区别,大体分为以下两种:

1. **弥散型**　子宫内膜大部或全部为癌组织侵犯并突向宫腔,常伴有出血、坏死,但较少浸润肌层。晚期癌灶可侵犯深肌层或宫颈,堵塞宫颈管时可导致宫腔积脓。

2. **局灶型** 癌灶局限于宫腔的一小部分,多见于子宫底或宫角部,早期病灶很小,呈息肉或菜花状,易浸润肌层。

(二)镜检

1. **内膜样腺癌** 占80%~90%,镜下见内膜腺体异常增生、上皮复层并形成筛孔状结构。癌细胞异型明显、核大、不规则、深染,核分裂活跃,分化差的癌则腺体少,腺结构消失,成为实性癌块。按腺癌分化程度分为3级,Ⅰ级为高度分化癌,Ⅱ级为中度分化癌,Ⅲ级为低度分化癌。分级越高,恶性程度越高。

2. **浆液性癌** 又称子宫乳头状浆液性腺癌,占1%~9%。癌细胞异型性明显,多为不规则复层排列,呈乳头状或簇状生长。恶性程度高,易有深肌层浸润和腹腔、淋巴及远处转移,预后极差。无明显肌层浸润时也可能发生腹腔播散。

3. **黏液性癌** 较少见,约占5%。肿瘤半数以上由胞质内充满黏液的细胞组成,大多腺体结构分化良好,生物学行为与内膜样癌相似,预后较好。

4. **透明细胞癌** 细胞呈实性片状、腺管状或乳头状排列。癌细胞胞质丰富、透明,核呈异型性,或由靴钉状细胞组成,恶性程度较高,易早期转移。

5. **癌肉瘤** 较少见,是一种由恶性上皮和恶性间叶成分混合组成的子宫恶性肿瘤,也称恶性米勒管混合瘤。镜下见恶性上皮成分通常为米勒管型上皮,间叶成分分为同源性和异源性,后者常见恶性软骨、横纹肌成分,恶性程度高。

【临床表现】

1. **异常子宫出血** 绝经后阴道流血为绝经后子宫内膜癌病人的主要症状,90%以上的病人有阴道流血。尚未绝经者可表现为经量增多、经期延长或月经紊乱。

2. **阴道排液** 多为血性或浆液性分泌物,合并感染有脓性或脓血性排液,有恶臭。

3. **下腹疼痛及其他症状和体征** 下腹疼痛可由宫腔积脓或积液引起,晚期则因癌肿扩散或压迫神经所致腰骶部疼痛;病人还可出现贫血、乏力、消瘦及恶病质等相应症状。早期妇科检查可无异常体征,晚期可有子宫增大,合并宫腔积脓时可有明显压痛,宫颈管内偶有癌组织脱出,触之易出血。

【转移途径及临床分期】

1. **转移途径** 主要转移途径为直接蔓延、淋巴转移和血行转移。

2. **临床分期** 目前,临床广泛采用国际妇产科联盟(FIGO)2014年修订的手术-病理分期(表17-2)。

表17-2 **子宫内膜癌手术-病理分期(FIGO,2014年)**

期别	肿瘤范围
Ⅰ期	肿瘤局限于子宫体
ⅠA	肿瘤浸润深度<1/2肌层
ⅠB	肿瘤浸润深度≥1/2肌层
Ⅱ期	肿瘤侵犯宫颈间质,但无宫体外蔓延
Ⅲ期	肿瘤局部和/或区域扩散
ⅢA	肿瘤累及浆膜层和/或附件
ⅢB	阴道和/或宫旁受累
ⅢC	盆腔淋巴结和/或主动脉旁淋巴结转移
ⅢC1	盆腔淋巴结转移
ⅢC2	腹主动脉旁淋巴结转移(或不伴)盆腔淋巴结转移
Ⅳ期	肿瘤累及膀胱和/或直肠黏膜;(或)远处转移
ⅣA	肿瘤累及膀胱和/或直肠黏膜
ⅣB	远处转移,包括腹腔内转移和/或腹股沟淋巴结转移

【护理评估】

子宫内膜癌病人的早期症状不明显,多数病人的病程较长、发生转移较晚,早期病例发现并及时治疗,预后较好。护士在全面评估的基础上,有责任加强对高危人群的指导管理,力争及早发现,增加病人的生存机会。

1. **健康史**　收集病史时应高度重视病人的高危因素,如老年、肥胖、绝经期推迟、不孕以及绝经后接受雌激素补充治疗等病史;询问近亲家属中是否有乳腺癌、子宫内膜癌、林奇综合征等病史;高度警惕育龄期妇女曾用激素治疗效果不佳的月经失调史。全面复查围绝经期月经紊乱者进一步检查的记录资料。对确诊为子宫内膜癌者,需详细询问并记录发病经过、有关检查治疗及出现症状后机体反应等情况。

2. **身体状况**　不规则阴道流血最为多见,也最能引起病人的警觉。绝经后阴道流血是最典型的症状,通常出血量不多,表现为持续或间歇性。约 25%的病人因阴道排液就诊。晚期癌病人常伴全身症状和体征,表现为贫血、消瘦、恶病质、发热及全身衰竭等情况。

3. **心理-社会状况**　当病人出现症状并需要接受各种检查时,面对不熟悉的检查过程充满恐惧和焦虑,担心检查结果以及检查过程带来的不适。当得知患子宫内膜癌时,与宫颈癌病人一样,会出现不同的心理反应。

4. **诊断要点**

(1) **诊断性刮宫**(diagnostic curettage):是早期诊断子宫内膜癌最常用且最有价值的诊断方法。先环刮宫颈管后探宫腔,再行宫腔搔刮内膜,优点是能鉴别子宫内膜癌和子宫颈管腺癌,同时,可以明确子宫内膜癌是否累及宫颈管,为制订治疗方案提供依据。

(2) **细胞学检查**:采用特制的宫腔吸管或宫腔刷放入宫腔,吸取分泌物做细胞学检查,供筛选检查用。

(3) **宫腔镜检查**:可直接观察子宫腔及宫颈管内有无病灶存在及病灶的生长情况,并在直视下取可疑病灶活组织送病理检查。

(4) **超声检查**:经阴道 B 型超声检查可了解子宫大小、宫腔形状、宫腔内有无赘生物、子宫内膜厚度、肌层有无浸润及深度等,为临床诊断及处理提供参考。

5. **治疗要点**　目前子宫内膜癌的治疗方法为手术、放疗、化疗和孕激素治疗。根据肿瘤累及范围和组织学类型,结合病人年龄及全身情况制订适宜的治疗方案。早期病人以手术为主,术后根据高危因素选择辅助治疗;晚期病人则采用手术、放疗、药物等综合治疗方案。

【常见护理诊断/问题】

1. **焦虑**　与担心手术及预后有关。
2. **知识缺乏**：缺乏术后相关护理知识。
3. **睡眠型态紊乱**　与环境(住院)变化有关。

【护理目标】

1. 病人能描述自己的焦虑心态,并能列举应对方法。
2. 手术前,病人能示范手术后锻炼、呼吸控制等活动技巧。
3. 病人能叙述影响睡眠因素,并列举应对措施。

【护理措施】

1. **普及防癌知识**　大力宣传定期进行防癌检查的重要性,中年妇女应每年接受一次妇科检查,

Note:

注意子宫内膜癌的高危因素和人群。严格掌握雌激素的用药指征,加强用药期间的监护、随访措施。督促围绝经期、月经紊乱及绝经后出现不规则阴道流血者进行必要检查以排除子宫内膜癌的可能,并接受正规治疗。林奇综合征女性罹患子宫内膜癌的风险显著增加,应进行子宫内膜癌筛查以及最终行子宫切除术来降低风险。

2. **提供疾病知识,缓解焦虑**　评估病人对疾病及有关诊治过程的认知程度,鼓励病人及其家属讨论有关疾病及治疗的疑虑,耐心解答增强治病信心。针对个案需求及学习能力,采用有效形式向护理对象介绍住院环境、诊断性检查、治疗过程、可能出现的不适及影响预后的有关因素,以求得主动配合。为病人提供安静、舒适的睡眠环境,减少夜间不必要的治疗程序;教会病人应用放松等技巧促进睡眠,必要时按医嘱使用镇静剂,保证病人夜间连续睡眠 7~8h。

3. **协助病人配合治疗**

(1) 使病人了解常用的各种人工合成孕激素制剂,如醋酸甲羟孕酮、己酸孕酮等。孕激素以高效、大剂量、长期应用为宜,至少应用 12 周以上方能评定疗效,病人需要具备配合治疗的耐心和信心。用药的不良反应为水钠滞留、药物性肝炎等,但停药后即好转。

(2) 癌症晚期及考虑化疗者,按第十六章第三节化疗病人的护理中的内容开展护理。

(3) 使接受放疗的病人理解术前放疗可缩小病灶,为手术创造条件;术后放疗是子宫内膜癌病人最主要的术后辅助治疗方法,可以降低局部复发,提高生存率,取得病人配合。接受盆腔内放疗者的护理参见本章第二节中相关护理措施。

4. **出院指导**　病人完成治疗后应定期随访,及时发现异常情况,确定处理方案;同时建议恢复性生活的时间及体力活动的程度。随访时间为:术后 2~3 年内每 3 个月 1 次,3 年后每 6 个月 1 次,5 年后每年 1 次。随访内容包括详细病史、盆腔检查、阴道细胞学检查、胸部 X 线摄片、血清 CA125 检测等,必要时可作 CT 及 MRI 检查。子宫根治术后、服药或放射治疗后,病人可能出现阴道分泌物减少、性交痛等症状,需要为病人提供咨询指导服务,如指导病人局部使用水溶性润滑剂等以增进性生活舒适度。

【护理评价】

通过治疗与护理,病人是否:

1. 住院期间情绪稳定,焦虑减轻。
2. 能掌握术后相关护理知识,积极配合治疗。
3. 住院期间睡眠良好。

第五节　卵巢肿瘤

卵巢肿瘤(ovarian tumor)是常见的妇科肿瘤,可发生于任何年龄。卵巢肿瘤可以有多种形态和性质:单一型或混合型、一侧或双侧性、囊性或实质性;又有良性、交界性和恶性之分。20% ~ 25%卵巢恶性肿瘤病人有家族史;卵巢癌的发病还可能与高胆固醇饮食、月经初潮早或绝经晚、子宫内膜异位症等有关。由于卵巢位于盆腔深部,而且早期无症状,又缺乏完善的早期诊断和鉴别方法,一旦出现症状往往已属晚期病变。晚期病变疗效不佳,故卵巢恶性肿瘤死亡率高居妇科恶性肿瘤之首。

【组织学分类】

卵巢体积虽小,卵巢肿瘤组织形态的复杂性却居全身各器官之首。分类方法很多,目前采用的是世界卫生组织(WHO)制定的卵巢肿瘤组织学分类法(表 17-3)。

表 17-3　卵巢肿瘤组织学分类（WHO，2014 年，部分内容）

一、上皮性肿瘤
　（一）浆液性肿瘤
　（二）黏液性肿瘤
　（三）子宫内膜样肿瘤
　（四）透明细胞瘤
　（五）勃勒纳瘤
　（六）浆黏液性肿瘤
　（七）未分化癌

二、间叶性肿瘤：低级别子宫内膜样间质肉瘤、高级别子宫内膜样间质肉瘤

三、混合性上皮性和间叶性肿瘤：腺肉瘤、癌肉瘤

四、性索间质肿瘤
　（一）单纯间质肿瘤：纤维瘤、细胞型纤维瘤、泡膜瘤、硬化性腹膜炎相关的黄素化泡膜瘤、纤维肉瘤、硬化间
　　　　质瘤、印戒间质瘤、微囊性间质瘤、Leydig 细胞瘤、类固醇细胞瘤、恶性类固醇细胞瘤
　（二）单纯性索肿瘤：成人型颗粒细胞瘤、幼年型颗粒细胞瘤、Sertoli 细胞瘤，环管状性索瘤
　（三）混合性性索间质瘤：Sertoli-Leydig 细胞瘤、非特异性性索间质瘤

五、生殖细胞肿瘤
　（一）无性细胞瘤
　（二）卵黄囊瘤
　（三）胚胎癌
　（四）非妊娠性绒癌
　（五）成熟畸胎瘤
　（六）未成熟畸胎瘤
　（七）混合性生殖细胞瘤

六、单胚层畸胎瘤及与皮样囊肿有关的体细胞肿瘤：卵巢甲状腺肿、类癌、神经外胚层肿瘤、皮脂腺肿瘤、其他罕
见单胚层畸胎瘤等

七、生殖细胞性索间质瘤：性母细胞瘤、混合性生殖细胞性索间质肿瘤

八、其他各种肿瘤：卵巢网肿瘤、小细胞癌、Wilms 肿瘤、副神经节瘤、实性假乳头状瘤

九、间皮组织肿瘤：腺瘤样瘤、间皮瘤

十、软组织肿瘤：黏液瘤、其他

十一、瘤样病变：滤泡囊肿、黄体囊肿、大的孤立性黄素化滤泡囊肿、高反应性黄素化、妊娠黄体瘤、间质增生、间
质泡膜增生症、纤维瘤样增生、卵巢广泛水肿、Leydig 细胞增生等

十二、淋巴瘤和髓样肿瘤：淋巴瘤、浆细胞瘤、髓样肿瘤

十三、继发肿瘤

【病理】

常见卵巢肿瘤及病理特点

1. 卵巢上皮性肿瘤（epithelial ovarian tumor）　占原发性卵巢肿瘤 50%～70%，其恶性类型占卵巢恶性肿瘤 85%～90%，是最常见的卵巢肿瘤。卵巢上皮性肿瘤有良性、交界性和恶性之分。

（1）浆液性肿瘤

1）浆液性囊腺瘤（serous cystadenoma）：较常见，约占卵巢良性肿瘤的 25%。多为单侧、圆球形、大小不等、表面光滑，囊内充满淡黄清澈浆液。镜下见囊壁为纤维结缔组织，内衬单层立方或柱状上皮。

2）交界性浆液性肿瘤（borderline serous tumor）：中等大小、囊性，多为双侧，囊内局部呈乳头状生长。镜下见乳头分支纤细而密，上皮复层化，若细胞核轻度异型，核分裂少见，则预后好。

3）浆液性囊腺癌（serous cystadenocarcinoma）：最常见的卵巢恶性肿瘤，占卵巢癌的 75%。多为双侧，体积较大，半实性或实性，囊内壁有乳头生长，囊液混浊，有时呈血性。镜下见囊壁上皮明显增

Note:

生,复层排列。癌细胞为立方形或柱状,细胞明显异型,并向间质浸润。肿瘤生长速度快,预后差。

（2）黏液性肿瘤

1）黏液性囊腺瘤（mucinous cystadenoma）:黏液性肿瘤中最多见的一种,占80%;约占卵巢良性肿瘤的20%。多为单侧、圆形、多房,肿瘤表面光滑,灰白色,囊液呈胶冻样,镜下见囊壁为纤维结缔组织,内衬单层黏液柱状上皮。囊壁破裂,黏液性上皮种植在腹膜上继续生长,并分泌黏液,形成腹膜黏液瘤。

2）交界性黏液性囊腺瘤（borderline mucinous cystadenoma）:一般较大,多为单侧,表面光滑,常为多房。切面见囊壁增厚,有实质区和乳头状形成。镜下见细胞轻度异型性,细胞核大、深染,有少量核分裂,增生上皮向腔内突出形成短粗乳头。

3）黏液性囊腺癌（mucinous cystadenocarcinoma）:卵巢原发性囊腺癌约占卵巢癌的3%~4%,多为单侧,瘤体较大,囊壁可见乳头或实区,囊液混浊或为血性。镜下见腺体密集排列成腺管状或乳头状,细胞明显异型,并有间质浸润。

（3）子宫内膜样肿瘤（endometrioid tumor）:良性肿瘤及交界性瘤较少见。子宫内膜样癌占卵巢癌的10%~15%,单侧多见,肿瘤直径平均15cm,囊性或实性,有乳头生长。镜下特点与子宫内膜癌极相似,常并发子宫内膜异位症和子宫内膜癌。

2. 卵巢生殖细胞肿瘤（ovarian germ cell tumor）　好发于青少年及儿童,青春期前病人占60%~90%,绝经后病人仅占4%。

（1）畸胎瘤（teratoma）:由多胚层组织构成,偶见只含一个胚层成分。肿瘤组织多数成熟、实性。无论肿瘤质地呈囊性或实质性,其恶性程度均取决于组织分化程度。

1）成熟畸胎瘤（mature teratoma）:又称皮样囊肿,属于卵巢良性肿瘤,占卵巢肿瘤的10%~20%、生殖细胞肿瘤的85%~97%、畸胎瘤的95%以上。可发生于任何年龄,以20~40岁居多。多为单侧、单房,中等大小,圆形或椭圆形、表面光滑、壁厚,腔内充满油脂和毛发,有时可见牙齿或骨质。任何一种组织成分均可恶变、形成各种恶性肿瘤。恶变率为2%~4%,多发生于绝经后妇女。

2）未成熟畸胎瘤（immature teratoma）:是恶性肿瘤,占卵巢畸胎瘤的1%~3%。多发生于青少年,年龄多在11~19岁,其转移及复发率均高。多为单侧、实性瘤,可有囊性区域,体积较大。肿瘤恶性程度与未成熟组织所占比例、分化程度及神经上皮含量有关。

（2）无性细胞瘤（dysgerminoma）:属中等恶性的实性肿瘤,占卵巢恶性肿瘤的5%,主要发生于青春期及生育期女性。多为单侧,右侧多于左侧,中等大小,圆形或椭圆形、实性、包膜光滑,切面呈淡棕色。镜下见圆形或多角形大细胞,核大,胞质丰富,瘤细胞呈片状或条索状排列,间质中常有淋巴细胞浸润。对放疗特别敏感。

（3）卵黄囊瘤（yolk sac tumor）:又名内胚窦瘤,占卵巢恶性肿瘤1%,属高度恶性肿瘤,多见于儿童及青少年。多数为单侧、体积较大,易发生破裂。镜下见疏松网状和内胚窦样结构,瘤细胞产生甲胎蛋白（AFP）,故测定病人血清中AFP浓度可作为诊断和治疗监护时的重要指标。该肿瘤生长迅速,易早期转移,预后差。对化疗十分敏感,既往平均生存时间仅1年,现经手术及联合化疗后,预后有所改善。

3. 卵巢性索间质肿瘤（ovarian sex cord stromal tumor）　占卵巢肿瘤的5%~8%,该类肿瘤常有内分泌功能,故又称为卵巢功能性肿瘤。

（1）颗粒细胞瘤（granulosa cell tumor）:是最常见的功能性肿瘤,成人型颗粒细胞瘤占颗粒细胞瘤的95%,可发生在任何年龄,45~55岁为发病高峰,属于低度恶性肿瘤。肿瘤能分泌雌激素,青春期前的病人可出现性早熟;育龄期病人出现月经紊乱;绝经后病人则有不规则阴道流血,常合并子宫内膜增生过长,甚至发生癌变。肿瘤表面光滑,圆形或椭圆形,多为单侧性,大小不一。镜下见瘤细胞呈小多边形,细胞膜界限不清,核圆,核膜清楚。一般预后较好,5年生存率达80%以上,但仍有远期复发倾向。

（2）卵泡膜细胞瘤（theca cell tumor）:属良性肿瘤,多为单侧,大小不一,质硬,表面光滑,常与颗粒细胞瘤合并存在。镜下见瘤细胞呈短梭形,胞质富含脂质,细胞交错排列呈漩涡状。常合并子宫内膜增生,甚至子宫内膜癌。恶性较少见。

（3）纤维瘤(fibroma):较常见的卵巢良性肿瘤,占卵巢肿瘤的 2%~5%,多见于中年妇女。肿瘤多为单侧性,中等大小,表面光滑或结节状,切面灰白色、实性、坚硬。镜下见梭形瘤细胞排列呈编织状。偶见纤维瘤病人伴有腹水或胸腔积液,称为梅格斯综合征(Meigs syndrome),手术切除肿瘤后胸腔积液及腹水自行消失。

（4）支持细胞-间质细胞瘤(sertoli-leydig cell tumor):也称睾丸母细胞瘤(androblastoma),多发生于 40 岁以下妇女,罕见。多为单侧、较小、实性,表面光滑。镜下见由不同分化程度的支持细胞及间质细胞组成。高分化者属于良性,中低分化者为恶性。肿瘤具有男性化作用,少数无内分泌功能者雌激素升高,5 年生存率为 70%~90%。

4. 卵巢转移性肿瘤　体内其他部位的原发性癌转移到卵巢,占卵巢肿瘤的 5%~10%,胃和结肠是常见的原发肿瘤器官。库肯勃瘤(Krukenberg tumor)是一种特殊的卵巢转移性腺癌,其原发部位是胃肠道,肿瘤多为双侧性、中等大小,多保持卵巢原状或呈肾形;一般无粘连,切面为实性、胶质样。镜下见典型的印戒细胞,能产生黏液。大部分卵巢转移性肿瘤的治疗效果不佳,恶性程度高,预后差。

【转移途径与手术病理分期】

1. **转移途径**　直接蔓延、腹腔种植和淋巴结转移是卵巢恶性肿瘤的主要转移途径。
2. **手术病理分期**　现多采用 FIGO 2014 年手术病理分期(表 17-4),用于估计预后和评价疗效。

表 17-4　原发性卵巢恶性肿瘤的手术-病理分期（FIGO,2014 年）

期别	肿瘤范围
Ⅰ期	病变局限在卵巢
ⅠA	肿瘤限于单侧卵巢(包膜完整),表面无肿瘤;腹水或腹腔冲洗液未见癌细胞
ⅠB	肿瘤限于双侧卵巢(包膜完整),表面无肿瘤;腹水或腹腔冲洗液未见癌细胞
ⅠC	肿瘤限于单侧或双侧卵巢,并伴有如下任何项:
ⅠC1	手术导致肿瘤破裂
ⅠC2	手术前包膜已破裂或卵巢表面有肿瘤
ⅠC3	腹水或腹腔冲洗发现癌细胞
Ⅱ期	肿瘤累及单侧或双侧卵巢并伴有盆腔内扩散(在骨盆入口平面以下)
ⅡA	肿瘤蔓延或种植到子宫和/或输卵管
ⅡB	肿瘤蔓延到其他盆腔内组织
Ⅲ期	肿瘤累及单侧或双侧卵巢,伴有细胞学或组织学证实的盆腔外腹膜转移或证实存在腹膜后淋巴结转移
ⅢA1	仅有腹膜后淋巴结转移(细胞学或组织学证实)
ⅢA1(ⅰ)	淋巴结转移最大直径≤10mm
ⅢA1(ⅱ)	淋巴结转移最大直径>10mm
ⅢA2	显微镜下盆腔外腹膜受累,伴或不伴腹膜后淋巴结转移
ⅢB	肉眼盆腔外腹膜转移,病灶最大直径≤2cm,伴或不伴腹膜后淋巴结转移
ⅢC	肉眼盆腔外腹膜转移,病灶最大直径>2cm,伴或不伴腹膜后淋巴结转移(包括肿瘤蔓延至肝包膜和脾,但未转移到脏器实质)
Ⅳ期	超出腹腔外的远处转移
ⅣA	胸腔积液细胞学阳性
ⅣB	腹腔外器官实质转移(包括肝实质转移和腹股沟淋巴结和腹腔外淋巴结转移)

Note:

【临床表现】

1. **卵巢良性肿瘤** 初期肿瘤较小,病人多无症状,常在妇科检查时偶然发现。当肿瘤增长至中等大小时,病人可感腹胀或扪及肿块。较大的肿瘤占满盆腔时可出现压迫症状,如尿频、便秘、腰骶部疼痛等。

2. **卵巢恶性肿瘤** 早期多无自觉症状,出现症状时往往病情已属晚期。由于肿瘤生长迅速,短期内可有腹胀,腹部出现肿块及腹水。症状轻重取决于肿瘤大小、位置、侵犯邻近器官程度、有无并发症及组织学类型。若肿瘤向周围组织浸润或压迫神经则可引起腹痛、腰痛或下腹疼痛;压迫盆腔静脉可出现下肢水肿;卵巢功能性肿瘤病人可出现不规则阴道流血或绝经后阴道流血症状。晚期病人呈明显消瘦、贫血等恶病质征象。

【常见并发症】

1. **蒂扭转** 为妇科常见的急腹症,好发于瘤蒂长、活动度大、中等大小、重心偏于一侧的肿瘤,如成熟畸胎瘤。病人体位突然改变或妊娠期、产褥期由于子宫大小、位置的改变均易促发蒂扭转(图 17-6)。

2. **破裂** 约 3% 卵巢肿瘤会发生破裂,包括自发性破裂和外伤性破裂。自发性破裂常因恶性肿瘤浸润性生长穿破囊壁引起;外伤性破裂可因腹部受重击、分娩、性交、穿刺、盆腔检查等所致。症状轻重取决于囊肿的性质及流入腹腔的囊液量,轻者仅感轻度腹痛,重者表现为剧烈腹痛、恶心、呕吐以致腹膜炎及休克。

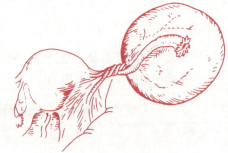

3. **感染** 较少见,多继发于蒂扭转或破裂,也可来源于邻近器官感染灶(如阑尾脓肿)的扩散。病人表现为发热、腹痛、肿块、腹部压痛、反跳痛、肌紧张及白细胞计数升高等。

图 17-6 卵巢肿瘤蒂扭转

4. **恶变** 肿瘤迅速生长尤其双侧性应考虑有恶变可能,诊断后应尽早手术。

【护理评估】

1. **健康史** 早期病人多无特殊症状,通常于妇科普查中发现盆腔肿块而就医。注意收集与发病有关的高危因素,根据病人年龄、病程长短及局部体征初步判断是否为卵巢肿瘤、有无并发症,并对良、恶性作出初步判断。

2. **身体状况** 体积小的卵巢肿瘤不易早期诊断,尤其肥胖者或妇科检查时腹部不放松的病人很难发现。被确定为卵巢肿块者,在定期追踪检查过程中应重视肿块生长速度、质地、伴随出现的腹胀、膀胱或直肠等压迫症状,以及营养消耗、食欲下降等恶性肿瘤的临床特征;当出现并发症时,病人将出现相应的临床症状和体征。

3. **心理-社会状况** 病人及其家属在等待确定卵巢肿瘤性质期间常常焦虑、恐惧,迫切需要相关信息支持,并渴望尽早得到确切的诊断结果。当病人得知患有恶性肿瘤、治疗可能改变自己的生育状态时会产生极大压力,护士应具有同理心,鼓励并指导病人应对压力。

4. **诊断要点** 由于早期卵巢肿瘤的临床表现不明显,通常需借助以下辅助检查来明确诊断。

(1)腹腔镜检查:可直视肿物的大体情况,必要时在可疑部位进行多点活检,抽吸腹腔液行细胞学检查。

(2)细胞学检查:通过腹水、腹腔冲洗液和胸腔积液找癌细胞。

(3)影像学检查:卵巢畸胎瘤行腹部平片检查,可显示牙齿及骨质等。淋巴造影可判断有无淋巴结转移,通过 CT 检查能清晰显示肿块。超声检查可检测肿瘤的部位、大小、形态及性质,从而对肿块来源作出定位,临床诊断符合率>90%。彩色多普勒超声扫描可测定肿块血流变化,有助于诊断。

（4）肿瘤标志物:测定病人血清中的肿瘤标志物,用于辅助诊断、病情监测及疗效评估。但尚无肿瘤标志物属于某肿瘤所特有,各种类型卵巢肿瘤可具有相对较特殊的标志物。①血清 CA125:80%的卵巢上皮性癌病人血清 CA125 水平升高;90%以上病人 CA125 水平与病情缓解或恶化相关。②血清 AFP:对卵黄囊瘤有特异性诊断价值,未成熟畸胎瘤、混合性无性细胞瘤中含卵黄囊成分者有协助诊断意义。③hCG:对原发性卵巢绒毛膜癌有特异性。④性激素:颗粒细胞瘤、卵泡膜细胞瘤产生较高水平雌激素,浆液性、黏液性囊腺瘤等有时也可分泌一定量雌激素。⑤人附睾蛋白 4（HE4）:与CA125 联合应用来诊断卵巢癌。

5. **治疗要点**　卵巢肿瘤一经确诊,首选手术治疗。手术范围及方式取决于肿瘤性质、病变累及范围和病人年龄、生育要求、对侧卵巢情况以及对手术的耐受力等。

（1）良性肿瘤:年轻、单侧良性卵巢肿瘤者应行患侧卵巢肿瘤剥出术或卵巢切除术,保留患侧正常卵巢组织和对侧正常卵巢;双侧良性肿瘤者应行肿瘤剥出术。绝经后期妇女宜行子宫及双侧卵巢切除术,术中需判断卵巢肿瘤的性质,以确定手术范围。

（2）交界性肿瘤:年轻希望保留生育功能的 I 期病人,可以保留正常的子宫和对侧卵巢。

（3）恶性肿瘤:以手术为主,辅以化疗、放疗等综合治疗方案。晚期卵巢癌病人行肿瘤细胞减灭术。

（4）卵巢肿瘤并发症:属急腹症,一旦确诊须立即手术。怀疑卵巢瘤样病变且囊肿直径<5cm 者可进行随访观察。

【常见护理诊断/问题】

1. **营养失调:低于机体需要量**　与癌症、化疗药物的治疗反应等有关。
2. **身体意象紊乱**　与切除子宫、卵巢有关。
3. **焦虑**　与发现盆腔包块有关。

【护理目标】

1. 病人能说出影响营养摄取的原因,并列出应对措施。
2. 病人能用语言表达对丧失子宫及附件的看法,并积极接受治疗。
3. 病人将能描述自己的焦虑,并列举缓解焦虑程度的方法。

【护理措施】

1. **提供支持,协助病人应对压力**

（1）为病人提供表达情感的机会和环境。用一定时间陪伴病人,详细了解病人的疑虑和需求。鼓励病人尽可能参与护理活动,接受病人无破坏性的应对压力方式,以维持其独立性和生活自控能力。

（2）评估病人焦虑的程度以及应对压力的技巧;耐心向病人讲解病情,解答病人的提问。安排访问已康复的病友,分享感受,增强治愈信心。

（3）鼓励家属参与照顾病人,为他们提供单独相处的时间及场所,增进家庭成员间互动作用。

2. **协助病人接受各种检查和治疗**

（1）向病人及家属介绍将经历的手术经过、可能施行的各种检查,取得主动配合。

（2）协助医师完成各种诊断性检查,如为放腹水者备好腹腔穿刺用物,在放腹水过程中,严密观察、记录病人的生命体征变化、腹水性质及出现的不良反应:一次放腹水 3 000ml 左右,不宜过多,以免腹压骤降,发生虚脱,放腹水速度宜缓慢,操作术后用腹带包扎腹部。发现不良反应及时报告医师。

（3）使病人理解手术是卵巢肿瘤最主要的治疗方法，解除病人对手术的种种顾虑。按腹部手术病人的护理内容认真做好术前准备和术后护理，术前准备还应包括应付必要时扩大手术范围的需要。同时，需要为巨大肿瘤病人准备沙袋加压腹部，以防腹压骤然下降出现休克。

（4）需化疗和放疗者，为其提供相应的护理措施。

3. 做好随访工作 卵巢恶性肿瘤易于复发，病人需长期接受随访和监测。随访时间：治疗第1年内，每3个月随访1次；第2年后，每4~6个月1次；第5年后每年1次。随访内容包括临床症状与体征、全身及盆腔检查、B型超声检查等，必要时作CT或MRI检查；根据病情需要测定血清CA125、AFP、hCG等肿瘤标志物。

4. 加强预防

（1）开展普查普治工作，30岁以上妇女每年应进行1次妇科检查，高危人群最好每半年接受1次检查，主要应用血清CA125检测联合盆腔超声检查。

（2）对高风险人群开展遗传咨询和相关基因检测对卵巢癌预防有一定意义。建议有卵巢癌、输卵管癌、腹膜癌或乳腺癌家族史的妇女，进行遗传咨询与基因检测。

（3）在实施保留卵巢的子宫切除术时，建议同时切除双侧输卵管以降低卵巢癌风险。

5. 妊娠合并卵巢肿瘤病人的护理 妊娠合并卵巢肿瘤的病人比较常见，但合并恶性肿瘤者很少。

（1）合并良性肿瘤者：早孕者可等待孕12周后手术，以免引起流产；妊娠晚期发现肿瘤者可等待至妊娠足月行剖宫产术，同时切除卵巢。需为病人提供相应的手术护理。

（2）合并恶性肿瘤者：诊断或考虑为恶性肿痛者，应及早手术并终止妊娠，其处理和护理原则同非孕期。

【护理评价】

通过治疗与护理，病人是否：

1. 在治疗期间，保证摄入量，未发生水电解质紊乱。
2. 能以平和心态接受自身形象改变。
3. 能描述造成压力、引起焦虑的原因，并表示用积极方式面对现实健康问题。

附：子宫内膜异位性疾病

子宫膜异位性疾病包括子宫内膜异位症和子宫腺肌病，两者均由具有生长功能的子宫内膜异位所致，常可并存。当子宫内膜腺体和间质出现在子宫体以外的部位时，称为子宫内膜异位症（endometriosis，EMT），简称内异症。当子宫内膜腺体和间质侵入子宫肌层时，称子宫腺肌病（adenomyosis）。两者的发病机制和组织发生不尽相同，临床表现也有差异，可看成两种不同疾病，但在护理上差异不大。

【病因】

子宫内膜异位的病因及发病机制至今尚未完全阐明，目前主要有下列学说：

1. 种植学说 是目前较为公认的重要学说，该学说认为经血中所含的子宫内膜细胞可经血逆流进入盆腔，种植于卵巢和邻近的盆腔腹膜，并在此处继续生长和蔓延，形成盆腔子宫内膜异位症。

2. 体腔上皮化生学说 该学说认为盆腔腹膜或卵巢表面上皮都是由具有高度化生潜能的体腔上皮分化而来的，在炎症或卵巢激素的持续刺激下，均可被激活转化为子宫内膜样组织而形成子宫内膜异位症。

3. 诱导学说 诱导形成子宫内膜异位症的理论认为，种植的内膜释放某种未知物质，诱导未分化的间充质形成子宫内膜异位组织。

虽然有关子宫内膜异位症发病机制的学说甚多，但仍无一种可以解释全部子宫内膜异位症的发病,不同部位的子宫内膜异位症可能有不同的发病机制。

子宫腺肌病病人部分子宫肌层中的内膜病灶与宫腔内膜直接相连,故认为内异灶由基底层子宫内膜侵入肌层生长所致。多次妊娠和分娩、人工流产、慢性子宫内膜炎等造成子宫内膜基底层损伤,与腺肌病发病密切相关。腺肌病常合并子宫肌瘤和子宫内膜增生,提示高水平雌孕激素刺激,也可能是促进内膜向肌层生长的原因之一。

【病理】

子宫内膜异位症的基本病理变化为异位种植的子宫内膜在卵巢激素作用下发生周期性出血,病灶局部反复出血和缓慢吸收导致周围组织增生、粘连,在病变部位形成紫褐色斑点或小疱,最后发展成为大小不等的实质性瘢痕结节或形成囊肿。卵巢最易被异位内膜侵犯,形成单个或多个大小不一的囊肿型的典型病变,称为卵巢子宫内膜异位囊肿,囊肿内含暗褐色黏稠的陈旧血性液体,似巧克力样糊状,故又称卵巢巧克力囊肿。

子宫腺肌病的异位内膜在肌层多呈弥漫性生长,故子宫均匀性增大,一般不超过12周妊娠子宫大小。剖面子宫肌壁厚硬,无漩涡状结构。少数病灶在肌层呈局限性生长形成结节或团块,似肌壁间肌瘤,称为子宫腺肌瘤(adenomyoma),但与周围肌层无明显界限,手术难以剥除。

【临床表现】

内异症病人的临床表现因病变部位不同而多种多样,症状特征与月经周期密切相关。约25%的病人无任何症状。

1. 症状

(1) 痛经和下腹痛:疼痛是内异症的主要症状,其特点为继发性痛经且进行性加重。疼痛常于月经来潮时出现并持续至整个月经期。疼痛的部位多为下腹、腰骶部,并可向会阴、肛门、大腿放射。疼痛严重程度与病灶大小不平行,粘连严重的卵巢异位囊肿可能并无任何疼痛,而盆腔内单个微小病灶也可引起难以忍受的疼痛。

(2) 不孕:内异症病人中不孕率可高达40%。引起不孕的原因复杂,可以是盆腔粘连、子宫后倾、输卵管粘连闭锁或蠕动减弱等机械性因素,也可能是盆腔微环境改变、卵巢功能异常等内分泌原因。

(3) 月经失调:有15%~30%的病人有经量增多、经期延长、月经淋漓不尽或经前期点滴出血。可能与病灶破坏卵巢组织、影响卵巢的内分泌功能导致排卵障碍和黄体功能不良等有关。

(4) 其他:盆腔外任何部分有异位内膜种植生长时,均可在局部出现周期性疼痛、出血和肿块,并出现相应的症状。肠道内异症可出现腹痛、腹泻、便秘或周期性少量便血等。脐部、腹壁切口瘢痕等处的内异症,可在月经期明显增大,并有周期性局部疼痛。肺部、膀胱等处内异症,可发生周期性咯血、血尿等症状。

子宫腺肌病主要症状是经量过多、经期延长和逐渐加重的进行性痛经。疼痛位于下腹正中,常于经前一周开始,直至月经结束。有35%的病人无典型症状。

2. 体征　典型的盆腔子宫内膜异位症病人在进行妇科检查时,可发现子宫后倾固定,扪及触痛性结节;囊肿破裂时可有腹膜刺激征。子宫腺肌病妇科检查时,子宫呈均匀增大或有局限性结节隆起,质硬,触痛明显,经期压痛更甚。

【护理评估】

1. 健康史　重点询问病人的月经史、孕育史、家族史及手术史。特别注意疼痛或痛经的发生发展与月经和剖宫产、人流术、输卵管通液术等的关系。同时评估病人对疾病的认知程度。

2. 身体状况　怀疑子宫内膜异位症的病人,除了双合诊检查外,必须进行三合诊检查,典型的盆腔子宫内膜异位症病人在进行盆腔检查时,可发现子宫后倾、活动受限甚至固定。

3. 心理-社会状况　由于进行性加重的痛经,常影响病人的工作、学习与生活,病人容易出现焦虑、恐惧与不安,迫切需要咨询指导。

Note:

4. 诊断要点

（1）B 型超声检查：阴道和腹部 B 型超声检查可以确定卵巢子宫内膜异位囊肿的位置、大小和形状，并可发现盆腔检查时未能扪及的包块。其诊断敏感性和特异性均很高，是诊断内异症及其病灶部位的重要方法。

（2）CA125 测定：中、重度子宫内膜异位症病人血清 CA125 值可能升高，但变化范围较大，所以其诊断内异症的特异性和敏感性均较低。但 CA125 水平可用于动态监测异位内膜病变活动情况，有助于评价疗效、追踪随访。

（3）腹腔镜检查：是目前国际公认的诊断子宫内膜异位症的最佳方法，特别是对不明原因不育或腹痛者更是首选。腹腔镜下看到典型病灶或对可疑病变进行活体组织检查即可确诊。如今腹腔镜辅助下手术也是治疗子宫内异症最常用的方法。

5. 治疗要点 治疗子宫内膜异位性疾病的根本目的在于减灭病灶、缓解症状、改善生育功能、减少和避免复发，因此治疗以手术为主，药物为重要的辅助治疗手段。治疗时应依据病人年龄、症状、病变部位及范围、对生育的要求等加以全面考虑，制订个体化治疗方案。原则上症状轻微者采用非手术治疗，可定期随访；症状和病变严重且无生育要求者可考虑根治性手术。

【常见护理诊断/问题】

1. 疼痛 与子宫内膜异位有关。

2. 焦虑 与长期疼痛影响正常生活及不能预料治疗效果有关。

【护理目标】

1. 病人能应用减轻疼痛的方法。

2. 病人能表达焦虑原因，并能有效应对。

【护理措施】

1. 预防 可根据可能的病因和流行病学结果从以下几个方面预防：

（1）预防经血逆流：月经期注意休息，避免吃生冷食物。及时治疗容易引能经血逆流的疾病，如先天性生殖道畸形、闭锁、狭窄和继发性宫颈粘连、阴道狭窄等。

（2）药物避孕：口服避孕药可抑制排卵，促进子宫内膜萎缩，对有高发家族史、容易带器妊娠者可以选择。

（3）防止医源性异位内膜种植：尽量避免多次宫腔手术操作。进入宫腔内的手术，缝合子宫壁时应避免缝线穿过子宫内膜层。人工流产吸宫术时，宫腔内负压不宜过高，避免突然将吸管拔出，使宫腔血液和内膜碎片随负压被吸入腹腔。

2. 心理护理 异位性疾病应被视为需要制订长期治疗计划的慢性疾病。其所导致的疼痛、性交痛和不孕症常常影响病人的家庭幸福和生存质量。另外，除根治性手术外，其复发率较高。所以在治疗和随访的过程中需观察病人及其家庭的心理反应和应激状况。根据病人及其家庭的需求，个性化地制订治疗和护理方案。

3. 药物治疗病人的护理 药物治疗的主要目的是缓解症状，延缓复发。指导病人正确面对药物治疗的果效，对复发有一定的心理准备。目前，治疗子宫内膜异位症的药物种类较多，不同的药物作用机制不同，不良反应亦各有不同，应向病人讲解相关药理知识，明确使用剂量、服用时间、不良反应及注意事项。

4. 生育指导 对于希望妊娠的病人，在其手术治疗后，应向其宣教尽早妊娠的益处，鼓励尽快妊娠。有高危因素者（年龄 35 岁以上，不孕年限超过 3 年，尤其原发不孕者；重度内异症；输卵管不通者），应积极行辅助生殖技术助孕。

【护理评价】

通过治疗与护理，病人是否：

1. 自述疼痛减轻或消失。

2. 能说出减轻焦虑的措施，并能积极应对。

Note:

本 章 小 结

　　宫颈癌、子宫肌瘤、子宫内膜癌、卵巢肿瘤、子宫内膜异位性疾病均为妇科常见疾病,手术是治疗这些疾病的重要手段,同时也是一个创伤的过程。为保证手术治疗的安全性,护理人员需要以熟练的专业技巧完成术前准备,做好术后并发症的观察与护理,并取得病人和家属的信任与配合,使病人以良好的身心状态顺利度过围手术期。

　　宫颈癌是最常见的妇科恶性肿瘤,高危型 HPV 的持续感染是引起子宫颈癌前病变和宫颈癌的主要因素;早期病例的诊断应采用子宫颈细胞学检查和/或 HPV 检测、阴道镜检查、子宫颈活组织检查的"三阶梯"诊断程序;宫颈癌早期典型症状表现为接触性阴道出血;治疗以手术、放疗为主,化疗为辅的综合治疗方案。子宫肌瘤是最常见的妇科良性肿瘤,按肌瘤与肌壁的位置关系分为肌壁间肌瘤、黏膜下肌瘤和浆膜下肌瘤;临床常见症状为经量增多及经期延长;治疗应根据病人症状及肌瘤部位、年龄、生育要求等综合因素考虑。子宫内膜癌以内膜样腺癌最常见,分为雌激素依赖型和非雌激素依赖型;绝经后阴道流血或阴道排液是典型临床表现;诊断性刮宫是常用而有价值的诊断方法,手术治疗为首选。

　　卵巢恶性肿瘤死亡率居妇科恶性肿瘤首位,早期常无症状,晚期表现为腹胀、腹部肿块及腹水;一经确诊,首选手术治疗,化疗是主要的辅助治疗。子宫内膜异位性疾病包括子宫内膜异位症和子宫腺肌病,前者主要表现为继发性且进行性加重的疼痛,多伴不孕;后者以经量增多、经期延长、逐渐加剧的痛经和子宫增大为主要临床表现。

（薄海欣）

思 考 题

　　1. 某女士,52 岁,宫颈浸润性鳞状细胞癌ⅠB1 期。在全麻下行腹腔镜下广泛全子宫切除+双附件切除+盆腔淋巴结清扫术,术中置左右腹腔负压引流管各 1 根,留置尿管。今为术后第一日,病人主诉腹部切口疼痛,腹胀,肛门尚未排气。查体:T 37.9℃,P 78 次/min,R 19 次/min,BP 124/80mmHg。腹软,无压痛,切口敷料干燥,腹腔引流通畅,色淡红。尿管引流通畅,尿色清。遵医嘱予以Ⅰ级护理,流质饮食,预防感染补液支持治疗。

　　问题:

　　(1) 提出现阶段主要的护理诊断。

　　(2) 针对护理诊断提出相关护理措施。

　　(3) 对该病人的出院及随访指导应包含哪些内容?

　　2. 某女士,32 岁,自觉下腹包块 6 月余,到门诊就诊。病人面色苍白,主诉月经周期规则 28~30d,持续时间长,量大,无痛经。妇科检查:宫体前位,增大如孕 3$^+$个月大小。B 型超声提示:子宫增大,形态不规则,子宫前壁肌层中低回声 117mm×113mm×110mm,双侧卵巢正常。血常规:血红蛋白 74g/L。为求进一步治疗,门诊以"子宫肌瘤,中度贫血"收治入院。

　　问题:

　　(1) 针对该病人的治疗原则是什么?

　　(2) 该病人可能存在的护理诊断有哪些?

　　(3) 针对护理诊断,提出相关护理措施。

Note:

URSING

第十八章

会阴部手术病人的护理

18章 数字内容

会阴部手术在妇科应用比较广泛,可治疗的常见病包括外阴、阴道创伤,外阴鳞状细胞癌,生殖器发育异常,生殖道瘘,盆腔器官脱垂等。因解剖特点及涉及身体隐私部位,与腹部手术相比有其特殊性。

案例导入与思考

某女士,35 岁,G_1P_0,孕 40 周,宫口开全 24h,先兆子宫破裂,滞产。急诊行剖宫产术,由于胎头入盆较深,术中取胎头时子宫沿切口向右撕裂,术中修补子宫撕裂口,术后 24h 取出尿管后病人自行排尿,同时自诉阴道流水,清亮。

请思考:

1. 该病人阴道流水可能的诊断是什么? 主要原因是什么?

2. 应如何护理该病人?

第一节　会阴部手术病人的一般护理

会阴部手术是指女性外生殖器部位的手术,该手术区域血管神经丰富、组织松软,前方有尿道,后面近肛门,故病人容易出现疼痛、出血、感染等相关的护理问题;因手术部位涉及身体隐私处,病人常出现自我形象紊乱、自尊低下等护理问题。

会阴部手术种类较多,按手术范围区分有外阴癌根治术、外阴切除术、局部病灶切除术、前庭大腺切开引流术、处女膜切开术、宫颈手术、陈旧性会阴裂伤修补术、阴道成形术、阴道前后壁修补术、尿瘘修补术、子宫黏膜下肌瘤摘除术、阴式子宫切除术等。

一、手术前准备

（一）心理准备

会阴部手术的病人常担心手术会损伤身体的完整性、手术的切口瘢痕可能导致将来性生活的不协调。护士应理解病人,以亲切和蔼的语言耐心解答病人的疑问,让病人充分表达自己的感受,减轻病人的紧张情绪,针对具体情况给予指导,帮助病人选择积极的应对措施,使其能够主动配合手术;由于手术涉及隐私部位会加重病人的心理负担,进行术前准备、检查时注意保护病人隐私,尽量减少暴露部位,避免多余人员,减轻病人的羞怯感。同时做好家属的工作,让其理解病人的感受,为病人提供心理及生活方面的支持,使病人能很好地配合治疗及护理。

（二）全身情况准备

详细了解全身重要脏器的功能,正确评估病人对手术的耐受力。若有贫血、高血压、心脏病、糖尿病等内科合并症应配合医生诊疗给予纠正。观察病人的生命体征,注意有无月经来潮,若有异常或月经来潮及时通知医生。术前做药物过敏试验、配血备用等。

（三）健康教育

1. 根据病人的具体情况向其介绍相关手术的名称及过程;解释术前准备的内容、目的、方法及主动配合的技巧等;讲解疾病的相关知识、术后保持外阴阴道清洁的重要性、方法及拆线时间等。

2. 会阴部手术病人术后卧床时间较长,护士应认真进行预防术后并发症的指导及训练,包括深呼吸、咳嗽、翻身、床上使用便器等。应让病人术前进行练习,直至确认病人完全掌握。同时对家属进行宣教,以便协助、督促病人执行。

3. 向病人讲解会阴部手术常用的体位及术后维持相应体位的重要性,教会病人床上肢体锻炼的方法,以预防术后并发症。

（四）皮肤准备

会阴部手术病人应把皮肤准备的重点放在皮肤清洁上。术前要每日清洗外阴。若外阴皮肤有炎症、溃疡，需治愈后手术。毛发稀少的部位无须常规剃毛，如需备皮，最好以剪毛代替剃毛。病人备皮时间离手术时间愈近愈好。

（五）肠道准备

由于会阴部手术部位与肛门解剖位置很近，术后排便易污染手术视野，因此，手术前应做好肠道准备。可能涉及肠道的手术病人术前 3d 进少渣饮食，每日肥皂水洗肠一次或 20% 甘露醇 250ml 加等量水口服，术前 1d 禁食，给予静脉补液，术前日晚及术日晨行清洁灌肠。若手术不涉及肠道，仅于术前 1d 下午给予洗肠液洗肠。

（六）阴道准备

阴道正常情况下不是无菌环境，为防止术后感染，应在术前 3d 开始阴道准备，一般常用 0.2% 的碘伏行阴道冲洗或擦拭，每日 2 次。术日晨行阴道消毒，消毒时应特别注意阴道穹窿。

（七）膀胱准备

嘱病人进手术室前排空膀胱，根据手术需要，术中或术后留置尿管。

（八）特殊用物准备

根据不同手术的需要做好各种用物的准备，包括软垫、支托、阴道模型、丁字带、绷带等。其他术前准备同妇科腹部手术前准备。

二、手术后护理

术后护理与腹部手术病人相似，要特别加强外阴部护理。

（一）体位与活动

根据不同手术采取相应的体位。处女膜闭锁及有子宫的先天性无阴道病人，术后采取半卧位，有利于经血的流出；外阴癌行外阴根治术后的病人应平卧位，双腿外展屈膝，腘窝垫软垫，以减少腹股沟及外阴部的张力，有利于伤口愈合；行阴道前后壁修补或盆底修补术后的病人应采取平卧位，禁止半卧位，以降低外阴阴道张力。

术后为防止下肢静脉血栓的形成，应鼓励病人尽早进行床上四肢肌肉收缩和放松的活动，有条件者可以为病人进行物理治疗预防血栓。

知 识 链 接

静脉血栓栓塞症

目前，手术后静脉血栓栓塞症以其高发生率、高致残率和高死亡率已成为病人围手术期死亡的主要原因之一，也是医院内非预期死亡的重要原因。妇科术后病人深静脉血栓（deep vein thrombosis，VTE）的发生率为 15%~40%。VTE 作为临床上常见而又可预防的一种高危并发症，防大于治已形成共识。对于妇科大手术病人应在排除血栓情况下给予病人物理预防。主要包括：鼓励病人早期离床活动、卧床病人进行四肢肌肉收缩放松锻炼、应用弹力袜、抗血栓压力带、间歇式气囊压力装置等。建议预防持续至病人出院，对于接受癌症手术、年龄大于 60 岁或既往有 VTE 史等高危病人，建议持续预防至出院后 2~4 周。有效地开展 VTE 预防，可降低其发生率，减轻医疗体系负担并规避潜在的医疗风险。

（二）切口的护理

外阴阴道肌肉组织少、张力大，切口不易愈合，护士要注意观察会阴切口的情况，包括局部皮肤的颜色、温度、湿度，有无皮肤或皮下组织坏死；注意有无渗血、红肿热痛等炎性反应；注意阴道分泌物的量、性质、颜色及有无异味。嘱病人保持外阴清洁、干燥,勤换内裤;每日行外阴擦洗 2 次,排便后用同法清洁外阴。有些外阴部手术需加压包扎或阴道内留置纱条压迫止血,一般在术后 12~24h 内取出,取出时注意核对纱条或包扎物数目。若切口有炎症表现,可局部行烤灯治疗,保持伤口干燥,促进血液循环,有利于伤口的愈合。若切口有渗液,应进行引流,若发现切口有感染,应通知医生进行清创及局部、全身应用抗炎药治疗。护理有引流的病人时,要保持引流通畅,严密观察并记录引流物的量及性质。

（三）尿管的护理

会阴部手术后保留尿管时间较长,根据手术范围及病情尿管分别留置 2~14d。尿道口护理每日 2 次。注意保持尿管的通畅,特别是尿瘘修补术的病人,观察尿色、尿量,若发现尿管不通,需及时查找原因并予以处理。拔除尿管后,应嘱病人尽早排尿,若有排尿困难,给予诱导、热敷等措施帮助排尿,必要时重新留置尿管。

（四）肠道护理

为防止大便对伤口的污染及排便时对伤口的牵拉,应控制首次排便的时间。涉及肠道的手术应在病人排气后抑制肠蠕动,按医嘱给予药物,常用药物为鸦片酊 5ml,加水至 100ml 口服,每日 3 次,每次 10ml。于术后第 5d 给予缓泻剂,使大便软化,避免排便困难。

（五）避免增加腹压

向病人讲解腹部压力增加会影响伤口的愈合,应避免增加腹压的动作,如长期下蹲、用力大便、咳嗽等。

（六）减轻疼痛

会阴部神经末梢丰富,对疼痛特别敏感。护士应针对病人的个体差异,采取不同的方法缓解疼痛,如更换体位减轻伤口的张力、分散病人的注意力、勿过多的打扰病人、遵医嘱及时给予足量止痛药物、应用自控镇痛泵等,同时注意观察和评估用药后的止痛效果。

（七）出院指导

会阴部手术病人伤口局部愈合较慢,嘱病人回家后应保持外阴部的清洁;一般应休息 3 个月;禁止性生活及盆浴;避免重体力劳动及增加腹压,逐渐增加活动量。出院后 1 个月到门诊检查术后恢复情况,于术后 3 个月再次到门诊复查,经医生检查确定伤口完全愈合后方可恢复性生活。若有病情变化,应及时就诊。

第二节　外阴、阴道创伤

【病因】

分娩是导致外阴、阴道创伤的主要原因,也可因外伤所致。创伤可伤及外阴、阴道或穿过阴道损伤尿道、膀胱或直肠。幼女受到强暴可致软组织受伤;初次性交时处女膜破裂,绝大多数可自行愈合,偶见裂口延至小阴唇、阴道或伤及穹窿,引起大量阴道流血,导致失血性贫血或休克。

【临床表现】

由于创伤的部位、深浅、范围和就诊时间不同,临床表现亦有区别,主要表现为:

1. **疼痛**　为主要症状,可从轻微疼痛至剧痛,甚至出现疼痛性休克。

2. **局部肿胀**　水肿或血肿是常见的表现。由于外阴部皮肤、黏膜下组织疏松,血管丰富,局部受伤后可导致血管破裂,组织液渗出,血液、组织液在疏松结缔组织中迅速蔓延,形成外阴或阴道血肿。若处理不及时可向上扩展,形成巨大盆腔血肿。

3. **外出血**　由于血管破裂可导致少量或大量的鲜血自阴道流出。

Note：

4. **其他**　根据出血量多少、急缓,病人可有头晕、乏力、心慌、出汗等贫血或失血性休克的症状;合并感染时,可有体温升高和局部红、肿、热、痛等表现。由于局部肿胀、疼痛,病人常有坐卧不安、行走困难等表现。

【护理评估】

1. **健康史**　了解导致创伤的原因,判断是因外伤、遭强暴所致,还是分娩创伤未及时缝合所致。

2. **身体状况**　评估外阴或阴道裂伤的部位、程度,观察血肿的大小、部位,局部组织有无红、肿及脓性分泌物。不同部位的损伤可有相应的临床表现:外阴可见局部裂伤或血肿,外阴皮肤、皮下组织或阴道有明显裂口及活动性出血;形成外阴血肿时,见外阴部有紫蓝色块状物突起,压痛明显;若伤及膀胱、尿道,有尿液自阴道流出;伤及直肠,可见粪便从阴道排出。评估疼痛的程度、性质及出血量:损伤轻者,出血量少,疼痛轻微;损伤严重者会有大量出血,疼痛难以忍受,病人常有休克及贫血表现。感染者体温升高,局部有红、肿、热、痛等炎性反应。

3. **心理-社会状况**　病人及家属常由于突然发生的意外事件而表现出惊慌、焦虑。护士需要评估病人及家属对损伤的反应,并识别其异常的心理反应。

4. **诊断要点**　对于外阴、阴道创伤病人通过询问健康史、身体评估即可做出诊断。出血量及是否存在感染亦可参考实验室检查结果,出血多者红细胞计数及血红蛋白值下降;有感染者,可见白细胞计数增高。

5. **治疗要点**　止血、止痛、防治感染和抗休克。

【常见护理诊断/问题】

1. **恐惧**　与突发创伤事件有关。
2. **疼痛**　与外阴、阴道创伤有关。
3. **潜在并发症**:失血性休克。

【预期目标】

1. 病人恐惧程度减轻。
2. 住院期间,病人疼痛逐渐减轻。
3. 病人在治疗期间未发生失血性休克。

【护理措施】

1. **术前准备**　外阴、阴道创伤较重的病人有急诊手术的可能,应做好配血、皮肤准备,嘱病人暂时禁食,充分消毒外阴及伤口,向病人及家属讲解手术的必要性、手术的过程及注意事项,取得配合。

2. **术后护理**　外阴、阴道创伤手术后阴道内常填塞纱条、外阴加压包扎,病人疼痛明显,应积极止痛;阴道纱条取出或外阴包扎松解后应密切观察阴道及外阴伤口有无出血,病人有无进行性疼痛加剧或阴道、肛门坠胀等再次血肿形成的症状;保持外阴部清洁、干燥;按医嘱给予抗生素防治感染。

3. **严密观察生命体征,预防和纠正休克**　病人出血量多或较大血肿伴面色苍白,应立即平卧、吸氧,开通静脉通路,做好血常规检查及配血、输血准备;给予心电监护,密切观察病人血压、脉搏、呼吸、尿量及神志的变化。有活动性出血者应按解剖关系迅速缝合止血。

4. **保守治疗病人的护理**　对血肿小采取保守治疗者,嘱病人采取正确的体位,保持外阴部的清洁、干燥,每日外阴冲洗3次,大便后及时清洁外阴;按医嘱及时给予止血、止痛药物;注意观察血肿的变化,24h内冷敷,降低局部血流速度及局部神经的敏感性,减轻病人的疼痛及不舒适感;也可用棉

Note:

垫、丁字带加压包扎,防止血肿扩大;24h 后可以热敷或行外阴部烤灯,以促进水肿或血肿的吸收。

5. 心理护理 突然的创伤常导致病人和家属恐惧、担忧,护士应在抢救休克准备手术的过程中用亲切温和的语言安慰和鼓励病人,使其积极配合治疗,同时,做好家属的心理护理,使其能够为病人提供支持,更好地配合诊疗和护理。

【护理评价】

通过治疗和护理,病人是否:

1. 无恐惧感。

2. 在住院期间无明显疼痛。

3. 在治疗 24h 内,生命体征正常。

第三节 外阴鳞状细胞癌

外阴鳞状细胞癌(vulva squamous cell carcinoma)是最常见的外阴恶性肿瘤,占外阴恶性肿瘤的 80%~90%。主要发生于绝经后妇女,发病率随年龄增长而升高,年轻女性发病率有升高趋势。

【病因】

与以下因素相关:①人乳头瘤病毒(HPV)感染:40%~60%的外阴癌与 HPV 感染相关;②非 HPV 感染相关病变,如外阴鳞状上皮增生和硬化性苔藓;③外阴的慢性长期刺激如外阴尖锐湿疣、外阴瘙痒、慢性前庭大腺炎、慢性溃疡等也可能发展成外阴癌。

【病理】

癌灶为浅表溃疡或硬结节,可伴感染、坏死、出血,周围皮肤可增厚及色素改变。镜下见多数外阴鳞癌分化好,有角珠和细胞间桥。前庭和阴蒂的病灶倾向于分化差或未分化,常有淋巴管和神经的侵犯,必要时可行活组织检查,做电镜或免疫组化染色确定组织学来源。

【临床表现】

1. 症状 最常见的症状是外阴瘙痒、局部肿块或溃疡。肿瘤合并感染或较晚期癌可出现疼痛、渗液、出血。肿瘤侵犯尿道或直肠时,可出现尿频、尿急、尿痛、血尿、便秘、便血等症状。

2. 体征 癌灶大多数发生于大阴唇,其次为小阴唇、阴蒂、会阴、尿道口、肛门周围等。表现为各种不同形态的肿物,如结节状、菜花状、溃疡状。若已转移至腹股沟淋巴结,可扪及增大、质硬、固定的淋巴结。

【转移途径】

直接浸润、淋巴转移较常见,晚期可经血行播散。

1. 直接浸润 癌组织可沿皮肤黏膜直接浸润尿道、阴道、肛门,晚期时可累及膀胱和直肠等。

2. 淋巴转移 癌灶多向同侧淋巴结转移,最初转移到腹股沟浅淋巴结,再至腹股沟深淋巴结,并经此进入盆腔淋巴结,最后转移至腹主动脉旁淋巴结和左锁骨下淋巴结。

3. 血行播散 晚期经血行播散至肺、骨等。

【临床分期】

目前采用国际妇产科联盟的手术病理分期(FIGO,2009 年)(表 18-1)。

表 18-1　外阴癌 FIGO 分期（2009 年）

分期	肿瘤累及范围
Ⅰ期	肿瘤局限于外阴和/或会阴,淋巴结无转移
ⅠA 期	肿瘤最大直径≤2cm 且间质浸润≤1mm*
ⅠB 期	肿瘤最大直径≥2cm 或间质浸润>1mm*
Ⅱ期	肿瘤侵犯下列任何部位:下 1/3 尿道、下 1/3 阴道、肛门,无淋巴结转移
Ⅲ期	肿瘤有或无侵犯下列任何部位:下 1/3 尿道、下 1/3 阴道、肛门,有腹股沟-股淋巴结转移
ⅢA 期	1 个淋巴结转移(≥5mm)或 1~2 个淋巴结转移(<5mm)
ⅢB 期	≥2 个淋巴结转移(≥5mm)或≥3 个淋巴结转移(<5mm)
ⅢC 期	阳性淋巴结伴淋巴结囊外扩散
Ⅳ期	肿瘤侵犯其他区域(上 2/3 尿道,上 2/3 阴道),或远处转移
ⅣA 期	肿瘤侵犯至下列任何部位:上尿道和/或阴道黏膜、膀胱黏膜、直肠黏膜,或固定于骨盆壁;或腹股沟-股淋巴结出现固定或溃疡形成
ⅣB 期	包括盆腔淋巴结的任何部位远处转移

* 浸润深度指从肿瘤邻近最表浅真皮乳头的表皮-间质连接处至浸润最深点之间的距离。

【护理评估】

1. **健康史**　外阴癌多发生于绝经后妇女,该年龄组人群常伴有高血压、冠心病、糖尿病等,应仔细评估病人各系统的健康状况。了解病人有无不明原因的外阴瘙痒史、外阴赘生物史等。

2. **身体状况**　早期病人外阴部有瘙痒、烧灼感等局部刺激症状。癌灶可生长在外阴任何部位,大阴唇最多见。早期外阴局部见丘疹、硬结、溃疡,晚期见不规则肿块。注意观察其形态、涉及的范围、伴随的症状,如疼痛、瘙痒、恶臭分泌物、尿频、尿痛或排尿困难等。晚期病人主要症状是疼痛,其程度与病变的范围、深浅及发生部位有关。若癌灶已转移至腹股沟淋巴结,可扪及一侧或双侧腹股沟淋巴结增大、质硬且固定。

3. **心理-社会状况**　外阴局部的症状、分泌物的增加,常使病人烦躁、工作及参与活动能力下降。外阴癌为恶性肿瘤,病人常感到悲哀、恐惧、绝望。外阴部手术致使身体完整性受到影响等原因常使病人出现自尊低下、自我形象紊乱等心理问题。

4. **诊断要点**　外阴癌病人早期可表现为外阴结节或小溃疡、晚期可累及全外阴伴破溃、出血、感染。通过外阴活体组织病理检查可以明确诊断。

5. **治疗要点**　早期肿瘤以手术治疗为主,晚期肿瘤手术辅以放、化疗,转移病灶姑息、对症及支持治疗。

【常见护理诊断/问题】

1. **疼痛**　与晚期癌肿侵犯神经、血管和淋巴系统有关。
2. **自我形象紊乱**　与外阴切除有关。
3. **有感染的危险**　与病人年龄大,抵抗力低下、手术创面大及邻近肛门等有关。

【预期目标】

1. 住院期间,病人疼痛程度逐渐减轻。
2. 手术后病人有正确的自我认识。

3. 住院治疗期间,病人体温正常,手术切口恢复良好。

【护理措施】

1. **术前准备** 除按一般会阴部手术病人准备以外,外阴癌病人多为老年人,常伴有高血压、冠心病、糖尿病等疾患,应协助病人作好相关检查,积极纠正内科合并症;指导病人练习深呼吸、咳嗽、床上翻身等;给病人讲解预防术后便秘的方法;外阴需植皮者,应在充分了解手术方式的基础上对植皮部位进行剃毛、消毒后用无菌治疗巾包裹;将病人术后用的棉垫、绷带、各种引流管(瓶)进行消毒备用。

2. **术后护理** 除按一般会阴部手术病人护理以外,应给予病人积极止痛;术后取平卧位,双腿外展屈膝,并在腘窝垫软垫;应严密观察切口有无渗血,皮肤有无红、肿、热、痛等感染征象以及皮肤湿度、温度、颜色等移植皮瓣的愈合情况;保持引流通畅,注意观察引流物的量、色、性状等;按医嘱给予抗生素;每日行会阴擦洗,保持局部清洁、干燥;术后 2d 起,会阴部、腹股沟部可用红外线照射,每日 2次,20min/次,促进切口愈合;指导病人合理进食,鼓励病人上半身及上肢活动,预防压疮。

3. **放疗病人的皮肤护理** 放射线治疗者常在照射后 8~10d 出现皮肤的反应。护士应在病人放疗期间及以后的一段时间内注意观察照射皮肤的颜色及完整性,根据损伤的程度进行护理。轻度损伤表现为皮肤红斑,然后转化为干性脱屑,此时在保护皮肤的基础上可继续照射;中度损伤表现为水疱、疱破裂后形成糜烂面,此时应停止放疗,待其痊愈,注意保持皮肤清洁、干燥,避免感染,小水疱予以保留,大水疱表面消毒后,在低位剪小口引流或用注射器将疱液吸出,再用泡沫敷料进行保护,可用无菌凡士林纱布换药;重度损伤表现为局部红肿剧烈,组织坏死,形成顽固性溃疡,伴有剧痛,此时应停止照射,镇痛,预防和控制感染,促进创面愈合,可用生肌散或抗生素软膏换药。

4. **心理护理** 向病人讲解外阴癌的相关知识,鼓励病人表达自己的不适,针对具体问题给予耐心的解释、帮助和支持;做好病人的术前指导,向病人讲解手术的方式、手术将重建切除的会阴等,使病人对手术充满信心,积极配合治疗。向家属讲解疾病的相关知识,得到家属的理解和支持,让病人体会到家庭的温暖。

5. **出院指导** 告知病人应于外阴癌根治术后 3 个月返回医院复诊,以全面评估其术后恢复情况,医护人员与病人一起商讨治疗及随访计划。

外阴癌的预后与癌灶的大小、部位、分期、肿瘤分化、有无淋巴结转移及治疗措施等有关,其中以淋巴结转移最为重要。有淋巴结转移者 5 年生存率约为 50%,无淋巴结转移者 5 年生存率约为 90%。治疗后应指导病人定期随访。具体随访时间为:第 1 年每 1~2 个月 1 次;第 2 年:每 3 个月 1 次;第 3~4 年每半年 1 次;第 5 年及以后每年 1 次。随访内容包括放疗的效果、副反应及有无肿瘤复发的征象等。

【护理评价】

通过治疗和护理,病人是否:
1. 住院期间,诉说疼痛可以忍受。
2. 用语言或行为表达接受外阴结构的改变。
3. 治疗期间无感染发生。

第四节 女性生殖器发育异常

女性生殖器发育异常主要因染色体、性腺或生殖器发育过程异常所致。染色体和性腺异常最常见的临床表现是外生殖器性别模糊和青春期后性征发育异常,而生殖器发育过程异常主要表现为解

Note:

剖结构异常。

一、外生殖器发育异常

外生殖器发育异常最常见的是处女膜闭锁（imperforate hymen），又称无孔处女膜。系泌尿生殖窦上皮未能贯穿阴道前庭部所致。青春期少女月经来潮时经血无法排出，最初血沉积于阴道，多个月经周期后逐渐发展至子宫腔积血，甚至引起输卵管或腹腔积血。

绝大多数病人表现为青春期后出现进行性加重的周期性下腹部疼痛而无月经来潮。严重者可出现便秘、肛门坠胀、尿频或尿潴留等压迫症状。

二、阴道发育异常

阴道发育异常青春期前一般无症状，多在青春期因原发性闭经、腹痛、婚后性生活困难等原因就医时被确诊，常见的阴道发育异常包括先天性无阴道、阴道闭锁、阴道横隔、阴道纵隔。

（一）先天性无阴道

系双侧副中肾管发育不全或双侧副中肾管尾端发育不良所致。发生率为 1/4 000~1/5 000，几乎均合并先天性无子宫或只有始基子宫，卵巢一般正常。病人主要表现为原发性闭经及性生活困难，极少数病人有发育正常的子宫，表现为青春期因宫腔积血而出现周期性下腹部疼痛。

（二）阴道闭锁

阴道闭锁（atresia of vagina）系因泌尿生殖窦未参与形成阴道下段所致。闭锁位于阴道下段，长 2~3cm，其上多为正常阴道。病人症状与处女膜闭锁相似，无阴道开口，但闭锁处黏膜表面色泽正常，亦不向外膨隆，直肠指诊扪及向直肠凸出的阴道积血包块，其位置较处女膜闭锁高。

（三）阴道横隔

阴道横隔（transverse vaginal septum）系因两侧副中肾管会合后的尾端与泌尿生殖窦相接处未贯通或部分贯通。横隔可位于阴道内任何部位，以上中段交界处居多，其厚度约为 1cm。阴道横隔无孔称为完全性横隔，较少见，多数是隔中央或侧方有一小孔，称不完全性横隔，月经血自小孔排出（图 18-1）。不完全性横隔位于上段者，常于妇科检查时发现。位置较低者少见，可影响性生活，阴道分娩时影响胎先露下降。完全性横隔有原发性闭经伴周期性腹痛，进行性加剧。

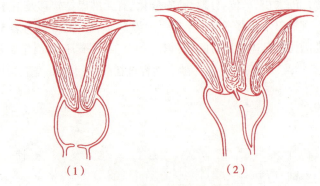

（1）　　　　　　　　　　　　（2）

图 18-1　阴道异常示意图
（1）阴道横隔；（2）阴道斜隔。

（四）阴道纵隔

阴道纵隔（longitudinal vaginal septum）系因双侧副中肾管会合后，其中隔未消失或部分消失所致。阴道纵隔有两类，完全纵隔形成双阴道，常合并双宫颈、双子宫。有时纵隔偏向一侧形成阴道斜隔，导致该侧阴道完全闭锁，出现因经血潴留形成阴道侧方包块。绝大多数病人无症状，有些是婚后性交困难或潴留在斜隔盲端的积血继发感染后才诊断，另一些可能晚至分娩时产程进展缓慢

Note:

才确诊。

三、子宫发育异常

多因形成子宫段副中肾管发育及融合异常所致。包括先天性宫颈发育异常、子宫未发育或发育不良、单角子宫与残角子宫、双子宫、双角子宫、纵隔子宫和弓形子宫等。其中纵隔子宫是最常见的子宫畸形。子宫发育异常临床上一般无症状,病人青春期后可因闭经或宫腔积血出现周期性腹痛就诊。亦可影响妊娠结局,造成反复流产、早产、胎膜早破。

【护理评估】

1. **健康史**　详细询问病人的年龄,有无月经来潮及周期性下腹部疼痛、肛门、外阴胀痛等症状。已婚者有无性生活困难及不孕史、反复流产史。有些病人仅因为产程进展缓慢而确诊。

2. **身体状况**　处女膜闭锁病人有周期性下腹部疼痛或肛门、阴道胀痛症状。检查时可见处女膜向外膨隆,表面呈紫蓝色,无阴道开口。肛查阴道呈长形肿物,有囊性感,积血较多时张力大,向直肠突出并有明显的触痛。阴道积血较多时可致宫腔积血(图18-2),在耻骨联合上可触及肿块,宫腔积血反流至输卵管可致输卵管粘连,造成输卵管血肿。

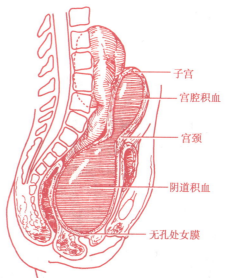

图 18-2　处女膜闭锁并阴道、宫腔积血

先天性无阴道的病人无阴道口或在阴道外口处有一浅窝;肛诊时未见子宫或仅有较小的始基子宫,极少数子宫发育正常者有宫腔积血时可扪及增大有压痛的子宫。阴道闭锁的病人直肠指诊扪及向直肠突出的阴道积血包块。双子宫病人检查可扪及子宫呈分叉状,双角子宫可扪及宫底部有凹陷。

3. **心理-社会状况**　病人因原发性闭经、周期性下腹部疼痛、性交困难、反复流产而感到紧张、恐惧。一旦确诊后,病人会感到自卑,已婚者会对丈夫及家庭产生负疚感;家庭成员也会难以接受病人不能生育的现实。护士应评估病人就诊时的心情、家庭支持状况等,已婚或准备结婚者要评估丈夫对生育的态度。

4. **诊断要点**　根据病人无月经来潮及周期性下腹部疼痛、肛门、外阴胀痛、性生活困难、不孕、反复流产及身体评估的典型表现如处女膜膨隆、无阴道口等,多可诊断生殖器官发育异常。通过超声检查可发现子宫及阴道内有积液、病人是否有子宫、卵巢及其发育情况,磁共振、子宫输卵管碘油造影等有助于子宫发育异常的诊断。

5. **治疗要点**　临床无症状者可不予处理。若有阴道积血、影响妊娠及性生活者可行手术治疗。处女膜闭锁、阴道闭锁病人手术以排出积血,使经血引流通畅为原则;先天性无阴道病人可采用各种方法在膀胱直肠间造穴,乙状结肠法阴道成形术效果较好;阴道横隔、斜隔治疗原则为手术切除,术后定期扩张阴道或放置阴道模具防止瘢痕挛缩。

【常见护理诊断/问题】

1. **疼痛**　与宫腔积血、手术创伤或更换阴道模型有关。
2. **自尊低下**　与不能生育有关。
3. **恐惧**　与不了解疾病及缺乏应对能力有关。

Note:

【预期目标】

1. 手术以后病人疼痛减轻，并逐步消失。
2. 病人能接受不能生育的现实，自尊得到恢复。
3. 住院后病人恐惧感逐渐消失。

【护理措施】

1. **术前特殊准备**　行阴道成形术的病人根据年龄选择适当型号的阴道模型，并为病人准备两个以上的阴道模型及丁字带，消毒后备用。对游离皮瓣阴道成形者，应准备一侧大腿中部皮肤，皮肤进行剃毛及消毒后，用无菌治疗巾包裹，以备术中使用。对于涉及肠道的手术如乙状结肠阴道成形术者应做好肠道的准备。其他术前准备同一般会阴部手术病人。

2. **术后护理**　术后一般护理与会阴部手术相同。宫腔积血病人术后一般采取头高脚低或半卧位，便于积血排出；注意保持阴道引流通畅，防止创缘粘连；术后尽早离床活动。乙状结肠阴道成形术者应观察人工阴道的血运情况，分泌物的量、性状，有无感染，并控制首次排便时间。需使用阴道模型者，应教会病人更换阴道模型的方法。病人第一次更换阴道模型时疼痛明显，需在更换前半小时服用止痛药。阴道模型应选择适当的型号，并在模型表面涂抹润滑剂，以减轻疼痛；阴道模型应每日消毒并更换。

3. **教会病人机械扩张方法**　对于有短浅阴道并选用机械扩张方法的病人，应教会其正确使用阴道模型的方法。按顺序由小到大使用阴道模型局部加压扩张，逐渐加深阴道长度，直至能满足性生活要求为止。阴道模型夜间放置，日间取出，便于工作和生活。

4. **心理护理**　青春期的女性面对诊断常表现为害怕、恐惧，部分病人及家属知道不能生育时，往往会感到绝望，护士应多与病人及家属沟通交流，通过书面资料、挂图等方式向病人和家属讲解疾病的发生、发展过程，讲解手术的方法及预后，让家属（特别是丈夫）能积极面对现实，理解病人，并鼓励病人及家属参与手术方案的选择和制订过程。术后认真倾听病人的感受，鼓励病人尽快恢复原来的学习和工作，积极参与集体活动，充分认识自己其他方面的才能，使其对今后的生活充满信心。

5. **出院指导**　出院前教会病人保持外阴部清洁、干燥的方法。嘱病人及家属注意下一次月经来潮时经血是否通畅，若仍有下腹部胀痛及肛门坠胀等症状，应及时就诊。评估病人是否掌握阴道模型的消毒及放置方法。鼓励病人出院以后坚持使用阴道模型，并每日消毒更换，青春期女性应用阴道模型至结婚有性生活为止。阴道伤口完全愈合后方可有性生活。

【护理评价】

通过治疗和护理，病人是否：

1. 手术 24h 以后自诉腹痛症状缓解。
2. 能积极面对现实，正确消毒、放置阴道模型。
3. 住院期间，能了解病情，积极配合治疗护理，无恐惧感。

第五节　生殖道瘘

由于各种原因导致生殖器与其毗邻器官之间形成异常通道，称为生殖道瘘。临床上以尿瘘（urinary fistula）又称泌尿生殖瘘最常见，其次是粪瘘（fecal fistula）。两者可同时存在，称混合性瘘（combined fistula）（图 18-3）。典型症状为尿液或粪便自阴道排出，不能控制。手术修补是治疗生殖道瘘的主要方法。

Note:

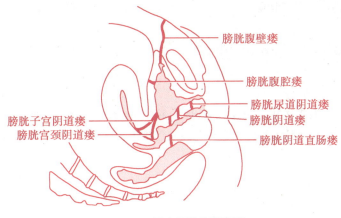

图 18-3　尿瘘及粪瘘示意图

图中标注：膀胱腹壁瘘、膀胱腹腔瘘、膀胱尿道阴道瘘、膀胱阴道瘘、膀胱阴道直肠瘘、膀胱子宫阴道瘘、膀胱宫颈阴道瘘

一、尿瘘

尿瘘是指生殖道和泌尿道之间形成异常通道，尿液自阴道排出，不能控制。根据尿瘘发生的部位分为膀胱阴道瘘、膀胱宫颈瘘、尿道阴道瘘、膀胱尿道阴道瘘、膀胱宫颈阴道瘘、输尿管阴道瘘及膀胱子宫瘘等。临床上以膀胱阴道瘘最为常见，有时可并存两种或多种类型尿瘘。

【病因】

1. **产伤**　多因难产处理不当所致。有坏死型和创伤型两类：坏死型尿瘘是由于骨盆狭窄或头盆不称，产程过长，产道软组织受压过久，使局部组织缺血坏死脱落而成；创伤型是由于产科助产手术时操作不当直接损伤所致。创伤型尿瘘远多于坏死型尿瘘。

2. **妇科手术创伤**　多因手术时组织粘连或操作不细致而误伤膀胱、尿道或输尿管，造成尿瘘。

3. **其他**　晚期生殖系或膀胱癌肿、膀胱结核、膀胱结石、生殖器官肿瘤放射治疗后、长期放置子宫托等也可导致尿瘘。

【临床表现】

1. **漏尿**　产后或盆腔手术后出现阴道无痛性持续性流液是最常见、最典型的临床症状。病因不同出现漏尿的时间也不同。产道软组织压迫所致的坏死型尿瘘一般在产后 3~7d 坏死组织脱落后开始漏尿；手术直接损伤者术后立即出现漏尿；放射损伤所致尿瘘发生时间晚且常合并粪瘘。漏尿的表现形式因瘘孔部位不同而有差异，可表现为持续漏尿、体位性漏尿、压力性尿失禁或膀胱充盈性漏尿等。

2. **外阴瘙痒和疼痛**　由于尿液长期刺激，外阴部、臀部、甚至大腿内侧常出现湿疹或皮炎，病人感到外阴瘙痒、灼痛、行走不便等。

3. **尿路感染**　合并尿路感染者可出现尿频、尿急、尿痛等症状。

二、粪瘘

粪瘘指肠道与生殖道之间的异常通道，最常见的是直肠阴道瘘（rectal-vaginal fistula）。可以根据瘘孔在阴道的位置将其分为低位、中位和高位瘘。

【病因】

1. **产伤**　可因胎头在阴道内停滞过久，直肠受压坏死形成粪瘘。粗暴的难产手术操作、手术损伤导致Ⅲ度会阴撕裂，修补后直肠未愈合及会阴撕裂后缝线穿透直肠未被发现也可导致直肠阴道瘘。

2. **盆腔手术损伤** 行子宫切除术或严重盆腔粘连分离手术时易损伤直肠,瘘孔位置一般在阴道穹窿处。

3. **其他** 感染性肠病、先天畸形、长期放置子宫托、生殖器恶性肿瘤浸润或放疗均可导致肠瘘。

【临床表现】

阴道内排出粪便为主要症状。瘘孔大者,成形粪便可经阴道排出,稀便时呈持续外流。瘘孔小者,阴道内可无粪便污染,但肠内气体可自瘘孔经阴道排出,稀便时可从阴道流出。

【护理评估】

1. **健康史** 详细询问病人,了解其与肿瘤、结核、接受放射治疗等相关病史。了解病人有无难产及盆腔手术史,找出病人发生生殖道瘘的原因。

2. **身体状况** 询问病人漏尿的症状,漏尿的表现形式因漏孔的部位不同而异,一般膀胱瘘孔极小者在膀胱充盈时漏尿;尿道阴道瘘者在排尿时阴道有尿液流出;一侧输尿管阴道瘘的病人,由于尿液可经另一侧正常的输尿管流入膀胱,所以表现为漏尿同时仍有自主排尿;膀胱阴道瘘者通常不能控制排尿;若是较高位的膀胱内小漏孔则表现为病人在站立时无漏尿,而平卧时则漏尿不止。大的尿瘘通过阴道检查即可发现,应明确瘘孔的部位、大小、数目及周围瘢痕情况等,若检查未发现瘘孔,仅见尿液自阴道穹窿一侧流出,多为输尿管阴道瘘。大的粪瘘阴道检查显而易见,小的粪瘘在阴道后壁可见瘘孔处有鲜红的肉芽组织,用示指行直肠指诊可以触及瘘孔。由于尿液、粪液长期刺激,部分病人外阴部存在湿疹,注意湿疹面积的大小、涉及的范围、有无溃疡等。

3. **心理-社会状况** 由于漏尿、漏粪影响病人正常生活,病人表现为不愿意出门、与他人接触减少,常伴有无助感,家属和周围人群的不理解加重了病人的自卑、失望等。了解病人及家属的感受,有助于缓解护理对象的负性情感。

4. **诊断要点** 根据病人分娩史、盆腔手术史、阴道内排出尿液、粪液等典型临床表现可确诊。通过以下辅助检查可明确瘘孔位置:

(1) 亚甲蓝试验:目的在于鉴别膀胱阴道瘘、膀胱宫颈瘘或输尿管阴道瘘。将三个棉球逐一放在阴道顶端、中 1/3 处和远端。将稀释好的 300ml 亚甲蓝溶液经尿道注入膀胱,然后逐一取出棉球,根据蓝染棉球是在阴道上、中、下段估计瘘孔的位置。若蓝色液体经阴道壁小孔溢出者为膀胱阴道瘘,自宫颈口溢出为膀胱宫颈瘘,若棉球无色或黄染,说明流出的尿液来自肾脏,则属输尿管阴道瘘。

(2) 靛胭脂试验:将靛胭脂 5ml 注入静脉,10min 内若看见蓝色液体流入阴道,可确诊输尿管阴道瘘。

(3) 其他:膀胱镜检可看见膀胱的漏孔;输尿管镜可明确输尿管阴道瘘;肾显像、排泄性尿路造影等也可帮助尿瘘的诊断。肠镜检查可看见直肠瘘孔,行钡剂灌肠可确诊小肠和结肠阴道瘘。

5. **治疗要点** 手术修补为主要治疗方法。由缺血坏死所致的产后或妇科手术后七日左右的漏尿者,一般采用较长时间留置尿管、变换体位等方法,部分病人的小瘘口偶有自愈的可能。若肿瘤、结核所致生殖道瘘者,应积极治疗原发疾病。

【常见护理诊断/问题】

1. **皮肤完整性受损** 与尿液刺激所致非特异性外阴炎有关。
2. **社交孤独** 与长期漏尿,不愿与人交往有关。
3. **自我形象紊乱** 与长期阴道有尿、粪漏出引起精神压力有关。

【预期目标】

1. 住院期间,病人外阴炎得到控制。

2. 病人逐渐恢复正常的人际交往。

3. 病人理解生殖道瘘引起的身体变化,增强治愈的信心。

【护理措施】

1. **术前准备**　除按一般会阴部手术病人准备外,尿瘘病人应积极控制外阴炎症,为手术创造条件。方法有:术前3~5d,每日用1:5 000的高锰酸钾坐浴;外阴部有湿疹者,可在坐浴后行红外线照射,然后涂氧化锌软膏,使局部干燥,待痊愈后再行手术;对老年妇女或闭经者按医嘱术前半月给予含雌激素的药物,如倍美力或阴道局部使用含雌激素的软膏等,促进阴道上皮增生,有利于手术后伤口的愈合;若有尿路感染,应先控制感染后再手术;必要时给予地塞米松促使瘢痕软化。粪瘘病人应严格肠道准备,同时口服肠道抗生素。

2. **术后护理**　术后护理是生殖道瘘修补手术成功的关键。应保持会阴清洁,积极预防咳嗽、便秘,并尽量避免下蹲等增加腹压的动作。尿瘘病人术后需留置导尿管或耻骨上膀胱造瘘7~14d,注意避免尿管脱落,保持尿管的通畅,发现阻塞及时处理,以免膀胱过度充盈影响伤口的愈合。拔管后协助病人每1~2h排尿1次,然后逐步延长排尿时间。应根据病人漏孔的位置决定体位,膀胱阴道瘘的漏孔在膀胱后底部者,应取俯卧位;漏孔在侧面者应健侧卧位,使漏孔居于高位。术后每日补液不少于3 000ml,达到膀胱冲洗的目的。粪瘘病人术后禁食水,给予静脉高营养,同时,口服肠蠕动抑制药物。5~7d后逐渐从进水开始过渡饮食。

3. **适当体位**　对有些妇科手术后所致小漏孔的尿瘘病人应留置尿管,指导病人保持正确的体位,使小漏孔自行愈合。一般采取使漏孔高于尿液面的卧位。

4. **鼓励病人多饮水**　尿瘘病人由于漏尿,病人往往自己限制饮水量,甚至不饮水,造成酸性尿液对皮肤的刺激更大。应向病人解释限制饮水的危害,并指出多饮水可以达到稀释尿液,自身冲洗膀胱的目的,从而减少酸性尿液对皮肤的刺激,缓解和预防外阴炎。一般每日饮水不少于3 000ml,必要时按医嘱静脉输液以保证液体入量。

5. **指导病人选择手术治疗的时间**　手术损伤的生殖道瘘应立即修补;其他原因所致的生殖道瘘及瘘修补失败后应等待3~6个月,待组织水肿消退、局部血液供应恢复正常再进行手术;放疗所致生殖道瘘应12个月后再修补。先天性生殖道瘘应在病人15岁左右月经来潮后再行手术,过早手术易造成阴道狭窄。

6. **心理护理**　护士应了解病人的心理感受,耐心解释和安慰病人,不能因异常的气味而疏远病人;指导家属关心、理解病人的感受,告诉病人和家属通过手术能治愈该病,让病人和家属对治疗充满信心。

7. **出院指导**　按医嘱继续应用抗生素或雌激素药物;3个月内禁止性生活及重体力劳动;若手术失败,应教会病人保持外阴清洁的方法,尽量避免外阴皮肤的刺激,告知下次手术的时间,让病人有信心再次手术。

【护理评价】

通过治疗和护理,病人是否:

1. 出院时外阴、臀部的皮疹消失。

2. 能与其他人进行正常的沟通与交流。

3. 自我肯定,在治疗全过程能积极配合。

第六节　盆腔器官脱垂

盆腔器官脱垂(pelvic organ prolapse,POP)指盆腔器官脱出于阴道内或阴道外。2001年美国国立卫生研究院提出:POP是指任何阴道节段的前缘达到或超过处女膜缘外1cm以上,多数情况下是联合发生。

盆腔器官脱垂包括:阴道前壁脱垂、膀胱膨出(cystocele)(图18-4)、尿道膨出(urethrocele)、直肠膨出(rectocele)(图18-5)、子宫脱垂(uterine prolapse)(图18-6)、阴道穹窿脱垂(vault prolapse)(图18-7)等。直肠膨出常伴随直肠子宫陷凹疝,如内容物为肠管,称之为肠疝。子宫从正常位置沿阴道下降,宫颈外口达坐骨棘水平以下,甚至子宫全部脱出阴道口以外,称子宫脱垂,常伴有阴道前后壁膨出。临床多表现为子宫脱垂合并其他部位膨出或脱垂。

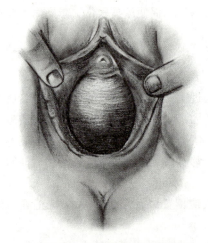

图18-4 膀胱膨出示意图

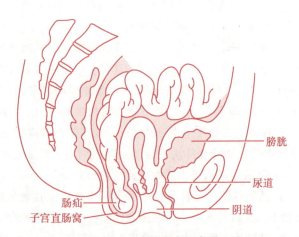

膀胱

尿道

肠疝

阴道

子宫直肠窝

图18-5 直肠膨出示意图

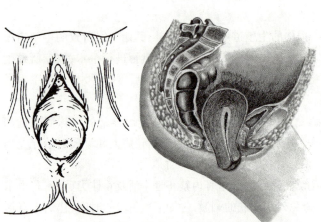

图18-6 子宫脱垂示意图

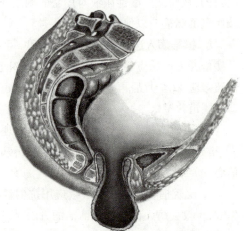

图18-7 阴道穹窿脱垂示意图

【病因】

1. **分娩损伤** 为盆腔器官脱垂最主要的原因。在分娩过程中,特别是阴道助产或第二产程延长者,盆底肌、筋膜以及子宫韧带均过度延伸而削弱其支撑力量。若产后过早参加重体力劳动,将影响盆底组织张力的恢复,导致盆腔器官脱垂。

2. **长期腹压增加** 长期慢性咳嗽,便秘,经常举重物以及盆腹腔的巨大肿瘤、腹水、腹型肥胖等,均可使腹压增加,导致脱垂。

3. **盆底组织发育不良或退行性变** 先天性盆底组织发育不良或营养不良、绝经后出现盆底支持结构的萎缩退化也可导致盆腔器官脱垂。

Note:

【临床分度】

临床分度有几种方法,诊疗中并不绝对强调一种分度,手术治疗前后采用同一种即可。各种分度均以病人平卧最大用力向下屏气时程度为准。国内沿用的传统分度将子宫脱垂分为3度(图18-8):

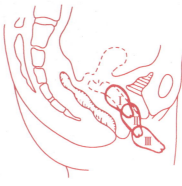

图 18-8　子宫脱垂的分度

Ⅰ度:轻型为宫颈外口距离处女膜缘<4cm,但未达处女膜缘;重型为宫颈外口已达处女膜缘,在阴道口可见到宫颈。

Ⅱ度:轻型为宫颈已脱出阴道口外,宫体仍在阴道内;重型为宫颈及部分宫体已脱出阴道口外。

Ⅲ度:宫颈及宫体全部脱出至阴道口外。

【临床表现】

轻症病人多无自觉症状,重度脱垂时韧带筋膜有牵拉,盆腔充血,病人主要有如下表现:

1. **腰骶部酸痛及下坠感**　站立过久或劳累后症状明显,卧床休息以后症状减轻。

2. **肿物自阴道脱出**　常在腹压增加时,阴道口有一肿物脱出。开始时肿物在平卧休息时可变小或消失,严重者休息后亦不能回缩,需用手还纳至阴道内。若脱出物黏膜水肿,用手还纳也有困难。暴露在外的宫颈和阴道黏膜长期与衣裤摩擦可出现宫颈溃疡,甚至出血,若继发感染则有脓性分泌物。

3. **排便异常**　膀胱、尿道膨出的病人易出现尿频、排尿困难、尿潴留或压力性尿失禁等症状,易并发尿路感染。直肠膨出的病人可有便秘、排便困难。

【护理评估】

1. **健康史**　了解病人有无产程过长、阴道助产及盆底组织撕伤等病史。同时评估病人有无长期腹压增高情况,如慢性咳嗽、盆腹腔肿瘤、便秘等。

2. **身体状况**　了解病人有无下腹部坠胀、腰骶部酸痛症状;是否有大、小便困难,是否在增加腹压时上述症状加重,卧床休息后症状减轻。注意评估脱垂器官的程度及局部情况,长期暴露的子宫可见宫颈及阴道壁溃疡,有少量出血或脓性分泌物。嘱病人在膀胱充盈时咳嗽,观察有无溢尿,即压力性尿失禁情况。评估阴道前后壁脱垂应用单叶窥器进行检查:当压住阴道后壁,嘱病人向下用力,可显示阴道前壁膨出的程度及尿道走行的改变。同样压住阴道前壁时嘱病人向下用力,可显示阴道后壁、直肠膨出的程度及肠疝。肛门指诊是区别直肠膨出和肠疝的有效方法,同时亦可评估肛门括约肌的功能。

3. **心理-社会状况**　由于长期的盆腔器官脱出使病人行动不便、不能从事体力劳动、大小便异常、性生活受到影响,病人常出现焦虑,情绪低落,不愿与他人交往。

4. **诊断要点**　根据健康史及肿物自阴道脱出的表现即可确诊。

5. **治疗要点**　无症状的病人不需治疗。有症状者可采用保守或手术治疗,治疗以安全简单和有效为原则。

(1) 非手术治疗:包括支持疗法、盆底肌肉锻炼、中药和针灸、放置子宫托等。子宫托是一种支持子宫和阴道壁并使其维持在阴道内而不脱出的工具,尤其适用于病人全身状况不适宜手术者。手术前放置可促进膨出面溃疡的愈合。常用的子宫托有支撑型和填充型(图18-9)。重度子宫脱垂伴盆底肌肉明显萎缩以及宫颈、阴道壁有炎症、溃疡者不宜使用。

(2) 手术治疗:对脱垂超出处女膜且有症状的病人可考虑手术治疗。根据病人的年龄、全身状况及生育要求等采取个体化治疗。手术目的是缓解症状、恢复脏器正常的解剖位置和功能、有满意的性功能。常选择以下手术方法:阴道前后壁修补术加主韧带缩短及宫颈部分切除术——曼氏手术(Manchester 手术)、经阴道子宫全切术及阴道前后壁修补术、阴道封闭术及盆底重建手术等。

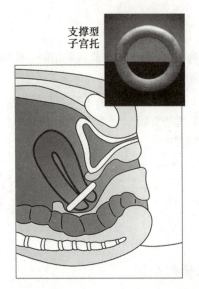
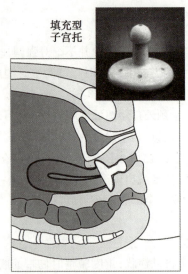

图 18-9　各种子宫托示意图

知 识 链 接

女性盆底功能障碍性疾病

　　女性盆底功能障碍性疾病(female pelvic floor dysfunctional，FPFD)又称盆底缺陷或盆底支持组织松弛，是各种病因导致的盆底支持结构缺陷或退化、损伤及功能障碍造成的疾病，包括盆腔器官脱垂、尿失禁、粪失禁、生殖道损伤、性功能障碍、慢性盆腔痛和瘘等。这些疾病虽非致命性，却严重影响病人的生活质量。盆底参与了排便、排尿及维持正常生殖器官的位置的功能。过去认为排便异常是直肠及肛门病变所导致，脱垂则主要是子宫及其韧带病变的结果，实际上都不是单纯直肠、膀胱和子宫等器官的问题，而是盆底本身的功能出现障碍所导致。预防和治疗腹压增加的疾病，避免重体力劳动，提高产科质量、产后盆底康复锻炼等措施可以有效预防盆底功能障碍性疾病。

【常见护理诊断/问题】

1. **焦虑**　与长期的子宫脱出影响正常生活有关。
2. **疼痛**　与脱垂器官牵拉韧带、宫颈，阴道壁溃疡有关。

【预期目标】

1. 病人能表达焦虑的原因，并能有效地应对，焦虑程度减轻。
2. 病人能应用减轻疼痛的方法，出院以后疼痛消失。

【护理措施】

　　1. **改善病人一般情况**　加强营养，合理安排休息和工作，避免重体力劳动；积极治疗便秘、慢性咳嗽及腹腔巨大肿瘤等增加腹压的疾病。教会病人盆底肌肉锻炼方法。盆底肌肉(肛提肌)锻炼也称为 Kegel 运动，指导病人行收缩肛门运动，用力使盆底肌肉收缩 3s 以上后放松，每次 10~15min，每日 2~3 次。

　　2. **术前准备**　术前 5d 开始进行阴道准备，Ⅰ度子宫脱垂病人应每日坐浴 2 次，一般采取 1:5 000 的高锰酸钾液；对Ⅱ、Ⅲ度子宫脱垂的病人，特别是有溃疡者，行阴道冲洗后局部涂含抗生素的软膏，并勤换内裤。注意冲洗液的温度,一般在 41~43℃ 为宜,冲洗后戴无菌手套将脱垂的子宫还纳于阴道内,让病人平卧于床上半小时;用清洁的卫生带或丁字带支托下移的子宫,避免子宫与内裤摩擦;积极治疗局部炎症,按医嘱使用抗生素及局部涂含雌激素的软膏。

3. 术后护理　术后应卧床休息 7~10d;留置尿管 10~14d;避免增加腹压的动作;术后用缓泻剂预防便秘;每日行外阴擦洗,注意观察阴道分泌物的特点;应用抗生素预防感染。其他护理同一般会阴部手术的病人。

4. 教会病人子宫托的放取方法　病人应选择大小适宜的子宫托,在使用子宫托前进行试戴。各类型的子宫托放置前病人应排尽大小便,洗净双手。使用环形带支撑型子宫托时,病人仰卧床上,双腿屈膝分开,先将脱出物轻轻回纳,再将子宫托对折,置入阴道后使其自行打开,用一根手指沿阴道方向向后推子宫托,至推不动时,病人向下用力屏气,子宫托不脱出,说明放置妥当。使用填充型子宫托时,病人取站位或蹲位,用手指抓住子宫托的柄部,将圆盘沿一侧斜面置入阴道,当圆盘全部进入阴道后,将圆盘推至阴道顶端,圆盘吸附于阴道顶端,轻拉子宫托的柄部,子宫托不被拉出,说明放置妥当。环形带支撑型子宫托取出时,用中指伸入阴道,触及凹口处,轻轻拉出即可。填充型子宫托取出时,用 2 至 3 根手指,捏住子宫托的柄部,上下左右轻轻晃动,解除圆盘的吸力后取出。在使用子宫托时应注意:①放置前阴道应有一定水平的雌激素作用。绝经后妇女可选用阴道雌激素霜剂,一般在用子宫托前 4~6 周开始应用,并在放托的过程中长期使用。②子宫托应每日早上放入阴道,睡前取出消毒后备用,避免放置过久压迫生殖道而致糜烂、溃疡,甚至坏死造成生殖道瘘。③保持阴道清洁,月经期和妊娠期停止使用。④上托以后,分别于第 1 个月、3 个月、6 个月时到医院检查 1 次,以后每 3~6 个月到医院检查 1 次。

5. 心理护理　盆腔器官脱垂病人由于长期受疾病折磨,往往有烦躁情绪,护士应为其讲解疾病知识和预后;做好家属的工作,让家属理解病人,协助病人早日康复。

6. 出院指导　术后一般休息 3 个月,禁止盆浴及性生活,半年内避免重体力劳动。术后 2 个月到医院复查伤口愈合情况;3 个月后再到门诊复查,医生确认完全恢复以后方可有性生活。

【护理评价】

通过治疗和护理,病人是否:

1. 能说出减轻焦虑的措施,并能积极应用。
2. 自述疼痛减轻或消失。

本 章 小 结

　　会阴部手术是指女性外生殖器部位的手术,因解剖关系及涉及身体隐私处,故病人容易出现疼痛、出血、感染、自我形象紊乱、自尊低下等护理问题,与腹部手术相比有其特殊性。会阴部手术在妇科应用比较广泛,可治疗的疾病包括外阴与阴道创伤、外阴癌、女性生殖器官发育异常、生殖道瘘、盆腔器官脱垂等。

　　外阴鳞状细胞癌是最常见的外阴恶性肿瘤,以手术治疗为主,辅以放疗及化疗。手术病人创伤大,卧床时间长,需加强术后护理;放疗病人应做好皮肤护理;外阴癌易复发,应正确指导病人随访时间。

　　女性生殖器官发育异常病人常有心理问题,应做好心理护理。生殖道瘘的典型症状为尿液或者粪液自阴道排出,不能控制,手术修补是主要治疗方法。生殖道瘘及盆腔器官脱垂等疾病常与分娩有关,绝大多数可以预防,提高产科质量,避免妇科手术损伤可减少其发生。

（潘颖丽）

Note:

思 考 题

1. 某女士,64岁,近2年来发现外阴左侧有一肿块,疼痛,2个月前破溃,且有血性分泌物,查体:左侧大阴唇中段有一硬结,约3cm×2cm×2cm大小,基底宽,不活动,腹股沟淋巴结未触及。

问题:

(1) 该病人的可能诊断是什么?

(2) 病人术前如何做肠道准备?

(3) 术后病人如何摆放体位?

2. 某女士,54岁,G_2P_1。慢性咳嗽10余年,阴道口脱出肿物2年余。妇科检查:阴道前壁膨出,宫颈脱出于阴道外,宫体仍在阴道内,子宫略小,水平位,两侧附件未触及。

问题:

(1) 该病人的诊断是什么?

(2) 病人拟行手术治疗,如何进行术前准备?

3. 某女士,18岁,无月经来潮,但周期性下腹痛伴有肛门坠胀,检查见处女膜向外膨隆,表面呈紫蓝色,无阴道开口,肛诊阴道呈长形肿物,有囊性感,压痛明显。

问题:

(1) 该病人可能的诊断是什么?

(2) 该病人治疗原则是什么?

(3) 病人术后如何进行护理?

URSING
第十九章

妇女保健

19章 数字内容

学 习 目 标

- 知识目标：
1. 掌握妇女保健的目的、意义及各阶段保健的内容。
2. 熟悉妇女保健质量评价及劳动保护的相关内容。
3. 了解妇女保健机构设置与国家妇女保健相关政策及法规。
- 能力目标：
1. 能够运用所学知识对处于不同阶段的妇女进行保健指导。
2. 能够举例说明妇女保健统计的常用指标。
- 素质目标：
通过妇女保健相关政策及我国妇幼保健成就的讲授，激发学生爱国热情，坚定正确的政治信仰和职业信念。

妇女健康水平是社会发展和文明的标志。妇女保健(women's health care)是通过先进的医学科学技术、有效的防治措施及科学的管理方法对处于生命各时期的女性开展保健。妇女保健工作是我国人民卫生保健事业的重要组成部分。

 ———————————— 案例导入与思考 ————————————

某女士,孩子刚满6个月,母乳喂养。该女士特别热爱所从事的工作,但最近单位经常需要加班,因无法按时回家照顾孩子而导致夫妻关系紧张,跟领导提出不加班,遭到单位领导拒绝。

请思考:

1. 该女士提出的要求合理吗?

2. 该女士这一时期应享受哪些权利?

第一节 概 述

妇女保健工作是一项社会系统工作,应充分发挥各级妇幼保健专业机构及三级妇幼保健网的作用,保障妇女的合法权益,促进男女平等,贯彻国家相关政策及法律法规,充分发挥妇女在社会主义现代化建设中的作用。近年来,我国妇女保健工作虽然取得了显著成绩,特别是在降低孕产妇死亡率方面提前实现了联合国千年发展目标,但仍需进一步完善,《中国妇女发展纲要(2021—2030 年)》提出孕产妇死亡率要下降到 12/10 万以下,适龄妇女宫颈癌人群筛查率达到 70%以上,妇女保健将面临新的挑战。

一、妇女保健工作的目的、意义和方法

(一)妇女保健工作的目的

妇女保健工作以维持和促进妇女健康为基础,以保障生殖健康为目的,为妇女提供连续的生理、心理服务与管理,通过积极的普查、预防保健、监护和治疗措施,开展贯穿女性各期的保健工作,降低孕产妇及围生儿死亡率,减少患病率和伤残率,消灭和控制某些疾病及遗传病的发生,控制性传播疾病的传播,满足妇女的实际健康需求,提高其生活质量。

(二)妇女保健工作的意义

妇女保健工作应树立"全生命周期健康"和"三级预防"理念,与临床医学、疾病预防控制构成我国医学卫生防病的基本体系,各级妇幼健康服务机构应坚持"以保健为中心,以保障生殖健康为目的,保健与临床相结合,面向群体、面向基层和预防为主"的工作方针,妇女保健工作的意义在于维护和促进妇女身心健康,提高人口综合素质,增进家庭幸福,是国富民强的基础工程。

(三)妇女保健工作的方法

妇女保健工作应坚持政府领导,充分发挥各级妇幼保健专业机构及基层三级妇幼保健网的作用。2015 年《国家卫生计生委关于妇幼健康服务机构标准化建设与规范化管理指导意见》(简称《指导意见》)明确提出:妇幼健康服务机构应按照保健与临床相结合原则,根据服务人群来优化服务流程,整合服务内容,做到群体保健与临床保健相结合,防与治相结合。优化创新服务模式,有计划地组织培训和继续教育,不断提高专业队伍的业务技能水平,加强孕产保健、妇幼保健及计划生育技术服务间的功能衔接与合作,提高群众自我保健意识,为女性提供安全、便捷、温馨的服务,同时健全有关法律和法规,提高卫生服务绩效,保障妇女的合法权利。

二、妇女保健工作的主要内容

妇女保健工作内容包括:①妇女各期保健;②计划生育指导;③妇女常见病及恶性肿瘤的普查普

治;④妇女劳动保护。本章重点介绍妇女各期保健及妇女劳动保护,有关计划生育指导和妇女病及恶性肿瘤的普查普治参见相关章节。

三、妇女保健工作的组织机构

（一）行政机构

1. **国家级**　国家卫生健康委员会内设妇幼健康司,下设综合处、妇女卫生处、儿童卫生处、出生缺陷防治处,领导全国妇幼健康保健与管理工作。

2. **省级**　各省(自治区、直辖市)卫生健康委员会内设妇幼健康处,在上级主管部门的地方政府的领导下,负责拟定妇幼卫生健康政策、规划、标准和规范并组织实施,推进妇幼健康服务体系建设,指导所辖区域妇幼卫生、出生缺陷防治、婴幼儿早期发展、人类辅助生殖技术管理和生育技术服务工作。

3. **市（地）级**　市卫生健康委员会内设立妇幼健康处。

4. **县（市）级**　县卫生健康局内设妇幼健康科/妇幼卫生科。

（二）专业机构

《指导意见》中明确要加强妇幼健康服务机构建设,根据辖区常住人口数、妇女儿童健康需求、功能定位、职责任务和区域卫生规划、医疗机构设置规划进行合理设置。规定了省、市、县三级原则上均应当设置一所政府举办、标准化的妇幼健康服务机构,各级妇幼健康服务机构是具有公共卫生性质、不以营利为目的的公益性事业单位。2015年国家卫生与计划生育委员会发布了《关于各级妇幼健康服务机构业务部门设置指南》,对妇幼健康服务机构的业务部门设置提出了具体要求。

1. **省、市级妇幼健康服务机构**　省级妇幼健康服务机构承担全省妇幼保健技术中心任务,并协助卫生与计划生育行政部门开展区域业务规划、科研培训、信息分析利用、技术推广及对下级机构的指导、监督和评价等工作;省级妇幼健康服务机构应设妇幼保健科学研究中心、妇幼卫生计划生育适宜技术培训推广中心,承担科学研究和适宜技术培训推广等工作。地市级妇幼健康服务机构根据区域卫生规划承担妇幼保健技术分中心任务,并发挥着承上启下作用。

2. **县区级妇幼健康服务机构**　是三级妇幼健康服务机构的基础。侧重辖区管理、人群服务和基层指导。

此外,乡级计划生育技术服务机构与乡(镇)卫生院妇幼保健职能整合,村级卫生室和计划生育服务室同时保留。2020年国家卫生健康委发布《关于做好儿童和孕产妇新型冠状病毒感染的肺炎疫情防控工作的通知》提出:各级妇幼保健机构要按照当地卫生健康行政部门的统一部署开展疫情防控工作,按照新型冠状病毒感染的肺炎诊疗方案做好临床诊疗工作,确保母婴安全。2021年国家卫生健康委和国家中医药局联合发布了《推进妇幼健康领域中医药工作实施方案(2021—2025年)》提出:结合妇幼健康工作实际,推动各级妇幼保健机构全面开展中医药服务,引导妇幼保健机构规范建设发展中医临床科室,鼓励各级医疗机构妇产科积极应用中医药适宜技术,充分发挥中医药在妇女预防保健和疾病诊疗中的作用。

四、妇女保健相关政策及法规

我国已经形成了一个以"一法两纲"为核心(即《中华人民共和国母婴保健法》《中国儿童发展纲要》和《中国妇女发展纲要》),包括《中华人民共和国妇女权益保障法》《中华人民共和国人口与计划生育法》《孕产期保健工作管理办法》和《女职工劳动保护特别规定》等法律法规在内的妇女保健政策法律体系。

Note：

《健康中国行动（2019—2030年）》妇幼健康促进行动目标

我国妇幼健康促进行动目标是到2022年和2030年，婴儿死亡率分别控制在7.5‰及以下和5‰及以下；5岁以下儿童死亡率分别控制在9.5‰及以下和6‰及以下；孕产妇死亡率分别下降到18/10万及以下和12/10万及以下；产前筛查率分别达到70%及以上和80%及以上；新生儿遗传代谢性疾病筛查率达到98%及以上；新生儿听力筛查率达到90%及以上；先天性心脏病、唐氏综合征、耳聋、神经管缺陷、地中海贫血等严重出生缺陷得到有效控制；7岁以下儿童健康管理率分别达到85%以上和90%以上；农村适龄妇女宫颈癌和乳腺癌筛查覆盖率分别达到80%及以上和90%及以上。提倡适龄人群主动学习掌握出生缺陷防治和儿童早期发展知识；主动接受婚前医学检查和孕前优生健康检查。

五、妇女劳动保护

妇女劳动保护是妇女保健相关法律中的重要内容。通过采用法律手段，贯彻预防为主的方针，确保妇女在劳动工作中的安全与健康。2018年修订的《中华人民共和国妇女权益保障法》规定妇女在经期、孕期、分娩期、产褥期、哺乳期享受特殊保护，国家推行生育保险制度，用人单位不得在女职工妊娠期、分娩期、哺乳期降低其工资、予以辞退、解除其劳动或聘用合同。有关妇女劳动保护规定如下：

1. **月经期** 月经期妇女的劳动分配遵循调干不调湿（不下水田等）、调轻不调重（不从事重体力劳动）的原则。

2. **妊娠期** 用人单位应根据医疗机构证明，对于不能适应原劳动岗位的妊娠期女职工，予以减轻劳动量或者安排其他能够适应的劳动；对妊娠7个月以上的女职工，用人单位不得延长其劳动时间或者安排夜班；在劳动时间内产前检查，并将所需时间计入劳动工时；对有两次以上自然流产史，现无子女的女职工，应暂时调离有可能导致流产的工作岗位。

3. **围产期** 女职工生育享受98d产假，其中产前可以休假15d；难产增加产假15d；若生育多胞胎，每多生育1个婴儿，增加产假15d。若妊娠未满4个月流产者，享受15d产假；妊娠满4个月流产者，享受42d产假。

4. **哺乳期** 哺乳时间为1年，有未满1周岁婴儿的女职工，用人单位不得延长其劳动时间或安排夜班；在劳动时间内，每天为哺乳期女职工安排2次哺乳时间，30min/次；若生育多胞胎，则每增加1个婴儿，每天增加1h哺乳时间。

第二节 妇女各阶段保健

妇女各期保健是妇女保健工作任务之一，开展贯穿女性各期的保健工作有利于维护女性安全，降低孕产妇及围生儿死亡率，减少患病率、伤残率、某些遗传性疾病或出生缺陷的风险，控制性传播疾病的传播，促进妇女身心健康，提高生育质量。

【青春期保健】

青春期保健（adolescence health care）应根据青春期女性的生理、心理、社会行为特点，重视其身心健康与行为方面的问题，有利于促进女性成长发育，提高其心理素质和社会适应能力。

（一）女性性卫生与性健康教育

1. **性卫生（sexual hygiene）** 指通过性卫生保健实现性健康，达到提高生活质量的目的，包括性心理卫生和性生理卫生。性生活是人类正常的生理和心理需求和表现,女性性唤起、性高潮、主观和客观性反应与男性存在差异。应根据青春期女性的生理、心理和社会行为特点,开展心理卫生、生理卫生方面的健康教育,纠正其不良的生活习惯和行为方式,使女性知晓自我保健的重要性并掌握自我保健常识,包括合理营养、培养良好的生活习惯、劳逸结合、注意经期和性生活卫生、避免非意愿妊娠、预防性传播疾病等。

2. 性健康　性健康从知识和道德层面要求女性树立科学的性观念,具有较系统的性知识和健康的性行为,主动预防性传播疾病和消除性犯罪。性健康关系到女性一生,因此,不同年龄段的女性,均应接受有针对性的性健康教育。青少年是性健康教育的关键阶段,应向其传授科学的性知识,纠正与性有关的认识和行为偏差,正确认识月经初潮、性欲和性冲动等。对进入青春期和育龄期的女性,应加强宣传避孕和性传播性疾病预防的知识,帮助女性认识和适应青春期及孕产期的急剧身心变化,能够正确处理两性或夫妻关系,用道德约束自身性行为。对老年妇女的性健康教育也十分重要,应指导老年人正确看待性欲和性反应能力,建立良好的性生活习惯和性行为方式,提高老年人的晚年生活质量。

（二）健康生活行为方式指导

1. 健康的生活方式和体检　加强健康教育,使青少年了解自己生理和心理特点,懂得自尊、自爱,学会保护自己,培养良好的个人生活习惯,合理安排生活和学习,注意劳逸结合;合理营养,注意营养成分的搭配,提供足够的热量,定时定量,三餐有度;体育锻炼对身体健康成长十分重要,要有适当的运动与娱乐。早期发现疾病和行为偏差问题,减少危险因素,定期体格检查有助于及早筛查出健康和行为问题。若已患病,应及时开展疾病治疗和康复,减少并发症的发生,提高生活质量。

2. 心理调适　青春期女性的判断力和想象力增强,心理变化也十分明显,对异性有好奇心,关注自我形象,情绪易出现波动,根据青春期心理变化的基本特点,培养其健康的心理素质,循序渐进地耐心引导,谨慎施策,帮助她们克服不良思维与行为,树立正确的行为观念。

【生育期保健】

生育期保健(reproductive health care)根据妇女的生理、心理及社会特征,重点是维护正常的生殖功能,保证母婴安全,降低孕产妇和围产儿的死亡率。做好计划生育技术指导,开展宣传、教育、培训和咨询,帮助生育期妇女根据自身情况(包括家庭、身体、婚姻状况等),选择合适、安全有效的避孕方法,减少非意愿妊娠,预防性传播性疾病。尚未生育的新婚夫妇,应选择不影响生育、使用方便的避孕方法,可采用男用避孕套,另外还可采用短效口服避孕药或外用避孕栓、薄膜等,一般暂不选用宫内节育器;生育后期选择长效、可逆、安全的避孕方法,如宫内节育器、阴茎套、复方口服避孕药、皮下埋植剂等。对某种避孕方法有禁忌证者,则不宜使用该方法。

【围产期保健】

围产期保健(perinatal health care)包括孕前期、孕期、分娩期、产褥期、哺乳期保健。

（一）孕前期保健

孕前期保健是指为准备妊娠的夫妇提供以健康教育与咨询、孕前医学检查、健康评估和健康指导为主要内容的保健服务。2021年国家卫生健康委发布《关于统筹推进婚前孕前保健工作的通知》(以下简称《通知》)提出:促进孕前优生健康检查,对于促进生殖健康、预防出生缺陷、提高婚育质量和出生人口素质具有重要作用。遵循普遍性指导和个体化指导相结合的原则,对计划妊娠的夫妇行孕前健康教育及指导,指导夫妇双方选择最佳的受孕时机,降低或消除导致出生缺陷等不良妊娠结局的危险因素,减少高危妊娠的发生,有利于生育健康和提高人口素质。年龄过小(<18岁)或过大(>35岁)的女性易发生难产、产科并发症及胎儿染色体病,是高危妊娠的危险因素。重视对年龄较大拟再生育的妇女提供咨询;长时间使用药物避孕者应停药改为工具避孕,半年后再妊娠。患有慢性疾病者应积极治疗对妊娠有影响的疾病,如病毒性肝炎、糖尿病、心脏病及甲亢等;若有不良孕产史、家族遗传病

Note:

史、传染病史者,应接受产前咨询。评估孕前期女性的心理和社会环境因素十分重要,生活中的不良事件与妊娠期高血压疾病及产后抑郁症有关;为减少出生缺陷,《通知》中指出孕妇在孕前3个月补充叶酸或含叶酸的复合维生素,既往生育过神经管缺陷(NTD)儿的孕妇,应加强遗传学咨询;夫妇应戒烟酒,避免接触有毒有害物质和放射线,以免影响胎儿正常发育。

(二)孕期保健

孕期保健是指从确定妊娠之日开始至临产前为孕妇及胎儿提供的系列保健服务。目的是加强母儿监护,预防和减少孕产期并发症,开展出生缺陷产前筛查和产前诊断,及早干预,确保母儿安全。孕妇是新型冠状病毒肺炎的易感人群,2020年国家卫生健康委发布《关于做好儿童和孕产妇新型冠状病毒感染的肺炎疫情防控工作的通知》提出:充分发挥信息化技术和新媒体作用,借助"互联网+健康医疗"优势,通过微信、APP、电话、视频等方式加强对孕产妇健康教育和咨询指导。

1. **孕早期保健** 孕早期是胚胎与胎儿发育的重要阶段,受有害因素影响,易导致胎儿畸形或流产。主要保健内容包括:加强孕妇孕期卫生、性生活、旅行、工作、饮食营养、休息与活动、心理适应等方面的健康教育,识别和预防流产的发生。首先应确诊早孕并登记建立保健卡,确定基础体重和血压,定期测量体重,监测体重增长情况。营养和膳食指导,孕期保证多样化的平衡膳食,保证孕期合理营养对母体下一代的正常身心发育具有重要意义。继续补充叶酸0.4~0.8mg/d至孕3个月,有条件者可继续服用含叶酸的复合维生素,可降低早产、胎膜早破的发生率。进行高危妊娠和遗传性疾病的初筛,特别是我国《人口与计划生育法》修正案实施后,对于再生育的高龄孕妇,开展妊娠风险评估,筛查危险因素,识别高危孕妇和新生儿。指导孕妇避免接触有毒、有害物质和宠物,慎用药物;避免高强度工作、高噪声环境和家庭暴力。改变不良生活习惯及生活方式,戒烟、酒,禁吸毒;避免精神刺激,保持心理健康,预防孕期及产后心理问题的发生。

2. **孕中期保健** 孕中期是胎儿生长发育较快的时期,主要的保健内容包括:进行妊娠生理知识、预防贫血和早产的健康教育。加强营养,补充铁、钙等矿物质;监测胎动、宫缩。保证充足的睡眠,每日应有8h睡眠,午休1~2h。对于没有运动禁忌证的孕妇,建议根据自身情况,每天进行20~30min中等强度、适宜的有氧运动,如散步、快走、孕妇瑜伽等。开展唐氏综合征的遗传筛查(适宜孕周为12~22^{+6}周)、神经管畸形血清学筛查(妊娠15~20周)、妊娠糖尿病筛查(建议妊娠24~28周)和胎儿结构畸形筛查(妊娠20~24周)。检查孕早期各种影响因素对胎儿是否有损伤,必要时进一步做产前诊断。监测胎儿生长发育的各项指标,预防和及早发现胎儿发育异常,并预防和治疗生殖道感染,可以减少妊娠晚期、产时、产后的并发症。

3. **孕晚期保健** 孕晚期胎儿生长发育最快的时期。此期应开展分娩、产褥相关知识的教育以及新生儿免疫接种指导;加强胎儿宫内生长发育的监护及孕妇胎盘功能的监测,防治妊娠并发症。定期产前检查,检测胎儿生长发育的各项指标;及早发现并纠正胎儿宫内缺氧;指导孕妇注意补充营养;做好分娩前身体、心理和物质方面的准备,选择对母儿合适分娩方式。做好乳房准备,提供母乳喂养等方面知识,有利于产后哺乳。有高危因素的孕妇应遵医嘱提前住院待产。

知 识 拓 展

高龄孕妇的孕期保健

1. 评估并告知高龄孕妇的妊娠风险。

2. 规范补充叶酸或含叶酸的复合维生素;及时规范补充钙剂和铁剂,根据情况可考虑适当增加剂量。

3. 高龄孕妇是产前筛查和产前诊断的重点人群。

4. 年龄≥40岁的孕妇,应加强胎儿监护,妊娠40周前适时终止妊娠。

（三）分娩期保健

分娩期提倡住院自然分娩。分娩期保健应做到"五防、一加强"，即防滞产、防感染、防产伤、防出血、防新生儿窒息，加强对高危妊娠的产时监护和产程处理，保证母儿平安（分娩期护理详见第五章第二节）。

（四）产褥期保健

产褥期是产妇全身器官恢复正常的时期，也是产妇角色适应与心理调适的重要时期。目的是预防产后出血、感染等并发症的发生，促进产妇产后生理功能恢复。产后访视共3次，分别于产妇出院后3d内、产后14d和28d进行，若有必要，可酌情增加访视次数；产后42d母婴应到医院进行产后健康检查（产褥期妇女的护理详见第六章第二节）。

（五）哺乳期保健

哺乳期是指母乳喂养婴儿的时期，WHO建议，婴儿在出生后的最初6个月内应该接受纯母乳喂养，6个月以后逐渐添加辅食至2岁或者更长时间。保护母婴健康，降低婴幼儿死亡率，保护、促进和支持母乳喂养是哺乳期保健的中心任务。WHO提出"促进成功母乳喂养的十项措施"（2018年更新版）：①完全遵守《国际母乳代用品销售守则》和世界卫生大会相关决议；制定书面的婴儿喂养政策，并定期与员工及家长沟通；建立持续的监控和数据管理系统；②确保工作人员有足够的知识、能力和技能以支持母乳喂养；③与孕妇及其家属讨论母乳喂养的重要性和实现方法；④分娩后即刻开始不间断的肌肤接触，帮助母亲尽快开始母乳喂养；⑤支持母亲开始并维持母乳喂养及处理常见的困难；⑥除非有医学上的指征，否则不要为母乳喂养的新生儿提供母乳以外的任何食物或液体；⑦让母婴共处，并实践24h母婴同室；⑧帮助母亲识别和回应婴儿需要进食的迹象；⑨告知母亲使用奶瓶、人工奶嘴和安抚奶嘴的风险；⑩出院协调，以便父母与其婴儿及时获得持续的支持和照护（母乳喂养详见第六章第二节）。哺乳期宜采取工具避孕。

【绝经过渡期保健】

绝经过渡期是指从卵巢功能衰退到最后一次月经的时期，卵巢功能衰退可从40岁开始，历时可长可短，短则1~2年，长则10余年。中国妇女平均绝经年龄在50岁左右。绝经过渡期女性出现的一系列躯体和精神心理症状，均与卵巢功能下降导致体内性激素的减少或波动有关。此期保健的主要内容包括：①合理安排生活起居，注意锻炼身体与休息；②加强营养，重视蛋白质、维生素、微量元素及钙剂的补充；③注意卫生及心理方面的指导；④防治绝经过渡期月经失调，重视绝经后阴道流血及肿瘤筛查，防治子宫颈癌和子宫内膜癌。每年进行1次妇科常见疾病及肿瘤的筛查；若妇女出现月经失调或停经超过半年以上，应进行避孕指导直至月经停止12个月，首选男用避孕套避孕，年龄超过45岁的妇女一般不用口服避孕药或注射避孕针，原来采用宫内节育器避孕无不良反应者可继续使用，绝经后半年取出。必要时遵医嘱进行性激素补充治疗，以利身心健康，提高生命质量。

【老年期保健】

国际老年学会规定65岁以上为老年期。老年期妇女卵巢功能衰竭，体内性激素水平很低，极易患各种身心疾病，如萎缩性阴道炎、子宫脱垂和膀胱膨出、直肠膨出、生殖器官肿瘤、脂代谢紊乱、老年性痴呆等。此期应指导老年人定期体检，保持生活规律和合理膳食，注意劳逸结合，适度参加社会活动和从事力所能及的工作，及时防治老年期常见病和多发病，提高生命质量。

第三节 妇女保健的质量评价

妇女保健统计指标是客观评价妇幼保健工作的质量和反映妇幼健康状况最基本的指标，同时也为进一步制订妇幼保健工作规划、提高妇幼保健水平提供科学依据。妇女保健内容及相关的质量评价方法较多,本节重点介绍孕产期保健和妇女疾病普查普治的质量评价。

一、孕产期保健评价

（一）孕产期保健工作指标

1. 产前检查率＝期内接受过 1 次及以上产前检查的产妇人数/同期活产数×100%

2. 孕产妇建卡率＝期内由保健人员建立的孕产妇保健卡（册）人数/同期活产数×100%

3. 住院分娩率＝期内住院分娩的活产数/期内活产数×100%

4. 产后访视率＝期内产后接受过 1 次及以上产后访视的产妇人数/期内活产数×100%

5. 孕产妇系统管理率＝期内孕产妇系统管理人数/期内活产数×100%

6. 产前筛查率＝期内孕产妇产前筛查人数/期内产妇数×100%

（二）孕产期保健质量指标

1. 高危孕产妇比例＝期内高危孕产妇人数/期内孕产妇总数×100%

2. 剖宫产率＝期内剖宫产活产数/期内活产数×100%

3. 产后出血率＝期内发生产后出血的产妇人数/期内产妇总数×100%

4. 会阴侧切率＝期内会阴侧切产妇人数/期内阴道分娩产妇总数×100%

（三）孕产期保健效果指标

1. 孕产妇死亡率＝期内孕产妇死亡数/期内孕产妇总数×10 万/10 万

2. 围生儿死亡率＝（孕满 28 周的死胎死产数+出生后 7d 内的新生儿死亡数）/（孕满 28 周的死胎死产数+活产数）×1 000‰

3. 新生儿死亡率＝期内新生儿死亡数/期内活产数×1 000‰

二、妇女常见疾病普查普治质量评价

《中国妇女发展纲要（2021—2030 年）》中强调"妇女平等享有全方位全生命周期健康服务",提出加强乳腺癌、宫颈癌综合防治能力,普及健康知识,提高妇女健康素养水平,减少艾滋病、梅毒和乙肝母婴传播,预防和减少孕产妇贫血。对 35 岁以上妇女,应每 1~2 年普查 1 次,普查内容包括妇科检查、阴道分泌物检查、宫颈细胞学检查和/或高危型人乳头瘤病毒（HPV）DNA 检测、超声检查,推进适龄妇女接种 HPV 疫苗试点工作,预防宫颈癌。若发现异常,应进一步检查确诊,以做到早发现、早诊断、早治疗,以降低发病率,提高治愈率。妇女常见病普查普治统计指标如下:

1. 妇女病检查率＝期内实际进行妇女病普查人数/期内（20~64 岁）妇女数×100%

2. 某种妇女病患病率＝期内查出某种妇女病患病人数/期内实查人数×100%

3. 某种妇女病治疗率＝接受某种妇女病治疗人数/查出同种妇女病病人数×100%

本 章 小 结

妇女保健工作以女性群体为服务对象,树立"全生命周期健康"和"三级预防"的理念,通过先进的医学科学技术、有效的防治措施及科学的管理方法对处于生命各时期的女性开展保健。目前,我国已形成了以"一法两纲"为核心的妇女保健政策法律体系。妇女保健目的是维持和促进妇女健康、保障生殖健康。妇女保健工作内容涉及妇女各期保健、计划生育指导、常见妇女病及恶性肿瘤的普查普治、妇女劳动保护。妇女保健贯穿女性的青春期、生育期、围产期、绝经过渡期及老年期,每一时期保健内容不尽相同。通过妇女保健统计指标可客观评价妇幼保健工作的质量和妇幼健康状况。

（张英艳）

思 考 题

某女士,28 岁,G_2P_1,妊娠 10 周来医院建档,进行产前检查。首次产检身高 158cm,体重 72kg。完成首次产前检查后,孕妇及家属向护士咨询。

问题:

(1) 此时该孕妇处于什么期? 现阶段从事妇幼保健工作的护士应重点强调什么内容?

(2) 作为从事妇幼保健工作的护士,现阶段应从哪些方面对该孕妇进行保健指导?

不孕症与辅助生殖技术

20章　数字内容

---- 学 习 目 标 ----

- 知识目标：

1. 掌握不孕症和辅助生殖技术的定义和分类。

2. 熟悉不孕症的病因和各种辅助生殖技术的适应证；不孕症常见辅助检查和处理原则。

3. 了解不孕症对女性的影响和辅助生殖技术常见并发症。

- 能力目标：

运用所学知识对不孕症及行辅助生殖技术的夫妇进行护理评估、护理及健康教育。

- 素质目标：

1. 具有较强的责任心，关注生育对不孕症夫妇生活质量的影响。

2. 对待不孕症夫妇热情、耐心，能够与其进行良好沟通。

不孕症是一组由多种病因导致的生育障碍状态,是育龄夫妇的生殖健康不良事件。不孕症虽然不是致命性疾病,但是可以造成家庭不和及妇女个人心理创伤,已成为影响男女双方身心健康的医学和社会问题。辅助生殖技术的发展和应用为许多不孕症夫妇提供了获得生育能力的可能,但因技术本身存在一些伦理和法律问题,需要严格管理和规范。

案例导入与思考

门诊护士面对一对就诊的不孕症夫妇。该夫妇结婚 3 年余,近 2 年来因不孕而不断到不同等级的综合医院和专科医院就诊,并服过亲友们给予的"受孕偏方",经检查:男性少精、弱精,女性患有多囊卵巢综合征。目前夫妻俩感觉筋疲力尽,打算进行医学助孕。

请思考:

1. 该对夫妇不孕的原因可能有哪些?

2. 3 年的就诊经历对他们造成了哪些影响?

3. 在进行辅助生殖技术前,护士提供的护理措施和健康教育内容有哪些?

第一节　不　孕　症

女性无避孕性生活至少 12 个月而未受孕,称为不孕症(infertility)。在男性则称为不育症。按照是否有过妊娠,不孕症可分为原发性和继发性两类,其中从未妊娠者称为原发不孕,有过妊娠而后不孕者称为继发不孕。按照不孕是否可以纠正又分为绝对不孕和相对不孕,因先天或后天解剖生理方面的缺陷,无法纠正而不能妊娠者称为绝对不孕;因某种因素阻碍受孕,导致暂时不孕,一旦得到纠正仍能受孕者称为相对不孕。不孕症发病率因国家、种族和地区不同存在差别,我国不孕症发病率为 7%~10%。

【病因】

阻碍受孕的因素包括女方、男方、男女双方和不明原因。

（一）女方不孕因素

受孕是一个复杂的生理过程,必须具备下列条件:卵巢排出正常的卵子;精液正常并含有正常的精子;卵子和精子能够在输卵管内相遇并结合成为受精卵,受精卵顺利地被输送进入子宫腔;子宫内膜已充分准备适合于受精卵着床。这些环节中有任何一个不正常便能阻碍受孕。所以导致女方不孕的因素包括盆腔因素、排卵障碍及免疫因素。

1. **盆腔因素**　是导致我国女性不孕症,特别是继发性不孕症最主要的原因,约占全部不孕因素的 35%。具体原因包括:

（1）输卵管病变、盆腔粘连、盆腔炎及其后遗症:包括盆腔炎症(如沙眼衣原体、淋病奈瑟菌、结核分枝杆菌等引起的感染,阑尾炎或产后、术后所引起的继发感染)、盆腔手术后粘连导致的输卵管梗阻、周围粘连、积水和功能受损等。

（2）子宫体病变:主要包括子宫黏膜下肌瘤、肌壁间肌瘤(体积较大影响宫腔形态)、子宫腺肌症、宫腔粘连以及子宫内膜息肉等。子宫肌瘤还可造成流产。

（3）子宫颈因素:包括宫颈松弛和宫颈病变等。宫颈狭窄可以影响精子进入宫腔。宫颈感染可以改变宫颈黏液量和性状,影响精子活力和进入宫腔的数量。慢性宫颈炎时,宫颈黏液变稠,内含有大量白细胞,不利于精子的活动和穿透,影响受孕。

（4）子宫内膜异位症:典型症状为盆腔痛和不孕,与不孕的确切关系和机制目前尚不完全清楚,可能通过盆腔和子宫腔免疫机制紊乱导致排卵、输卵管功能、受精、黄体生成和子宫内膜容受性等多个环节的改变对妊娠产生影响。

（5）先天发育畸形：包括米勒管畸形，如纵隔子宫、双角子宫和双子宫、先天性输卵管发育异常、先天性宫颈发育异常等。

2. **排卵障碍** 占女性不孕的25%～35%。对月经周期紊乱、年龄≥35岁、卵巢窦状卵泡计数持续减少、长期不明原因不孕的夫妇，首先要考虑排卵障碍的病因。有些排卵障碍的病因持久存在，有的则发生动态变化，不能作为唯一、绝对和持久的病因进行界定。常见病因包括：

（1）下丘脑病变：如低促性腺激素性无排卵。

（2）垂体病变：如高催乳素血症、垂体功能障碍、希恩综合征。

（3）卵巢病变：如多囊卵巢综合征、早发性卵巢功能不全、卵巢早衰和先天性性腺发育不全等。

（4）其他内分泌疾病：如先天性肾上腺皮质增生症、甲状腺功能异常等。

3. **免疫因素**

（1）女性体液免疫异常：女性体内可产生抗透明带抗体，改变透明带的性状或阻止受精乃至植入过程，从而导致不孕。抗心磷脂抗体可引起种植部位小血管内血栓形成，导致胚胎种植失败。

（2）子宫内膜局部细胞免疫异常：子宫内膜局部存在大量的免疫细胞，它们在胚胎种植中发挥帮助绒毛实现免疫逃逸和绒毛周围组织的溶细胞作用，有利于胚胎种植。因此，子宫内膜局部的免疫细胞如NK细胞、T细胞和B细胞的功能异常都可能导致种植失败和不孕。

（二）男方不育因素

导致男性不育的因素主要有精液异常、男性性功能障碍及免疫因素。

1. **精液异常** 先天或后天原因所致精液异常，表现为少精、弱精子症、无精子症、精子发育停滞、畸形精子症和单纯性精浆异常等。

2. **男性性功能障碍** 指器质性或心理性原因引起的勃起功能障碍、不射精、逆行射精，或性唤起障碍所致的性交频率不足等。

3. **免疫因素** 目前临床尚无明确的诊断标准。精子、精浆、透明带和卵巢这些生殖系统抗原均可产生自身免疫或同种免疫，产生相应的抗体，阻碍精子和卵子的结合导致不孕。精子免疫：精子有大量特异性表达的精子抗原，可以引起男性的自身免疫反应，也可以引起女性的同种免疫反应。包括：①自身免疫：由于睾丸局部血睾屏障的存在，睾丸是人体的免疫豁免器官之一。因此，任何原因引起血睾屏障的破坏如输精管损伤、睾丸附睾炎症等都将导致精子的特异性抗原接触循环系统的免疫细胞而产生抗精子抗体，结合于精子膜表面的抗精子抗体可引起精子的凝集现象，并影响精子的运动和受精功能。②同种免疫：宫颈上皮细胞能产生分泌型IgA、IgG和极少量的IgM，当女性生殖道黏膜炎症破损或精浆中的免疫抑制物受到破坏时，精子和精浆中的抗原物质会引起女方的同种免疫反应，宫颈上皮细胞产生致敏的分泌型IgA、IgG，与精子结合后被覆在精子表面，使精子制动，难以进入宫腔；而IgG可起补体固定作用，发挥直接细胞毒作用，使精子发生凝集。

（三）不明原因性不孕

是一种生育力低下的状态。指经过不孕症的详细检查，依靠现今检查方法尚未发现明确病因的不孕症，约占不孕人群的10%。

除了以上原因，男女双方还都可能存在知识缺乏和精神因素导致不孕不育。①缺乏性生活的基本知识：男女双方都缺乏性生活的基本知识，因为不了解生殖系统的解剖和生理结构而导致不正确的性生活。②精神因素：夫妇双方过分盼望妊娠，性生活紧张而出现心理压力。此外，工作压力、经济负担、家人患病、抑郁、疲乏等都可以导致不孕。

【处理原则】

女性的生育力与年龄密切相关，故在充分考虑年龄的基础上，选择合理、安全、高效的个体化治疗方案。针对肥胖、消瘦、有不良生活习惯或环境接触史的妇女，应指导其改变生活方式；具有机体系统

Note:

性疾病妇女首先纠正或治疗疾病;性生活异常者在排除器质性疾病后进行健康教育,增加受孕机会;对于病因诊断明确者,针对具体病因选择相应的治疗方案。

【护理评估】

对不孕夫妇的检查和判定,首先应将不孕夫妇作为一个生殖整体来考虑,询问健康史、身体评估、心理评估、相关检查等步骤必不可少。

1. 健康史 护士应从家庭、社会、性生殖等方面全面评估男女双方的既往史和现病史。

(1)男方:询问不育年限、性生活史、性交频率和时间,有无勃起和/或射精障碍,近期不育相关检查和治疗经过。既往发育史包括有无影响生育的疾病史及外生殖器外伤史、手术史,如有无生殖器官感染史,包括睾丸炎、腮腺炎、前列腺炎、结核病等,手术史包括疝修补术、输精管切除术等病史。了解个人生活习惯、嗜好以及个人职业、生活环境及环境暴露史。

(2)女方:询问年龄、职业、个人生活习惯,需仔细询问不孕相关病史。

1)现病史:包括不孕年限、性生活频率、有无避孕及避孕方式、既往妊娠情况,询问有无盆腹腔痛、白带异常、盆腔包块、既往盆腔炎或附件炎史、盆/腹腔手术史等,近期心理、情绪、环境、进食、体重、运动量有无显著变化,有无泌乳、多毛、痤疮等改变。

2)月经史:初潮年龄、周期规律性和频率、经期长短、经量有无变化、有无痛经,若有痛经,了解疼痛的严重程度及伴随症状等。

3)婚育史:婚姻状况、孕产史、有无孕产期并发症等。

4)既往史:有无结核病和性传播疾病史以及治疗情况,盆/腹腔手术史、自身免疫性疾病史、外伤史以及幼年时的特殊患病史,有无慢性疾病服药史和药物过敏史。

5)其他:有无吸毒史、成瘾性药物、毒物接触史、家族史(特别是家族中有无不孕不育和出生缺陷史)等。

(3)男女双方:男女双方的相关资料包括结婚年龄、婚育史、是否两地分居、性生活情况(性交频率、采用过的避孕措施、有无性交困难)、烟酒嗜好等。家族史要询问家族中有无出生缺陷史。

2. 身体状况 夫妇双方应进行全身检查以排除全身性疾病。

(1)男方检查:包括全身检查和生殖系统检查。重点应检查外生殖器有无畸形或病变,包括阴茎、阴囊、前列腺的大小、形状等。精液常规检查必不可少。初诊时男方一般要进行 2~3 次精液检查,以获取基线资料。检查项目根据 WHO《人类精液检查与处理实验室手册》(第五版)进行。其他检查包括激素检测、生殖系统超声和遗传筛查等。

(2)女方检查

1)全身检查:评估体格发育及营养状况,包括身高、体重和体脂分布特征,乳房发育及甲状腺情况。注意有无皮肤改变(多毛、痤疮、黑棘皮征等)。

2)妇科检查:包括外阴发育、阴毛分布、阴蒂大小、阴道和宫颈有无异常排液和分泌物,子宫位置、大小、形状、质地和活动度,附件有无增厚、包块和压痛,子宫直肠凹处有无包块、触痛和结节,盆腔和腹壁有无压痛、反跳痛和异常包块。

3)不孕相关辅助检查:包括超声检查、激素测定、输卵管通畅检查和一些其他检查。①超声检查:推荐使用经阴道超声,明确子宫和卵巢大小、位置、形态、有无异常结节或囊、实性包块回声,评估卵巢储备。还可监测优势卵泡发育情况及同期子宫内膜厚度和形态分型。②激素测定:排卵障碍和年龄≥35 岁女性均应行基础内分泌测定。于月经周期第 2~4d 测定 FSH、LH、E_2、P、T、PRL 基础水平。排卵期 LH 测定有助于预测排卵时间,黄体期孕激素测定有助于提示有无排卵、评估黄体功能。③输卵管通畅检查:子宫输卵管造影是评价输卵管通畅度的首选方法。应在月经干净后 3~7d 无任何禁忌证时进行。既可评估宫腔病变,又可了解输卵管通畅度。④其他检查:包括基础体温测定和宫腔镜、腹腔镜检查。基础体温测定如双相型体温变化提示排卵可能,但不能作为独立的诊断依据;宫腔镜和腹腔镜检查适用于体格检查、超声检查和/或输卵管通畅检查提示存在宫腔或盆腔异常的病人,可明确病变位置和程度,并进行相应治疗。宫腔镜检查可了解子宫内膜形态、内膜的色泽和厚度、双侧输卵管开口、是否有宫腔粘连、子宫畸形、内膜息肉、黏膜下肌瘤等病变。联合腹腔镜时可分别在输卵管内口插管,注射染料(亚甲蓝注射液),以判别输卵管的通畅度。腹腔镜检查可与腹腔镜手术同时进行。腹腔镜可以进一步了解盆腔情况,直接观察子宫、输卵管、卵巢有无病变或粘连,并可结合输卵管通液术,直视下确定输卵管的形态、是否通畅及周围有无粘连,必要时在病变处取活检。

知识拓展

WHO《人类精液检查与处理实验室手册》(第五版)

1980 年,世界卫生组织(WHO)出版了《人类精液及精子-宫颈黏液相互作用实验室检验手册》,2010 年初,WHO 更新改版为《WHO 人类精液检查与处理实验室手册》(第 5 版)(以下称手册),并由国家人口和计划生育委员会科研所等单位翻译,人民卫生出版社获授权出版。手册中常用精液参数的参考下限(第 5 个百分数,95%可信区间)为:精液量 1.5ml;精子浓度 $15×10^6$/ml;精子总数 $39×10^6$/次射精;精子前向运动(a 级+b 级)百分率 32%;正常形态率 4%;精子存活率 58%。该手册改动包括禁欲天数、采集精液温度、分析时间、理学检查、精液体积、精液 pH 测定、精子浓度的参考值下限、每次射出精液的精子总数、精子运动分类、精子存活率、应用低渗膨胀的精子存活率试验、正常精子的概念、非精子细胞的计数方法。

3. **心理-社会状况** 在不少地区生育被看作是妇女基本的社会职能之一,具有生育和养育能力是女性的成功标志之一。不孕的诊断和治疗给女性带来了生理和心理上的不安。生理方面的不适包括各种检查、激素治疗等干预措施,心理方面常常在希望和失望之间反复受到波折而影响心理健康。相较于男性,女性更容易出现心理-社会方面的问题,严重者可导致自我形象紊乱和自尊紊乱。评估不孕症夫妇双方的心理-社会状况,有时需要夫妇在一起完成评估,有时要根据情况单独对不孕夫妇中的一方进行评估。同时也要注意到病程、生育压力、情绪、社会支持、婚姻调适、心理弹性等对不孕症妇女的影响。

不孕症对女性心理-社会方面的影响体现在心理、生理、社会和经济等方面。

(1) 心理影响:一旦妇女被确认患有不孕症之后,立刻出现一种"不孕危机"的情绪状态。不孕症的诊断检查和治疗漫长而复杂,极大地影响了妇女的生活,包括生理、精神、工作等。许多不孕症的诊断检查往往是介入性的,既引起女性的不适又花费很多的时间,所以在此期间妇女往往出现抑郁、丧失自尊、丧失性快感、丧失自信、丧失希望。

曼宁(Menning)曾将不孕妇女的心理反应描述为震惊、否认、愤怒、内疚、孤独、悲伤和解脱。

1)震惊:因为生育能力被认为是女性的自然职能,所以对不孕症诊断的第一反应是震惊。以前使用过避孕措施的女性对此诊断感到惊讶,对自己的生活向来具有控制感的女性也明显会表示出她们的惊讶。

2)否认:这也是不孕妇女经常出现的一种心理反应,特别是被确诊为绝对不孕症之后妇女的强烈反应。如果否认持续时间过久,将会影响到妇女的心理健康,因此尽量帮助妇女缩短此期反应。

3)愤怒:在得到确诊不孕症的临床和实验结果后,否认常常无法再持续下去,检查过程中的挫折感、失望感以及困窘感会同时暴发。愤怒可能直接向配偶发泄,也会对其他亲人、朋友等关系密切者发泄,或对医院的治疗方案表示不满,以宣泄心中的情绪。

4)内疚和孤独:缺少社会支持者常常出现的一种心理反应。有时内疚感也可能来源于既往的婚前性行为、婚外性行为、使用过避孕措施或流产。仅仅为了不想让自己陷入不孕的痛苦的心理状态中,不孕妇女往往不再和以往有孩子的朋友或亲戚交往,和男性相比,女性更多时候一个人忍受内疚和孤独。这种心理可能导致夫妇缺乏交流、降低性生活的快乐,造成婚姻的压力和紧张。

5) 悲伤:诊断确定之后妇女的一种明显的反应。悲伤源于生活中的丧失,如丧失孩子、丧失生育能力等。

6) 解脱:解脱并不代表对不孕的接受,而是在检查和治疗过程当中反复忙碌以求结果。此阶段会出现一些负性的心理状态,如挫败、愤怒、自我概念低下、紧张、疲乏、强迫行为、焦虑、歇斯底里、恐惧、抑郁、失望和绝望。

(2) 生理影响:生理的影响多来源于激素治疗和辅助生殖技术治疗过程。即使不孕的原因在于男性,但大多数的介入性治疗方案(比如试管婴儿)仍由女性承担,女性不断经历着检查、服药、手术等既费时又痛苦的过程。

(3) 社会和文化的影响:即使确诊不孕的因素在于男方,一些文化方面的原因使人们也常常把不孕的责任更多地归结为女性因素,甚至有些地域的人们认为婚姻或性的目的就是在于传宗接代。

(4) 经济影响:不孕妇女不断寻求检查和治疗,此过程对妇女在生理、情感和经济方面造成很大的压力和不良影响。不孕症的诊疗过程中,涉及的疾病经济负担主要包括2个方面:

1) 直接经济负担:包括直接医疗费用和直接非医疗费用。①直接医疗费用:指与不孕症诊断、治疗相关的门诊、住院、急诊、手术、化验、药费、检查等各项费用。不孕症的诊断费用高于不育症的诊断费用,某些辅助生殖技术的治疗费用均需个人自付也增加了不孕症夫妇的经济负担。②直接非医疗费用:指就医引起的伙食、住宿、交通费等。由于不孕症诊断和治疗常常需要夫妻双方同时就医,增加了直接非医疗费用。

2) 间接经济负担:所带来的生活质量下降或因该疾病而引起的相关疾病所带来的其他花费,同时也包括其他在直接和间接成本中不能体现出来的负担。在辅助生殖技术治疗中并发症的发生及其治疗将加重不孕症妇女的经济压力。

4. 诊断要点

(1) 符合不孕(育)症定义。

(2) 有影响生育的疾病史或临床表现。

(3) 不孕(育)相关检查明确病因。女方的检查包括超声检查、激素测定、输卵管通畅检查、基础体温测定、宫腔镜和腹腔镜检查等。男方的检查包括精液分析、激素测定、生殖系统超声和遗传筛查等。

【常见护理诊断/问题】

1. **知识缺乏**:缺乏解剖知识和性生殖相关知识;缺乏助孕技巧。

2. **有长期低自尊的危险** 与不孕症诊治过程中繁杂的检查、无效的治疗效果有关。

【护理目标】

1. 妇女了解到与生育有关的解剖知识、性生殖知识,掌握助孕技巧。

2. 妇女能够寻找自我控制的方法,正确评价自我能力。

【护理措施】

1. **解释诊疗引起的不适** 向妇女解释诊断性检查可能引起的不适,如子宫输卵管碘油造影可能引起腹部疼挛感,在术后持续1~2h,随后可以在当日或第2d返回工作岗位而不留后遗症。腹腔镜手术后1~2h可能感到一侧或双侧肩部疼痛,可遵医嘱给予多模式镇痛。子宫内膜活检后可能引起下腹部的不适感(如疼挛)及阴道流血。

2. **指导妇女服药** 如果妇女服用克罗米芬类促排卵药物,护士应告知此类药物的不良反应。较多见的不良反应包括经间期下腹一侧疼痛、卵巢囊肿、血管收缩征兆(如潮热),少见的不良反应包括乏力、恶心、复视、多胎妊娠、自然流产、乳房不适等。采取的护理措施包括：①教会妇女遵医嘱正确、按时服药；②说明药物的作用及副作用；③提醒妇女及时报告药物的不良反应，如潮热、恶心、呕吐、头疼；④指导妇女在发生妊娠后立即停药。

3. **注重心理护理** 护士应对夫妇双方提供心理护理，可以单独进行以保证隐私，也可以夫妇双方同时进行。心理护理的具体措施应根据性别、治疗年限、生育压力、负性情绪、社会支持、婚姻调适、心理弹性等因素进行调整。护士可教会妇女放松方法，如练习瑜伽、调整认知、改进表达情绪的方式方法等。当多种治疗措施的效果不佳时，护士需帮助夫妇正面面对治疗结果，帮助他们选择停止治疗或选择继续治疗，不论不孕夫妇做出何种选择，护士都应给予尊重并提供支持。

4. **教会妇女助孕技巧** 护士应教给妇女一些提高妊娠率的方法：①保持健康状态，如注重营养、减轻压力、增强体质、纠正营养不良和贫血、戒烟、戒毒、不酗酒；②与伴侣进行沟通，谈论自己的希望和感受；③不要将性生活看作是妊娠的唯一目的；④在性交前、中、后勿使用阴道润滑剂或进行阴道灌洗；⑤不要在性交后立即如厕，而应该卧床，并抬高臀部，持续 20～30min，以有利于精子进入宫颈；⑥掌握性知识，学会预测排卵、选择适当日期性交、性交次数适当，在排卵期增加性交次数。

5. **协助夫妇选择人工辅助生殖技术** 在不孕症诊治过程中，妇女往往会考虑治疗方案的选择，许多因素会影响不孕夫妻的决定：①社会、文化、宗教信仰因素；②治疗的困难程度，包括危险性、不适感等，可涉及生理、心理、地理、时间等方面；③妇女的年龄可以影响成功率；④经济问题：昂贵而长久的治疗费用使不孕家庭将面临经济困窘而影响辅助生殖技术选择。医护人员要帮助不孕夫妇了解各种辅助生殖技术的优缺点及其适应证，以便合理决策。例如，人工授精、体外受精与胚胎移植等都具有较高的妊娠率，但几乎所有的辅助生殖技术都可能引起多胎妊娠，成为高危妊娠，引起早产、胎盘功能低下等不良妊娠结局。

6. **帮助夫妇相互沟通交流** 每一个人对生育的重要性评价都不同，男性和女性比较也有差异。女性常常公开谈论她们的挫折，而男性往往把情感隐藏起来。护士可以使用一些沟通交流的技巧如倾听、鼓励等方法，帮助夫妇表达自己的心理状态，鼓励双方讨论男性和女性不同的心理感受，向男方解释妇女面对不孕可能比男性承受更多的压力，如果沟通不畅可能导致误解。

7. **提高妇女的自我控制感** 了解不孕妇女过去处理压力的有效方法，可以把这些措施应用于对待不孕带来的压力。指导妇女可以采用放松的方式如适当的锻炼、加强营养、提出疑惑等减轻压力，获得自我控制感。

8. **降低妇女的孤独感** 因为和有孩子的女性打交道常常唤起不孕妇女的痛苦，因而不孕妇女常常远离朋友和家人而缺乏社会及家庭的支持。护士应帮助不孕妇女和她们的重要家人进行沟通，提高自我评价。

9. **提高妇女的自我形象** 鼓励妇女维持良性的社会活动如运动、义工，如果妇女存在影响治疗效果的行为，也应及时提醒，如指导肥胖的不孕症妇女进行锻炼、节食等健康方式进行减肥。

10. **正视不孕症治疗的结局** 不孕症治疗可能的 3 个结局包括：①治疗失败，妊娠丧失。如果妊娠丧失是因为异位妊娠，妇女往往感到失去了一侧输卵管，此时悲伤和疼痛的感触较多。②治疗成功，发生妊娠。此时期她们的焦虑并没有减少，常常担心在分娩前出现不测，即使娩出健康的新生儿，她们仍需要他人帮助来确认事实的真实性。③治疗失败，停止治疗。一些不孕夫妇因为经济、年龄、心理压力等因素放弃治疗，可能会领养一个孩子。护士应对她们的选择给予支持。

【结果评价】

通过治疗与护理，不孕夫妇是否：

1. 表示获得了正确的有关不孕的信息。

2. 表达出自己对不孕的感受，包括正性或负性的感受。

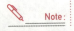

第二节　辅助生殖技术及护理

辅助生殖技术（assisted reproductive techniques，ART）也称为医学助孕，指在体外对配子和胚胎采用显微操作技术，帮助不孕夫妇受孕的一组方法。包括人工授精、体外受精-胚胎移植以及在这些技术基础上衍生的各种新技术。然而，ART 的开展以及相关法律规范的实施为该技术的运用带来社会、伦理、道德、法律等诸多方面的问题也日益突出，其应用的安全性值得深入探讨。

【常用的辅助生殖技术】

（一）人工授精

人工授精（artificial insemination，AI）是用器械将精子通过非性交方式注入女性生殖道内，使其受孕的一种技术。按照授精部位可分为宫腔内人工授精（intrauterine insemination，IUI）、宫颈管内人工授精（intra-cervical insemination，ICI）、阴道内人工授精（intra-vaginal insemination，IVI）、输卵管内人工授精（intra-tubal insemination，ITI）及直接经腹腔内人工授精（direct intra-peritoneal insemination，DIPI）。按精液来源不同分为丈夫精液人工授精（artificial insemination with husband's sperm，AIH）和供精者精液人工授精（artificial insemination by donor，AID）两类。按国家法规，目前 AID 精子来源一律由国家卫生健康委员会批准设置的人类精子库提供和管理。

知识拓展

《人类精子库管理办法》简介

为了制止机构或者个人滥用人类辅助生殖技术，2001 年 2 月 20 日卫生部颁布了《人类精子库管理办法》，明确了申请设置人类精子库的医疗机构应当符合下列条件：①具有医疗机构执业许可证；②设有医学伦理委员会；③具有与采集、检测、保存和提供精子相适应的卫生专业技术人员；④具有与采集、检测、保存和提供精子相适应的技术和仪器设备；⑤具有对供精者进行筛查的技术能力；⑥应当符合卫生部制定的《人类精子库基本标准》。同时，也明确了精子捐赠者的条件和捐赠精子的限制。供精者应当是年龄限制在 22~45 岁的健康男性，且不得具有下列情况：①遗传病家族史或者患遗传性疾病；②精神病病人；③传染病病人或者病原携带者；④长期接触放射线和有害物质；⑤精液检查不合格者；⑥其他严重器质性疾病病人。供精者只能在 1 个精子库中供精。人类精子库应当和供精者签署知情同意书，精子库采集精子后，应当进行检验和筛查。严禁精子库向医疗机构提供新鲜精子、向未经批准开展人工生殖技术的医疗机构提供精子。一个供精者的精子最多只能提供给 5 名妇女受孕。

---

1. **适应证**　具备正常发育的卵泡、正常范围的活动精子数目、健全的女性生殖道结构、至少一条通畅的输卵管的不孕（育）症夫妇，可以实施人工授精治疗。

2. **禁忌证**　目前尚无统一标准。一般包括：①患有严重的全身性疾病或传染病；②严重生殖器官发育不全或畸形；③严重宫颈糜烂。

3. **主要步骤**　目前临床上以 IUI 和 ICI 最为常用。IUI 常规流程为：将精液洗涤处理后，去除精浆，取 0.3~0.5ml 精子悬浮液，在女方排卵期间，通过导管经宫颈注入宫腔内。人工授精可在自然周期和促排卵周期进行，在促排卵周期内应控制优势卵泡数目，当有 3 个及以上优势卵泡发育时，可能增加多胎妊娠发生率，建议取消本周期 AI。

4. **妊娠率**　妊娠率与妇女身心状况、诊断标准、精液处理、授精时间、统计方法等相关。对于精子质量较好、性交时精液未能接触宫颈的 AIH,妊娠率可达到 80%以上,而精子质量差或因宫颈因素行 AIH 者妊娠率偏低。采用新鲜精液人工授精比冷冻精液的妊娠率高,但存在感染某些疾病的危险性。

5. 安全性 性传播疾病是 AID 的主要危险。因为沙眼衣原体可以通过 AI 传给受精者而造成许多不良后果,如盆腔炎、异位妊娠或输卵管梗阻性不孕。因此,必须对供精者尿道取材进行沙眼衣原体检查;而 HIV 感染后 3 个月血清才呈阳性反应,故禁止用新鲜精液而必须采纳冷冻精子 AI 技术。

(二)体外受精-胚胎移植

体外受精-胚胎移植(in vitro fertilization and embryo transfer,IVF-ET)技术,俗称"试管婴儿",指从女性卵巢内取出卵子,在体外与精子发生受精并培养 3~5d,再将发育到卵裂球期或囊胚期阶段的胚胎移植到妇女宫腔内,使其着床发育成胎儿的全过程。1978 年英国学者 Steptoe 和 Edwards 采用该技术诞生世界第一例"试管婴儿"。Edwards 因此贡献在 2010 年获诺贝尔生理学或医学奖。1988 年我国大陆第一例"试管婴儿"诞生。

1. 适应证

(1)输卵管性不孕症(原发性和继发性)为最主要的适应证。如患有输卵管炎、盆腔炎致使输卵管堵塞、积水等。

(2)原因不明的不孕症。

(3)子宫内膜异位症经治疗长期不孕者。

(4)男性因素不育症。

(5)排卵异常者。

(6)宫颈因素不孕症通过其他常规治疗无法妊娠者。

2. IVF-ET 的主要步骤

(1)促进与监测卵泡发育:采用药物刺激卵巢诱发排卵以获取较多的卵母细胞供使用。采用 B 型超声测量卵泡直径及测定血 E_2、LH 水平,监测卵泡发育。

(2)取卵:于卵泡发育成熟尚未破裂时,经阴道超声介导下穿刺成熟卵泡,抽取卵泡液找出卵母细胞。

(3)体外受精:取出的卵母细胞放入培养液中培养,使卵子进一步成熟,达到与排卵时相近状态,以提高受精率与卵裂率。优化处理过的精子与卵母细胞在模拟输卵管环境的培养液内混合受精,受精卵在体外培养 3~5d。

(4)胚胎移植:体外培养的受精卵形成卵裂球期或囊胚期胚胎,再移植入子宫腔内。

(5)移植后处理:进行黄体支持。胚胎移植 2 周后测定血或尿 β-hCG 水平,明显增高提示妊娠成功,按高危妊娠加强监测管理。移植 4~5 周后超声检查确定是否宫内临床妊娠。

(三)卵胞浆内单精子注射

卵胞浆内单精子注射(intracytoplasmic sperm injection,ICSI)是在显微操作系统帮助下,在体外直接将精子注入卵母细胞浆内,获得正常卵子受精和卵裂过程。1992 年 Palerma 等采用此辅助生殖技术诞生人类首例单精子卵胞浆内注射技术受孕的婴儿。

1. 适应证 主要适用于重度少、弱、畸形精子症的男性不育病人。也适用于不可逆的梗阻性无精子症、体外受精失败、精子顶体异常以及需行植入前胚胎遗传学诊断/筛查的不孕夫妇。

2. ICSI 主要步骤 刺激排卵和卵泡监测同 IVF 过程,后行经阴道超声介导下取卵,去除卵丘颗粒细胞,在高倍倒置显微镜下行卵母细胞质内单精子显微注射授精,继后胚胎体外培养、胚胎移植及黄体支持治疗同 IVF 技术。

(四)胚胎植入前遗传学诊断/筛查

胚胎植入前遗传学诊断(preimplantation genetic diagnosis/screening,PGD/PGS)是利用现代分子生

Note:

物学技术与显微操作技术,从体外受精第 3d 的胚胎或第 5d 的囊胚取 1~2 个卵裂球或部分滋养细胞,进行细胞和分子遗传学检测,检出带致病基因和异常核型的胚胎,将正常基因和核型的胚胎移植,得到健康后代的技术。主要用于单基因相关遗传病、染色体病、性连锁性遗传病及可能生育遗传性疾病后代的高危人群。该技术的主要目的与不孕症的治疗无关,但以辅助生殖技术为基础。应用 PGD/PGS 技术,可以使得产前诊断提早到胚胎期,避免了常规中孕期产前诊断可能导致引产对母亲的伤害,随着细胞和分子生物学技术发展,微阵列高通量的芯片检测技术、新一代测序技术应用于临床,目前已经有数百种单基因疾病和染色体核型异常均能在胚胎期得到诊断。

（五）配子移植技术

配子移植是将男女生殖细胞取出,并经适当的体外处理后移植入女性体内的一类助孕技术。包括经腹部和经阴道两种途径,将配子移入腹腔(腹腔内配子移植,gamete intraperitoneal transfer,GIPT)、输卵管(输卵管内配子移植,gamete intrafallopian transfer,GIFT)及子宫腔(宫腔内配子移植,gamete intrauterine transfer,GIUT)等部位,其中以经阴道 GIUT 应用最多。其特点是省去了体外胚胎培养阶段,故技术简便,主要适用于双侧输卵管梗阻、缺失或功能丧失者。随着体外培养技术的日臻成熟,配子移植的临床使用逐渐减少,目前主要针对经济比较困难或者反复 IVF-ET 失败的病人,可以作为备选方案之一。配子移植的步骤为:①诱发超排卵:方案与 IVF 相同,应根据妇女的年龄、病因和以往治疗的反应决定治疗方案。②监测卵泡:观察卵巢对促性腺激素治疗的反应,以决定药物用量、注射时间等。③处理精子:采卵前 2h 取精液。④采卵:采卵时间一般在注射 HMG 后 34~36h。⑤移植配子:移植的卵细胞数与妊娠率有关。

【常见并发症及护理】

治疗不孕症的目标逐渐从"提高妊娠成功率"向"追求安全而优质的妊娠"转变。ART 中常见的并发症不仅影响妊娠结局,还影响不孕症妇女生活质量甚至生命健康。

（一）卵巢过度刺激综合征

1. **概述**　卵巢过度刺激综合征(ovarian hyperstimulation syndrome,OHSS)指诱导排卵药物刺激卵巢后,导致多个卵泡发育、雌激素水平过高及颗粒细胞的黄素化,引起全身血管通透性增加、血液中水分进入体腔和血液成分浓缩等血流动力学病理改变,hCG 升高会加重病理进程。在接受促排卵药物的妇女中,约 20% 发生不同程度卵巢过度刺激综合征,重症者为 1%~4%。

2. **临床表现**　轻度主要表现为轻度腹胀或轻微腹痛,卵巢增大。重度腹胀明显,大量腹腔积液、胸腔积液,导致血液浓缩、重要脏器血栓形成和功能损害,严重者可引起死亡。

3. **危害**　OHSS 是一种自限性疾病,随着体内激素水平的下降,病情会趋于好转,但妊娠会明显加重 OHSS 病程和加剧疾病严重状态,主要表现为:①卵巢增大,增加卵巢蒂扭转甚至卵巢破裂的风险。②血管通透性增加,出现低循环血容量症状,重者可伴肺功能损害、少尿等急性肾功能不全表现。③血容量减少,导致电解质酸碱平衡紊乱和血液高凝。④腹胀、腹痛、呼吸困难等,由于液体大量进入体腔导致腹水、胸水甚至心包积液。⑤子痫前期和早产,妊娠合并 OHSS 增加了高危妊娠的风险。

4. **护理要点**　针对 OHSS 做好预防措施和相应的症状护理、治疗配合。①预防:复习实施 ART 不孕症夫妇的基本资料,采取个体化促排卵、全胚冷冻等策略预防 OHSS 发生。进行避免剧烈运动、体位突变等健康教育,降低附件发生扭转的风险。②早期护理:OHSS 症状发生后,详细评估不孕症女性,早期发现,及时配合治疗和护理。明确治疗原则以增加胶体渗透压扩容为主,防止血栓形成等严重并发症,辅以改善症状和支持。

（二）多胎妊娠

1. **危害**　促排卵药物的使用或多个胚胎的移植可导致多胎妊娠的发生。对母亲的危害包括:①增加妊娠丢失、早产概率。②增加妊娠剧吐、妊娠糖尿病、妊娠期高血压、妊娠期肝内胆汁淤积症、羊水过多、胎膜早破等并发症风险。③分娩过程中子宫收缩乏力等难产因素增加。④产后出血、产后抑郁风险增加。对胎儿、新生儿的影响包括：①增加胎儿发育异常、胎儿生长受限、双胎输血综合征等风险。②增加低出生体质量儿、脑室内出血、脑室周围白质软化等风险。③出生后死亡风险增加。④增加产科和新生儿科的重症监护风险，导致家庭的医疗开支增大，使不孕症夫妇及家庭的各种短期、长期的情感和精神压力过大，容易使人陷于沮丧。

2. **护理要点** 严格遵循我国《人类辅助生殖技术规范》，每周期移植胚胎的总数不超过3个，其中35岁以下第一次助孕周期不得超过2个。有些国家已经采用了单胚胎移植的概念和技术，以减少双胎妊娠、杜绝三胎及以上多胎妊娠。对于三胎及以上妊娠者，可在孕早期或孕中期实施选择性胚胎减灭术。

（三）器官损伤

1. **常见类型** 邻近盆腔器官损伤包括膀胱损伤、输尿管损伤、输尿管阴道瘘、肠管损伤、子宫损伤等，以膀胱损伤最常见。

2. **临床表现** 症状因损伤部位、损伤程度而异。一般可自行痊愈，无明显临床症状。损伤膀胱血管时可出现排尿痛、肉眼血尿，出血少时可自行缓解，出血多凝集成血块时可出现排尿困难甚至尿潴留。

3. **护理要点** 首先要预防损伤，熟悉解剖结构，取卵前排空膀胱，术中选择合理取卵径线，提高责任心。一旦出现损伤，嘱其增加饮水量。必要时留置尿管及膀胱冲洗。持续出血需急诊膀胱镜下止血。

（四）心理问题

1. **常见问题及原因** 行ART的不孕症夫妇多已经历过多年不孕的困扰及其他治疗，进入ART周期后，因ART治疗过程复杂，常有侵入性检查和治疗，出现与治疗相关的内分泌水平变化及取卵、胚胎移植、妊娠诊断等关键性应急事件，使治疗中的夫妇遭受着更大的身心压力，使用该技术的不孕症妇女更容易出现心理问题，常见的有焦虑、抑郁、病耻感等。

2. **护理要点** 关注ART对不孕症妇女造成的情感和精神压力，理解不孕及其治疗对不孕症夫妇的共同影响和对不孕症妇女的心理影响，讲解每一种辅助生殖技术的适应证、禁忌证、常见并发症及危害，帮助夫妻两人进行良好沟通。同时，了解不孕症妇女常用的心理应对方式，帮助不孕症妇女寻找更加适宜的应对方式，以应对不同辅助生殖技术不同周期的心理应激，提高其生活质量和婚姻质量。

（五）其他并发症

1. **早期并发症** 与ART相关的并发症常见的还有取卵后出血、感染、异位妊娠与多部位妊娠等。取卵后出血以阴道出血最为常见，感染可表现为盆腔脓肿或脓毒血，异位妊娠以输卵管妊娠最常见，多部位妊娠以复合妊娠（宫内合并宫外妊娠）最常见。ART中要特别注意观察发生异位妊娠、多部位妊娠的可能，行超声检查时不仅要注意宫内情况，也要关注宫旁及附件区情况，做到早发现、早诊断、早治疗和早护理。

2. **远期并发症** 因ART常使用促排卵药物刺激卵巢，促排卵药物及超生理剂量的雌激素、孕激素水平是否会增加不孕症妇女远期恶性肿瘤，如卵巢癌、子宫内膜癌、乳腺癌、甲状腺癌等的发生风险，近年来逐渐成为生殖医学关注的热点。

总之，不孕症是一个影响到妇女生理、心理、社会健康的疾病。不孕不仅是医学问题，而且是一个关系到社会的基本单位—家庭的稳定问题及社会问题，常有因此而引起离婚等影响家庭和社会稳定的案例发生。因此，积极检查治疗不孕症，为不孕症夫妇提供个体化的护理非常必要。辅助生殖技术日趋成熟，但其并发症的危害不仅影响妊娠结局，还影响生活质量甚至生命健康，同时因涉及伦理、法规和法律问题，需要严格管理和规范。

Note:

本 章 小 结

　　不孕症是影响到家庭和男女双方身心健康的医学和社会问题,其原因包括女方、男方和男女双方。女方因素中最常见的是输卵管因素,最严重的是无排卵。对不孕症夫妇进行护理评估时,要评估男女双方的健康史、身心状况和相关检查,评估有时需要夫妇共同完成,有些需要根据情况单独对夫妇进行评估。对不孕妇女提供的护理措施包括身心整体护理。治疗不孕症要根据不孕症的病因进行处理,女性不孕症的治疗技术主要包括重建输卵管正常解剖关系、促使卵细胞发育成熟、治疗排卵障碍,必要时根据具体情况采用辅助生殖技术。辅助生殖技术是利用现代生殖医学技术,人工授精或可控地促使卵细胞发育成熟,于体外完成卵细胞与精子的受精、早期囊胚的发育过程,再将囊胚输入子宫内、待其继续妊娠。常用辅助生殖技术有人工授精和体外受精-胚胎移植两大类。随着生殖医学的发展,又衍生出卵细胞质内单精子注射、植入前胚胎遗传学诊断以及卵细胞胞质置换或卵细胞核移植技术等。

（顾　炜）

思 考 题

　　1. 一对夫妇,男性,38 岁,女性 37 岁。结婚 5 年未孕,前来医院检查不孕不育问题。夫妇两人均为初婚,婚后无避孕史、无两地分居史。

　　问题:

　　（1）护士评估健康史,男方和女方评估的重点内容有哪些?

　　（2）经检查,夫妇双方均未有导致不孕不育的生理因素,护士可以为夫妇俩制订哪些护理措施?

　　2. 一对夫妇,婚后 2 年不孕,男方 28 岁,女方 27 岁。男方检查结果无异常,女方到不孕症门诊就诊。

　　问题:

　　（1）女方将进行哪些不孕特殊检查?

　　（2）针对不孕特殊检查可能造成的不适,护士可以提供的护理措施有哪些?

　　（3）如果要进行辅助生殖技术,护士需要进行哪些护理评估?提供哪些护理措施?

Note:

URSING
第二十一章

计划生育妇女的护理

21章　数字内容

学 习 目 标

- 知识目标：
  1. 掌握常用避孕方法及其副作用、并发症和护理要点；避孕失败补救措施及其护理要点。
  2. 熟悉常用避孕方法的避孕原理；绝育的护理要点。
  3. 了解女性绝育方法。
- 能力目标：
  1. 能够根据妇女自身状况和需求，帮助其选择合适的避孕方法。
  2. 能运用所学知识对实施计划生育措施妇女进行护理及健康教育。
- 素质目标：
  1. 注重妇女心理感受，耐心与妇女沟通交流，提供人文关怀。
  2. 具有保护妇女隐私的意识，规范个人言行，具备职业道德。

计划生育（family planning）是通过科学的方法实施生育调节，调控人口数量，加强母婴保健，提高人口素质，使人口增长与经济、资源、环境和社会发展计划相适应。计划生育政策是我国的一项基本国策，对妇女的生殖健康和出生婴儿健康水平有着直接的影响。做好避孕方法的知情选择是计划生育优质服务的主要内容。本章主要介绍避孕方法、绝育方法、避孕失败后补救措施及护理。

案例导入与思考

某女士，27 岁，已婚，因产后 6 个月不知采取何种避孕方法前来医院咨询。该女士 6 个月前自然分娩 1 对双胞胎女婴，产后一直坚持母乳喂养，现月经复潮 1 次，经量适中，无生育计划前来咨询避孕方法。既往体健，15 岁初潮，平素月经规律，周期 28~30d，经期 3~5d，经量适中，无痛经。未孕时曾服用过短效避孕药，不良反应较重。无高血压、糖尿病等病史。B 型超声检查子宫附件无异常。体格检查：T 36.8℃，P 76 次/min，R 19 次/min，BP 110/70mmHg。血常规、阴道分泌物检查正常。

请思考：

1. 请为该女士选择合适的避孕方法。

2. 选择该方法的依据是什么？

3. 所选择的避孕方法有哪些副作用？

4. 该避孕方法相应的护理要点有哪些？

第一节　常用避孕方法及护理

避孕（contraception）是计划生育的重要组成部分，是指采用药物、器具及利用妇女的生殖生理自然规律，在不妨碍正常性生活和身心健康的情况下，使妇女暂时不受孕。理想的避孕方法应符合安全、有效、简便、实用、经济的原则，对性生活及性生理无不良影响，男女双方均能接受且乐意持久使用。常用的避孕方法有宫内节育器、药物避孕及外用避孕等方法。

知 识 拓 展

高效避孕方法和非高效避孕方法

世界卫生组织将常用避孕方法分为高效和非高效两类。某种避孕方法每百名妇女完美使用 1 年，发生非意愿妊娠的人数<1，即为高效避孕方法。常见的高效避孕方法包括宫内节育器、皮下埋植剂、女性绝育术、男性绝育术、长效避孕针、复方短效口服避孕药等。高效避孕方法以外的其他避孕方法均为非高效避孕方法。比如外用避孕药（膜剂、栓剂、凝胶），即使在完美使用的情况下，每百名妇女使用 1 年发生非意愿妊娠人数仍>18。避孕套在一般使用情况下，每百名妇女使用 1 年发生非意愿妊娠人数>15。未采用高效避孕方法，是避孕失败的重要原因之一。

一、宫内节育器

宫内节育器（intrauterine device，IUD）避孕是将避孕器具放置于子宫腔内，通过局部组织对它的各种反应而达到避孕效果，是一种安全、有效、简便、经济、可逆的避孕方法，为我国育龄妇女所接受并广泛使用。

（一）种类

IUD 大致分为两大类（图 21-1）。

1. 惰性 IUD（第一代 IUD）　由金属、硅胶、塑料或尼龙等惰性材料制成。由于金属单环带器

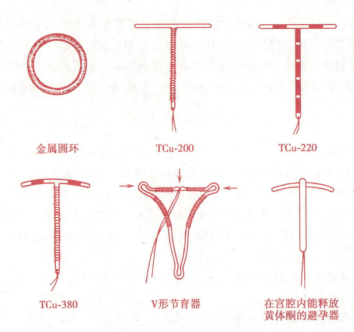

图 21-1　常用的宫内节育器

妊娠和脱落率较高,已基本停止生产使用。

2. **活性 IUD(第二代 IUD)**　内含活性物质,如铜离子(Cu^{2+})、激素、药物或磁性物质等,可以提高避孕效果,减少副作用。

(1)带铜 IUD:是目前我国临床常用的 IUD。在宫内持续释放具有生物活性、有较强抗生育能力的铜离子。带铜 IUD 从形态上分为 T 形、V 形、宫形等多种。不同形态带铜 IUD 又根据含铜表面积分为不同类型,例如 TCu-220(T 形,含铜表面积 220mm²)、TCu-380A、VCu-200 等,避孕效果随铜的表面积增大而增强。①含铜 T 形 IUD(TCu-IUD):呈 T 形。以聚乙烯为支架,在纵杆或横臂上绕有铜丝或铜套。铜丝易断裂,一般放置 5~7 年。含铜套的 IUD 放置时间可达 10~15 年。T 形 IUD 纵杆末端系以尾丝,便于检查与取出。②含铜 V 形 IUD(VCu-IUD):呈 V 形,横臂及斜臂上绕有铜丝,两横臂中间相套为中心扣,外套硅胶管,并带有尾丝,放置年限 5~7 年。③含铜宫形 IUD:形态接近宫腔形状,不锈钢呈螺旋状内置铜丝,分大、中、小号,无尾丝,具有带器妊娠率及脱落率低、能长期放置等优点,可放置 20 年。④母体乐 IUD:支架为聚乙烯,呈伞状,半月形两侧臂带有小棘,纵臂绕有铜丝,表面积 375mm²,带有尾丝,可放置 5~8 年。⑤含铜无支架 IUD(吉妮 IUD):为 6 个铜套串在一根尼龙线上,顶端有一个结能固定于子宫肌层,悬挂在宫腔中,铜表面积 330mm²,有尾丝,适宜宫腔较深、宫颈口较松、有 IUD 脱落史或带器妊娠史的妇女放置,可放置 10 年。

(2)药物缓释 IUD:将药物储存于节育器内,通过每日微量释放提高避孕效果,降低副作用。目前我国临床主要应用含孕激素 IUD 和含吲哚美辛 IUD。①左炔诺孕酮宫内节育器(LNG-IUD):采用 T 形聚乙烯为支架,孕激素储存在纵杆的药管中,管外包有聚二甲基硅氧烷膜,控制药物释放。其机制是孕激素使子宫内膜变化,不利于受精卵着床;宫颈黏液变稠不利于精子穿透;部分妇女排卵受抑制。目前研制出两种剂型,内含左炔诺孕酮 52mg,每日释放 20μg,放置时间为 5 年;内含左炔诺孕酮 13.5mg,每日释放 8~12μg,放置时间为 3 年。LNG-IUD 具有脱落率低、带器妊娠率低、经量少的优点。主要不良反应为点滴出血、经量减少甚至闭经,取出 IUD 后月经恢复正常。②含吲哚美辛 IUD:其特点是脱落率及出血率低、继续存放率高。

(二)避孕原理

避孕原理复杂,至今尚未完全明了。目前认为 IUD 的抗生育作用体现在多个方面,主要是局部组织对异物的组织反应所致。

1. **对精子和胚胎的毒性作用**　①IUD 引起宫腔内局部炎性反应,主要是机械性压迫、子宫收缩

Note:

时摩擦和放置 IUD 时损伤子宫内膜所致。宫内炎性细胞增多,巨噬细胞、淋巴细胞和浆细胞分泌物、中性粒细胞溶解产物和损伤内膜细胞溶解释放物使宫腔液有细胞毒性作用。宫腔液逆流至输卵管,影响输卵管内的精子活动度、胚泡运送速度并毒杀胚泡。②含铜 IUD 释放的铜离子具有使精子头尾分离的毒性作用,使精子不能获能。

2. 干扰受精卵着床　①长期异物刺激导致子宫内膜损伤及慢性炎症反应,产生前列腺素,改变输卵管蠕动,使受精卵运行速度与子宫内膜发育不同步,受精卵着床受阻。②铜离子进入细胞,影响锌酶系统如碱性磷酸酶和碳酸酐酶,阻碍受精卵着床及胚胎发育;并影响糖原代谢、雌激素摄入及DNA 合成,使内膜细胞代谢受到干扰,使受精卵着床及囊胚发育受到影响。

（三）IUD 放置术

1. 适应证　①育龄期妇女无禁忌证、自愿要求放置 IUD 者;②无禁忌证要求紧急避孕或继续以 IUD 避孕者。

2. 禁忌证　①妊娠或可疑妊娠;②生殖道急性炎症;③人工流产出血多,怀疑有妊娠组织残留或感染可能;中期妊娠引产、分娩或剖宫产胎盘娩出后,子宫收缩不良有出血或潜在感染可能;④生殖器肿瘤;⑤生殖器官畸形如纵隔子宫、双子宫等;⑥宫颈内口过松、重度陈旧性宫颈裂伤或子宫脱垂;⑦严重的全身性疾病;⑧宫腔<5.5cm 或>9.0cm 者;⑨各种性病未治愈;⑩盆腔结核;⑪近 3 个月内有月经失调、阴道不规则流血;⑫有铜过敏史者。

3. 常规放置时间　①月经干净后 3~7d 内且无性交为宜;②产后 42d 恶露已净,会阴伤口愈合,子宫恢复正常;③剖宫产术后半年;④人工流产后,中期妊娠引产术后 24h 内或清宫术后(子宫收缩不良、出血过多或有感染可能者除外);⑤含孕激素 IUD 在月经第 4~7d 放置;⑥自然流产于月经复潮后放置,药物流产 2 次正常月经后放置;⑦哺乳期放置应先排除早孕;⑧紧急避孕应在性交后 5d 内。

4. 操作方法　受术者排尿后取膀胱截石位,双合诊检查子宫位置、大小及附件情况。0.5%聚维酮碘溶液消毒外阴,铺无菌洞巾,阴道窥器暴露宫颈后消毒宫颈及宫颈管,以宫颈钳钳夹宫颈前唇,用子宫探针顺子宫位置探测宫腔深度。宫颈管较紧者用宫颈扩张器逐步扩张。用放环器将节育器推送入宫腔,宫内节育器上缘必须抵达宫底部,若放置带有尾丝的节育器,应在距宫颈外口 2cm 处将尾丝剪断。观察无出血后即可取出宫颈钳和阴道窥器。

5. 护理要点

（1）术前向受术者介绍 IUD 的避孕原理、放置术的目的和过程,舒缓紧张情绪,使其理解并主动配合。

（2）协助医生做好物品准备,包括阴道窥器 1 个,宫颈钳 1 把,子宫探针 1 个,卵圆钳 2 把,放环器 1 个,剪刀 1 把,弯盘 1 个,洞巾 1 块,无菌手套 1 副,棉球若干,宫内节育器 1 个,0.5%聚维酮碘液。

（3）选择合适型号的 IUD:协助医生根据宫腔深度为育龄妇女选择合适的 IUD。T 形 IUD 按其横臂宽度(mm)分为 26 号、28 号、30 号 3 种。通常宫腔深度≤7cm 者用 26 号、>7cm 者用 28 号。

（4）术后健康指导:①术后观察室观察 2h,无异常方可离开;②术后休息 3d,避免重体力劳动 1 周;③术后 2 周内禁止性生活及盆浴,保持外阴清洁;④术后 3 个月每次行经或排便时注意有无 IUD 脱落;⑤IUD 放置后 1 个月、3 个月、6 个月、12 个月各复查 1 次,以后每年复查 1 次,直至取出停用;⑥术后可能有少量阴道出血及下腹不适,若发热、下腹痛及阴道流血量多时,应随时就诊。

（四）IUD 取出术

1. 适应证　①计划再生育者或无性生活不再需避孕者;②放置期限已满需更换者;③绝经过渡期停经 1 年内;④拟改用其他避孕措施或绝育者;⑤有 IUD 副作用及并发症,经治疗无效;⑥带器妊娠,包括宫内和宫外妊娠。

2. 禁忌证　①患生殖器官急性、亚急性炎症;②严重全身性疾病。

3. 取器时间　①以月经干净 3~7d 为宜;②带器早期妊娠于人工流产时取出;③带器异位妊娠于术前行诊断性刮宫时或术后出院前取出 IUD;④子宫不规则出血或出血多者随时可取。

4. 操作方法　取器前应通过查看尾丝、B 型超声、X 线检查,确定宫腔内有无 IUD 及其类型。常规外阴、阴道及宫颈消毒,有尾丝者,用血管钳夹住后轻轻牵引取出;无尾丝者,用子宫探针查清节育器的位置后,用取环钩或取环钳将 IUD 取出。若遇取器困难,可在超声下进行操作,必要时在宫腔镜下取出。

5. 护理要点

(1) 术前向受术者介绍 IUD 取出术的目的和过程,舒缓紧张情绪,使其理解并主动配合。

(2) 协助医生做好物品准备,基本同 IUD 放置术,将放环器换为取环钩,外加血管钳 1 把。

(3) 术后健康指导:①术后休息 1d,术后 2 周内禁止性生活和盆浴,保持外阴清洁;②协助妇女落实其他合适的避孕措施。

(五) IUD 的副作用及其护理

1. 不规则阴道流血　常发生于放置 IUD 最初 3 个月内。主要表现为经量过多、经期延长和少量点滴出血,一般不需处理,3~6 个月后逐渐恢复。若需药物治疗,可遵医嘱给予止血剂。出血时间长者应补充铁剂,并予以抗生素。若经上述处理无效,应考虑取出 IUD,改用其他避孕方法。

2. 腰腹酸胀感　IUD 与宫腔大小形态不符时,可引起子宫频繁收缩而出现腰腹酸胀感。轻者无须处理,重者应考虑更换合适的节育器。

(六) IUD 的并发症及其护理

1. 感染　放置 IUD 时未严格执行无菌操作、IUD 尾丝过长及生殖器官本身存在感染灶等,均可导致上行性感染,引起宫腔炎症。有明确宫腔感染者,应在选用广谱抗生素治疗的同时取出 IUD。

2. IUD 异位　多由于术前没有查清子宫位置和大小、术中操作不当而造成子宫穿孔,将 IUD 放于子宫外。节育器过大、过硬或子宫壁薄且软,子宫收缩造成节育器逐渐移至宫腔外。确诊 IUD 异位后,应经腹或腹腔镜将 IUD 取出。

3. IUD 嵌顿或断裂　由于放置 IUD 时损伤子宫壁、放置时间过长及绝经后取出 IUD 过晚,致部分器体嵌入子宫肌壁或发生断裂。一经确诊,需尽早取出。若取出困难时,应在超声监视下或借助宫腔镜取出。

4. IUD 下移或脱落　主要是由于操作不规范,IUD 放置未达宫底部;IUD 与宫腔大小、形态不符;月经过多;宫颈内口松弛及子宫过度敏感等原因造成。容易发生在放置 IUD 后第 1 年,常发生在月经期,与经血一起排出,不易被察觉。

5. 带器妊娠　多见于 IUD 下移、脱落及异位。一旦确诊,行人工流产同时取出 IUD。为减少并发症的发生,应定期随访。一旦发生 IUD 并发症,护士需向妇女及其家属解释病情,告知正确处理方法,取得配合;严格按医嘱用药,做好手术前准备工作。

二、激素避孕

激素避孕(hormonal contraception)是指女性应用甾体激素达到避孕效果,是一种高效避孕方法。目前国内主要为人工合成的甾体激素避孕药,由雌激素和孕激素配伍组成。

(一) 避孕原理

甾体激素通过多个环节发挥避孕作用,主要包括抑制排卵、干扰受精和受精卵着床。

1. 抑制排卵　避孕药中雌、孕激素通过负反馈抑制下丘脑释放 GnRH,使垂体分泌 FSH 和 LH 减少;同时影响垂体对 GnRH 的反应,不出现排卵前 LH 高峰,导致排卵受到抑制。

2. 干扰受精和受精卵着床　①避孕药中孕激素使宫颈黏液量减少,高度黏稠,拉丝度减小,不利于精子穿透,阻碍受精;②输卵管上皮纤毛功能、肌肉节段运动和输卵管液体分泌均受到影响,改变受精卵在输卵管内正常运动,干扰受精卵着床;③避孕药抑制子宫内膜增殖变化,使子宫内膜与胚胎发育不同步,不利于受精卵着床。

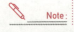

（二）甾体激素避孕药种类

甾体激素避孕药包括口服避孕药、长效避孕针、缓释系统避孕药和避孕贴剂。常用药物种类见表21-1、表21-2。

表21-1　常用的女用甾体激素复方短效口服避孕药

名称	雌激素含量/mg	孕激素含量/mg	剂型
复方炔诺酮片（避孕片1号）	炔雌醇0.035	炔诺酮0.6	22片/板
复方甲地孕酮片（避孕片2号）	炔雌醇0.035	甲地孕酮1.0	22片/板
复方避孕片（0号）	炔雌醇0.035	炔诺酮0.3 甲地孕酮0.5	22片/板
复方去氧孕烯片	炔雌醇0.03 炔雌醇0.02	去氧孕烯0.15 去氧孕烯0.15	21片/板 21片/板
炔雌醇环丙孕酮片	炔雌醇0.035	环丙孕酮2.0	21片/板
屈螺酮炔雌醇片	炔雌醇0.03	屈螺酮3.0	21片/板
屈螺酮炔雌醇片Ⅱ	炔雌醇0.02	屈螺酮3.0	24+4/板
左炔诺孕酮/炔雌醇三相片 　第一相（1~6片） 　第二相（7~11片） 　第三相（12~21片）	 炔雌醇0.03 炔雌醇0.04 炔雌醇0.03	 左炔诺孕酮0.05 左炔诺孕酮0.075 左炔诺孕酮0.0125	21片/板

表21-2　其他女用甾体激素避孕药

类别	名称	雌激素量/mg	孕激素含量/mg	剂型	给药途径
探亲避孕片	炔诺酮探亲片		炔诺酮5.0	片	口服
	甲地孕酮探亲避孕片1号		甲地孕酮2.0	片	口服
	炔诺孕酮探亲避孕片		炔诺孕酮3.0	片	口服
	53号避孕药		双炔失碳酯7.5	片	口服
长效避孕针	醋酸甲羟孕酮避孕针		醋酸羟孕酮150	针	肌内注射
	庚炔诺酮注射液		庚炔诺酮200	针	肌内注射
	复方庚炔诺酮（避孕1号针）	戊酸雌二醇5.0	庚酸炔诺酮50	针	肌内注射
皮下埋植剂	左炔诺孕酮硅胶棒Ⅰ型		左炔诺孕酮36/根	6根	皮下埋植
	左炔诺孕酮硅胶棒Ⅱ型		左炔诺孕酮75/根	2根	皮下埋植
	依托孕烯植入剂		依托孕烯68/根	1根	皮下埋植
阴道避孕环	甲地孕酮硅胶环		甲地孕酮200或250	只	阴道放置
	左炔诺孕酮阴道避孕环		左炔诺孕酮5	只	阴道放置
	依托孕烯炔雌醇阴道环	炔雌醇2.7	依托孕烯11.7	只	阴道放置

1. 口服避孕药（oral contraceptive，OC）　主要包括复方短效口服避孕药、复方长效口服避孕药。

（1）复方短效口服避孕药（combination oral contraception，COC）：是雌、孕激素组成的复合制剂。雌激素成分主要为炔雌醇，孕激素成分各不相同，构成不同配方及制剂。随着激素避孕的发展，复方短效口服避孕药中的炔雌醇从35μg降低到20μg，孕激素结构更接近天然孕酮，使药物活性增加，提高避孕效果，降低副作用。

使用方法：①单相片在整个周期中雌、孕激素含量是固定的。复方炔诺酮片、复方甲地孕酮片，于月经第5d开始服用第1片，连服药22d，停药7d后服用第2周期药物。复方去氧孕烯片、屈螺酮炔雌醇片和炔雌醇环丙孕酮片，于月经第1d服药，连服21d，停药7d后服用第2周期。屈螺酮炔雌醇Ⅱ内含 24 片活性药片,4 片不含药的空白片。月经第 1d 开始服药,先服活性片,服完 24 片后服空白片。服完 28d 后无须停药接着服下一周期。若有漏服应及早补服,且警惕有妊娠可能。若漏服 2 片,补服后要同时加用其他避孕措施。漏服 3 片应停药,待出血后开始服用下一周期药物。②三相片中每一相雌、孕激素含量,是根据妇女生理周期而制订不同剂量,药盒内的每一相药物颜色不同,每片药旁标有星期几,提醒服药者按箭头所示顺序服药。左炔诺孕酮/炔雌醇三相片的服用方法是于月经周期第 3d 开始服药,每日 1 片,连服 21d。复方短效口服避孕药的主要作用为抑制排卵,正确使用避孕药的有效率接近 100%。

(2)复方长效口服避孕药:由长效雌激素和人工合成孕激素配伍制成,服药 1 次可避孕 1 个月。避孕有效率达 96%~98%。复方长效口服避孕药激素含量大,副作用较多,如类早孕反应、月经失调等,很少应用。

2. **探亲避孕药**(vacation pill) 适用于短期探亲夫妇,又称为速效避孕药。有抑制排卵、改变子宫内膜形态与功能、宫颈黏液变稠等作用。由于探亲避孕药的剂量大,现已经很少使用。

3. **长效避孕针**(injectable hormonal contraceptives) 有单孕激素制剂和雌、孕激素复合制剂两种,有效率达 98% 以上。尤其适用于对口服避孕药有明显胃肠道反应者。

用法及注意事项:①雌、孕激素复合制剂肌内注射 1 次,可避孕 1 个月。首次应于月经周期第 5d 和第 12d 各肌内注射 1 支,第 2 个月起于每月月经周期第 10~12d 肌内注射 1 支。一般于注射后 12~16d 月经来潮。由于激素剂量大,副作用大,很少用。②单孕激素制剂:醋酸甲羟孕酮避孕针,每隔 3 个月注射 1 针,避孕效果好;庚炔诺酮避孕针,每隔 2 个月肌内注射 1 次。应用长效避孕针有月经紊乱、点滴出血或闭经等副作用。由于单孕激素制剂对乳汁的质和量影响小,较适用于哺乳期妇女。

4. **缓释避孕药** 又称缓释避孕系统,是以具备缓释性能的高分子化合物为载体,一次给药在体内持续、恒定、缓慢释放甾体激素,主要是孕激素,达到长效避孕效果。

(1)皮下埋植剂(subdermal implants):是一种缓释系统的避孕剂,内含孕激素,有效率达 99% 以上。含左炔诺孕酮皮下埋植剂分为左炔诺孕酮硅胶棒 Ⅰ 型和 Ⅱ 型,Ⅰ 型每根硅胶棒含左炔诺孕酮 36mg(LNG),总量 216mg,使用年限 5~7 年;Ⅱ 型每根硅胶棒含左炔诺孕酮 75mg,总量 150mg,使用年限 3~5 年。含依托孕烯单根埋植剂内含依托孕烯 68mg,其放置简单,副作用小,埋植 1 次放置 3 年。

用法及注意事项:月经周期开始的 7d 内均可放置,用套管针将硅胶棒埋入左上臂内侧作皮下扇形插入。放置 24h 后即可发挥避孕作用。副作用主要有不规则少量阴道流血或点滴出血,少数闭经,一般 3~6 个月后能够逐渐减轻或消失。若流血时间过长或不能耐受者,可给予雌激素治疗。

(2)缓释阴道避孕环(contrceptive vaginal ring):以硅胶或柔韧塑料为载体,内含激素的阴道环,每日释放小剂量的激素,通过阴道壁吸收入血液循环而达到避孕作用。甲地孕酮硅胶环内含甲地孕酮 200mg 或 250mg,每日释放 100μg,一次放置,避孕 1 年,经期不需取出。其副作用与其他单孕激素制剂基本相同。用法:月经干净后将甲硅环放入阴道后穹窿或套在宫颈上,具有取放方便的优点。

(3)避孕贴片:避孕药放在特殊贴片内,粘贴在皮肤上,每日释放一定剂量避孕药,通过皮肤吸收达到避孕目的。用法:如美国批准上市的 Ortho Evra 贴片,月经周期第 1d 使用,黏附于皮肤,每周 1 贴,连用 3 周,停药 1 周。

(三)适应证与禁忌证

1. **适应证** 健康育龄妇女均可使用。

2. **禁忌证和慎用情况** ①严重心血管疾病、血栓性疾病不宜应用,如高血压、冠心病、静脉栓塞等;②急、慢性肝炎或肾炎;③部分恶性肿瘤、癌前病变;④内分泌疾病,如糖尿病、甲状腺功能亢进症;⑤哺乳期不宜使用复方口服避孕药;⑥年龄大于 35 岁的吸烟妇女服用避孕药增加心血管疾病发病率,不宜长期服用;⑦精神病病人;⑧有严重偏头痛,反复发作者;⑨可疑妊娠。

(四)避孕药的副作用及处理

1. **类早孕反应** 服药后约 10% 妇女有食欲减退、恶心、呕吐、困倦、头晕、乳房胀痛、白带增多等

Note:

类似早孕反应,轻者不需处理,坚持服药数个周期后副作用可自然消失。症状严重者考虑更换制剂或停药改用其他措施。

2. 不规则阴道流血 又称突破性出血。多数发生在漏服避孕药后,少数未漏服避孕药也会发生。轻者点滴出血,不需处理,随着服药时间延长而逐渐减少直至停止。若流血量偏多者,可每晚在服用避孕药同时加服雌激素直至停药。流血似月经量或流血时间接近月经期者,则停止用药,作为一次月经来潮。于下一周期再开始服用药物,或更换避孕药。

3. 闭经 1%~2%妇女发生闭经,常发生于月经不规则妇女。对原有月经不规则妇女,使用避孕药应谨慎。停药后月经不来潮,需排除妊娠,停药7d后可继续服药,若连续停经3个月,需停药观察。

4. 色素沉着 极少数妇女颜面皮肤出现蝶形淡褐色色素沉着,停药后多数可自行消退或减轻。

5. 体重增加 少数妇女较长时间服用避孕药而出现体重增加,与避孕药可能促进体内合成代谢及水钠潴留有关。随着口服避孕药不断发展,雄激素活性降低,孕激素活性增强,用药量小,副作用明显降低。新一代口服避孕药屈螺酮炔雌醇片有抗皮质激素的作用,可减少雌激素引起的水钠潴留。

6. 其他 个别妇女服药后出现头痛、复视、乳房胀痛等,可对症处理,必要时停药做进一步检查。

三、其他避孕

(一) 紧急避孕

紧急避孕(emergency contraception)又称房事后避孕,是指在无保护性生活或避孕失败后的几小时或几日内,妇女为防止非意愿妊娠而采取的避孕方法,包括放置含铜宫内节育器和口服紧急避孕药。该方法只针对一次无防护性生活起保护作用,一个月经周期也只能用一次,不能代替常规避孕而作为常用避孕方法。护士应加强对育龄期妇女有关紧急避孕知识的宣传和指导工作。

1. 适应证

(1)避孕失败者(如阴茎套破裂或滑脱、未能做到体外排精、错误计算安全期、IUD脱落或移位、漏服避孕药等)。

(2)性生活未采取任何避孕措施者。

(3)遭到性强暴者。

2. 方法

(1)宫内节育器:采用含铜IUD,在无保护性生活后5d(120h)之内放置,避孕有效率达95%以上。适合希望长期避孕且符合放置IUD者及对激素应用有禁忌证者。

(2)紧急避孕药:①雌、孕激素复方制剂:现有复方左炔诺孕酮片,含炔雌醇30μg、左炔诺孕酮150μg。在无保护性生活后3d(72h)内即服4片,12h后再服4片。②单孕激素制剂:现有左炔诺孕酮片,含左炔诺孕酮0.75mg。在无保护性生活后3d(72h)内即服1片,12h后再服1片。③抗孕激素制剂:如米非司酮(mifepristone)片,在无保护性生活后120h内服用10mg即可。

3. 副作用 服药后可能出现恶心、呕吐、不规则阴道流血及月经紊乱,一般不需处理。若月经延迟1周以上,需排除妊娠。米非司酮片副作用少而轻。

(二) 外用避孕

外用避孕(barrier methods)工具包括阴茎套、阴道套及外用杀精剂。

1. 阴茎套(condom) 也称避孕套,为男性避孕工具。作为屏障阻止精子进入阴道从而达到避孕的目的。阴茎套为筒状优质薄乳胶制品,顶端呈小囊状,射精时精液储留在小囊内,容量为1.8ml。筒径(mm)有29、31、33、35四种规格。使用前应先行吹气检查其无漏孔,同时排去小囊内空气,射精后在阴茎尚未软缩时即捏住套口与阴茎一起取出。选择合适型号的阴茎套,不宜过大或过小。事后必须检查阴茎套有无破裂,若有破裂或使用过程中发生阴茎套脱落,需采取紧急避孕措施。每次性交均应全程使用,不能反复使用。正确使用避孕成功率达93%~95%。使用阴茎套还具有防止性传播疾病的作用,故应用广泛。

2. 阴道套（vaginal pouch）　也称女用避孕套（female condom），是一种由聚氨酯（或乳胶）制成长15~17cm的宽松、柔软袋状物。开口处连接直径为7cm的柔韧"外环"，套内有一直径6.5cm的游离"内环"，置于女性阴道中，阻止精子和卵子接触。女用避孕套既能避孕，又能预防性传播疾病和艾滋病。除阴道过紧、生殖道畸形、子宫Ⅱ度脱垂、生殖道急性炎症及对女用避孕套过敏外，均可使用（图21-2）。

3. 外用杀精剂　是性交前置入阴道，具有灭活精子而起到避孕作用的一类化学避孕制剂。目前临床常用的有避孕栓剂、片剂、胶冻剂、凝胶剂及避孕薄膜等，以壬苯醇醚为主药，和惰性基质制成，具有快速高效杀精能力。片剂、栓剂和薄膜置入阴道后需等待5~10min，溶解后才能起效，然后开始性生活。若置入30min尚未发生性生活，必须再次放置。使用失误，失败率高达20%以上，不作为避孕首选药。

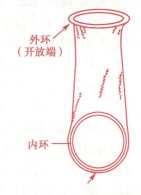

图21-2　女用避孕套

（三）安全期避孕

又称自然避孕，是根据妇女的自然生理规律，不用任何避孕药物或器具，选择在月经周期中的易受孕期进行禁欲而达到避孕目的。包括日历表法、基础体温法、宫颈黏液观察法。日历表法适用于周期规则妇女，排卵多在下次月经前14d左右，据此推算排卵前后4~5d内为易受孕期，其余时间不易受孕为安全期。基础体温法和宫颈黏液观察法是根据基础体温测量和宫颈黏液判断排卵日期。需注意的是妇女排卵过程受情绪、健康状况、性生活以及外界环境等多种因素影响，可提前或推迟排卵，也可发生额外排卵，因此，自然避孕法并不可靠，失败率高，不宜推广。

此外，黄体生成激素释放激素类似物避孕、免疫避孕法的导向药物避孕和抗生育疫苗等，目前正在研究中。

知 识 拓 展

妇科常见疾病状态下避孕方法的指导

女性避孕方法临床应用所含的内容广泛，涉及较多的领域。若针对合并妇科常见疾病且有避孕需求的妇女，应充分考虑自身疾病与避孕方法之间的相互影响及禁忌，还应考虑到避孕方法对妇科疾病的预防甚至治疗的功效，不同妇科疾病应选用适宜的避孕方法。子宫肌瘤、子宫内膜异位症和子宫腺肌病、子宫内膜增生、子宫内膜息肉、排卵障碍相关的异常子宫出血（AUB-O）、原发性痛经、盆腔炎症性疾病（PID）等常见妇科疾病以及经过手术治疗后的妇女需要在兼顾避孕需求与疾病治疗的同时，平衡获益与风险，然后推荐个体化的避孕方法。

第二节　女性绝育方法及护理

女性通过手术或药物达到永远不生育的目的，为女性绝育（sterilization）。输卵管绝育术（tubal sterilization operation）是最普遍采用的方法，是指通过手术将输卵管结扎或用药物使输卵管管腔粘连堵塞，阻断精子与卵子相遇而达到绝育目的，是一种安全、永久性节育措施，不影响受术者机体生理功能。若受术者要求生育时，可行输卵管吻合术，可逆性高。输卵管绝育术主要有经腹输卵管结扎术、经腹腔镜输卵管结扎术。

一、经腹输卵管结扎术

（一）适应证

1. 要求接受绝育手术且无禁忌证者。

Note

2. 患严重全身疾病不宜生育者。

（二）禁忌证

1. 24h 内两次体温达 37.5℃或以上。

2. 全身状况不佳,不能胜任手术者,如心力衰竭、血液病等。

3. 患严重的神经官能症。

4. 各种疾病的急性期。

5. 腹部皮肤有感染灶或患有急、慢性盆腔炎。

（三）麻醉

采用局部浸润麻醉或硬膜外麻醉。

（四）手术步骤

1. 受术者排空膀胱,取仰卧位,留置导尿管。

2. 常规消毒手术野,铺无菌巾。

3. **手术经过**　①取下腹正中耻骨联合上两横指(3~4cm)处行 2cm 纵切口,产后则在宫底下 2~3cm 处行纵切口。依次切开皮肤、皮下脂肪、腹直肌前鞘和腹膜直至打开腹腔。②提取辨认输卵管是手术的主要环节。根据不同的子宫位置可采用卵圆钳取管法,指板取管法或吊钩取管法。提取输卵管后找到输卵管伞端才证实为输卵管,术中须同时检查卵巢有无异常。③结扎输卵管主要有抽芯包埋法、输卵管银夹法和输卵管折叠结扎切除法。抽芯包埋法成功率高,血管损伤少、并发症少,是目前我国常用的方法。确认输卵管后用两把鼠齿钳夹持输卵管,于输卵管峡部浆膜下注入利多卡因使浆膜膨胀,切开膨胀的浆膜层,用弯蚊钳游离输卵管,剪除输卵管约 1cm 长,结扎输卵管两侧断端,然后缝合浆膜层,将近端包埋于输卵管系膜内,远端留在系膜外。检查无出血后,送回腹腔。同法结扎对侧输卵管。④检查无出血,清点纱布、器械无误后,按层缝合腹壁关腹,结束手术,送受术者回病房休息。

（五）术后并发症及防治措施

1. **出血或血肿**　过度牵拉损伤输卵管或其系膜血管而引起。因此手术时操作忌粗暴,避免损伤血管,关闭腹腔前仔细检查有无出血。一旦发生出血或血肿,要协助医生采取相应措施。

2. **感染**　包括局部感染和全身感染。感染原因为体内原有感染尚未控制,消毒不严或手术操作无菌观念不强。因此,术前要严格掌握手术适应证和禁忌证,术中严格执行无菌操作规程。

3. **脏器损伤**　多因手术者操作不熟练、术前未排空膀胱或解剖关系辨认不清所致。一旦发生脏器损伤应立即修补,并注意术后观察。

4. **输卵管再通**　绝育有 1%~2%再通率。主要是由于绝育方法本身缺陷或技术误差引起。操作时手术者思想应高度集中,严防误扎、漏扎输卵管。

（六）护理要点

1. **手术时间**　协助医生选择好手术时间。

（1）非孕妇女在月经干净后 3~4d 为宜。

（2）人工流产或分娩后宜在 48h 内施术。

（3）中期妊娠终止或宫内节育器取出术后可立即施行。

（4）自然流产待月经复潮后。

（5）剖宫产同时可做绝育术。

（6）哺乳期妇女或闭经妇女排除早孕后。

2. **术前准备**

（1）做好受术者的思想工作,耐心回答其所提出的各种疑问,解除其顾虑与恐惧。

（2）术前详细询问病史,并作全身体格检查与妇科检查,实验室检测阴道分泌物常规、血尿常规、凝血功能、肝肾功能等,全面评估受术者。

（3）按妇科腹部手术常规准备。

3. 术后护理

（1）术后密切观察受术者生命体征,评估有无腹痛、内出血或脏器损伤等情况。

（2）除行硬膜外麻醉外,受术者不需禁食,应及早下床活动。

（3）保持伤口敷料干燥、清洁,并注意观察伤口的恢复情况。

（4）鼓励受术者及早排尿。

（5）告知受术者术后休息 3~4 周,2 周内禁止性生活。

二、经腹腔镜输卵管结扎术

（一）适应证

同经腹输卵管结扎术。

（二）禁忌证

患有腹腔粘连、心肺功能不全、膈疝等,余同经腹输卵管结扎术。

（三）操作方法

采用全身麻醉或硬膜外麻醉。常规消毒腹部皮肤,于脐孔下缘作 1cm 小切口,将气腹针插入腹腔,充 CO_2 2~3L,然后插入套管针放置腹腔镜。在腹腔镜直视下用弹簧夹钳夹或硅胶环套于输卵管峡部,使输卵管通道中断。也可采用双极电凝烧灼输卵管峡部 1~2cm。有学者统计比较上述 3 种方法的绝育失败率,电凝术最低为 1.9‰,硅胶环为 3.3‰,弹簧夹高达 27.1‰,但机械性绝育与电凝术相比,具有损毁组织少的优点,一旦受术者需要生育,输卵管再通术的成功率较高。

（四）术后护理

1. 术后静卧 4~6h 后可下床活动。

2. 严密观察受术者生命体征,观察有无腹痛、内出血或脏器损伤等情况。

第三节　避孕失败补救措施及护理

各种避孕措施和绝育术,均有一定的失败率。避孕失败的补救措施是指因意外妊娠、母亲疾病不宜继续妊娠、检查发现胚胎异常需要终止妊娠等原因而采用人工方法终止妊娠的措施,包括早期终止妊娠的方法和中期终止妊娠的方法。护士应协助妇女及早发现并及时采取适宜的避孕失败补救措施。

一、早期妊娠终止方法

人工流产(artificial abortion)指因意外妊娠、疾病等原因而采用人工方法终止妊娠,是避孕失败的补救方法。终止早期妊娠的人工流产方法包括手术流产和药物流产。人工流产对妇女的生殖健康有一定的影响,任何单位或个人均不可实施非医学需要的胎儿性别鉴定和选择性别人工终止妊娠。做好避孕工作,避免和减少意外妊娠是计划生育工作的真正目的。

（一）手术流产

手术流产(surgical abortion)是采用手术方法终止妊娠,包括负压吸引术(vacuum aspiration)和钳刮术。

1. 负压吸引术

（1）适应证:①妊娠 10 周以内自愿要求终止妊娠而无禁忌证者;②患有严重疾病不宜继续妊娠者。

（2）禁忌证:①生殖器官急性炎症;②各种疾病的急性期或严重的全身性疾病;③术前相隔 4h 两次体温均在 37.5℃ 以上。

（3）术前准备:①详细询问病史,进行全身检查、妇科检查;②进行相关实验室检查包括阴道分

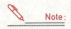
Note:

泌物常规、血常规及凝血方面检测;③根据血或尿 hCG 测定、超声检查确诊早孕;④测量体温、脉搏、血压;⑤加强沟通,帮助解除手术者思想顾虑;⑥排空膀胱。

（4）镇痛与麻醉:一般不需要麻醉,但为了减轻受术者疼痛,也可在麻醉下进行。常用的麻醉方法有静脉全麻、宫旁神经阻滞麻醉、宫颈或宫腔表面麻醉。

（5）手术步骤:①体位及消毒:受术者取膀胱截石位,常规消毒外阴和阴道,铺无菌巾。行双合诊复查子宫位置、大小及附件等情况。用阴道窥器扩张阴道,消毒阴道及宫颈。②探测宫腔及扩张宫颈:用宫颈钳夹持宫颈前唇,沿子宫曲度位置的方向,用子宫探针探测宫腔方向及深度,根据宫腔大小选择吸管。用宫颈扩张器顺探明的子宫方向扩张宫颈管,由小号到大号,循序渐进。扩张到比选用吸头大半号或 1 号。③吸管负压吸引:将吸管连接到负压吸引器上,缓慢送入宫底部,遇到阻力略向后退。按孕周及宫腔大小给予负压,一般控制在 400～500mmHg,按顺时针方向吸宫腔 1～2 圈。当感觉子宫壁有粗糙感,提示组织已被吸净,此时将橡皮管折叠,取出吸管。再用小刮匙轻轻搔刮宫底及两侧宫角,检查宫腔是否吸净。必要时重新放入吸管,再次用低负压吸宫腔 1 圈。取下宫颈钳,用棉球拭净宫颈及阴道血迹,结束手术。④检查吸出物:将吸出物过滤,测量血液及组织容量,仔细检查有无绒毛。若肉眼未发现绒毛需送病理检查。

2. 钳刮术

（1）适应证:①适用于妊娠 10～14 周以内自愿要求终止妊娠而无禁忌证者;②其余同负压吸引术。

（2）禁忌证、术前准备、镇痛与麻醉:同负压吸引术。

（3）手术步骤:①体位及消毒:同负压吸引术。②扩张宫颈:由于胎儿较大,为保证钳刮术顺利进行,必须要充分扩张宫颈管。可用橡皮导尿管于术前 12h 插入宫颈管内,手术前取出;也可术前口服、肌内注射或阴道放置扩张宫颈的药物,如前列腺素制剂,能使宫颈扩张、软化;术中用宫颈扩张器扩张宫颈管。③取出妊娠组织:用卵圆钳钳夹妊娠组织,必要时用小刮匙轻刮宫腔一周。

3. 护理要点

（1）协助医生严格核对手术适应证和禁忌证;受术者签署知情同意书;做好术前准备。

（2）术中陪伴受术者为其提供心理支持,指导其运用呼吸技巧减轻不适;严密观察,出现异常及时报告医生;配合医生检查吸出物,必要时送病理检查。

（3）术后受术者应在观察室卧床休息 1h,注意观察腹痛及阴道流血情况;遵医嘱给予药物治疗;嘱受术者保持外阴清洁,1 个月内禁止性生活及盆浴,预防感染;吸宫术后休息 2 周,若有腹痛及阴道流血增多,随时就诊。

（4）积极实施"流产后关爱"服务,向女性和家属宣传避孕相关知识,帮助流产后女性及时落实科学的避孕方法,避免重复流产。

知 识 拓 展

流产后关爱

1991 年,国际项目支持与服务组织首次将流产后关爱（post-abortion care,PAC）定位为一种生殖健康保健综合服务项目,成为国际上解决意外妊娠和不安全流产问题的重要方法。PAC 服务已成为计划生育优质服务的主流,妇产科医生、护士和助产士健康协会为 PAC 服务提供了有力的支持,目前有 1 000 万余名医生、助产士和护士为 110 多个国家的妇女提供服务。流产后计划生育（post-abortion family planning service）作为孕产妇综合保健服务的一部分,也是 PAC 服务的实践标准。避孕植入物和宫内节育器是常见的流产后计划生育选择。在《2020 年计划生育》倡议中,倡导以产后/流产后计划生育作为一项全球运动,将产后计划生育与流产后计划生育结合可作为未来 PAC 服务发展的策略,有利于维护妇女的生殖健康和生命。

4. 并发症及防治

（1）术中出血：多发生在妊娠月份较大、吸管过小时，妊娠产物不能迅速排出而影响子宫收缩所致。可在扩张宫颈管后注射缩宫素，并尽快钳取或吸出妊娠产物。

（2）子宫穿孔：是手术流产的严重并发症。发生率与术者操作技术及子宫本身情况有关，如哺乳期子宫、瘢痕子宫、子宫过度倾曲、子宫畸形等。手术时突然感到无宫底感觉，或进入宫腔深度明显超过原来测量宫腔深度，提示子宫穿孔，应立即停止手术。穿孔小，无脏器损伤或内出血，手术已完成，可注射子宫收缩剂保守治疗，并给予抗生素预防感染，同时密切观察血压、脉搏等生命体征，有无腹痛、阴道流血及腹腔内出血征象。若确认胚胎组织尚未吸净，应由有经验的医生避开穿孔部位，也可在 B 型超声或腹腔镜监护下完成手术。穿孔大、有内出血或怀疑脏器损伤，应立即剖腹探查或腹腔镜检查，根据情况做相应处理。

（3）人工流产综合反应：是指手术时疼痛或局部刺激，使受术者在术中或术毕出现恶心呕吐、心动过缓、心律不齐、面色苍白、头昏、胸闷、大汗淋漓，严重者甚至出现血压下降、昏厥、抽搐等迷走神经兴奋症状。这与受术者的情绪、身体状况及手术操作有关。发现症状应立即停止手术，给予吸氧，一般能自行恢复。严重者可加用阿托品 0.5~1mg 静脉注射。术前重视精神安慰，术中动作轻柔，吸宫时掌握适当负压，减少不必要的反复吸刮，均能降低人工流产综合反应的发生率。

（4）漏吸或空吸：施行人工流产术未吸出胚胎及绒毛而导致继续妊娠或胚胎停止发育，称为漏吸。常由于子宫畸形、位置异常或操作不熟练引起。一旦发现漏吸，应再次行负压吸引术。误诊宫内妊娠而行人工流产负压吸引术，称为空吸。术毕吸刮出物肉眼未见绒毛，要重复妊娠试验及超声检查，宫内未见妊娠囊。诊断为空吸必须将吸刮的组织全部送病理检查，警惕异位妊娠。

（5）吸宫不全：是指手术流产后宫腔内有部分妊娠产物残留，是手术流产常见并发症，与术者技术不熟练或子宫位置异常有关。术后阴道流血超过 10d，血量过多或流血停止后再现多量流血，均应考虑为吸宫不全，B 型超声检查有助于诊断。若无明显感染征象，应尽早行刮宫术，刮出物送病理检查，术后用抗生素预防感染。若同时伴有感染，应在控制感染后再行刮宫术。

（6）术后感染：多因吸宫不全、术后过早性交、敷料和器械消毒不严以及术中无菌观念不强所致。初起为急性子宫内膜炎，若治疗不及时，可扩散至子宫肌层、附件及盆腔腹膜，严重时可导致败血症。主要表现为发热、下腹痛、白带混浊和不规则阴道流血。妇科检查时子宫或附件区有压痛。治疗为半卧位休息，全身支持疗法，应用广谱抗生素。宫腔内有妊娠产物残留者，应按感染性流产处理。

（7）羊水栓塞：少见，偶发于钳刮术，往往由于宫颈损伤和胎盘剥离使血窦开放，此时应用缩宫素促使羊水进入母体血液循环而发生羊水栓塞。妊娠早、中期时羊水中有形成分极少，即使发生羊水栓塞，其症状和严重性也不如晚期妊娠发病凶猛。治疗措施详见"羊水栓塞"章节。

（8）远期并发症：有宫颈粘连、宫腔粘连、月经失调、慢性盆腔炎、继发性不孕等。

（二）药物流产

药物流产（medical abortion or medical termination）是指应用药物终止早期妊娠的一种避孕失败的补救措施。目前临床常用药物为米非司酮与米索前列醇。米非司酮是一种类固醇类的抗孕激素制剂，具有抗孕激素及抗糖皮质激素作用。米索前列醇是前列腺素类似物，具有兴奋子宫和软化宫颈的作用。两者配伍应用终止早孕完全流产率达 90% 以上。

1. 适应证

（1）早期妊娠≤49d 可行门诊药物流产；>49d 应酌情考虑，必要时住院流产。

（2）本人自愿要求，血或尿 hCG 阳性，超声确诊为宫内妊娠。

（3）手术流产的高危对象，如瘢痕子宫、哺乳期、宫颈发育不良或严重骨盆畸形等。

（4）多次手术流产史，对手术流产有疑虑或恐惧心理者。

2. 禁忌证

（1）有使用米非司酮禁忌证，如肾上腺疾病、与甾体激素相关的肿瘤及其他内分泌疾病、妊娠期皮肤瘙痒史、血液病、血管栓塞等病史。

（2）有使用前列腺素药物禁忌证，如心血管疾病、青光眼、哮喘、癫痫、结肠炎等。

（3）带器妊娠、异位妊娠。

（4）其他：过敏体质、妊娠剧吐、长期服用抗结核、抗癫痫、抗抑郁、抗前列腺素药等。

3. 用药方法

（1）顿服法：用药第 1d 顿服米非司酮 200mg，第 3d 早上口服米索前列醇 0.6mg。

（2）分服法：米非司酮 150mg 分次口服，第 1d 晨服 50mg，8~12h 后再服 25mg，第 2d 早、晚各服 25mg，第 3d 上午 7 时再服 25mg。于第 3d 服用米非司酮 1h 后服米索前列醇 0.6mg。每次服药前后至少空腹 1h。

4. 护理要点

（1）术前应详细询问停经时间、生育史、既往病史及药物过敏史，根据双合诊检查、尿 hCG 检查和 B 型超声检查明确早期宫内妊娠诊断，并进行血常规、出凝血时间以及阴道分泌物常规等检查。协助医师严格核对孕妇药物流产的适应证和禁忌证，签署知情同意书。

（2）关注妇女心理变化，介绍药物流产相关知识，陪伴妇女，减轻思想顾虑。

（3）耐心详细地讲解米非司酮、米索前列醇的使用剂量、次数、用药方法及不良反应等，告知妇女遵医嘱服用药物，切记不可出现漏服、少服或者多服现象，不可提前或推迟服药。

（4）向妇女说明服药后排出胎囊的可能时间，大多数妇女在服药 6h 内会出现阴道少量流血，胎囊随之排出。个别需要更长时间，需密切观察，耐心等待，告知妇女可能会出现阴道流血、小腹下坠感、腹痛等症状。

（5）协助妇女如厕，指导妇女使用专用便器或一次性杯收集妊娠排出物。协助医生根据排出物鉴定妊娠囊大小、是否完整。

（6）密切观察阴道流血、腹痛等情况，若流产不全或流产失败，协助医生做好清宫准备。

（7）嘱妇女药物流产后注意休息，保持外阴清洁，1 个月内禁止性生活及盆浴，预防感染。

（8）积极提供系统、规范的"流产后关爱"服务项目，帮助流产后女性选择合适的避孕方法，避免重复流产。

5. 副作用及处理

（1）胃肠道反应：服药过程中部分妇女可出现恶心、呕吐或腹泻等胃肠道症状，这是由于米非司酮和米索前列醇抑制胃酸分泌和胃肠道平滑肌收缩所致。症状轻者无须特殊处理，给予心理安慰。症状较重者，可按医嘱口服维生素 B_6 20mg 或甲氧氯普胺 10mg，必要时给予补液治疗，可缓解症状。

（2）阴道流血：出血时间长、出血多是药物流产的主要副作用。用药后应严密随访，若疑为不全流产时应及时行刮宫术，应用抗生素预防感染。值得注意的是实施药物流产前应排除异位妊娠，否则异位妊娠者误行药物流产可导致失血性休克。药物流产必须在正规有抢救条件的医疗机构开展。

二、中期妊娠终止方法

孕妇患有严重疾病不宜继续妊娠或防止先天性畸形儿出生需要终止中期妊娠，可以采取依沙吖啶（利凡诺）引产和水囊引产。

（一）适应证

1. 妊娠 ≥14 周至 <28 周，患有严重疾病不宜继续妊娠者。

2. 妊娠早期接触导致胎儿畸形因素，检查发现胚胎异常者。

（二）禁忌证

1. 患有各种急性感染性疾病、慢性疾病急性发作期、生殖器官急性炎症。

2. 术前相隔 4h 两次体温均超过 37.5℃。

3. 前置胎盘或腹部皮肤感染者。

Note：

（三）操作方法

1. 依沙吖啶（利凡诺）引产 包括羊膜腔内注入法和羊膜腔外注入法。依沙吖啶是一种强力杀菌剂,将其注入羊膜腔内或羊膜腔外宫腔内,可使子宫内蜕膜组织坏死而产生内源性前列腺素,引起子宫收缩。依沙吖啶直接对子宫肌肉也有兴奋作用。药物被胎儿吸收后,可致胎儿中毒死亡。临床常用依沙吖啶羊膜腔内注入法,引产成功率达90%~100%。

（1）羊膜腔内注入法:孕妇排尿后取仰卧位,常规消毒腹部皮肤,铺无菌巾。穿刺点用0.5%利多卡因行局部浸润麻醉,用腰椎穿刺针垂直刺入腹壁,穿刺阻力第一次消失表示进入腹腔,继续进针又有阻力表示进入子宫壁,阻力再次消失表示进入羊膜腔。腰椎穿刺针进入羊膜腔内后,拔出针芯,见羊水溢出,接上注射器抽出少量羊水,注入0.2%依沙吖啶（利凡诺）液。拔出穿刺针,局部消毒,纱布压迫数分钟后,胶布固定。

（2）羊膜腔外注入法:孕妇排尿后取膀胱截石位,常规消毒外阴阴道,铺无菌巾。阴道窥器暴露宫颈及阴道,再次消毒,用宫颈钳钳夹宫颈前唇,用敷料镊将无菌导尿管送入子宫壁与胎囊间,将依沙吖啶（利凡诺）液由导尿管注入宫腔（图21-3）。折叠并结扎外露的导尿管,放入阴道穹窿部,填塞纱布。24h后取出纱布及导尿管。

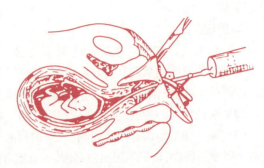

图21-3 宫腔内羊膜腔外注入法

2. 水囊引产 将消毒水囊放置在子宫壁和胎膜之间,根据妊娠月份大小,囊内注入300~500ml的0.9%氯化钠溶液,以增加宫腔压力和使胎膜剥离,局部前列腺素释放,引起子宫收缩,促使妊娠产物排出。一般水囊放置后12~24h可引起宫缩。

（四）注意事项

1. 依沙吖啶（利凡诺）引产

（1）依沙吖啶通常应用剂量为50~100mg,不超过100mg。

（2）羊膜腔外注药时,避免导尿管接触阴道壁,防止感染。

2. 水囊引产

（1）水囊注水量不超过500ml。

（2）放置水囊后出现规律宫缩时应取出水囊。若出现宫缩乏力,或取出水囊无宫缩,或有较多阴道流血,应静脉滴注缩宫素。

（3）放置水囊不得超过2次。再次放置,应在前次取出水囊72h之后且无感染征象。

（4）放置水囊时间不应超过24h。若宫缩过强、出血较多或体温超过38℃,应提前取出水囊。

（5）放置水囊后定时测量体温,特别注意观察有无寒战、发热等感染征象。

（五）并发症

1. 全身反应 偶见体温升高,一般不超过38℃,多发生在应用依沙吖啶后24~48h,胎儿排出后体温很快下降。

2. 阴道流血 约有80%的受术者出现阴道流血,一般不超过100ml。

3. 产道损伤 少数受术者可有不同程度的软产道裂伤。

4. 感染 是水囊引产最常见的并发症,术中应注意无菌操作,术后给予抗生素预防感染。

5. 胎盘胎膜残留 发生率低。为避免妊娠组织残留,多主张胎盘排出后立即行刮宫术。

（六）护理要点

1. 术前护理 护士要认真做好受术者身心状况评估,协助医生严格掌握适应证与禁忌证。告知受术者手术过程及可能出现的情况,取得其积极配合,签署知情同意书。指导受术者术前3d禁止性生活,依沙吖啶引产者需行B型超声检查以定位胎盘及穿刺点,做好穿刺部位皮肤准备。术前每日消

Note:

毒阴道1次。

2. 术中护理　为受术者提供安静舒适的环境。给予受术者支持和鼓励。注意严密观察受术者生命体征,识别有无呼吸困难、发绀等羊水栓塞症状,做好抢救准备。

3. 术后护理　让受术者尽量卧床休息,防止突然破水。注意监测受术者生命体征,严密观察并记录宫缩出现的时间和强度、胎心与胎动消失的时间及阴道流血等情况。产后仔细检查胎盘胎膜是否完整,有无软产道裂伤,若发现裂伤,及时缝合。胎盘胎膜排出后常规行清宫术。注意观察产后宫缩、阴道流血及排尿情况,若妊娠月份大的产妇引产后出现泌乳,需指导其及时采取退奶措施,保持外阴清洁,预防感染。

4. 健康指导　引产后妇女应注意休息,加强营养。鼓励其表达内心焦虑、恐惧和孤独等情感,给予同情、宽慰、鼓励和帮助。术后6周禁止性生活及盆浴,为其提供避孕指导。若出院后出现发热、腹痛及阴道流血量多等异常情况,应及时就诊。

本 章 小 结

　　计划生育是以避孕为主,护士应通过宣传、教育、咨询、指导等方式帮助护理对象充分知情选择安全、有效、适宜的避孕措施。避孕方法主要包括宫内节育器、药物避孕及外用避孕等。宫内节育器为我国育龄妇女的常用避孕措施,其中带铜宫内节育器应用最广泛。护士需严格掌握宫内节育器的种类、放置术和取出术的适应证、禁忌证、副作用、并发症及护理要点。激素避孕包括口服避孕药、长效避孕针、探亲避孕药、缓释避孕药。紧急避孕仅适用于一次无保护性生活,不能替代常规避孕。正确使用阴茎套避孕有效率高,且可预防性传播疾病的传播。

　　输卵管绝育术是指通过手术将输卵管结扎或用药物使输卵管腔粘连堵塞,阻断精子与卵子相遇而达到永久不生育的目的,最广泛采用的是经腹输卵管结扎术。人工流产是避孕失败后妊娠早期的补救措施,包括手术流产和药物流产两种方法。负压吸引术适用于妊娠10周以内者,钳刮术适用于妊娠10~14周者,药物流产一般适用妊娠49d之内者。临床中期妊娠终止常用的方法是依沙吖啶羊膜腔内注入法。

(何平平)

思 考 题

1. 某女士,32岁,已婚,因停经56d来院就诊。尿妊娠试验阳性,B型超声检查于宫腔内探及妊娠囊。该女士平素月经规律。已育有2孩,曾有2次人工流产史。既往体健,无生殖器官炎症,无血栓性疾病。平时采用安全期避孕,此次属于意外妊娠,要求行人工流产。体格检查:T 36.8℃,BP 110/65mmHg,HR 78次/min,R 20次/min。身体检查无异常发现。

问题:

(1) 如何为实施人工流产术的该女士提供相应的护理?

(2) 该女士人工流产术后,可以采取哪些方式避孕?

2. 某女士,40岁,已婚,因单位体检提示IUD下移前来医院咨询。曾剖宫产2孩,9年来一直采用带铜IUD避孕。平常月经规律,周期28~30d,经期3~5d,经量适中,无痛经。既往体健,无高血压、糖尿病。B型超声检查子宫附件无异常,节育环下移至宫颈。体格检查:T 36.3℃,P 72次/min,R 18次/min,BP 120/60mmHg,血常规、阴道分泌物检查正常。

问题:

(1) 对该女士最适宜的操作是什么?

（2）该操作的注意要点及护理要点是什么？

3. 某女士，26岁，已婚，因停经45d要求终止妊娠前来就诊。因曾误服多种药物，自愿要求终止妊娠，希望采用药物流产。未曾生育，无流产史。既往体健，无心血管疾病、青光眼、血液疾病等。尿hCG阳性，B型超声显示宫内妊娠，孕囊大小18mm×20mm，内见卵黄囊及胚芽，芽长4mm。

问题：

（1）该女士是否可进行药物流产？

（2）如若可行药物流产，其用药方法有哪些？

（3）药物流产的护理要点是什么？

4. 某女士，28岁，已婚，现停经56d，非计划妊娠且接触过有害物质，要求终止妊娠前来就诊。5年前自然分娩一健康男婴。平素采用药物避孕，自诉近期未规律服药。既往体健。尿妊娠试验阳性，B型超声显示宫内妊娠，孕囊大小35mm×52mm，内见卵黄囊及胚芽，芽长15mm。在医生为其行人工流产术过程中，该女士突然出现恶心呕吐、面色苍白、大汗淋漓、头晕、胸闷。测量血压85/60mmHg，心率50次/min。

问题：

（1）该女士可能出现了什么情况？

（2）其发生的原因有哪些？

（3）对该女士的护理要点有哪些？

第二十二章

妇产科常用护理技术

22章　数字内容

—— 学 习 目 标 ——

- 知识目标：

1. 掌握妇产科常用护理技术操作的目的、适应证、操作方法及护理要点。

2. 熟悉妇产科常用护理技术的物品准备及注意事项。

- 能力目标：

能运用所学的知识对妇女/新生儿正确实施护理操作及健康宣教。

- 素质目标：

操作过程中动作轻柔，尊重、保护妇女/新生儿隐私。

妇产科常用护理技术属于专科技术,本章主要介绍妇产科常用护理技术的目的、适应证、物品准备、操作方法及护理要点。在临床实际工作中,护士应根据情况进行正确的护理操作,以达到预防感染、控制和治疗炎症、促进伤口愈合、进行新生儿复苏及沐浴等目的。

案例导入与思考

某女士,26岁,G$_2$P$_1$,孕38周,入院当日阴道分娩3750g活女婴,产程顺利,检查胎盘胎膜完整,会阴Ⅰ度裂伤行皮内缝合术。现为产后第1d,查体:腹软,子宫底位于脐下2指,恶露色红、量少,会阴缝合处略红伴轻度肿胀,产妇自诉会阴缝合处疼痛。

请思考:

1. 该产妇目前的情况正常吗?
2. 该产妇当前的主要护理诊断是什么?
3. 护士应给予该产妇何种妇产科常见护理技术?
4. 护士实施该护理技术的护理要点是什么?

第一节　会阴擦洗/冲洗

会阴擦洗/冲洗常用于局部清洁,是妇产科临床护理工作中最常用的护理技术,可保持病人会阴及肛门部清洁,促进病人的舒适和会阴伤口的愈合,防止生殖系统、泌尿系统的逆行感染。

【适应证】

1. 妇科或产科手术后,留置导尿管。
2. 会阴部手术术后。
3. 产后会阴裂伤或会阴切开行缝合术后。
4. 长期卧床,生活不能自理。
5. 急性外阴炎。

【用物准备】

1. 橡胶中单或一次性会阴垫1块、治疗巾1块、一次性手套1副。
2. 会阴擦洗盘(盘内放置消毒弯盘2个、无菌镊子或无菌卵圆钳2把、无菌棉球2~3个、无菌纱布2块)、冲洗或擦洗液(0.1%苯扎溴铵溶液、0.02%碘伏溶液、1:5 000高锰酸钾溶液)、冲洗壶1个、卧式便盆1个、温度计1个(冲洗温度40℃左右)。

【操作方法】

1. 携带用物到病人床旁,核对病人的床号、姓名,评估病人会阴情况,并解释操作过程及注意事项,以取得病人的配合。
2. 用屏风或床帘遮挡,保护隐私。
3. 嘱病人排空膀胱,脱去一侧或双侧裤腿,暴露外阴,协助病人臀下垫橡胶中单或一次性会阴垫,屈膝仰卧,双腿略外展,暴露外阴。
4. 一手持一把无菌卵圆钳或无菌镊子夹取浸有擦洗液的棉球,另一手持一把无菌卵圆钳或无菌镊子夹持该棉球进行擦洗,一般擦洗3遍。第1遍擦洗时自耻骨联合一直向下擦至臀部,顺序为自上而下、由外向内,先擦净一侧后换棉球同样擦净对侧,再用另一棉球自阴阜向下擦净中间,初步擦净会阴部的污垢、血迹和分泌物。第2遍顺序为由内向外,或以伤口为中心向外擦洗,每擦洗一个部位更

Note:

换一个棉球,最后擦洗肛门,并将棉球丢弃,以避免伤口、阴道口、尿道口被污染。第 3 遍顺序同第 2 遍。也可根据病人情况增加擦洗次数,直至擦净,最后用无菌干纱布擦干。

5. 擦洗结束,协助病人整理衣裤及床单位。

6. 若行会阴部冲洗,先将卧式便盆放于橡胶单或一次性会阴垫上,先用无菌棉球堵住阴道口,勿使冲洗液流入阴道。一手持无菌卵圆钳夹住无菌棉球进行擦洗,冲洗的顺序同会阴擦洗,另一手提冲洗壶配合进行冲洗。冲洗结束后,撤掉卧式便盆,更换干净的橡胶单或一次性会阴垫。

【护理要点】

1. 会阴有伤口时,应以伤口为中心擦洗。操作时注意观察伤口有无红肿及分泌物,发现异常,及时记录并向医生汇报。擦洗完毕后,伤口用无菌干纱布覆盖,并用胶布固定。

2. 擦洗/冲洗中更换无菌棉球时,避免直接取用,注意用物传递。

3. 会阴擦洗/冲洗时须动作轻柔,避免引起护理对象局部不适或疼痛。

4. 对留置导尿管者,注意导尿管是否通畅,避免脱落或打结。

5. 冲洗液温度在 40℃ 左右,以病人舒适为宜。

第二节　会阴湿热敷

会阴湿热敷是应用热原理和药物化学反应直接接触患区,促进血液循环,增强局部白细胞的吞噬作用,有利于炎症局限或消散,加速组织修复和再生的一种护理技术。

【适应证】

1. 会阴部水肿及血肿的消散期。

2. 会阴部伤口硬结及早期感染者。

【用物准备】

1. 会阴擦洗盘 1 个,内有消毒弯盘 2 个,消毒镊子或止血钳 2 把,医用凡士林,无菌纱布数块、热水袋或红外线灯、水温计 1 个。

2. 橡胶中单或一次性会阴垫 1 块、棉垫 1 块,一次性手套 1 副。

3. 50% 硫酸镁、95% 乙醇溶液,会阴湿热敷时温度一般为 41~46℃。

【操作方法】

1. 携带用物到床旁,核对病人的床号、姓名,并向其说明会阴湿热敷的目的、方法、效果及预后,取得病人的理解和配合。

2. 嘱病人排空膀胱后,臀下垫橡胶中单或一次性中单,进行会阴擦洗,清洁外阴局部污垢。

3. 病变部位先用棉签涂上一层医用凡士林,盖上无菌纱布,再轻轻敷上浸有 50% 硫酸镁或 95% 乙醇溶液的纱布垫,外面再盖上棉垫保温。

4. 每 3~5min 更换热敷垫 1 次,热敷时间 15~30min;也可直接采用红外线灯照射。

5. 会阴湿热敷结束,更换清洁一次性会阴垫,整理床单位。

【护理要点】

1. 会阴湿热敷应该在会阴擦洗、清洁外阴局部伤口后进行。

2. 湿热敷的面积应是病变范围的 2 倍。

3. 湿热敷温度应以病人可接受为宜,休克、昏迷及局部感觉不灵敏的病人应特别注意防止烫伤。

4. 在会阴湿热敷过程中,应随时评价效果,并为病人提供生活护理。

Note:

第三节 阴道或宫颈上药

阴道或宫颈上药是将治疗性药物涂抹或喷洒到阴道壁或宫颈黏膜上或将药物放置在阴道后穹窿,达到局部治疗的目的,既可在医院由护士操作,也可教会病人在家自行上药。

【适应证】

各种阴道炎、子宫颈炎或术后阴道残端炎。

【物品准备】

1. 橡胶单、中单各 1 块或一次性垫巾 1 块,一次性手套 1 副。
2. 阴道灌洗用物 1 套、阴道窥器 1 个、长镊子、消毒干棉球、消毒长棉棍、带尾线的大棉球或纱布若干。
3. **药品**
(1) 阴道后穹窿上药:常用甲硝唑、制霉菌素等药片、丸剂或栓剂。
(2) 非腐蚀性药物上药:常用 1%甲紫、新霉素或氯霉素等。
(3) 腐蚀性药物上药:常用 20%~50%硝酸银溶液、20%或 100%铬酸溶液。
(4) 宫颈棉球上药:止血药、抗生素等。
(5) 喷雾器上药:常用药物有土霉素、磺胺嘧啶、呋喃西林、己烯雌酚(乙底酚)等。

【操作方法】

1. 核对病人床号、姓名,评估病人情况并向其说明阴道或宫颈上药的目的、方法、效果及预后,取得病人的理解和配合。
2. 嘱病人排空膀胱,协助其上妇科检查床,取膀胱截石位,臀下垫橡胶单、中单或一次性垫巾。
3. 使用阴道窥器暴露阴道、宫颈,一手持长镊子夹持干棉球擦拭宫颈及阴道后穹窿及阴道壁,以便药物能直接接触炎性组织而提高疗效。
4. 根据病情和药物的不同性状可采用以下方法。
(1) 阴道后穹窿上药:护士一手持长镊子夹持药物,将其放至阴道后穹窿处。若病人自行用药,则护士应指导其于临睡前洗净双手或戴指套,用一手示、中指夹持药品放入阴道,并用示指或中指将药片或栓剂沿阴道后壁推进至手指完全伸入阴道后穹窿为止。睡前用药是为了避免药物脱落及保证局部作用的时间。
(2) 非腐蚀性药物:常用 1%甲紫治疗阴道假丝酵母菌病病人,每日 1 次,7~10d 为一个疗程;常用新霉素、氯霉素治疗急性或亚急性子宫颈炎或阴道炎病人。用棉球或长棉棍蘸药液直接涂擦于阴道壁或子宫颈。
(3) 腐蚀性药物:用于治疗宫颈糜烂样改变。阴道窥器充分暴露宫颈,用长棉棍蘸少许 20%硝酸银溶液或铬酸溶液涂于宫颈的糜烂面,并插入宫颈管内约 0.5cm,再用生理盐水棉球擦去宫颈表面残余药液,最后用干棉球吸干。硝酸银溶液每周用药 1 次,2~4 次为一疗程,铬酸溶液每 20~30d 上药 1 次,直至糜烂面完全光滑为止。
(4) 宫颈棉球上药:适用于宫颈亚急性或急性炎症伴有出血者。阴道窥器充分暴露宫颈,用长镊子夹持带有尾线的宫颈棉球浸蘸药液后塞压至宫颈处,同时将阴道窥器轻轻退出阴道,然后取出镊子,防止退出窥器时将棉球带出或移动位置,将棉球线尾露于阴道口外,并用胶布固定于阴阜侧上方。嘱病人于放药 12~24h 后牵引棉球尾线自行取出。
(5) 喷雾器上药:适用于非特异性阴道炎及萎缩性阴道炎病人。各种阴道用药的粉剂如土霉素、呋喃西林、己烯雌酚(乙底酚)等均可用喷雾器喷射,使药物粉末均匀散布于炎性组织表面上。

Note:

【护理要点】

1. 未婚妇女禁用阴道窥器,可用消毒长棉棒蘸药涂抹。
2. 用药期间禁止性生活,经期或子宫出血者不宜上药,用药期间可使用卫生巾,保持衣物清洁。
3. 若上药时留有棉球或纱布,叮嘱病人务必按时取出,避免感染。
4. 阴道上药时应转动阴道窥器,使阴道四壁的炎性组织都能涂上药物。
5. 使用腐蚀性药物前将纱布或小棉球垫于阴道后壁,防止药液灼伤阴道正常组织。
6. 使用长棉棒上药时,确认棉棒上的棉花已捻紧,涂药时向同一方向转动,防止棉花脱落,损伤阴道。

第四节　坐　浴

坐浴可借助水温与药液的作用,促进局部组织的血液循环,增强抵抗力,减轻外阴局部炎症及疼痛,使创面清洁,利于组织恢复。

【适应证】

1. 外阴、阴道手术或经阴道行子宫切除术术前准备。
2. 用于外阴及阴道炎症、子宫脱垂、会阴伤口愈合不良的治疗。
3. 膀胱及阴道松弛者。
4. 慢性盆腔炎。

【用物准备】

1. 坐浴盆 1 个,坐浴溶液(按水温分为热浴、温浴和冷浴),坐浴架 1 个,无菌纱布或消毒小毛巾 1 块。

2. 溶液的配制

(1) 滴虫阴道炎:常用 0.5% 醋酸溶液、1% 乳酸溶液或 1:5 000 高锰酸钾溶液。
(2) 外阴阴道假丝酵母菌病:常用 2%~4% 碳酸氢钠溶液。
(3) 萎缩性阴道炎:0.5%~1% 乳酸溶液。
(4) 外阴炎及其他非特异性阴道炎、外阴阴道手术前准备:常用 1:5 000 高锰酸钾溶液、1:2 000 苯扎溴铵溶液、0.02% 碘伏溶液、中成药药液。

【操作方法】

1. 核对病人的床号、姓名,评估病人情况并解释坐浴的目的、方法、效果及预后,以取得病人的理解与配合。
2. 嘱病人排空膀胱后,进行大腿、会阴及臀部清洗。
3. 按比例配制好上述溶液,将坐浴盆置于坐浴架上,嘱病人将全臀和外阴浸泡于溶液中,持续 20min 左右,坐浴结束后用无菌纱布擦干外阴部。根据水温不同,坐浴分为 3 种:
(1) 热浴:水温为 39~41℃,适用于渗出性病变及急性炎性浸润,可先熏后坐。
(2) 温浴:水温为 35~37℃,适用于慢性盆腔炎、手术前准备。
(3) 冷浴:水温为 14~15℃,刺激肌肉神经,使其张力增加,适用于膀胱阴道松弛等。一般持续 2~5min 即可。

【护理要点】

1. 坐浴溶液应严格按比例配制,浓度过高容易造成黏膜烧伤,浓度太低影响治疗效果。

Note:

2. 水温适中,不能过高以免烫伤;坐浴过程中还应注意保暖,防止受凉。

3. 坐浴时需将臀部及全部外阴浸入药液中。

4. 月经期或阴道流血者、孕妇及产后7d内的产妇禁止坐浴。

第五节 会阴切开与缝合术

会阴切开与缝合术是助产士及产科护士需掌握的常用技术操作。

【适应证】

1. 会阴组织弹性差、过紧(充分扩张仍不足以娩出胎头)、水肿或脆性增加、瘢痕等估计分娩时会阴撕裂不可避免者。

2. 因母儿有病理情况急需结束分娩者。

3. 产钳或胎头负压吸引器助产者(视母胎情况和手术者经验决定)。

4. 早产胎头明显受压者。

【用物准备】

1. **麻醉用物** 22号穿刺针、10ml或20ml注射器、2%利多卡因10ml或0.5%普鲁卡因10~20ml、0.9%生理盐水10ml、医用棉签、对外阴无刺激性的消毒液。

2. **会阴切开用物** 会阴切开剪、止血钳、纱布若干。

3. **会阴缝合用物** 持针器;镊子(有齿、无齿各一);弯盘;治疗巾;可显影有尾纱布;2.0、3.0或4.0可吸收缝线若干;无影灯,必要时备阴道拉钩1副。

【操作方法】

1. **操作前准备** 调节并保持产房温度在25~28℃,操作台光线明亮;协助产妇取屈膝仰卧位或膀胱截石位;操作者外科洗手,穿手术衣,戴无菌手套,铺无菌巾。

2. **麻醉**

(1)选择麻醉药品并按要求配制:取20ml注射器抽取2%利多卡因10ml与0.9%生理盐水10ml按1:1配制,连接穿刺针,排尽注射器内空气。

(2)选择麻醉方法并操作:①会阴部神经阻滞麻醉:一手示、中两指伸入阴道,触及左侧坐骨棘作为指示点,另一手持注射器,取肛门至坐骨结节的连线中点进针,朝向坐骨棘方向,穿刺至坐骨棘内侧,回抽无血后,注入麻醉药10ml,然后一边退针一边继续注入剩余药物。②会阴局部浸润麻醉:一手示、中指伸入阴道,另一手持注射器在拟切开部位周围扇形注入麻醉药,以浸润皮内、皮下及阴道前庭黏膜下组织。

3. **切开**

(1)在宫缩间歇期,一手示、中指伸入阴道,置于胎头与会阴体之间,撑起阴道后壁并推开胎头,避免损伤胎儿;另一手持会阴切开剪,一叶置于阴道内、一叶置于阴道外,与左侧会阴皮肤垂直。

(2)于胎头拨露后、着冠前、会阴高度扩张变薄且宫缩开始时,若沿会阴后联合正中垂直切开,则为会阴正中切开;若自会阴后联合中线向左向后45°切开会阴,则为会阴后-侧切开,若会阴高度膨隆,剪开角度应增大至60°。

4. **缝合**

(1)会阴切开缝合:首先缝合阴道黏膜及黏膜下组织,需充分暴露阴道黏膜,识别切口的顶端,考虑血管回缩,防止血肿形成;然后逐层缝合肌层及皮下组织;最后缝合皮肤,缝合处皮肤充分对合。

(2)缝合后处理:若为止血有阴道内塞纱,则需取出。仔细检查缝合处有无出血或血肿;以消毒纱布或棉球蘸生理盐水,擦净伤口周围及外阴部血渍,消毒伤口;常规肛诊检查有无肠线穿透直肠黏

Note:

膜,若有穿透,立即拆线,重新消毒缝合。

【护理要点】

1. 严格执行无菌操作,死胎分娩与不能经阴道分娩者为禁忌证。

2. 普鲁卡因等局麻药会导致过敏性休克,使用前应做皮试。

3. 严格把握会阴切开指征和时机,避免不必要的切开和因切开时间过久导致失血。

4. 会阴切开缝合和裂伤修复,应逐层缝合,松紧适宜,不留死腔。

5. 缝合与修复最好选在胎盘娩出且检查其完整性后进行,以免因人工剥离胎盘、检查软产道等操作导致缝合的伤口裂开。

6. 软产道检查及缝合时,应充分暴露损伤部位,尽量在直视下操作,避免因盲目操作致缝线穿透直肠壁。

7. 缝合前、后均需要清点缝针、纱布及器械数目,避免遗留于体腔。

8. 观察至产后 2h,检查无异常,送病房休息。

9. 擦洗会阴,每日两次,同时观察伤口是否有水肿、阴道壁血肿、硬结及感染征象并评估疼痛情况,鼓励产妇向健侧侧卧,减少恶露对伤口的污染。①水肿者可行 50%硫酸镁或 95%酒精湿敷,每日 2 次。②阴道壁血肿者根据血肿大小,采取局部冷敷、切开清除积血、缝合止血及填塞压迫等不同方法进行处理。③有硬结者,行局部理疗、热敷、封闭治疗,每日 1 次。④有感染征象者,予以清创缝合,应用抗生素。

知 识 拓 展

会阴裂伤程度判断

会阴撕裂分为 4 度:Ⅰ度裂伤:会阴部皮肤和/或阴道黏膜损伤;Ⅱ度裂伤:伴有会阴部肌肉损伤、但未伤及肛门括约肌;Ⅲ度裂伤:损伤累及肛门括约肌,分 3 个亚型:①Ⅲa:肛门外括约肌(EAS)裂伤深度≤50%,②Ⅲb:EAS 裂伤深度>50%,③Ⅲc:EAS 和肛门内括约肌(IAS)均受损;Ⅳ度裂伤:肛门内外括约肌均受损并累及直肠黏膜。

第六节　新生儿沐浴

新生儿沐浴可以清洁皮肤,促进全身血液循环及四肢活动,增进舒适,预防尿布疹,同时可为新生儿做全身评估。

【适应证】

健康足月新生儿。

【用物准备】

新生儿衣物、浴巾、小毛巾、浴盆、尿不湿 1 块、脐夹剪、棉签、0.02%聚维酮碘(碘伏)溶液、75%乙醇、水温计,必要时可备沐浴露、护臀霜等。

【操作方法】

1. 关闭门窗,光线充足,调节室温至 25~28℃。

2. 核对产妇床号、姓名、住院号、新生儿姓名,解释并取得产妇配合。

3. 抱新生儿至沐浴室,核对产妇床号、姓名、住院号,核对新生儿手腕带、性别及信息卡。

4. 评估新生儿精神状态,触摸头部是否有血肿或异常血管搏动等,评估躯干和四肢是否有异常情况,检查脐部有无异常出血或分泌物等,检查全身皮肤情况是否完好。

5. 接流动水至浴盆中,水量以不超过浴盆高度2/3为宜,将水温计放置浴水中测量水温,水温控制在38~42℃。

6. 脱去新生儿衣服,用浴巾包裹新生儿全身(保留尿布)。

7. **擦洗面部**　操作者一手托住新生儿头颈部,另一只手用面巾轻轻的由眼内眦向外眦擦拭眼睛,更换面巾部位;同法清洗另一侧,再分别清洗两侧耳郭、外耳道,然后清洗脸(额部、鼻翼、面部、下颏)。

8. **擦洗头部**　抱起新生儿,左手托住头颈部,左臂将新生儿躯干挟于腋下,拇指与中指分别将新生儿双耳郭折向前方,轻轻按压堵住外耳道口,右手用水淋湿头发,再将洗发液涂于手上洗头、颈、耳后,然后用清水冲洗、并用浴巾擦干。

9. **清洗躯干部位**　目前有两种不同的方法,一种为先俯后仰,另一种为先仰后俯。先俯后仰清洗方法是由护士左手握住新生儿的右肩部及腋窝处,让新生儿俯在护士左手掌根部和左前臂上,右手握住新生儿臀部放入水中,清洗顺序分别为后颈部、腋窝、手臂、背部、臀部、会阴部、腹股沟、双下肢,在清洗前颈部、胸腹部时左右手交替,仰卧在护士右手上。先仰后俯的方式是由护士左手握住新生儿左肩及腋窝处,使新生儿仰于护士左手掌根部和左前臂上,右手握住新生儿左大腿放入水中,清洗顺序为新生儿前颈部、腋窝、手臂、胸腹部、会阴部、腹股沟、臀部、双下肢。在清洗后颈、背部时左右手交替,俯在护士右手上。

10. 将新生儿放置浴巾上,按以上步骤依次擦干,注意保暖。

11. 再次确认脐带部是否有异常出血(脐带夹断脐的新生儿需用脐夹剪将脐带夹剪开),使脐带暴露在空气中或覆盖宽松的衣物,保持脐带断端清洁、干燥。

12. 穿好尿不湿(或尿片)及衣物。

13. 再次核对新生儿信息,送至产妇床旁,并与产妇核对。

知 识 拓 展

脐 带 护 理

在医院环境出生的新生儿,若脐带断端情况良好,推荐保持清洁、干燥,不推荐每日消毒脐带残端和脐周。若脐带断端被粪便或尿液污染,可用清洁的水清洗干净后保持干燥。若脐带断端出血,需重新结扎脐带。若脐带断端红肿或流脓,每日用75%的酒精护理感染部位3次,用干净的棉签擦干。若流脓和红肿2d内无好转,应转诊治疗。

【护理要点】

1. 遇头部血肿或难产(产钳、头吸、臀牵引)分娩的新生儿,可观察24h后再行沐浴,重症新生儿病情稳定后再沐浴。

2. 沐浴前30min不宜喂奶,以免反流发生呛咳。

3. 沐浴用物应单独清洁、消毒,做到一人一巾,每天更换衣衫。

4. 严格区分沐浴前与沐浴后区域,有感染的新生儿应最后处理,用物单独消毒,并使用专用沐浴池。

5. 操作者动作轻柔,严格遵循洗手制度,预防交叉感染。

6. 冲洗时耳部向前折叠,防止水溅入口、鼻、耳、眼内。

Note:

7. 若沐浴发现异常,应及时报告医生与产妇并记录。

8. 沐浴时注意与新生儿进行目光及语言交流。

第七节　新生儿复苏

研究结果显示,约10%的新生儿需要帮助才开始呼吸,还有少于1%需要进一步的干预。新生儿复苏团队需要随时准备好针对每一例新生儿的快速、有效的复苏措施,抢救各种原因引起的无自主呼吸、心率的患儿,使其恢复自主呼吸和循环。

【操作前准备】

1. **产前评估**　分娩前产科医护人员应评估4个问题(孕周、羊水、胎儿数目和高危因素),根据这些问题的答案决定相应准备人员及复苏物品。

2. **组成复苏团队**　每次分娩至少需要有一位合格的、熟练掌握复苏技术的人员在场。若有高危因素,需多名复苏人员参加。

3. **用物准备**　按照保暖、清理呼吸道、听诊、通气、给氧、气管插管、药物的顺序进行复苏物品准备和核对器械处于备用状态(表22-1)。

表22-1　新生儿复苏器械和物品表

作用	器械和物品
保暖	预热辐射台、预热毛巾或毛毡、温度传感器、帽子、塑料袋或保鲜膜(<32周)、预热的床垫
清理呼吸道	吸引球、10号或12号吸痰管连接低压吸引器,压力80~100mmHg、胎粪吸引管
听诊	听诊器
通气	氧流量10L/min、给氧浓度调至21%(<35周的早产儿,氧浓度调到21%~30%)、正压通气装置(复苏气囊、T-组合复苏器)、足月和早产儿的面罩、8号胃管和大号空针
给氧	常压给氧的装置、脉搏氧饱和度仪及传感器、目标氧饱和度值图表
气管插管	喉镜0号、1号镜片、导管芯、气管导管(2.5号、3.0号、3.5号、4.0号)、卷尺、气管导管插入深度表、防水胶布、插管固定装置、剪刀、喉罩气道(1号)
给药	注射器(1ml、5ml、10ml、20ml和50ml)若干、1:10 000肾上腺素、生理盐水、脐静脉插管和给药所需物品

【操作流程】

1. **快速评估**　生后立即快速评估4项指标:①足月吗? ②羊水清吗? ③有哭声或呼吸吗? ④肌张力好吗? 如4项均为"是",应快速彻底擦干,和母亲皮肤接触,进行常规护理。如4项中有1项为"否",则需进行初步复苏。

2. **初步复苏**

(1) 保暖:室温设置为25~28℃。提前预热辐射保暖台,足月儿辐射保暖台温度设置为32~34℃。<32周的早产儿可将其头部以下躯体和四肢放在清洁的塑料袋内,或盖以塑料薄膜置于辐射保暖台上。

(2) 体位:新生儿头轻度仰伸位(鼻吸气位)。

(3) 吸引:必要时(分泌物量多或有气道梗阻)用吸球或吸管(12F或14F)先口咽后鼻清理分泌物。吸引时间<10s,吸引器负压不超过100mmHg。

(4) 擦干和刺激:快速彻底擦干头部、躯干和四肢,拿掉湿毛巾。若仍无呼吸,用手摩擦背部2次或轻拍(手指弹)新生儿足底以诱发自主呼吸。

3. **正压通气** 新生儿复苏成功的关键是建立充分的通气。

(1) 指征:呼吸暂停或喘息样呼吸,心率<100 次/min。

(2) 操作方法:①脉搏血氧饱和度仪的传感器放于新生儿动脉导管前位置(即右上肢,通常是手腕或手掌的中间表面)。②选择合适型号的面罩,足月儿开始用空气进行复苏,早产儿开始给 21%～40%浓度的氧,通气频率 40～60 次/min。③有效的正压通气判断:胸廓起伏良好,心率迅速增快。④若达不到有效通气,需矫正通气步骤。⑤评估及处理:经 30s 有效正压通气后,若有自主呼吸且心率≥100 次/min,可逐步减少并停止正压通气,根据脉搏血氧饱和度值决定是否常压给氧;若心率<60 次/min,应气管插管正压通气并开始胸外按压。

4. **喉镜下经口气管插管**

(1) 指征:①需气管内吸引清除胎粪。②气囊面罩正压通气无效或需延长。③需胸外心脏按压。④需经气管注入药物。⑤需气管内给予肺表面活性物质。⑥特殊复苏情况,如先天性膈疝或超低出生体重儿。

(2) 操作方法:①选择合适气管导管型号。②按体重估计气管插入深度,即上唇至气管导管端的距离。③插入喉镜,暴露声门。④插管:插入有金属管芯的气管导管,将管端置于声门与气管隆凸之间,接近气管中点。⑤判断是否插管成功。

5. **胸外按压**

(1) 指征:有效正压通气 30s 后心率<60 次/min。气管插管正压通气配合胸外按压,以使通气更有效,胸外按压时给氧浓度增加至 100%。

(2) 操作方法:胸外按压位置为胸骨下 1/3(两乳头连线中点下方),避开剑突。按压深度约为胸廓前后径的 1/3。按压方法有拇指法和双指法:①拇指法采用双手拇指的指端按压胸骨,根据新生儿体型不同,双拇指重叠或并列,双手环抱胸廓支撑背部。②双指法采用右手示指和中指 2 个指尖放在胸骨上进行按压,左手支撑背部。胸外按压和正压通气的比例应为 3∶1。

6. **药物** 新生儿复苏时,很少需要用药。必要时根据病情应用肾上腺素、扩容剂等。

(1) 肾上腺素:应用肾上腺素的指征是:45～60s 的正压通气和胸外按压后,心率持续<60 次/min。新生儿复苏应使用 1∶10 000 的肾上腺素,静脉用量 0.1～0.3ml/kg;气管内用量 0.5～1ml/kg。必要时 3～5min 重复 1 次。首选给药途径是脐静脉给药,如果脐静脉插管操作尚未完成或没有条件做脐静脉插管时,可气管内快速注入。若需重复给药,则应选择静脉途径。

(2) 扩容剂:推荐生理盐水。扩容的指征是低血容量、怀疑失血或休克的新生儿对其他复苏措施无反应时。扩容的方法:首次剂量为 10ml/kg,经脐静脉或外周静脉 5～10min 缓慢推入。必要时可重复扩容 1 次。

【操作要点】

1. 无论足月儿或早产儿,正压通气均要在脉搏血氧饱和度仪的监测指导下进行,氧饱和度达到目标值为 1min 达 60%～65%,2min 达 65%～70%,3min 达 70%～75%,4min 达 75%～80%,5min 达 80%～85%,10min 达 85%～95%。

2. 持续气囊面罩正压通气>2min 产生胃充盈,应常规经口插入 8F 胃管,用注射器抽气并保持胃管远端处于开放状态。

3. 矫正通气包括检查面罩和面部之间是否密闭,再次通畅气道(可调整头位为鼻吸气位,清除分泌物,使新生儿的口张开)及增加气道压力。

4. 气管导管型号选择为孕周<28 周或体重<1 000g 选择导管内径 2.5mm、孕周≥28～≤34 周或体重≥1 000～≤2 000g 选择导管内径 3.0mm、孕周>34～≤38 周或体重>2 000～≤3 000g 选择导管内径 3.5mm、孕周>38 周或体重>3 000g 选择导管内径 4.0mm。

5. 气管导管插入深度估计方法为体重<750g 为 6cm、体重 1 000g 为 6～7cm、体重 2 000g 为 7～8cm、体重 3 000g 为 8～9cm、体重 4 000g 为 9～10cm。

Note:

6. 气管插管成功表现为胸廓起伏对称;听诊双肺呼吸音一致,尤其是腋下,且胃部无呼吸音;无胃部扩张;呼气时导管内有雾气;心率、血氧饱和度和新生儿反应好转;有条件可使用呼出气 CO_2 检测器。

7. 气管插管要求在 20~30s 内完成,若插入导管时声带关闭,可采用 Hemlish 手法,即助手用右手示指和中指在胸外按压的部位向脊柱方向快速按压 1 次促使呼气产生。

8. 新生儿复苏时若气囊-面罩通气无效、气管插管失败或不可行时可用喉罩气道。

9. 胸外按压和放松的比例为按压时间稍短于放松时间,放松时拇指或其他手指应不离开胸壁。按压 45~60s 重新评估心率,若心率仍<60 次/min,除继续胸外按压外,考虑使用肾上腺素。

10. 按复苏流程规范复苏,新生儿心率、氧饱和度和肌张力状况应有改善。若新生儿持续发绀或心动过缓,可能为先天性心脏病,此类患儿很少在生后立即发病。

本 章 小 结

　　妇产科常用护理技术主要介绍了会阴擦洗/冲洗、会阴湿热敷、阴道或宫颈上药、坐浴、会阴切开与缝合术、新生儿沐浴及新生儿复苏。会阴擦洗/冲洗的顺序很重要,操作中注意观察会阴伤口情况。会阴湿热敷应注意热敷垫的温度,达到治疗目的又避免烫伤。阴道或宫颈上药时,应告知上药时间,药物应放在阴道后穹窿处。坐浴中配制溶液及温度是重点,注意病人的主诉。会阴切开与缝合术的重点是选择正确的切开部位、掌握适合的切开时机、缝合时注意解剖关系和术后护理。新生儿沐浴应注意操作前评估及核对,沐浴时与新生儿有交流。新生儿复苏成功的关键是建立充分的通气。

（秦春香）

思 考 题

1. 某女士,42 岁,"外阴分泌物增多伴瘙痒 3d" 前来就诊。妇科检查:外阴、阴道黏膜充血,分泌物呈黄绿色、脓性、稀薄、泡沫状。

问题:

(1) 该病人最可能的护理诊断是什么?

(2) 应为该病人采取的主要护理措施是什么?

(3) 若对该病人实行用药指导,内容应包括哪些?

2. 某女士,31 岁,G_3P_1,孕 38 周,入院分娩一活女婴,重 4 100g,产程顺利,检查胎盘胎膜完整,会阴Ⅱ度裂伤行皮内缝合术,现产后 1d,产妇自觉会阴缝合处疼痛,检查发现会阴水肿明显,未见阴道壁血肿、硬结及感染征象。

问题:

(1) 采用哪一项妇产科常用护理技术可减轻水肿?

(2) 该技术的护理要点有哪些?

3. 某女士,30 岁,单胎足月妊娠,临床后检查:宫口开大 5cm,胎先露平棘,胎心监护显示晚期减速,胎心 80~100 次/min。

问题:

(1) 此时胎儿最可能的护理诊断是什么?

(2) 实施新生儿复苏技术的流程是什么?

Note:

URSING

第二十三章

妇产科诊疗及手术病人的护理

23章　数字内容

学 习 目 标

- 知识目标：
  1. 掌握妇产科常用检查或手术的病人准备、物品准备及护理配合。
  2. 熟悉妇产科常用诊疗技术的适应证与禁忌证。
  3. 了解妇产科常用检查结果的临床意义。
- 能力目标：
  1. 运用所学知识为检查或手术后的病人进行护理和健康指导。
  2. 能够发现妇产科检查或术前、术后并发症并及时配合医师处理。
- 素质目标：
  1. 善于与病人交流，能够认真及时、准确判断病人有无妇科检查或手术的禁忌证等。
  2. 对待工作细心，关爱病人，具有同情心。

随着医学科学发展,妇产科疾病的检查、诊断与治疗、手术等技术也在不断更新,护士需要及时更新知识与技术,充分做好术前准备、术中配合及术后护理,才能配合医师为病人提供优、安全的诊疗技术服务。

───────────── 案例导入与思考 ─────────────

某女士,40 岁,G_5P_1,吸烟 10 年,性生活后阴道点滴流血 5 个月,妇科检查:外阴阴道正常,宫颈上唇糜烂样改变,触之出血。

请思考:

1. 该病人应该做哪些检查?

2. 宫颈癌筛查宜在月经周期的哪个阶段做最为合适?

第一节　生殖道细胞学检查

女性生殖道上皮细胞受卵巢激素的影响出现周期性变化,因此,临床上通过检查生殖道脱落上皮细胞(包括阴道上段、子宫颈阴道部、子宫及输卵管的上皮细胞)既可反映体内性激素水平,又可协助诊断生殖道不同部位的恶性病变及观察其治疗效果,是一种简便、经济、实用的辅助诊断方法。

【适应证与禁忌证】

1. 适应证

(1) 不明原因闭经。

(2) 无排卵性异常子宫出血和黄体功能不足性异常子宫出血。

(3) 流产。

(4) 生殖道感染性疾病。

(5) 妇科肿瘤的筛查。

2. 禁忌证

(1) 生殖器急性炎症。

(2) 月经期。

【检查前准备】

1. 检查前评估

(1) 评估病人心理状况,与其沟通,告知检查的目的、方法、注意事项及检查过程中可能出现的不适,取得配合。

(2) 评估病人的检查时间,检查前 24h 禁止性生活、阴道检查、阴道灌洗及上药等。

2. 物品准备

(1) 留取标本的用具必须无菌干燥。

(2) 用物准备:阴道窥器 1 个、宫颈刮匙(木质小刮板)2 个或细胞刷 1 个、载玻片若干张、不同型号塑料管、0.9%氯化钠溶液、无菌干燥棉签及棉球、装有固定液(95%乙醇)标本瓶 1 个或新柏氏液(细胞保存液)1 瓶、无菌手套。

【检查中配合】

1. 体位　协助受检者取膀胱截石位。

2. 涂片种类及采集方法

(1) 阴道涂片:主要目的是了解卵巢或胎盘功能,检测下生殖道感染的病原体。已婚者一般用木质小刮板在阴道侧壁上 1/3 处轻轻刮取；无性生活妇女应签署知情同意书后，用浸湿的棉签伸入阴道，紧贴阴道侧壁卷取，薄而均匀地涂于玻片上，将其置于 95% 乙醇中固定。

（2）子宫颈刮片：是筛查早期子宫颈癌的方法之一。子宫颈刮片取材应在宫颈外口鳞-柱状上皮交界处，用木质刮板以宫颈外口为圆心，轻刮一周，均匀涂于玻片上，避免损伤组织引起出血而影响检查结果。该取材方法应用已经逐渐被取代。

（3）子宫颈刷片：是目前子宫颈癌筛查的重要方法。将"细胞刷"置于宫颈管内，达宫颈外口上方 10mm 左右，在宫颈管内旋转数周后取出，旋转"细胞刷"将附着于小刷子上的标本均匀地涂于玻片上或置于细胞保存液中。目前较常应用的检测为薄层液基细胞学检测（thinprep cytologic test，TCT），将识别宫颈高度病变的灵敏度和特异度提高至 85% 和 90%。

（4）子宫颈脱落细胞 HPV 检测：是子宫颈癌及其癌前病变的筛查方法。宫颈局部如果分泌物较多，可以用无菌干棉签将分泌物擦拭干净，将宫颈刷缓缓深入，将刷头导入宫颈管内向紧贴宫颈口四周沿轴缓慢旋转 3~5 周，将宫颈刷头推入细胞保存液保存，将细胞充分漂洗到保存液中，可以适当振荡瓶体。

（5）宫腔吸片：筛查宫腔内恶性病变，较阴道涂片及诊刮阳性率高。选择直径 1~5mm 不同型号塑料管，一端连接无菌注射器，另一端送入子宫腔内达宫底部，边轻轻抽吸边上下左右转动方向，将吸出物涂片、固定、染色。停止抽吸再取出吸管，以免将宫颈管内容物吸入。或用宫腔灌洗法收集洗涤液，离心后取沉渣涂片。

3. 取脱落细胞标本时动作应轻、稳、准，避免损伤组织引起出血。若阴道分泌物较多，应先用无菌干棉球轻轻擦拭后再取标本。

4. 涂片必须均匀地向一个方向涂抹，禁忌来回涂抹，以免破坏细胞。

【检查后护理要点】

1. 评估检查后阴道流血情况，询问有无其他不适，发现异常及时通知医师。

2. 做好检测样本标记，标本应立即放入固定液或细胞保存液中并及时送检。

3. 向受检者说明生殖道脱落细胞检查结果的临床意义，嘱其及时将病理报告结果反馈给医师，以免延误诊治。

【结果评定及临床意义】

1. 正常女性生殖道脱落细胞的种类及其在内分泌检查方面的应用

（1）鳞状上皮细胞：阴道与子宫颈阴道部被覆的鳞状上皮相仿，均为非角化性的分层鳞状上皮。上皮细胞分为底层、中层和表层，其生长与成熟受体内雌激素水平影响。细胞由底层向表层逐渐成熟，各层细胞的比例随月经周期中雌激素的变化而变化。临床上常用嗜伊红细胞指数（eosinophilic index，EI）、成熟指数（maturation index，MI）、致密核细胞指数（karyopyknotic index，KI）及角化指数（cornification index，CI）来代表体内雌激素水平。EI 是计算鳞状细胞中表层红染细胞的百分率，指数越高，提示上皮细胞越成熟。MI 是计算鳞状上皮 3 层细胞百分比，按底层/中层/表层顺序写出，在阴道细胞学卵巢功能检查中最常用。底层细胞百分率高称为左移，提示不成熟细胞增多，雌激素水平下降；表层细胞百分率高称为右移，提示成熟细胞增多，雌激素水平升高。正常情况下，育龄妇女子宫颈涂片中表层细胞居多，基本无底层细胞。卵巢功能低落时出现底层细胞，若底层细胞<20%，提示轻度低落；底层细胞占 20%~40%，提示中度低落；底层细胞>40%，提示高度低落。KI 是指鳞状上皮细胞中表层致密核细胞的百分率，KI 越高，提示上皮细胞越成熟。CI 是指鳞状上皮细胞中的表层嗜伊红性致密核细胞的百分率，指数越高，提示雌激素水平越高，上皮细胞越成熟。

（2）柱状上皮细胞：分为子宫颈黏膜细胞和子宫内膜细胞两种，在子宫颈刮片中可见到。宫颈黏液细胞呈高柱状或立方状，核在底部，呈圆形或卵圆形，染色质分布均匀，细胞质内有空泡，易分解而留下裸核。子宫内膜细胞为低柱状，核圆形，核大小、形状一致，多成堆出现，细胞质少，边界不清。

（3）非上皮成分：如吞噬细胞、白细胞、淋巴细胞、红细胞等。

Note:

2. 生殖道脱落细胞在妇科疾病诊断方面的应用

（1）生殖道脱落细胞涂片有助于对闭经、异常子宫出血、流产等的诊断。根据细胞有无周期性变化、MI 结果和 EI 数值推断闭经病变部位、异常子宫出血类型以及流产疗效评价。

（2）根据细胞的形态特征推断生殖道感染的病原体种类，如 HPV 感染可见典型的挖空细胞。

3. 生殖道脱落细胞在妇科肿瘤诊断方面的应用

（1）癌细胞的特征主要表现在细胞核、细胞形态以及细胞间关系的改变。癌细胞的细胞核增大、深染及核分裂异常等；细胞形态大小不等，形态各异，排列紊乱等。生殖道脱落细胞学诊断的报告方式有两种：一种是分级诊断，以往我国多用分级诊断，即巴氏分类法。另一种是描述性诊断，采用 TBS（the Bethesda system）分类法。巴氏分类法已逐步被 TBS 分类法所取代。

为使细胞学诊断与组织病理学术语一致，使细胞学报告与临床处理密切结合，1988 年美国制定了宫颈/阴道 TBS 命名系统，1991 年被国际癌症协会正式采用。TBS 分类法包括标本满意度的评估和对细胞形态特征的描述性诊断。对细胞形态特征的描述性诊断内容包括：①良性细胞学改变：包括感染及反应性细胞学改变。②鳞状上皮细胞异常：包括无明确诊断意义的不典型鳞状上皮细胞、不能排除高级别鳞状上皮内病变不典型鳞状细胞、鳞状上皮细胞内病变（分低度、高度）和鳞状细胞癌。③腺上皮细胞异常：包括不典型腺上皮细胞、腺原位癌和腺癌。④其他恶性肿瘤细胞。

（2）依据 HPV 型别与癌发生的危险性高低将 HPV 分为高危型和低危型两类。高危型如 HPV16、18、31、33、35、39、45、51、52、56、58、59、66、68 等与癌及癌前病变相关，其中以 HPV16、18 与宫颈癌关系最为密切；低危型如 HPV6、11、42、43、44 等主要与轻度鳞状上皮内病变和泌尿生殖系统疣、复发性呼吸道息肉相关。

知 识 拓 展

人乳头瘤病毒疫苗的临床应用

80% 以上的女性一生中至少有过一次人乳头瘤病毒感染，90% 以上的 HPV 感染可在 2 年内自然清除，仅不足 1% 的病人发展至子宫颈癌前病变和子宫颈癌。HPV 疫苗接种是预防 HPV 感染和相关疾病的有效方法，是防控 HPV 感染相关疾病的一级预防措施。低龄人群接种 HPV 疫苗的效果优于高龄人群，性暴露前接种免疫效果最佳。HPV 疫苗不仅适用于一般普通人群，同样推荐用于高危、特殊人群。对具有遗传易感、高危生活方式和人类免疫缺陷病毒感染的适龄女性应优先推荐接种 HPV 疫苗。不论是否有 HPV 感染、细胞学是否异常的适龄女性均可接种 HPV 疫苗。近期有妊娠计划和妊娠期、哺乳期女性不宜接种 HPV 疫苗。接种 HPV 疫苗后仍应进行子宫颈癌筛查。

第二节　宫颈活组织检查

宫颈活组织检查简称宫颈活检，常用检查方法有局部活组织检查和诊断性宫颈锥形切除术。取材方法是自病变部位或可疑部位取小部分组织进行病理检查，结果常可作为诊断依据。

一、局部活组织检查

【适应证与禁忌证】

1. 适应证

（1）阴道镜诊断为高级别鳞状上皮内病变或可疑癌者。

Note：

（2）阴道镜诊断为低级别鳞状上皮内病变,但细胞学为不能排除高级别鳞状上皮内病变不典型鳞状细胞或不典型腺上皮细胞及以上,或阴道镜检查不充分,或检查经验不足等。

（3）阴道镜检查反复出现可疑阳性或阳性者。

（4）可疑为宫颈恶性病变或宫颈特异性感染,需进一步明确诊断者。

2. 禁忌证

（1）生殖道患有急性或亚急性炎症者。

（2）月经期或有不规则子宫出血者。

【检查前准备】

1. 检查前评估

（1）评估病人心理状况,与病人沟通,告知检查的目的、方法、注意事项及检查过程中可能出现的不适,取得其配合。

（2）评估病人生命体征并询问病史,患有阴道炎者应治疗后再取活检。

（3）评估病人检查时间,妊娠期、月经期及不规则子宫出血不宜做活检。

（4）签署知情同意书。

2. 物品准备　阴道窥器1个、宫颈钳1把、宫颈活检钳1把、长镊子2把、纱布卷1个、无菌巾1块、棉球及棉签若干、无菌手套1副、复方碘溶液、装有固定液的标本瓶4~6个及消毒液。

【检查中配合】

1. 病人排空膀胱后取膀胱截石位,常规消毒外阴,铺无菌巾。

2. 当医生放置阴道窥器,充分暴露宫颈后,协助医生用干棉球擦净宫颈表面黏液,局部消毒。

3. 协助医生在宫颈外口鳞-柱交界处或特殊病变处,持宫颈活检钳取适当大小的组织。临床明确为宫颈癌,只为确定病理类型或浸润程度者可以行单点取材;可疑宫颈癌者,应按时钟位置3、6、9、12点4处钳取组织;为提高取材准确性,可在阴道镜指导下取材,或在宫颈阴道部涂以碘溶液,选择不着色区域取材。

4. 当手术结束时协助医生以棉球或纱布卷局部压迫止血。

5. 将取出的组织分别放在标本瓶内,做好标记并及时送检。

6. 在手术过程中应及时为医生传递所需物品,观察病人反应。

【检查后护理要点】

1. 评估病人阴道流血情况,嘱其保持会阴部清洁,24h后自行取出棉球或纱布卷,若出现大量阴道流血,应及时就诊。

2. 指导病人术后1个月内禁止性生活、盆浴及阴道灌洗。

3. 提醒病人按要求取病理报告单并及时复诊。

二、诊断性宫颈锥形切除术

【适应证与禁忌证】

1. 适应证

（1）宫颈细胞学检查多次为高级别鳞状上皮内病变,而宫颈活检为低级别鳞状上皮内病变及以下。

（2）宫颈活检为高级别鳞状上皮内病变而临床可疑为浸润癌,为明确病变累及程度及确定手术范围者。

Note:

（3）宫颈活检诊断为原位腺癌。

2. **禁忌证**

（1）生殖道急性或亚急性炎症者。

（2）妊娠期或月经期。

（3）患血液病有出血倾向者。

【术前准备】

1. **检查前评估**

（1）评估病人心理状况，与病人沟通，告知手术的目的、方法、注意事项及手术过程中可能出现的不适，取得病人配合。

（2）评估病人手术时间，用于治疗者应在月经干净后 3~7d 内进行。

（3）签署知情同意书。

2. **物品准备** 无菌导尿包 1 个、阴道窥器 1 个、宫颈钳 1 把、宫颈扩张器 1 套、子宫探针 1 个、长镊子 2 把、尖手术刀 1 把（或高频电切仪 1 台、环形电切刀 1 把、球形电凝刀 1 把）、刮匙 1 把、持针器 1 把、圆针 1 枚、可吸收线、棉球及棉签若干、纱布若干、孔巾 1 块、无菌手套 1 副、复方碘溶液、标本瓶 1 个及消毒液。

【术中配合】

1. 嘱病人排空膀胱，协助病人取膀胱截石位，消毒外阴阴道后，铺无菌孔巾。

2. 协助医生放置阴道窥器，暴露宫颈，消毒阴道和宫颈。

3. 手术过程中及时递送医生所需用物。

4. 医生在切除组织 12 点处做一标记后，装入标本瓶中做好标记及时送检。

5. 手术完成后用无菌纱布卷压迫创面止血。若有动脉出血，协助医生缝扎止血，或局部用止血药物等。

6. 将要行子宫切除者，手术最好在锥切术后 48h 内进行，可行宫颈前后唇相对缝合封闭创面止血；若不能在短期内行子宫切除或无须做进一步手术者，应行宫颈成形缝合术或荷包缝合术，术毕探查宫颈管。

【术后护理要点】

1. 评估病人阴道出血情况、有无头晕及血压下降等出血症状。嘱病人注意观察阴道流血情况，若出血多及时就诊。

2. 术后保持会阴部清洁，抗生素预防感染。

3. 告知病人术后休息 3d，2 个月内禁止性生活及盆浴。

4. 提醒病人 6 周后复查，探查宫颈管有无狭窄。

第三节 常用穿刺检查

妇产科常用的穿刺检查有经腹壁腹腔穿刺、经阴道后穹窿穿刺和经腹壁羊膜腔穿刺。

一、经腹壁腹腔穿刺术

经腹壁腹腔穿刺术（abdominal paracentesis）是指在无菌条件下用穿刺针经腹壁进入腹腔抽出腹腔内液体或组织，观察其颜色、性状并行常规化验检查、脱落细胞学检查、细菌培养及药敏试验等，以达到诊断、治疗目的。经腹壁腹腔穿刺术还可以用于人工气腹、腹腔积液放液及腹腔化疗等。

Note：

【适应证与禁忌证】

1. 适应证

（1）协助诊断腹腔积液的性质。

（2）确定盆腔及下腹部肿块性质。

（3）穿刺放出部分腹腔积液。

（4）穿刺注入抗癌药物进行腹腔化疗。

（5）穿刺注入二氧化碳气体进行气腹造影。

2. 禁忌证

（1）疑有腹腔内的器官有严重粘连时，特别是晚期的卵巢癌发生盆腹腔广泛转移致肠梗阻者。

（2）疑是巨大的卵巢囊肿者。

（3）大量腹腔积液伴有严重电解质紊乱者。

（4）妊娠中、晚期孕妇。

（5）有弥散性血管内凝血者。

【检查前准备】

1. 检查前评估

（1）评估病人心理状况，鼓励病人，缓解紧张恐惧情绪。

（2）评估病人对病情的了解程度，与病人沟通，告知腹腔穿刺目的、方法、注意事项及检查过程中配合要点。

（3）评估病人生命体征并询问病史，排除禁忌证。

（4）签署知情同意书。

2. 物品准备　无菌腹腔穿刺包1个（内有孔巾1块、腰椎穿刺针或长穿刺针1个、弯盘1个、小镊子2把、止血钳1把），20ml注射器1支，无菌手套1副，无菌纱布、棉球若干，标本瓶，胶布，消毒液，根据需要准备无菌导管或橡胶管、引流袋、腹带等。

3. 药品准备　2%利多卡因注射液，根据需要准备化疗药物。

【检查中配合】

1. 经腹超声引导穿刺时，膀胱需充盈；经阴道超声引导穿刺时，需排空膀胱。

2. 根据腹腔积液量的多少协助病人摆好体位，准备好所需物品，若腹腔积液较多或行囊内穿刺，应取仰卧位；若积液量较少，取半卧位或侧卧位。

3. 协助医生为病人进行穿刺皮肤的消毒，铺无菌巾，注意无菌操作。

4. 通常穿刺不需要麻醉，若病人精神过度紧张，可用0.5%利多卡因给予局部麻醉，协助医生准备注射器及麻醉药品等用物。

5. 行穿刺术时准备注射器或引流袋，医生按需要量抽取引流液或注入药物。

6. 操作结束，拔出穿刺针。协助医生再次消毒，用无菌纱布覆盖并固定穿刺点。若针眼有腹水渗出可稍加压，防止渗出。

【检查后护理要点】

1. 评估病人心理状况，做好心理护理。

2. 观察病人的生命体征、腹围、腹水性质及引流量并详细记录。

3. 评估引流是否通畅及引流速度，放腹水速度应缓慢，每小时不应超过1 000ml，一次放腹水不应超过4 000ml，以免腹压骤减出现休克征象。若病人出现异常，应立即停止放液，放液过程中逐渐束紧

Note：

腹带或腹部加压沙袋。

4. 留取足量送检标本,腹腔积液细胞学检查需 100~200ml 液体,其他检查 10~20ml 液体,脓性液体应做细菌培养和药物敏感试验。抽出的液体或细针穿刺活检组织标记后及时送检。

5. 注入化疗药物应指导病人变换体位,使药物充分吸收,并观察化疗过程中的过敏等毒副反应。

6. 因气腹造影而行穿刺者,X 线摄片完毕需将气体排出。

7. 告知病人术后需卧床休息 8~12h,遵医嘱给予抗生素预防感染。

二、经阴道后穹窿穿刺术

经阴道后穹窿穿刺术(culdocentesis)是用穿刺针经阴道后穹窿刺入直肠子宫陷凹处,抽取积血、积液、积脓进行肉眼观察及生物化学、微生物学和病理检查的方法,是妇产科常用的辅助诊断方法(图 23-1)。

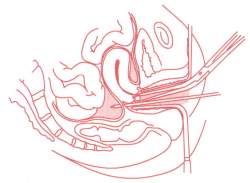

图 23-1　经阴道后穹窿穿刺术

【适应证与禁忌证】

1. **适应证**

(1) 疑有腹腔内出血时(如异位妊娠或卵巢黄体破裂等),可协助诊断。

(2) 疑盆腔内有积液、积脓时,穿刺抽液可了解积液性质;若为盆腔脓肿,可穿刺引流及局部注射药物治疗。

(3) 盆腔肿块位于直肠子宫陷凹内,进行穿刺抽吸或行活检可明确诊断。

(4) 超声引导下行卵巢子宫内膜异位囊肿或输卵管妊娠部位注药治疗。

(5) 超声引导下经阴道后穹窿穿刺取卵,用于各种辅助生殖技术。

2. **禁忌证**

(1) 盆腔严重粘连,粘连肿块占据直肠子宫陷凹部位者。

(2) 疑有子宫后壁和肠管粘连者。

(3) 异位妊娠采取非手术治疗者。

【检查前准备】

1. **检查前评估**

(1) 评估病人心理状况,鼓励病人,缓解紧张恐惧情绪。

(2) 评估病人月经史、生育史及手术史,告知病人穿刺目的、方法、注意事项及检查过程中可能出现的不适,取得病人配合。

(3) 评估病人生命体征,对疑有盆腹腔内出血者做好急救准备。

(4) 签署知情同意书。

2. **物品准备**　阴道窥器 1 个、宫颈钳 1 把、长镊子 2 把、腰椎穿刺针或 22 号长针头 1 个、5ml 和 10ml 注射器各 1 支、无菌试管数个、孔巾 1 块、纱布和棉球若干、手套 1 副,消毒液等。

【检查中配合】

1. 病人排空膀胱后取膀胱截石位,调整检查光源,准备好所需物品,常规消毒外阴、阴道,铺无菌孔巾。

2. 当医生用宫颈钳夹持宫颈后唇并向前提拉,充分暴露阴道后穹窿,再次消毒。穿刺时嘱病人禁止移动身体,避免伤及子宫和直肠,用腰椎穿刺针或 22 号长针头接 5~10ml 注射器,于宫颈后唇与阴道后壁黏膜交界处稍下方平行宫颈管进针2~3cm,有落空感后开始抽吸。

3. 抽吸满足标本检验量,即可拔出穿刺针,若针眼处有活动性出血,用无菌棉球压迫穿刺点片刻,协助医生及时将标本送检,止血后取出阴道窥器。

【检查后护理要点】

1. 评估病人的意识状况及生命体征并记录,重视病人的主诉。

2. 评估病人阴道流血情况,嘱其半卧位休息,保持外阴清洁。

3. 抽出液体应注明标记及时送检,做常规检查或细胞学检查,脓性液体应行细菌培养和药物敏感试验;若抽出液为血液,应放置5min观察是否凝固,出现凝固为血管内血液;或将血液滴注于纱布块上观察,出现红晕则为血管内血液;若放置6min不凝固,可诊断为腹腔内出血。

4. 对准备急诊手术的病人立即做好术前准备,建立静脉通路,监测生命体征及尿量。

三、经腹壁羊膜腔穿刺术

经腹壁羊膜腔穿刺(amniocentesis)是指在中晚期妊娠阶段用穿刺针经腹壁、子宫肌壁进入羊膜腔抽取羊水,进行生化、细胞学、分子遗传学等检测方法,以了解胎儿成熟度,也是胎儿先天性疾病的产前诊断及中期妊娠引产的主要手段(图23-2)。

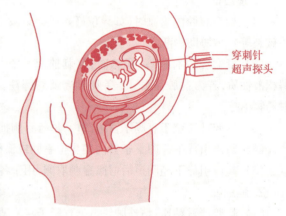

穿刺针
超声探头

图23-2　经腹壁羊膜腔穿刺术

【适应证与禁忌证】

1. 适应证

(1) 产前诊断:可用于①染色体、基因遗传病及先天性代谢疾病的产前诊断;②孕早期使用过可能致畸的药物或接触大量放射线以及怀疑胎儿有异常的高危孕妇等;③了解宫内胎儿成熟度、胎儿血型及对胎儿神经管缺陷进行诊断等。

(2) 治疗:可用于①胎儿异常或死胎需行依沙吖啶引产者;②胎儿无畸形,因羊水过多需抽出适量羊水者;若羊水过少,需向羊膜腔内注入适量生理盐水者;③胎儿未成熟但必须短时间内终止妊娠,需向羊膜腔内注射促进胎儿肺成熟药物者;④母儿血型不合,需给胎儿输血者;⑤胎儿无畸形而生长受限,需向羊膜腔内注入氨基酸等药物促进胎儿发育者。

2. 禁忌证

(1) 孕妇有流产先兆者。

(2) 各种疾病的急性阶段或心、肝、肾功能严重异常者。

(3) 术前24h内2次体温>37.5℃者。

(4) 穿刺局部皮肤急性期感染者。

【术前准备】

1. 术前评估

(1) 评估孕妇心理状态,向孕妇及家属讲解手术目的及方法取得他们的积极配合。

(2) 评估孕妇的手术史、生育史、本次妊娠史、不良用药史等。

(3) 评估孕周,配合医师选择合适的穿刺时间,产前诊断(羊水穿刺)宜在妊娠16~22周内进行;胎儿异常引产宜在妊娠16~26周内进行。

(4) 评估孕妇生命体征,有发热者暂缓操作。

（5）签署知情同意书。

2. 物品准备　无菌腰椎穿刺针 1 个（20 号或 22 号）、弯盘 1 个、长镊子 2 把、孔巾 1 块，棉球和纱布若干、20ml 注射器 1 支、标本瓶 1 个，2% 利多卡因注射液 1 支，无菌手套 1 副、胶布、消毒液等。

【术中配合】

1. 协助孕妇排空膀胱后取仰卧位，超声下标记羊水暗区及胎盘位置，穿刺时尽量避开胎盘。

2. 常规消毒皮肤，铺无菌洞巾，局麻后用腰椎穿刺针向羊水量相对较多的暗区垂直刺入，拔出穿刺针芯，有羊水溢出，根据穿刺目的抽取羊水或注入药物。

3. 术中密切观察生命体征变化及注意孕妇有无呼吸困难、发绀等羊水栓塞征象。

4. 将针芯插入穿刺针内，迅速拔针，敷以无菌纱布，加压后胶布固定。

5. 术后行超声检查，观察穿刺点有无出血，监测胎心、胎动情况。

6. 术中严格执行无菌操作规程。

【术后护理要点】

1. 注意观察穿刺部位有无液体渗出。

2. 中期引产的孕妇，一般自羊膜腔注药到胎儿、胎盘娩出需 24～48h，注意观察子宫收缩情况及产程进展；分娩后，保持外阴清洁，预防感染，遵医嘱给予退乳。

3. 穿刺用于产前诊断时，穿刺后严密观察胎心率和胎动变化，若有异常，立即通知医师处理。

第四节　胎头吸引术

胎头吸引术是利用负压吸引原理，将胎头吸引器置于胎头顶部，按分娩机制牵引胎头，配合产力，协助胎儿娩出的一项助产技术。常用的胎头吸引器有四种：金属锥形、金属牛角形、金属扁圆形和硅胶喇叭形胎头吸引器（图 23-3）。

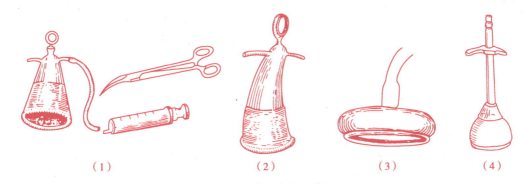

（1）　　　　　　　（2）　　　　　　　（3）　　　　　　　（4）

图 23-3　常用胎头吸引器
（1）金属锥形；（2）金属牛角形；（3）金属扁圆形；（4）硅胶喇叭形。

【适应证与禁忌证】

1. 适应证

（1）明确或可疑胎儿窘迫。

（2）第二产程延长。

（3）母体因素需要缩短第二产程：如体力耗竭、瘢痕子宫、妊娠合并心脏病以及其他疾病导致孕产妇无法屏气用力等情况。

2. 禁忌证

（1）严重头盆不称、产道阻塞或畸形不能经阴道分娩者。

（2）胎位异常（面先露、横位、臀位等）者。

（3）胎头未衔接、宫口未开全及胎膜未破者。

（4）胎儿成骨不全、凝血功能障碍等。

【术前准备】

1. 术前评估

（1）评估孕妇心理状况，向家属和孕妇说明胎头吸引术助产的目的、方法及必要性，缓解孕妇紧张恐惧心理，取得孕妇及家属的同意并积极配合。

（2）评估宫缩情况、胎心率的变化、胎方位、先露部下降程度、宫颈扩张程度、会阴情况等。

（3）签署知情同意书。

2. 物品准备　胎头吸引器、负压吸引器、100ml 注射器 1 个、一次性负压吸引管 1 根、血管钳 2 把、治疗巾 2 张、纱布若干、无菌手套、导尿包 1 个、消毒液、新生儿抢救设备等。

3. 药品准备　麻醉药品、新生儿抢救药品等。

4. 孕妇准备　为孕妇开放静脉通路。

5. 其他准备　做好新生儿复苏准备。

【术中配合】

1. 检查吸引器有无损坏、漏气，橡皮套是否松动等，以确保吸引装置处于完好备用状态。

2. 协助孕妇取膀胱截石位，导尿，冲洗后消毒外阴、套脚套、铺无菌巾。

3. 阴道检查，进一步确定宫口是否开全、胎膜是否已破及胎位情况。

4. 评估会阴情况，若会阴体较长或会阴皮肤弹性较差者，应先行会阴后-侧切开术。

5. 协助术者放置胎头吸引器，检查吸引器已与胎头顶端紧贴又无宫颈及阴道壁组织夹入，调整吸引器横柄与胎头矢状缝相一致，以便做旋转胎头的标记，开启电动负压吸引器形成负压，一般牵引负压控制在 300~450mmHg，再次确认吸引器与胎头之间无组织夹入，按分娩机制缓慢牵引。

6. 牵引过程中随时监测胎心率的变化，发现异常及时报告医生。

7. 待胎头双顶径超过骨盆出口时，协助术者解除负压，取下胎头吸引器，按分娩机制娩出胎头及胎体。

【术后护理要点】

1. 评估产妇宫缩情况、阴道流血情况，遵医嘱给予缩宫素等。

2. 评估产妇软产道损伤情况，若有裂伤应及时缝合。保持外阴清洁，行会阴冲洗，每日 2 次。

3. 严密监测产妇生命体征变化，发现异常及时通知医生。

4. 密切观察新生儿有无头皮血肿及头皮损伤的发生，注意观察新生儿面色、反应、肌张力，警惕发生新生儿颅内出血；常规给予新生儿维生素 K_1 肌内注射，防止出血。必要时将新生儿转入新生儿科给予监护治疗。

第五节　产　钳　术

产钳术是利用产钳作为牵引，牵拉胎头娩出胎儿的助产技术。根据手术时胎头所处位置分为高位、中位、低位及出口产钳术。高位产钳术和中位产钳术风险较大，目前临床上已较少使用。常用产钳为短弯型，由左右两叶组成，每叶产钳又分为四个部分，即钳叶、钳胫、钳锁和钳柄（图 23-4）。

Note:

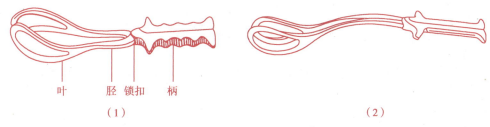

叶 胫 锁扣 柄
（1）　　　　　　　　　　　　　　　（2）

图 23-4　产钳
（1）常用产钳及其结构；（2）臀位后出头产钳。

【适应证与禁忌证】

1. 适应证
（1）同"胎头吸引术"。
（2）胎头吸引术失败而胎儿存活者。
（3）臀先露胎头娩出困难者。
（4）剖宫产胎头娩出困难者。

2. 禁忌证
（1）严重胎儿窘迫，估计短时间内不能结束分娩者。
（2）畸形儿、死胎，行穿颅术者。
（3）其他同胎头吸引术。

【术前准备】

1. 术前评估
（1）评估孕妇心理状况，向家属和孕妇说明产钳术助产的目的、方法及必要性，缓解孕妇紧张恐惧心理，取得孕妇及家属的同意并积极配合。
（2）评估胎头下降程度、胎心率的变化，明确胎方位、孕妇宫颈扩张程度、孕妇宫缩情况、会阴情况等。
（3）签署知情同意书。

2. **物品准备**　无菌产钳 1 副、正常接产包 1 个、会阴切开包 1 个、导尿包 1 个、吸氧面罩 1 个、无菌手套 2 副、消毒液、新生儿抢救设备等。

3. **药品准备**　麻醉药、抢救药品等。

【术中配合】

1. 协助孕妇取膀胱截石位，导尿以排空膀胱，常规消毒外阴、套脚套，戴无菌手套。
2. 阴道检查，明确胎方位及施术条件。
3. 双侧阴部神经阻滞后，行会阴切开术。
4. 协助术者产钳置入，先左钳叶后右钳叶，分别放在胎头左右两侧，枕左前位时胎头矢状缝在两个钳叶正中，注意检查钳叶与胎头间无软组织或脐带。合拢试牵，按产轴方向向下、向后缓慢牵引，待胎头枕骨结节超过耻骨弓下方时，逐渐将产钳向前提，当胎头双顶径超过骨盆出口时，松开并取下产钳，按分娩机制娩出胎儿，行产钳术时助产士应注意全程保护会阴。
5. 手术过程中随时监测胎心率的变化，发现异常及时通知医生。
6. 术后检查宫颈、阴道壁及会阴切口情况并及时缝合。

【术后护理要点】

同"胎头吸引术"，特别注意观察有无血尿发生。

Note:

第六节 剖宫产术

剖宫产术(cesarean section)是指经腹切开子宫取出妊娠 28 周及以上的胎儿及其附属物的手术。

【手术方式】

1. **子宫下段剖宫产术** 是目前临床上最常用的剖宫产术式。切口在子宫下段,术时出血少,切口愈合较好,瘢痕组织少,大网膜、肠管粘连较少,再次分娩时发生子宫破裂率较低。

2. **子宫体部剖宫产术** 也称古典式剖宫产术。此法虽易掌握,但术中出血多,切口容易与大网膜、肠管、腹壁粘连,再次妊娠易发生子宫破裂。仅用于前置胎盘附着于子宫前壁或子宫切口与膀胱和腹膜粘连严重者。

3. **腹膜外剖宫产术** 此术式虽较复杂,但不进入腹腔,可减少术后腹腔感染的危险,对有宫腔感染者尤为适用。但因此术式较费时,有胎儿窘迫、胎儿巨大者不适用。

4. **新式剖宫产术** 为子宫下段剖宫产术的改良:开腹时对皮下脂肪采取撕拉的方法;连续全层缝合子宫切口;不缝合腹膜及膀胱反折腹膜;关腹时皮肤皮下脂肪全层缝合。该术式具有手术时间短,胎儿娩出快,术后恢复快等优点。

【适应证与禁忌证】

1. **适应证**

(1) 骨产道或软产道梗阻、头盆不称、横位、臀位(初产足月单胎且估计胎儿体重>3 500g)、足先露、巨大胎儿、珍贵儿等。

(2) 妊娠并发症和妊娠合并症不宜经阴道分娩者。

(3) 脐带脱垂、胎儿窘迫者。

(4) 严重的生殖道感染性疾病。

2. **禁忌证** 孕妇合并严重内、外科疾病,暂不能耐受手术者,应治疗好转后再行手术。

【术前准备】

1. **术前评估**

(1) 评估产妇心理状况,告知产妇剖宫产术的目的,耐心解答有关疑问,缓解其焦虑情绪。

(2) 评估并记录产妇生命体征及胎心率的变化。

(3) 评估产妇的手术史、药物过敏史等。

(4) 评估产妇的宫缩情况、胎先露下降程度、会阴情况等。

(5) 签署知情同意书。

2. **物品准备** 剖宫产手术包 1 个,其内包括:25cm 不锈钢盆 1 个,弯盘 1 个,卵圆钳 6 把,1、7 号刀柄各 1 把,解剖镊 2 把,小无齿镊 2 把,大无齿镊 1 把,18cm 弯血管钳 6 把,10cm、12cm、14cm 直血管钳各 4 把,组织钳 4 把,持针器 3 把,吸引器头 1 个,阑尾拉钩 2 个,腹腔双头拉钩 2 个,产钳 1 把、刀片 3 个。还需要准备双层剖腹单 1 块,手术衣 6 件,治疗巾 10 块,纱布垫 4 块,纱布 20 块,无菌手套 6 副,1、4、7 号丝线各 1 包,可吸收缝线若干。

3. **孕妇准备**

(1) 腹部皮肤准备同一般开腹手术。

(2) 术前 6h 禁食固体食物,术前 2h 禁食液体。

(3) 术前禁用呼吸抑制剂,以防发生新生儿窒息。

(4) 协助产妇取左侧卧位倾斜 10°~15°,防止仰卧位低血压综合征的发生。

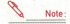

4. **其他准备**

（1）做药物过敏试验、交叉配血试验、备血等准备。

（2）做好新生儿保暖和复苏抢救工作，如气管插管、氧气、急救药品等。

【术中配合】

1. 密切观察并记录产妇生命体征及胎心音的变化。

2. 麻醉后行留置导尿，观察并记录尿液颜色、性状及量。

3. 建立静脉通路，遵医嘱使用缩宫素等。

4. 若因胎头入盆太深致取胎头困难，助手可在台下戴无菌手套自阴道向宫腔方向上推胎头。

5. 当刺破胎膜时，应注意产妇有无咳嗽、呼吸困难等症状，预防羊水栓塞的发生。

6. 配合进行新生儿抢救与护理。

【术后护理要点】

1. 密切观察并记录产妇生命体征变化。

2. 评估产妇子宫收缩及阴道流血状况，若产后出血较多应及时通知医生。

3. 观察手术切口有无红肿、渗出。

4. 根据情况留置导尿管，拔管后指导产妇自行排尿。

5. 鼓励产妇勤翻身并尽早下床活动；根据产妇有无深静脉血栓形成的高危因素，个体化选择穿戴弹力袜、应用间歇性充气压缩泵及注射低分子肝素等；根据麻醉方式等情况指导产妇进食进水。

6. 指导产妇进行母乳喂养。

7. 指导产妇出院后保持外阴部清洁；落实避孕措施，哺乳者以工具避孕为宜，不哺乳者可选用药物避孕；鼓励符合母乳喂养条件的产妇坚持母乳喂养；做产后保健操，促进盆底肌及腹肌张力恢复；若出现发热、腹痛或阴道流血过多等，及时就医；产后42d去医院做常规检查。

第七节　人工剥离胎盘术

人工剥离胎盘术又称徒手剥离胎盘术，是指胎儿娩出后，用人工的方法使胎盘剥离并取出的手术。

【适应证】

1. 胎儿经阴道娩出后10~30min，胎盘尚未娩出者。

2. 剖宫产术胎儿娩出5~10min，胎盘仍未娩出者。

3. 胎盘部分剥离，引起子宫大量出血者。

【术前准备】

1. **术前评估**

（1）评估产妇心理状况，向产妇说明行人工剥离胎盘术的目的及必要性，取得配合。

（2）评估产妇生命体征情况，发现异常及时通知医师。

（3）评估产妇的宫缩情况、阴道流血情况、宫颈条件及宫颈口闭合情况。

（4）签署知情同意书。

2. **物品准备**　无菌手套1副，无菌手术衣1件，导尿包1个，会阴消毒包1个，无菌孔巾1个，消毒液，5ml注射器，抢救车。

3. **药品准备**　阿托品0.5mg及哌替啶50mg，缩宫素注射剂，麦角新碱，抢救药品。

4. 其他准备 开放静脉通道,必要时备血。

【术中配合】

1. 产妇保持膀胱截石位,导尿以排空膀胱。

2. 重新消毒外阴,铺无菌巾,术者更换无菌手术衣及无菌手套。

3. 术者一手五指并拢,沿脐带伸入宫腔,找到胎盘边缘,掌心向上,以手掌尺侧缘钝性剥离胎盘,另一手在腹壁协助按压子宫底(图 23-5)。待胎盘全部剥离,手握胎盘取出,若无法剥离,应考虑胎盘植入,切忌强行或暴力剥离。

4. 胎盘取出后应仔细检查是否完整,若有缺损应再次徒手伸入宫腔清除残留胎盘及胎膜,必要时行刮宫术。

5. 胎盘取出后立即测量出血量,遵医嘱给予缩宫素等。

6. 手术的全过程密切观察产妇的生命体征,必要时输血。

7. 手术过程中严格执行无菌操作。

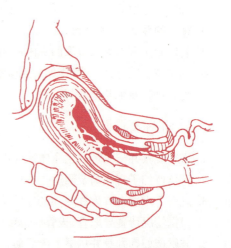

图 23-5 协助胎盘胎膜娩出

【术后护理要点】

1. 密切观察产妇生命体征。若产妇出现面色苍白、血压下降等情况,应及时通知医生。

2. 评估产妇子宫收缩及出血情况,宫缩不佳时应按摩子宫,并遵医嘱给予缩宫素或麦角新碱等。

3. 评估产妇宫颈、阴道、会阴是否有裂伤,发现裂伤及时缝合。

4. 若产妇留置尿管,应观察是否尿管通畅、尿量及尿液颜色,记录出入液体量。

5. 保持外阴清洁,行会阴冲洗,每日 2 次。

6. 评估产妇体温有无升高、下腹有无疼痛及阴道分泌物是否正常。遵医嘱应用抗生素预防感染。

第八节 诊断性刮宫术

诊断性刮宫术(diagnostic curettage)是刮取宫腔内容物行病理学检查的一种诊断方法,简称诊刮。怀疑同时存在子宫颈管病变时,需要对宫颈管及宫腔分别进行诊断性刮宫,简称分段诊刮(fractional curettage)。

【适应证与禁忌证】

1. 适应证

(1)异常子宫出血或阴道排液,需进一步诊断者。

(2)排卵障碍性异常子宫出血、闭经、不孕症病人,需了解子宫内膜变化及有无排卵等情况,可行一般诊断性刮宫。

(3)疑有子宫内膜结核者。

(4)宫腔内残留组织、反复或大量异常子宫出血时,刮宫既可明确诊断,又可迅速止血。

2. 禁忌证

(1)性生殖器官炎症。

(2)体温超过 37.5℃。

Note:

【检查前准备】

1. 检查前评估
（1）评估病人心理状况，与病人沟通，告知诊刮的目的、方法、注意事项及手术过程中可能出现的不适，取得病人配合。
（2）评估病人检查时间，不同诊断目的的检查时间不同。
（3）签署知情同意书。
2. **物品准备**　无菌刮宫包 1 个（内有阴道窥器 1 个、宫颈钳 1 把、卵圆钳 1 把、宫颈扩张器 1 套、子宫探针 1 个、长镊子 2 把、大小刮匙各 1 把、取环器 1 个、孔巾 1 块），棉球、棉签及纱布若干，无菌手套 1 副，标本瓶 2~3 个及消毒液等。
3. **其他准备**　必要时做好输液、配血等准备。

【检查中配合】

1. 协助病人排空膀胱后取膀胱截石位，双合诊查清子宫位置及大小。
2. 消毒外阴阴道，铺无菌巾，协助医生放置阴道窥器，暴露宫颈，再次消毒阴道和宫颈。宫颈钳钳夹宫颈前唇，用探针探测宫腔深度，按子宫屈向逐渐扩张宫颈管，用刮匙依次刮取宫腔前壁、侧壁、后壁、宫底和两侧宫角部，将刮出组织装入标本瓶中送检。行分段诊刮时，先不探及宫腔，先用小刮匙刮取宫颈内口及以下的宫颈管组织，再刮取宫腔内膜组织，并将宫颈管和宫腔组织分开装入标本瓶中，做好标记并及时送检。
3. 检查过程中密切观察病人生命体征的变化。
4. 检查中让病人做深呼吸等放松动作，分散注意力，以减轻疼痛。

【检查后护理要点】

1. 评估病人阴道出血情况、有无头晕及血压下降等出血症状。嘱病人离院后注意观察阴道流血及腹痛情况，若出现出血量大或腹痛严重等情况，应及时就诊。
2. 术后保持会阴部清洁，给予抗生素预防感染。
3. 告知病人 2 周内禁止性生活及盆浴，按时间取病理检查结果后复诊。

第九节　妇产科内镜诊疗技术

内镜检查（endoscopy）是利用连接于摄像系统和冷光源的内镜窥察人体体腔及脏器的一种诊疗技术。妇产科常用的内镜检查有阴道镜、宫腔镜和腹腔镜，此外，还有胎儿镜和输卵管镜等。

一、阴道镜诊疗技术

阴道镜（colposcope）是一种双目体外放大镜式的光学窥镜，将被观察的局部放大 10~40 倍以便于观察外阴、阴道和宫颈上皮结构及血管形态，从而发现与癌相关的病变，指导可疑病变部位的活组织检查，以明确诊断。

【适应证与禁忌证】

1. **适应证**
（1）异常或不确定的子宫颈癌筛查结果。
（2）症状或体征提示可疑子宫颈癌、下生殖道异常出血、反复性交后出血或不明原因的阴道排液。
（3）宫颈锥切术前确定切除范围。

（4）对可疑外阴、阴道、宫颈病变处进行指导性活检。

（5）对外阴、阴道和宫颈病变治疗后的复查和评估。

2. 禁忌证　阴道镜检查无绝对禁忌证，其相对禁忌证有：

（1）急性生殖道感染未经治疗。

（2）月经期。

【检查前准备】

1. 检查前评估

（1）评估病人心理状况，鼓励病人，缓解紧张恐惧情绪。

（2）评估病人对阴道镜的了解程度，与病人沟通，告知检查目的、方法及注意事项，取得病人配合。

（3）询问病史、月经史等，确定合适的检查时间；询问病人是否有碘过敏史。

2. 病人准备

（1）检查前至少48h内避免性生活、阴道冲洗及用药。

（2）急性阴道、宫颈炎症病人治疗后再行检查。

（3）排空膀胱。

3. 药品准备　生理盐水，3%~5%醋酸溶液，复方碘溶液（碘试验用），4%中性甲醛溶液等。

4. 物品准备　阴道镜，阴道窥器1个，宫颈活检钳1把，卵圆钳1把，尖手术刀1把，阴道上下叶拉钩，棉球及长杆棉签若干，弯盘1个，标本瓶4个，纱布若干等。

【检查中配合】

1. 检测系统　检查电视系统、镜头、光源是否处在正常工作状态。

2. 体位　协助病人取膀胱截石位。

3. 操作配合　用阴道窥器暴露宫颈，用生理盐水棉球轻轻擦去宫颈表面分泌物。协助医生调整阴道镜和检查台至合适的高度，将镜头放置距外阴10cm的位置，将镜头对准宫颈或病变部位，打开光源，连接好监视器，调节焦距。必要时加用绿色滤光镜片进行精密血管的观察，检查过程中及时递送医生所需物品。检查结束前清点敷料和器械，检查结束后清洗和消毒器械。

4. 病理标本　将需活检的组织用相应溶液固定、标记并及时送检。

【检查后护理要点】

1. 观察病人生命体征及阴道出血情况，若有异常及时通知医生。

2. 活检后阴道有纱布填塞者，指导病人24h后自行取出。

3. 嘱病人离院后观察阴道出血量，有情况随时复诊。

4. 指导病人2周内禁止性生活、盆浴，保持外阴清洁，预防感染。

二、宫腔镜诊疗技术

宫腔镜诊疗技术（hysteroscopy）是应用膨宫介质扩张宫腔，通过插入宫腔的光导玻璃纤维窥镜直视观察子宫颈管、子宫颈内口、子宫腔及输卵管开口的生理与病理变化，并通过摄像系统将所见图像显示在监视屏幕上放大观看，可对病变组织直观准确取材并送病理检查；同时也可在宫腔镜下直接进行手术治疗。

【适应证与禁忌证】

1. 适应证

（1）异常子宫出血者。

（2）原因不明的不孕或反复流产者。

（3）疑宫腔异常者,如宫腔粘连、子宫畸形、内膜息肉、占位病变等的诊断及治疗。

（4）宫内异物(如节育器、流产残留物等)的定位及取出。

（5）子宫内膜切除或子宫黏膜下肌瘤及部分突向宫腔的肌壁间肌瘤的切除。

（6）宫腔镜引导下输卵管通液、注液及绝育术。

2. 禁忌证

（1）严重心肺功能不全及其他不能耐受手术者。

（2）急性、亚急性生殖道感染。

（3）宫颈瘢痕、宫颈裂伤或松弛者、近 3 个月内有子宫手术或子宫穿孔史者为相对禁忌证。

【术前准备】

1. 术前评估

（1）评估病人心理状况,鼓励病人,缓解紧张恐惧情绪,积极配合手术。

（2）评估病人对宫腔镜的了解程度,告知目的、方法及注意事项。

（3）评估病人月经情况,以月经干净后一周内为宜。

（4）全面评估病人的健康状况,包括既往史、现病史、生命体征、有无腹痛及排尿困难、异常检查检验结果等。

（5）评估病人宫颈情况、肠道及皮肤准备情况。

（6）签署知情同意书。

2. 病人准备

（1）术前检查,根据麻醉方法决定禁食水时间。

（2）术前酌情促子宫颈成熟,可放置宫颈扩张棒或阴道内放置米索前列醇。

3. 物品准备
宫腔镜(包括照明系统、成像系统和膨宫系统)、阴道窥器 1 个、宫颈钳 1 把、卵圆钳 1 把、宫颈扩张器 1 套、无齿镊 1 把、探针 1 把、弯盘 1 个、纱布棉球若干。

4. 药品准备
地塞米松 1 支(5mg)及膨宫液。宫腔镜双极电能的膨宫液可为电解质液体,如生理盐水;宫腔镜单极电能的膨宫液为非电解质液体,如 5% 葡萄糖液体、5% 甘露醇等。

【术中配合】

1. 系统检测
检查电视系统、摄像、光源、电刀、膨宫机是否处于正常工作状态。连接好摄像、电源线、膨宫液管、电刀电缆线、负极板回路垫。加入灌流液,铺好负极板回路垫后,打开开关,调节电切电流功率和电凝电流功率。

2. 体位
协助病人取膀胱截石位。

3. 常规消毒
协助医生碘伏消毒外阴阴道后,铺治疗巾。

4. 操作配合
接通电源后,将光学视管、电切环、滚球、电切手柄、闭孔器摄像头、光缆线、膨宫管连接,协助医生连接好镜头,调节镜头的清晰度,调整电切功率、宫腔压力。保持容器内有足够的灌流液,防止空气栓塞,记录出入量,当入量超过出量时,及时报告医生。配合医师控制宫腔总灌流量,膨宫液体进入病人血液循环量不应超过 1L,否则易发生低钠水中毒。

5. 病理标本
管理好术中取出的病理标本,按要求及时送检。

【术后护理要点】

1. 评估病人术后心理状况,做好心理护理。

2. 评估病人生命体征、阴道流血情况。

3. 评估病人有无与腹痛、过度水化综合征等相关的并发症。

4. 讲解宫腔镜诊疗后注意事项　保持外阴清洁;2 周内禁止性交及盆浴;若阴道流血量超过月经量、腹痛及发热等情况,需及时复诊。

三、腹腔镜诊疗技术

腹腔镜诊疗(laparoscopy)是将接有冷光源照明的腹腔镜经腹壁插入腹腔,连接摄像系统,通过视屏观察盆、腹腔内脏器的形态及有无病变,完成对疾病的诊断或对疾病进行手术治疗。20 世纪 80 年代后期,腹腔镜设备、器械不断更新,手术范畴逐渐扩大。

【适应证与禁忌证】

1. 适应证

(1) 子宫内膜异位症的诊断和治疗。

(2) 急腹症:如异位妊娠、卵巢囊肿破裂、卵巢囊肿蒂扭转等。

(3) 不明原因的急、慢性腹痛与盆腔痛。

(4) 不孕症病人明确或排除盆腔疾病,判断输卵管通畅程度,观察排卵状况。

(5) 有手术指征的各种妇科良性疾病。

(6) 子宫内膜癌分期手术和早期宫颈癌根治术。

(7) 计划生育手术及并发症的治疗。

2. 禁忌证

(1) 严重心肺功能不全者。

(2) 腹腔内大出血者。

(3) 弥漫性腹膜炎或怀疑盆腔内广泛粘连者。

(4) 大的腹壁疝或膈疝者。

(5) 凝血功能障碍者。

【术前准备】

1. 术前评估

(1) 评估病人心理状况,鼓励病人缓解紧张恐惧情绪,积极配合手术。

(2) 评估病人对腹腔镜手术的了解程度,告知手术的目的、方法及注意事项。

(3) 全面评估病人的健康状况,包括既往史、现病史、生命体征、异常检查检验结果等。

(4) 签署知情同意书。

2. 病人准备

(1) 术前检查、肠道、阴道准备:同妇科腹部手术。

(2) 皮肤准备:备皮范围同妇科腹部手术,特殊注意脐孔清洁。

3. 物品准备　腹腔镜 1 台、充气装置、气腹针、套管穿刺针、转换器、举宫器、阴道拉钩、各种钳类(弯分离钳、无损伤钳等)、剪刀、旋切器、持针器、电外科设备(高频电刀、超声刀、血管闭合器等)、阴道窥器、子宫探针,带有刻度的拔棒、缝线、缝针、刀片、刀柄、棉球、纱布、敷贴、注射器等。

4. 药品准备　生理盐水用于冲洗盆腹腔,利多卡因、罗哌卡因等用于切口局部浸润麻醉。

【术中配合】

1. 检测系统　连接好各内镜附件,打开各设备电源开关,确认腹腔镜处于完好备用状态。

2. 常规消毒　协助医生常规消毒腹部、外阴及阴道,留置导尿管,放置举宫器(有性生活史者)。

3. 体位　病人先取平卧位,人工气腹阶段当充气 1L 后,放低床头倾斜 15°~25°,调整至头低臀高位。

4. **操作配合**　连接刀头与手柄,连接主机电源线,连接脚踏开关,连接主机和手柄,开机系统自检,刀头自检。接通各设备电源,接通二氧化碳气源,气腹机自检,设定好气腹压力,连接各设备管线,高频电刀、超声刀自检,放好脚踏开关;按下气腹机开始键,协助医生建立人工气腹;打开监视器、摄像主机、光源开关,根据医嘱调整各设备参数。协助医生将腹腔镜与冷光源、电视摄像系统、录像系统、打印系统连接,经鞘管插入腹腔。术毕协助医生用生理盐水冲洗盆腹腔,检查有无出血及内脏损伤。术毕清点敷料和器械。

5. **病理标本**　管理好术中取出的病理标本,按要求及时送检。

【术后护理要点】

1. 评估病人术后心理状况,做好心理护理。
2. 监测病人生命体征、切口有无渗出、引流液的性状及量。
3. 观察病人有无与气腹相关的并发症,如皮下气肿、上腹不适及肩痛等。
4. 术后常规留置导尿管,留置期间做好护理。
5. 术后指导病人床上翻身及早期离床活动;根据医嘱指导病人饮食、水等。

第十节　输卵管通畅检查

输卵管通畅检查是了解宫腔和输卵管腔的形态及输卵管的通畅程度的检查方法,包括输卵管通液术(hydrotubation)、子宫输卵管造影术(hysterosalpingography,HSG)。近年来随着内镜技术的临床应用,腹腔镜直视下输卵管通液检查、宫腔镜下经输卵管口插管通液检查和腹腔镜联合检查等方法日益增多。

【适应证与禁忌证】

1. **适应证**
(1) 原发性或继发性不孕,疑有输卵管阻塞者。
(2) 输卵管造口术或粘连分离术后检查手术效果。
(3) 输卵管绝育术后检查手术效果。
(4) 输卵管再通术后检查效果,并可防止吻合口粘连。
(5) 轻度输卵管阻塞的治疗。

2. **禁忌证**
(1) 严重的全身性疾病,不能耐受手术。
(2) 生殖器官急性炎症或慢性炎症急性或亚急性发作者。
(3) 月经期或有不规则阴道流血者。
(4) 可疑妊娠者。
(5) 体温>37.5℃者。
(6) 碘过敏者不能行子宫输卵管碘油造影术。

【检查前准备】

1. **检查前评估**
(1) 评估病人心理状况,告知检查的目的、方法、注意事项及检查过程中可能出现的不适,消除病人紧张、焦虑心理,取得病人配合。
(2) 评估病人生命体征并询问病史,排除禁忌证。
(3) 评估病人此次月经史,检查时间宜在月经干净后3~7d,术前3d禁止性生活。
(4) 与病人签署知情同意书。

2. **病人准备**

（1）嘱病人排空膀胱。

（2）行造影术前，应询问其过敏史并做碘过敏试验，试验阴性者方可行碘油造影。

（3）必要时在行子宫输卵管造影术前半小时肌内注射阿托品 0.5mg，解除痉挛。

3. **物品准备**　阴道窥器 1 个，宫颈导管 1 个，Y 形管 1 个，压力表 1 个，弯盘 1 个，长弯钳 1 把，卵圆钳 1 把，宫颈钳 1 把，子宫探针 1 根，宫颈扩张器 1 套，治疗巾、孔巾各 1 张，棉签、棉球及纱布若干，20ml 注射器 1 支，氧气等。

4. **药品准备**　输卵管通液术需 0.9% 氯化钠 20ml、庆大霉素 8U、地塞米松 5mg、透明质酸酶 15 000U；子宫输卵管造影术需 40% 碘化油造影剂 1 支或 76% 泛影葡胺液 1 支等。

【检查中配合】

1. 嘱病人排空膀胱后，协助取膀胱截石位，行双合诊检查了解子宫大小及位置。

2. 常规消毒外阴及阴道，铺无菌巾，放置阴道窥器，充分暴露宫颈，再次消毒阴道及宫颈。

3. 用宫颈钳钳夹宫颈前唇，协助医生置入宫颈导管，用 Y 形管将宫颈导管与压力表、注射器相连，缓慢推注，压力不超过 160mmHg。同时观察推注时阻力，有无液体回流及病人有无下腹疼痛等情况。所推注液体温度宜加温至接近体温，以免引起输卵管痉挛。

4. 行子宫输卵管造影术应将造影剂注满宫颈导管，排出空气，缓慢注入，在 X 线透视下观察造影剂流经输卵管及宫腔情况并摄片。如应用碘化油造影，需在 24h 后再摄盆腔平片，以观察腹腔内有无游离造影剂；如应用泛影葡胺造影，应在注射后立即摄片，10~20min 后再次摄片。若在注入造影剂后子宫角圆钝而输卵管不显影，应考虑输卵管痉挛，可保持原位，肌内注射阿托品 0.5mg，20min 后再透视、摄片；或停止操作，下次摄片前先使用解痉挛药物。

5. 在注射造影剂过程中严密观察病人生命体征，警惕造影剂栓塞，若病人出现呛咳，需立即停止注入，取出造影管，必要时按肺栓塞处理。

6. 检查过程中及时递送医生所需物品，检查结束后取出宫颈导管及宫颈钳，再次消毒宫颈、阴道，取出阴道窥器。

【检查后护理要点】

1. 再次核对病人信息，并协助病人整理好衣服。

2. 评估病人心理状况，做好心理护理。

3. 告知病人 2 周内禁止性生活和盆浴，遵医嘱应用抗生素。

本 章 小 结

　　本章主要介绍了妇产科常用检查、诊断及治疗技术的适应证与禁忌证、操作前准备、操作中配合及护理要点，其中生殖道细胞学检查、宫颈活组织检查、常用穿刺检查、诊断性刮宫术的学习重点是术后注意事项；胎头吸引术、产钳术、剖宫产术、人工剥离胎盘术的重点是术中配合和术后护理；常用内镜检查及输卵管通畅检查应注意的内容是术中、术后并发症的发生及处理。

（刘　巍）

思 考 题

1. 某女士，42 岁，常规体检，宫颈液基细胞学检查结果显示高级别鳞状上皮内病变，妇科检查子宫颈糜烂样改变，阴道镜检查宫颈后唇醋酸试验阳性，碘试验不染色。病理回报：宫颈高度鳞状上皮内病变,未累及腺体。

问题:

(1) 病人下一步应该采取何种检查方法进行确诊?

(2) 进行确诊检查后护士应对病人做哪些健康宣教?

2. 某女士,33 岁,月经规律,G_3P_1。人工流产术后 7d,突发下腹部疼痛,急诊入院。血压 115/75mmHg,心率 98 次/min,体温 38℃,白细胞 $11×10^9$/L。超声示盆腔积液 5cm,宫腔见不均质回声团块,妇科彩超结果提示:盆腔积液,宫腔占位(凝血块可能)。双合诊提示:宫颈举痛、摇摆痛,阴道后穹隆饱满,左侧附件区压痛。

问题:

(1) 若要进行盆腔积液性质判定,最简便的方法是什么?该方法有哪些禁忌证?

(2) 护士应对该病人实施哪些护理措施?

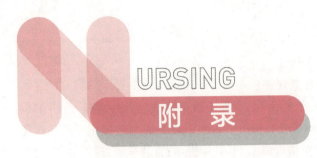

妇产科常用女性内分泌激素测定正常值

附录一 血 FSH 参考范围

单位：U/L

测定时期	参考范围
卵泡期、黄体期	1~9
排卵期	6~26
绝经期	30~118

附录二 血 LH 参考范围

单位：U/L

测定时期	参考范围
卵泡期、黄体期	1~12
排卵期	16~104
绝经期	16~66

附录三 血 E_2、E_1 参考值

单位：pmol/L

测定时期	E_2 参考范围	E_1 参考范围
青春前期	18.35~110.1	62.90~162.8
卵泡期	92.0~275.0	125.0~377.4
排卵期	734.0~2 200.0	125.0~377.4
黄体期	367.0~1 101.0	125.0~377.4
绝经后	<100.0	—

附录四　血 E_3 参考值

单位：nmol/L

测定时期	参考范围
成人（女，非妊娠状态）	<7
妊娠 24~28 周	104~594
妊娠 29~32 周	139~763
妊娠 32~36 周	208~972
妊娠 37~40 周	278~1 215

附录五　血孕酮正常范围

单位：nmol/L

时期	参考范围	时期	参考范围
卵泡期	<3. 2	妊娠中期	159~318
黄体期	9. 5~89	妊娠晚期	318~1 272
妊娠早期	63. 6~95. 4	绝经后	<2. 2

附录六　血总睾酮参考范围

单位：nmol/L

测定时间	参考范围	测定时间	参考范围
卵泡期	<1.4	黄体期	<1. 7
排卵期	<2.1	绝经期	<1. 2

附录七　不同时期血清 hCG 浓度

单位：U/L

期别	参考范围	期别	参考范围
非妊娠妇女	<3. 1	妊娠 40d	>2 000
妊娠 7~10d	>5. 0	滋养细胞疾病	>100 000
妊娠 30d	>100		

Note：

附录八　不同时期血 hPL 参考范围

单位：mg/L

时期	参考范围	时期	参考范围
非孕期	<0.5	妊娠 30 周	2.8~5.8
妊娠 22 周	1.0~3.8	妊娠 40 周	4.8~12.0

附录九　不同时期血 PRL 正常范围

单位：μg/L

测定时期	参考范围	测定时期	参考范围
非妊娠期	<25	妊娠中期	<160
妊娠早期	<80	妊娠晚期	<400

（刘　巍）

D

Q

R

Y

Z

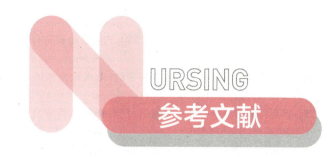

参考文献

[1] 安力彬,陆虹.妇产科护理学[M].6版.北京:人民卫生出版社,2017.

[2] 崔焱,仰曙芬.儿科护理学[M].6版.北京:人民卫生出版社,2017.

[3] 丁焱,李笑天.实用助产学[M].北京:人民卫生出版社,2018.

[4] 陆虹,庞汝彦.瓦尔尼助产学[M].6版.北京:人民卫生出版社,2020.

[5] 王卫平,孙锟,常立文.儿科学[M].9版.北京:人民卫生出版社,2018.

[6] 谢幸,孔北华,段涛.妇产科学[M].9版.北京:人民卫生出版社,2019.

[7] 余艳红,陈叙.助产学[M].北京:人民卫生出版社,2017.

[8] 夏志军,宋悦.女性泌尿盆底疾病临床诊治[M].北京:人民卫生出版社,2016.

[9] 安力彬,黄金鹤,周洁瑶,等.我国助产专业的发展助力孕产妇健康[J].中国实用护理杂志,2020,36(31):2401-2404.

[10] 高明周,乔明琦,孙慧,等.经前期综合征/经前烦躁症临床评价体系研究[J].中华中医药学刊,2019,37(8):1897-1901.

[11] 欧阳振波,罗凤军,钟碧婷,等.美国母胎医学会关于剖宫产瘢痕妊娠指南的解读[J].现代妇产科进展,2021,30(1):54-58.

[12] 中华医学会妇产科学分会产科学组.正常分娩指南[J].中华妇产科杂志,2020,55(6):361-370.

[13] 中国整形美容协会女性生殖整复分会.阴道松弛症诊断与治疗专家共识(2020年版)[J].中国实用妇科与产科杂志,2020,36(10):965-967.

[14] 中华医学会围产医学分会,中华医学会妇产科学分会产科学组,中华护理学会产科护理专业委员会,等.中国新生儿早期基本保健技术专家共识(2020)[J].中国围产医学杂志,2020,23(7):433-440.

[15] 中华医学会围产医学分会.电子胎心监护应用专家共识(2015)[J].中华围产医学杂志,2015,18(7):486-490.

[16] 中华医学会妇产科学分会妊娠期高血压疾病学组.妊娠期高血压疾病诊治指南(2020)[J].中华妇产科杂志,2020,55(4):227-238.

[17] 中华医学会围产医学分会胎儿医学学组,中华医学会妇产科学分会产科学组.双胎妊娠临床处理指南(2020年更新)[J].中华围产医学杂志,2020,23(8):505-516.

[18] 中华医学会妇产科学分会产科学组.前置胎盘的诊断与处理指南(2020)[J].中华妇产科杂志,2020,55(1):3-8.

[19] 苏晞,鄢华.2018年欧洲心脏病学会妊娠期心血管疾病管理指南解读[J].中国介入心脏病学杂志,2018,26(9):481-487.

[20] 李双,李明珠,丛青.人乳头瘤病毒疫苗临床应用中国专家共识[J].中国妇产科临床杂志,2021,22(2):1-10.

[21] 中华医学会感染病学分会,中华医学会肝病学分会.慢性乙型肝炎防治指南(2019年版)[J].临床肝胆病杂志,2019,35(12):2648-2669.

[22] 杨炜博,唐仕芳,马娟,等.美国妇产科医师协会"巨大胎儿指南(2020)"解读[J].中国计划生育与妇产科,

2020,12(8):15-23.

[23] 中华医学会妇产科学分会产科学组.产后出血预防与处理指南(2014)[J].中华妇产科杂志,2014,49(9):641-646.

[24] 中华医学会妇产科学分会产科学组.羊水栓塞临床诊断与处理专家共识(2018)[J].中华妇产科杂志,2018,53(12):831-835.

[25] 产后抑郁防治指南撰写专家组.产后抑郁障碍防治指南的专家共识(2014)[J].中国妇产科临床杂志,2014,15(6):572-576.

[26] 刘晓娟,范爱萍,薛凤霞.《2015年美国疾病控制和预防中心关于盆腔炎性疾病的诊治规范》解读[J].国际妇产科学杂志,2015,42(6):674-675,684.

[27] 中华医学会妇产科学分会内分泌学组.排卵障碍性异常子宫出血诊治指南(2018)[J].中华妇产科杂志,2018,53(12):801-807.

[28] 中华医学会妇产科学分会绝经学组.中国绝经管理与绝经激素治疗指南(2018)[J].协和医学杂志,2018,9(6):512-525.

[29] 王丽娟,林仲秋.妊娠滋养细胞疾病FIGO肿瘤报告(2018年)更新与NCCN(2019)指南的异同与分析[J].实用妇产科杂志,2019,035(006):424-428.

[30] 上海市抗癌协会癌症康复与姑息专业委员会.化疗所致恶心呕吐全程管理上海专家共识(2018年版)[J].中国癌症杂志,2018,28(12):71-85.

[31] 中华医学会围产医学分会,中华医学会妇产科学分会产科学组,中华护理学会产科护理专业委员会,等.中国新生儿早期基本保健技术专家共识(2020)[J].中华围产医学杂志,2020,23(7):433-440.

[32] 中华医学会妇产科学分会产科学组.孕前和孕期保健指南2018[J].中华妇产科杂志,2018,53(1):7-13.

[33] 程利南,狄文,丁岩,等.女性避孕方法临床应用的中国专家共识[J].中华妇产科杂志,2018,53(7):433-445.